肌肉骨骼疾患相关行业

工效学调查与研究

主　编　王忠旭　张美辨　贾　宁

副主编　张华东　刘移民　凌瑞杰　李　刚　尹　艳　王　致

编　委（按姓氏笔画排序）

王　致　王大宇　王会宁　王如刚　王忠旭　尹　艳
曲　颖　刘永泉　刘吉祥　刘移民　李　刚　李天来
杨　凤　杨　燕　杨咪咪　邱　兵　沈　波　张丹英
张成云　张华东　张秋玲　张美辨　张恒东　张雪艳
陈凤琼　陈建超　邵　华　袁　方　贾　宁　徐　擎
徐文明　凌瑞杰　梅良英　曾　强　漆　骏　黎东霞

秘　书　徐　擎

人民卫生出版社

·北　京·

图书在版编目（CIP）数据

肌肉骨骼疾患相关行业工效学调查与研究 / 王忠旭，张美辨，贾宁主编．—北京：人民卫生出版社，2024.8
ISBN 978-7-117-36277-1

Ⅰ.①肌… Ⅱ.①王… ②张… ③贾… Ⅲ.①职业病—肌肉损伤—工效学②职业病—骨损伤—工效学 Ⅳ.①R135.99

中国国家版本馆 CIP 数据核字（2024）第 096039 号

肌肉骨骼疾患相关行业工效学调查与研究
Jirou Guge Jihuan Xiangguan Hangye Gongxiaoxue
Diaocha yu Yanjiu

主　　编：王忠旭　张美辨　贾　宁
出版发行：人民卫生出版社（中继线 010-59780011）
地　　址：北京市朝阳区潘家园南里 19 号
邮　　编：100021
E - mail：pmph @ pmph.com
购书热线：010-59787592　010-59787584　010-65264830
印　　刷：三河市潮河印业有限公司
经　　销：新华书店
开　　本：787 × 1092　1/16　　印张：23
字　　数：517 千字
版　　次：2024 年 8 月第 1 版
印　　次：2024 年 8 月第 1 次印刷
标准书号：ISBN 978-7-117-36277-1
定　　价：98.00 元
打击盗版举报电话：010-59787491　E-mail：WQ @ pmph.com
质量问题联系电话：010-59787234　E-mail：zhiliang @ pmph.com
数字融合服务电话：4001118166　E-mail：zengzhi @ pmph.com

前 言

工作相关肌肉骨骼疾患(work-related musculoskeletal disorders,WMSDs)已受到政府、社会和公众的普遍关注。《健康中国行动(2019—2030年)》中第9个专项行动“实施职业健康保护行动”已将“预防和控制过度疲劳和工作相关肌肉骨骼系统疾病的发生,采取综合措施降低或消除工作压力”列入主要行动目标,成为我国未来职业健康工作的重点方向。国际劳工组织已将其列入职业病推荐目录,欧美发达国家也早已将其列入法定职业病管理。我国目前因缺乏相关数据,尚未将其列入法定职业病目录。为此,中国疾病预防控制中心职业卫生与中毒控制所于2018—2023年组织全国重点地区开展了不良工效学因素致肌肉骨骼疾患的风险评估研究项目,旨在全面、系统地了解我国重点行业或作业人员WMSDs的发生情况及其发生特征,为重点职业人群预防该类疾患的发生提供数据参考,为我国能够早日将该类疾患列入法定职业病目录提供数据支持。

本书在对近5年不良工效学因素致肌肉骨骼疾患风险评估研究项目数据进行科学、系统、全面的整理、统计和分析基础上,主要以数据形式展现WMSDs在我国不同地区、不同行业或作业的分布特征、可能的不良工效学因素及其接触和发生危险。全书内容包括范围与对象、内容与方法、数据结果和结论四个部分。其中,数据结果部分涵盖了研究数据概况、WMSDs的流行特征、WMSDs发生的职业特征、典型行业WMSDs危险评估和重点工种多部位WMSDs发生情况的潜在类别分析。本书的出版发行将为从事和即将从事职业病防治科研、教学以及一线的职业卫生工作者提供方法学和数据参考,为政府制定相关政策和WMSDs诊断标准的职业特征分析提供参考,也为企业如何有重点、有针对性地预防该类疾病的发生提供数据支持,应该是一部难得且具有实用价值的数据参考书。

由于编写人员水平有限,加上时间仓促,书中难免存在不足之处,希望读者给予理解,更希望同行批评指正,以便我们及时修正。

王忠旭

2024年1月

致 谢

“中国疾病预防控制中心职业卫生与中毒控制所职业健康风险评估与国家职业卫生标准制定项目”由国家卫生健康委资助，是中国疾病预防控制中心职业卫生与中毒控制所承担的风险评估项目之一。项目在方案起草和执行过程中得到了项目总负责人孙新所长和李涛首席专家的鼎力支持和辛勤指导，项目执行过程中得到了各合作单位的全力配合和密切协作，尤其得到了许多调查企业领导和技术人员给予的无私贡献和紧密配合，使得项目成功、圆满、如期完成既定的目标和任务，才能将此数据集奉献给社会。对此，项目组代表所有合作单位对给予该项目大力支持和无私帮助的领导、企业和朋友们表示衷心感谢，对所有合作单位领导和参加人员的辛勤努力和无私贡献表示诚挚的谢意，特别要感谢上海市疾病预防控制中心、重庆市疾病预防控制中心、广州市职业病防治院、湖北省职业病防治院、福州市疾病预防控制中心、天津市职业病防治院、辽宁省卫生健康监督中心等单位对此项工作的突出贡献。

目　录

随着现代工业和科学技术的发展，劳动者作业模式发生了较大改变，工人在劳动过程中普遍存在重复性操作、不良作业姿势、过度用力负荷、持续肌肉紧张、振动接触等局部肌肉紧张和不良劳动组织带来的健康影响，不良工效学因素所致工作相关肌肉骨骼疾患（work-related musculoskeletal disorders，WMSDs）日趋突显。世界卫生组织（World Health Organization，WHO）将 WMSDs 定义为“由于工作活动导致或加重的肌肉、肌腱、骨骼、软骨、韧带和神经等运动系统的健康问题，包括从轻微、短暂损伤到不可逆、能力丧失性伤害的所有形式的健康 - 疾病状态”。

2002 年国际劳工组织（International Labor Organization，ILO）明确将肌肉骨骼疾患列入国际职业病名单（第 194 号建议书）。2010 年 ILO 批准生效的最新版职业病名单中对肌肉骨骼疾患进一步细化。我国从 20 世纪 90 年代开始关注 WMSDs，现有文献多为局部地区或企业的研究结果，这些结果仅能反映某一作业人群 WMSDs 的发生情况，缺乏全国范围覆盖我国重点行业的 WMSDs 发生情况及分布特征的调查与研究，缺乏应用系统工效学评估方法对重点行业 WMSDs 相关不良工效学因素及其接触与接触危险的大样本研究数据，导致目前我国 WMSDs 难以纳入法定职业病分类与目录，因此在职业人群中预防和控制该类疾病缺乏法律依据。《健康中国行动（2019—2030 年）》围绕疾病预防和健康促进两大核心，提出了 15 个重大专项行动。其中，第 9 个专项行动“实施职业健康保护行动”，将“通过采取针对性的综合措施保护视屏作业人员身体健康，预防和控制过度疲劳和工作相关肌肉骨骼系统疾病的发生，降低或消除工作压力”作为主要行动目标。

本书阐述我国不同地区重点行业或作业大样本流行病学调查与研究结果，旨在为社会和相关企业提供我国重点行业 WMSDs 发生情况及其分布特征、不良工效学因素及其接触与接触危险等，为预防和控制职业人群 WMSDs 的发生和发生危险提供系统的数据支持。

一、范围与对象

本书研究数据来自我国华北、华东、华中、华南、西南、西北和东北七个地区，调查行业涵盖包装装潢及其他印刷业，畜牧业，船舶及相关装置制造业，道路运输业，电力、热力、燃气及水生产和供应业，黑色金属冶炼和压延加工业，计算机、通信和其他电子设备制造业，家具制造业，房屋建筑业，煤炭开采和洗选业，通用航空服务业，汽车修理与维护业，汽车制造业，生物药品制造业，精炼石油产品制造业，农业，水泥、石灰和石膏制造业，铁路运输设备制造业，玩具制造业，卫生行业，有色金属冶炼和压延加工业以及制鞋业共 22 个行业或作业，327 家企业、69 402 名在岗作业工人的调查数据，522 个岗位、3 029 份重点作业活动视频的评估数据。在上述地区、重点行业有代表性的企业中，采用分层整群抽样方法，以企业当班且符合纳入标准的全部作业工人及其相关重点作业活动作为研究对象。研究对象纳入标准：年龄 18 岁，工龄 1 年以上的作业工人；排除标准：先天性脊柱畸形者以及因外伤、感染性疾病、恶性肿瘤等非 WMSDs 患者。

二、内容与方法

采用流行病学横断面调查和现场调查与视频录制等方法，选择国际通行的工效学调查与评估方法，对我国不同地区重点行业或作业有代表性的企业进行整群调查和工效学识别与评估，摸清我国不同地区重点行业或作业人群 WMSDs 的发生情况与流行特征，识别、分析与评估工效学相关危害因素及其接触与接触危险。

（一）我国重点行业 WMSDs 流行特征研究

采用中国疾病预防控制中心职业卫生与中毒控制所职业防护与工效学研究室提供的“工作相关肌肉骨骼疾患（WMSDs）的工效学评估与分析系统”中的《中文版肌肉骨骼疾患调查表》电子问卷系统，对我国上述调查范围内所有调查对象的 WMSDs 发生情况及其相关因素进行调查。“工作相关肌肉骨骼疾患（WMSDs）的工效学评估与分析系统”包括电子化远程作业现场工效学调查与评估工具、数据实时监控系统、数据传输网络、后台数据终端四大功能。本次调查选择的调查工具为该系统内置的调查问卷之一，即《中文版肌肉骨骼疾患调查表》（电子版）。该问卷被证实具有良好的信度和效度，可用于中国职业人群。问卷调查内容包括：①年龄、工龄等一般情况；②肌肉骨骼症状发生情况；③工作类型、劳动组织、工作姿势等工作情况。问卷对人体颈、肩、上背、下背、肘、腕 / 手、腿、膝和足踝 9 个部位的 WMSDs 进行调查，统计时增加的“任一部位”指“上述 9 个部位只要有 1 个部位发生 WMSDs 即视为 1 个病例”。调查采用 1∶N 的形式，即由 1 名调查人员组织 N 名被调查者扫描电子问卷二维码（见附录 1），进行在线答题，问卷完成后直接提交上传至云端数据库。调查人员负责全程监控问卷答题过程，确保所有调查信息均来自被调查者本人。

本次调查采用美国国家职业安全卫生研究所（National Institute for Occupational Safety and Health，NIOSH）对 WMSDs 的判定标准，即出现疼痛、僵硬、烧灼感、麻木或刺痛等不适症状，同时满足：①过去 1 年内不适；②从事当前工作以后开始不适；③既往无事故或突发伤害（影响不适的局部区域）；④每月都有不适发生或持续时间超过 1 周，则判定为该部位的肌肉骨骼疾患。

（二）典型行业 WMSDs 危险评估

选用国际通用的工效学危害因素识别方法（PLIBEL）与全身快速评估法（rapid entire body assessment，REBA），对上述研究对象有代表性岗位的重点作业活动进行调查和影像资料的采集，识别不良工效学因素，评估其接触水平和接触危险。

1. 危害因素识别

采用工效学危害因素识别方法对身体五组部位（包括颈、肩和上背，肘、前臂和腕 / 手，下背，膝和臀，足踝）涉及的作业姿势、活动、使用工具、工作组织和环境因素等 17 个不良工效学问题进行全面识别，综合评估身体不同部位 WMSDs 的工效学危害因素。PLIBEL 代码表示不同的危害因素。例如，“8a”代表该作业活动涉及易疲劳的腿部重复性攀梯或迈步，“9b”代表作业活动涉及背部重复或持续性的严重前屈。PLIBEL 具体内容详见附录 2。

2. 接触评估

采用全身快速评估法（REBA）评估重点行业的工效学因素接触水平。REBA 为国际通用的针对姿势负荷接触危险的评估方法，该方法将身体部位分为 A 组（躯干、颈、腿）和 B 组（上臂、前臂、腕 / 手）两部分，根据各部位负荷等级情况分别评分，同时考虑负重 / 用力和手部与物品接触情况进行赋分，得到 A 组分值和 B 组分值；依据这两个分值，经查表得到分值 C，并在此基础上加上活动类型分值，最终得到 REBA 总分值（范围为 1 ～ 15 分），根据此分值判定接触水平的危险等级。REBA 方法详见附录 3。

（三）质量控制方法

为确保研究结论的科学性，保证数据的真实性、有效性和可靠性，质量控制贯穿整个研究过程，包括研究设计、现场调查与测量等各环节。

1. 研究设计

查阅相关文献，明确研究目的和调查方法等关键环节；科学选择调查与分析内容和指标，采取相应措施控制研究设计中可能出现的偏倚。正式调查之前进行预调查，充分了解该企业的车间、工种、工作时间安排等基本情况，确认调查工种，选取各工种动作重复性高、不良姿势明显、持续时间较长的作业活动为重点作业活动。调查员均为相关专业的科研人员。

信效度检验开始前，针对调查的分工及实施步骤、视频拍摄的原则及要求等内容对调查人员进行统一培训，并由专家对待检验的工效学评估问卷的使用及注意事项进行详细讲解，同时与调查人员同步练习，发现并纠正存在的问题，最后使评分结果与专家测评基本一致。

2. 现场调查与测量

对调查人员进行培训，统一调查方法，使调查人员了解研究目的、意义，熟练掌握调查与监测方法；调查时利用调查对象集体活动时间，统一讲解调查内容与填写要求，集中填写，当场交问卷审核，确保问卷的真实性、完整性及较高的回收率。

视频和资料收集前由调查员向调查对象说明意图，取得配合。视频录制过程尽量在不干扰工人正常工作的自然状态下进行。评估时，每个人独立完成，不与其他人交流，尽量在同一段时间内完成。

（四）统计方法

最终调查结果数据由专人编码与核对，软件中设置自动逻辑纠错功能，确保数据无误后下载原始数据，进入统计分析处理。

调查数据经后台导出后，采用 SPSS 20.0 统计软件对资料进行统计学处理。发生率指标均为调查时近 12 个月（1 年）的 WMSDs 发生情况，全书以"发生率"表示，单位为"%"。*OR* 值的计算，在各指标分组计算时基于各指标的有无或接触程度，以"无"或"无接触"的阴性结果为对照计算获得；不同行业计算时，基于总人群所有行政和技术管理人员为对照计算结果，各部位 WMSDs 发生人数低于 5 例的项目不列入统计分析。计量资料采用（$\bar{\chi} \pm s$）进行描述性分析，WMSDs 单因素分析采用 χ^2 检验方法，多因素分析采用非条件 logistic 回归模型分析。全书数据表格中显著性检验结果以数据右上角的"*"表示，"*"代表 $P < 0.05$，"**"代表 $P < 0.01$，全书各数据表格不再赘述。

采用潜在类别分析（latent class analysis，LCA）对研究数据完整（大于 300 例）的重点工种人群 WMSDs 多部位发生模式进行分析。LCA 模型分类判定原则：判断赤池信息量准则（Akaike information criterion，AIC）、贝叶斯信息准则（Bayesian information criterion，BIC）、样本校正的贝叶斯信息准则（adjusted Bayesian information criterion，aBIC）的分值，数值越小说明模型拟合越好。分类精确度，即熵值（entropy）指数取值范围在 0 ～ 1 之间，越接近 1，模型分类越准确；entropy ≈ 0.8 表明分类的准确率超过 90%，entropy ≤ 0.6 表明分类的准确率低于 80%。似然比检验指标（Lo-Mendell-Rubin，LMR）和基于 bootstrap 的似然比检验（bootstrapped likelihood ratio test，BLRT）表示当前 n 分类模型与 n-1 分类模型相比是否存在统计学差异，$P < 0.05$ 表示两种分类方式差异具有显著性，将条件概率≥ 0.5 设置为截断值。

采用 LCA 模型对上述重点工种不同部位 WMSDs 发生数据信息进行人群潜类别分析，依据上述分类判定原则，对其最佳的潜类别分类模型进行确认，明确最佳类别数量。不同人群依据自身信息特点，其类别数量各有不同。基于上述分析列出最佳分类模型的条件概率和类别概率表，表中的数据代表该人群不同部位 WMSDs 在该类别的发生概率。

三、数据结果

（一）研究数据概况

研究采用分层整群抽样方法，从中国华北、华东、华中、华南、西南、西北及东北七个地区重点行业有代表性的企业中，以企业当班且符合纳入标准的全部作业工人作为研究对象。调查对象共计 69 402 人，其中观察人群 58 669 人，对照人群 10 733 人。调查行业涵盖包装装潢及其他印刷业，畜牧业，船舶及相关装置制造业，道路运输业，电力、热力、燃气及水生产和供应业，黑色金属冶炼和压延加工业，计算机、通信和其他电子设备制造业，家具制造业，房屋建筑业，煤炭开采和洗选业，通用航空服务业，汽车修理与维护业，汽车制造业，生物药品制造业，精炼石油产品制造业，农业，水泥、石灰和石膏制造业，铁路运输设备制造业，玩具制造业，卫生行业，有色金属冶炼和压延加工业以及制鞋业共 22 个行业或作业。

1. 总人群中观察人群和对照人群的地区分布

如表 3-1-1 所示，华东地区两组人群（观察与对照人群）的占比最高（32.17% 和 38.83%），华中地区观察人群的占比最低（5.11%），东北地区对照人群的占比最低（1.96%）。但华中和东北两个地区的调查人群总数（观察与对照人群合计）也分别达到了 3 263 人和 4 090 人。

表 3-1-1　总人群中观察人群和对照人群的地区分布

地区	观察人群					对照人群				
	企业数 / 个	人数 / 人			占比 /%	企业数 / 个	人数 / 人			占比 /%
		男	女	小计			男	女	小计	
东北	13	2 475	1 405	3 880	6.61	8	210	65	210	1.96
华北	73	5 213	3 558	8 771	14.95	44	1 504	402	1 504	14.01
华东	79	11 910	6 966	18 876	32.17	53	4 168	1 303	4 168	38.83
华南	43	14 172	2 676	16 848	28.72	26	2 872	1 001	2 872	26.76
华中	19	1 372	1 625	2 997	5.11	6	266	162	266	2.48
西北	30	2 081	1 385	3 466	5.91	14	925	249	925	8.62
西南	60	2 500	1 331	3 831	6.53	18	788	206	788	7.34
合计	317	39 723	18 946	58 669	100.00	169	10 733	3 388	10 733	100.00

2. 总人群中观察人群和对照人群的行业分布

如表 3-1-2 所示，本研究涵盖了 22 个行业或作业，其中观察人数排前五位的行业依次是汽车制造业（30.77%）、家具制造业（13.24%）、卫生行业（11.23%）、制鞋业（10.91%）和计算机、通信与其他电子设备制造业（9.49%）。占比低于 1% 的行业有包装装潢及其他印刷业，畜牧业，电力、热力、燃气及水生产和供应业，黑色金属冶炼和压延加工业，生物药品制造业，精炼石油产品制造业，农业，水泥、石灰和石膏制造与玩具制造行业。分布人数较低的行业，其数据的分析结果仅供读者参考。

表 3-1-2　总人群中观察人群和对照人群的行业分布

行业	观察人群			对照人群		
	企业数 / 个	人数 / 人	占比 /%	企业数 / 个	人数 / 人	占比 /%
包装装潢及其他印刷业（C2319）	1	11	0.02	—	—	—
畜牧业（A03）	14	235	0.40	3	11	0.10
船舶及相关装置制造业（C373）	12	2 980	5.08	10	508	4.73
道路运输业（G54）	13	1 292	2.20	—	—	—
电力、热力、燃气及水生产和供应业（D44 ～ 46）	1	88	0.15	—	—	—
黑色金属冶炼和压延加工业（C31）	2	68	0.12	1	12	0.11

续表

行业	观察人群			对照人群		
	企业数 / 个	人数 / 人	占比 /%	企业数 / 个	人数 / 人	占比 /%
计算机、通信和其他电子设备制造业（C39）	31	5 568	9.49	27	3 334	31.06
家具制造业（C21）	17	7 770	13.24	5	471	4.39
房屋建筑业（E47）	11	1 208	2.06	9	267	2.49
煤炭开采和洗选业（B06）	6	2 405	4.10	6	1 056	9.84
通用航空服务业（G562）	3	1 197	2.04	2	159	1.48
汽车修理与维护业（O8111）	60	597	1.02	19	53	0.49
汽车制造业（C36）	36	18 054	30.77	28	3 518	32.78
生物药品制造业（C2761）	1	220	0.38	1	23	0.21
精炼石油产品制造业（C251）	1	150	0.26	—	—	—
农业（A01）	7	243	0.42	—	—	—
水泥、石灰和石膏制造业（C301）	1	143	0.24	1	50	0.47
铁路运输设备制造业（C371）	4	881	1.50	1	84	0.78
玩具制造业（C245）	1	312	0.53	1	21	0.20
卫生行业（Q83）	65	6 591	11.23	36	339	3.16
有色金属冶炼和压延加工业（C32）	4	2 253	3.84	2	108	1.01
制鞋业（C195）	27	6 403	10.91	17	719	6.70
合计	318	58 669	100.00	169	10 733	100.00

3. 总人群中观察人群和对照人群的企业规模分布

如表 3-1-3 所示，总人群的企业规模涵盖了大型、中型、小型和微型企业，观察人群来自 317 家企业，数量以小型企业居多（占 42.59%），其次为中型企业（27.13%）和大型企业（22.08%），微型企业最少（8.20%）。但微型企业的调查人数也达到了 346 人，具有一定的代表性。对照人群来自 317 家观察企业中的 169 家，不含微型企业，数量仍然以小型企业居多（39.05%），其次为大型企业（34.91%）和中型企业（26.04%），分布比较均衡。从调查人数来看，均以大型企业居多，其次为中型和小型企业，微型企业最少。

表 3-1-3　总人群中观察人群和对照人群的企业规模分布

企业规模	观察人群			对照人群		
	企业数 / 个	人数 / 人	占比 /%	企业数 / 个	人数 / 人	占比 /%
大型	70	38 584	65.77	59	6 145	57.25
中型	86	12 639	21.54	44	2 791	26.01
小型	135	7 100	12.10	66	1 797	16.74
微型	26	346	0.59	—	—	—
合计	317	58 669	100.00	169	10 733	100.00

4. 总人群中不同地区、行业（或作业）和企业规模的调查企业数、员工数和调查人数

不同地区、行业（或作业）和企业规模所调查的企业数、员工总数和调查人数见表 3-1-4 和表 3-1-5。表中可见，华南地区调查人数最多（18 483 人），华中地区调查人数最少（3 263 人）；汽车制造业数据涵盖了华北、东北、华东、华中、华南、西南和西北全部 7 个地区，房屋建筑业数

据涵盖了华北、东北、华东、华南和西南地区，卫生行业数据涵盖了华北、东北、华中、华南、西南和西北地区。不同行业（或作业）和企业规模观察人群与对照人群的调查人数见表 3-1-6。

表 3-1-4　总人群中不同地区、行业（或作业）调查企业数、员工数和调查人数

行业	地区								
	华北			东北			华东		
	企业数 / 个	总人数 / 人	调查人数 / 人	企业数 / 个	总人数 / 人	调查人数 / 人	企业数 / 个	总人数 / 人	调查人数 / 人
包装装潢及其他印刷业（C2319）	—	—	—	—	—		—	—	—
畜牧业（A03）	—	—	—	—	—		—	—	—
船舶及相关装置制造业（C373）	—	—	—	—	—		9	4 575	2 609
道路运输业（G54）	1	300	238	—	—		—	—	—
电力、热力、燃气及水生产和供应业（D44 ～ 46）	1	132	88	—	—		—	—	—
黑色金属冶炼和压延加工业（C31）	—	—	—	—	—		—	—	—
计算机、通信和其他电子设备制造业（C39）	5	1 470	1 415	—	—		—	28 281	—
家具制造业（C21）	—	—	—	—	—		10	3 579	3 612
房屋建筑业（E47）	3	507	644	1	159	84	3	582	102
煤炭开采和洗选业（B06）	4	4 602	2 400	1	405	15	—	—	—
通用航空服务业（G562）	2	1 323	847	—	—		—	—	—
汽车修理与维护业（O8111）	25	642	337	—	—		—	636	—
汽车制造业（C36）	5	1 719	1 896	3	2 181	410	13	20 610	5 291
生物药品制造业（C2761）	1	999	243	—	—		—	—	—
精炼石油产品制造业（C251）	—	—	—	1	1 167	150	—	—	—
农业（A01）	—	—	—	1	240	78	6	195	165
水泥、石灰和石膏制造业（C301）	—	—	—	—	—		—	—	—
铁路运输设备制造业（C371）	—	—	—	—	—		—	—	—
玩具制造业（C245）	—	—	—	—	—		—	—	—
卫生行业（Q83）	26	16 323	2 167	4	876	1 289	—	—	—
有色金属冶炼和压延加工业（C32）	—	—	—	2	6 705	2 064	—	—	—
制鞋业（C195）	—	300	—	—	—		20	20 832	5 489
合计	73	28 317	10 275	13	11 733	4 090	61	79 290	17 268

行业	地区											
	华中			华南			西南			西北		
	企业数 / 个	总人数 / 人	调查人数 / 人	企业数 / 个	总人数 / 人	调查人数 / 人	企业数 / 个	总人数 / 人	调查人数 / 人	企业数 / 个	总人数 / 人	调查人数 / 人
包装装潢及其他印刷业（C2319）	—	—	—	1	186	11	—	—	—	—	—	—
畜牧业（A03）	—	—	—	—	—	—	—	—	—	14	774	246
船舶及相关装置制造业（C373）	1	432	215	2	1 098	664	—	—	—	—	—	—
道路运输业（G54）	—	—	—	12	4 077	1 054	—	—	—	—	—	—
电力、热力、燃气及水生产和供应业（D44 ～ 46）	—	—	—	—	—	—	—	—	—	—	—	—
黑色金属冶炼和压延加工业（C31）	—	—	—	1	1 650	77	1	7 833	3	—	—	—

续表

行业	地区											
	华中			华南			西南			西北		
	企业数/个	总人数/人	调查人数/人	企业数/个	总人数/人	调查人数/人	企业数/个	总人数/人	调查人数/人	企业数/个	总人数/人	调查人数/人
计算机、通信和其他电子设备制造业（C39）	—	—	—	—	9 771	—	4	18 318	474	—	—	—
家具制造业（C21）	—	—	—	1	—	4 471	6	282	158	—	—	—
房屋建筑业（E47）	—	—	—	3	5 748	315	1	204	330	—	—	—
煤炭开采和洗选业（B06）	—	—	—	—	—	—	—	—	—	1	1 545	1 046
通用航空服务业（G562）	1	360	509	—	—	—	—	—	—	—	—	—
汽车修理与维护业（O8111）	—	—	—	—	27	—	37	2 109	313	—	—	—
汽车制造业（C36）	5	2 973	210	4	9 369	10 333	3	6 456	1 668	3	10 800	1 764
生物药品制造业（C2761）	—	—	—	—	—	—	—	—	—	—	—	—
精炼石油产品制造业（C251）	—	—	—	—	—	—	—	—	—	—	—	—
农业（A01）	—	—	—	—	—	—	—	—	—	—	—	—
水泥、石灰和石膏制造业（C301）	—	—	—	—	—	—	1	219	193	—	—	—
铁路运输设备制造业（C371）	4	1 452	965	—	—	—	—	—	—	—	—	—
玩具制造业（C245）	—	—	—	1	201	333	—	—	—	—	—	—
卫生行业（Q83）	6	1 056	432	10	2 520	811	7	1 779	896	12	3 852	1 335
有色金属冶炼和压延加工业（C32）	—	—	—	—	—	—	2	2 007	297	—	—	—
制鞋业（C195）	2	1 545	932	3	1 143	414	2	1 053	287	—	—	—
合计	19	7 818	3 263	38	35 790	18 483	64	40 260	4 619	30	16 971	4 391

表 3-1-5　总人群中不同规模的调查企业数、员工数和调查人数

行业	企业规模							
	大型		中型		小型		微型	
	企业数/个	人数/人	企业数/个	人数/人	企业数/个	人数/人	企业数/个	人数/人
包装装潢及其他印刷业（C2319）	—	—	1	11	—	—	—	—
畜牧业（A03）	—	—	14	246	—	—	—	—
船舶及相关装置制造业（C373）	1	1 802	6	1 088	5	598	—	—
道路运输业（G54）	1	703	9	562	—	—	3	27
电力、热力、燃气及水生产和供应业（D44～46）	—	—	1	88	—	—	—	—
黑色金属冶炼和压延加工业（C31）	2	80	—	—	—	—	—	—
计算机、通信和其他电子设备制造业（C39）	8	2 596	12	4 220	16	2 086	—	—
家具制造业（C21）	4	7 214	3	771	10	256	—	—
房屋建筑业（E47）	—	—	2	96	11	1 379	—	—
煤炭开采和洗选业（B06）	3	2 232	2	1 061	1	168	—	—
通用航空服务业（G562）	—	—	3	1 356	—	—	—	—
汽车修理与维护业（O8111）	—	—	7	62	44	525	11	63
汽车制造业（C36）	15	17 054	6	1 837	14	2 679	1	2

续表

行业	企业规模							
	大型		中型		小型		微型	
	企业数 / 个	人数 / 人	企业数 / 个	人数 / 人	企业数 / 个	人数 / 人	企业数 / 个	人数 / 人
生物药品制造业（C2761）	1	243	—	—	—	—	—	—
精炼石油产品制造业（C251）	1	150	—	—	—	—	—	—
农业（A01）	—	—	—	—	—	—	7	243
水泥、石灰和石膏制造业（C301）	—	—	1	193	—	—	—	—
铁路运输设备制造业（C371）	1	892	—	—	3	73	—	—
玩具制造业（C245）	—	—	—	—	1	333	—	—
卫生行业（Q83）	21	4 921	16	1 527	24	471	4	11
有色金属冶炼和压延加工业（C32）	4	2 361	—	—	—	—	—	—
制鞋业（C195）	10	4 481	7	2 312	10	329	—	—
合计	72	44 729	90	15 430	139	8 897	26	346

表 3-1-6　总人群不同行业（或作业）和企业规模观察人群和对照人群的调查人数

行业	企业规模									
	合计人数		大型		中型		小型		微型	
	观察 / 人	对照 / 人	观察 / 人	对照 / 人	观察 / 人	对照 / 人	观察 / 人	对照 / 人	观察 / 人	对照 / 人
包装装潢及其他印刷业（C2319）	11	—	—	—	11	—	—	—	—	—
畜牧业（A03）	235	11	—	—	235	11	—	—	—	—
船舶及相关装置制造业（C373）	2 980	508	1 607	195	931	157	442	156	—	—
道路运输业（G54）	1 292	—	703	—	562	—	—	—	27	—
电力、热力、燃气及水生产和供应业（D44 ～ 46）	88	—	—	—	88	—	—	—	—	—
黑色金属冶炼和压延加工业（C31）	68	12	68	12	—	—	—	—	—	—
计算机、通信和其他电子设备制造业（C39）	5 568	3 334	1 636	—	2 698	1 522	1 234	—	—	—
家具制造业（C21）	7 770	471	6 775	439	742	29	253	3	—	—
房屋建筑业（E47）	1 208	267	—	—	96	—	1 112	267	—	—
煤炭开采和洗选业（B06）	2 405	1 056	1 451	781	876	185	78	90	—	—
通用航空服务业（G562）	1 197	159	—	—	1 197	159	—	—	—	—
汽车修理与维护业（O8111）	597	53	—	—	62	—	472	53	63	—
汽车制造业（C36）	18 054	3 518	14 238	2 816	1 443	394	2 371	308	2	—
生物药品制造业（C2761）	220	23	220	23	—	—	—	—	—	—
精炼石油产品制造业（C251）	150	—	150	—	—	—	—	—	—	—
农业（A01）	243	—	—	—	—	—	—	—	243	—
水泥、石灰和石膏制造业（C301）	143	50	—	—	143	50	—	—	—	—
铁路运输设备制造业（C371）	881	84	808	84	—	—	73	—	—	—
玩具制造业（C245）	312	21	—	—	—	—	312	21	—	—
卫生行业（Q83）	6 591	339	4 714	207	1 417	110	449	22	11	—

续表

行业	企业规模									
	合计人数		大型		中型		小型		微型	
	观察/人	对照/人	观察/人	对照/人	观察/人	对照/人	观察/人	对照/人	观察/人	对照/人
有色金属冶炼和压延加工业（C32）	2 253	108	2 253	108	—	—	—	—	—	—
制鞋业（C195）	6 403	719	3 961	520	2 138	174	304	25	—	—
合计	58 669	10 733	38 584	5 185	12 639	2 791	7 100	945	346	0

（二）WMSDs 的流行特征

本部分结果中，同时统计了观察人群不同部位 WMSDs 的标准化率（以第七次全国人口普查的年龄构成进行标化）和与对照人群比较的发生危险（*OR*），标准化率仅代表观察人群 WMSDs 的实际发生情况（含非职业因素所致疾患），并不能代表人群的超额危险（超出对照人群的倍数），而其 *OR* 代表了观察人群 WMSDs 发生与对照人群比较的倍数，超出部分即为“超额危险”或可理解为 *OR* 减 1 的部分。因此，本部分的标准化率仅代表 WMSDs 的发生负担，而 *OR* 代表 WMSDs 的发生危险。

1. 不同部位、地区、行业（或作业）和企业规模人群 WMSDs 的标准化率与发生危险

（1）观察和对照人群身体九个部位 WMSDs 的发生人数、标准化率和 *OR*：由表 3-2-1 可见，观察人群不分部位的 WMSDs 标准化率为 38.82%，各部位标准化率波动在 7.93% ～ 23.30%，以颈部（23.30%）、肩部（19.75%）和下背部（16.65%）位居前三位，不同部位之间的标准化率存在显著统计学差异（$P < 0.01$）；对照人群不分部位的 WMSDs 标准化率为 36.30%，各部位标准化率波动在 5.49% ～ 22.94%，颈部（22.94%）、肩部（18.23%）和下背部（13.39%）仍位居前三位，不同部位之间的标准化率同样存在显著统计学差异（$P < 0.01$）。各部位的发生危险（*OR*）均具有显著统计学差异，以腕 / 手部最高（*OR*=1.968），其次为肘部（*OR*=1.615）、足踝部

表 3-2-1 观察和对照人群身体九个部位 WMSDs 的发生人数、标准化率和 *OR*

部位	观察人群			对照人群			*OR*（95%*CI*）
	发生人数 / 人	标准化率 /%	χ^2/*P*	发生人数 / 人	标准化率 /%	χ^2/*P*	
不分部位	23 463	38.82		3 880	36.30		1.177*（1.128 ～ 1.228）
颈	14 206	23.30		2 460	22.94		1.074*（1.023 ～ 1.128）
肩	11 911	19.75		1 941	18.23		1.154*（1.094 ～ 1.217）
上背	8 552	13.99		1 269	12.36		1.273*（1.195 ～ 1.355）
下背	9 742	16.65	χ^2=31 933.18	1 392	13.39	χ^2=7 174.56	1.336*（1.258 ～ 1.419）
肘	4 540	7.93	$P < 0.01$	530	5.49	$P < 0.01$	1.615*（1.472 ～ 1.771）
腕 / 手	7 990	13.22		796	7.61		1.968*（1.824 ～ 2.123）
腿	6 351	10.87		847	8.35		1.417*（1.315 ～ 1.527）
膝	6 490	11.30		888	9.21		1.379*（1.281 ～ 1.484）
足踝	8 092	12.27		1 050	9.65		1.475*（1.379 ～ 1.579）

注：表中的标准化率为基于第七次全国人口普查（18 ～ 60 岁）年龄构成数据进行年龄标化的 WMSDs 发生率；“*”为 $P < 0.05$。

（*OR*=1.475）、腿部（*OR*=1.417）、膝部（*OR*=1.379）、下背部（*OR*=1.336）、上背部（*OR*=1.273）和肩部（*OR*=1.154），颈部（*OR*=1.074）最低。

（2）不同地区观察人群身体九个部位 WMSDs 的发生数、标准化率和 *OR*：由表 3-2-2 可见，不同地区观察人群不分部位 WMSDs 的标准化率波动在 34.93% ～ 49.30%，以西北地区最高（49.30%），其次为华中（46.65%）、东北（46.36%）、华北（43.38%）、华南（35.77%）和西南（35.35%），华东地区最低（34.93%）。从发生部位特征看，颈部、肩部和下背部 WMSDs 的标准化率均列七个地区的前三位，多数地区的上背部 WMSDs 列第四位（华东地区为腕 / 手部，西南地区为足踝部），其他部位标准化率的地区分布较为分散。从不同地区不分部位 WMSDs 的发生危险（*OR*）来看，除华东地区（*OR*=0.956，小于 1）未见显著统计学差异外，其他地区均呈现显著统计学差异（$P < 0.05$），以西北地区最高（*OR*=1.736），其次为华中（*OR*=1.538）、华北（*OR*=1.533）、东北（*OR*=1.499）、西南（*OR*=1.195）和华南（*OR*=1.060）。不同地区人群各部位 WMSDs 的发生危险（*OR*）也多以腕 / 手、肘、腿、下背等部位较高，颈、肩部较低（表 3-2-3）。

（3）不同行业（或作业）观察人群身体九个部位 WMSDs 的发生数、标准化率和 *OR*：由表 3-2-4 可见，观察人群不分部位 WMSDs 的标准化率波动在 13.20% ～ 53.38%，以卫生行业（医务人员）最高（53.38%），其他依次为玩具制造业（51.44%），通用航空服务业（46.46%），汽车制造业（43.39%），有色金属冶炼和压延加工业（40.86%），计算机、通信和其他电子设备制造业（40.85%），生物药品制造业（39.87%），船舶及相关装置制造业（39.67%），畜牧业（38.59%），煤炭开采和洗选业（37.88%），黑色金属冶炼和压延加工业（37.67%），道路运输业（36.35%），电力、热力、燃气及水生产和供应业（35.53%），蔬菜种植业（大棚）（35.17%），制鞋业（34.56%），汽车修理与维护业（33.75%），铁路运输设备制造业（32.31%），包装装潢及其他印刷业（29.00%），水泥、石灰和石膏制造业（25.63%），家具制造业（24.11%）和房屋建筑业（21.52%），精炼石油产品制造业（13.20%）最低。不分部位 WMSDs 的标准化率在不同行业人群之间存在显著统计学差异（$P < 0.01$）。从 WMSDs 的发生危险（*OR*）来看，不同行业观察人群与对照人群比较，*OR* 超过 1.5 的行业从高到低依次为包装装潢及其他印刷业（*OR*=4.710）、生物药品制造业（*OR*=3.280）、蔬菜种植业（大棚）（*OR*=2.705）、卫生行业（*OR*=2.274）、通用航空服务业

表 3-2-2　不同地区观察人群不分部位 WMSDs 的发生数、标准化率和 *OR*

地区	企业数 / 个	观察人数 / 人	不分部位		
			发生数 / 个	标准化率 /%	*OR*（95%*CI*）
东北	13	3 880	1 781	46.36	1.499*（1.391 ～ 1.614）
华北	73	8 771	4 075	43.38	1.533*（1.447 ～ 1.623）
华东	79	18 876	6 628	34.93	0.956（0.910 ～ 1.004）
华南	43	16 848	6 320	35.77	1.060*（1.008 ～ 1.115）
华中	19	2 997	1 395	46.65	1.538*（1.417 ～ 1.669）
西北	30	3 466	1 718	49.30	1.736*（1.607 ～ 1.876）
西南	60	3 831	1 546	35.35	1.195*（1.108 ～ 1.289）
χ^2			626.038**		

注：表中的标准化率为基于第七次全国人口普查（18 ～ 60 岁）年龄构成数据进行年龄标化的 WMSDs 发生率；“*”为 $P < 0.05$；“**”为 $P < 0.01$。

表 3-2-3　不同地区观察人群不同部位 WMSDs 的发生数、标准化率和 *OR*

地区	企业数 / 个	观察人数 / 人	颈			肩			上背		
			发生数 / 个	标准化率 /%	*OR*（95%*CI*）	发生数 / 个	标准化率 /%	*OR*（95%*CI*）	发生数 / 个	标准化率 /%	*OR*（95%*CI*）
东北	13	3 880	1 188	30.89	1.484*（1.368 ～ 1.611）	991	25.04	1.554*（1.424 ～ 1.696）	776	19.12	1.864*（1.690 ～ 2.057）
华北	73	8 771	2 674	29.09	1.475*（1.384 ～ 1.572）	2 210	23.86	1.526*（1.424 ～ 1.634）	1 637	18.18	1.711*（1.581 ～ 1.853）
华东	79	18 876	3 826	19.30	0.855*（0.807 ～ 0.905）	3 268	16.88	0.948（0.891 ～ 1.009）	2 286	11.24	1.028（0.955 ～ 1.106）
华南	43	16 848	3 543	20.03	0.896*（0.845 ～ 0.949）	3 032	17.26	0.994（0.933 ～ 1.059）	2 175	12.10	1.105*（1.027 ～ 1.190）
华中	19	2 997	951	30.97	1.563*（1.430 ～ 1.709）	702	23.19	1.386*（1.256 ～ 1.528）	397	14.17	1.139*（1.009 ～ 1.285）
西北	30	3 466	1 092	32.52	1.547*（1.421 ～ 1.684）	929	27.80	1.659*（1.516 ～ 1.815）	712	19.49	1.928*（1.743 ～ 2.133）
西南	60	3 831	932	21.00	1.081*（0.992 ～ 1.179）	779	18.07	1.156*（1.054 ～ 1.269）	569	13.10	1.301*（1.169 ～ 1.447）
χ^2			720.758**			463.869**			442.666**		

地区	企业数 / 个	观察人数 / 人	下背			肘			腕 / 手		
			发生数 / 个	标准化率 /%	*OR*（95%*CI*）	发生数 / 个	标准化率 /%	*OR*（95%*CI*）	发生数 / 个	标准化率 /%	*OR*（95%*CI*）
东北	13	3 880	892	23.03	2.003*（1.824 ～ 2.200）	418	9.89	2.324*（2.033 ～ 2.657）	570	13.89	2.150*（1.917 ～ 2.411）
华北	73	8 771	1 765	19.81	1.691*（1.566 ～ 1.825）	657	8.67	1.559*（1.385 ～ 1.754）	1 184	13.23	1.948*（1.772 ～ 2.142）
华东	79	18 876	2 456	13.00	1.004（0.935 ～ 1.077）	1 421	7.27	1.567*（1.414 ～ 1.737）	2 479	12.61	1.887*（1.736 ～ 2.052）
华南	43	16 848	2 466	14.98	1.151*（1.072 ～ 1.235）	1 196	6.90	1.471*（1.324 ～ 1.634）	2 252	11.90	1.926*（1.770 ～ 2.096）
华中	19	2 997	677	21.97	1.958*（1.767 ～ 2.169）	158	5.46	1.071（0.893 ～ 1.286）	376	13.00	1.791*（1.573 ～ 2.039）
西北	30	3 466	843	25.35	2.157*（1.959 ～ 2.374）	375	10.75	2.336*（2.034 ～ 2.682）	572	17.74	2.467*（2.199 ～ 2.768）
西南	60	3 831	643	14.84	1.353*（1.223 ～ 1.498）	315	7.52	1.725*（1.492 ～ 1.993）	557	12.40	2.124*（1.893 ～ 2.383）
χ^2			642.442**			134.508**			38.797**		

地区	企业数 / 个	观察人数 / 人	腿			膝			足踝		
			发生数 / 个	标准化率 /%	*OR*（95%*CI*）	发生数 / 个	标准化率 /%	*OR*（95%*CI*）	发生数 / 个	标准化率 /%	*OR*（95%*CI*）
东北	13	3 880	637	16.25	2.293*（2.053 ～ 2.560）	570	14.23	1.909*（1.706 ～ 2.136）	541	13.64	1.494*（1.337 ～ 1.669）
华北	73	8 771	1 129	13.22	1.724*（1.570 ～ 1.894）	1 106	14.14	1.600*（1.457 ～ 1.756）	1 231	13.07	1.506*（1.379 ～ 1.644）
华东	79	18 876	1 688	8.90	1.146*（1.052 ～ 1.249）	1 722	9.65	1.113*（1.023 ～ 1.211）	2 127	10.29	1.171*（1.083 ～ 1.266）
华南	43	16 848	1 560	8.88	1.191*（1.091 ～ 1.300）	1 792	9.74	1.320*（1.213 ～ 1.436）	2 609	12.38	1.69*（1.566 ～ 1.823）
华中	19	2 997	286	9.52	1.231*（1.070 ～ 1.417）	262	8.77	1.062（0.919 ～ 1.227）	307	9.76	1.052（0.920 ～ 1.204）
西北	30	3 466	619	18.40	2.538*（2.269 ～ 2.838）	607	18.60	2.354*（2.106 ～ 2.631）	658	16.79	2.161*（1.943 ～ 2.403）
西南	60	3 831	432	10.56	1.483*（1.313 ～ 1.676）	431	10.27	1.405*（1.245 ～ 1.587）	619	13.38	1.777*（1.597 ～ 1.978）
χ^2			459.428**			311.687**			270.62**		

注：标准化率为基于第七次全国人口普查（18 ～ 60 岁）年龄构成数据进行年龄标化的 WMSDs 发生率；“*”为 $P < 0.05$；“**”为 $P < 0.01$。

表 3-2-4 不同行业 / 作业人群不分部位 WMSDs 的发生数、标准化率和 *OR*

行业（或作业）	企业数 / 个	观察人数 / 人	不分部位		
			发生数 / 个	标准化率 /%	*OR*（95%*CI*）
包装装潢及其他印刷业（C2319）	1	11	8	29.00	4.710*（1.249 ～ 17.764）
畜牧业（A03）	14	235	90	38.59	1.096（0.840 ～ 1.430）
船舶及相关装置制造业（C373）	12	2 980	1 244	39.67	1.266*（1.165 ～ 1.375）
道路运输业（G54）	13	1 292	416	36.35	0.839*（0.742 ～ 0.949）
电力、热力、燃气及水生产和供应业（D44 ～ 46）	1	88	33	35.53	1.060（0.687 ～ 1.635）
黑色金属冶炼和压延加工业（C31）	2	68	35	37.67	1.873*（1.162 ～ 3.019）
计算机、通信和其他电子设备制造业（C39）	31	5 568	2 245	40.85	1.193*（1.117 ～ 1.275）
家具制造业（C21）	17	7 770	1 982	24.11	0.605*（0.567 ～ 0.645）
房屋建筑业（E47）	11	1 208	269	21.52	0.506*（0.439 ～ 0.583）
煤炭开采和洗选业（B06）	6	2 405	897	37.88	1.051（0.959 ～ 1.151）
通用航空服务业（G562）	3	1 197	653	46.46	2.120*（1.880 ～ 2.391）
汽车修理与维护业（O8111）	60	597	187	33.75	0.806*（0.675 ～ 0.962）
汽车制造业（C36）	36	18 054	7 552	43.39	1.270*（1.209 ～ 1.334）
生物药品制造业（C2761）	1	220	143	39.87	3.280*（2.480 ～ 4.339）
精炼石油产品制造业（C251）	1	150	22	13.20	0.304*（0.193 ～ 0.478）
蔬菜种植业（大棚）（A121）	7	243	147	35.17	2.705*（2.085 ～ 3.508）
水泥、石灰和石膏制造业（C301）	1	143	34	25.63	0.551*（0.374 ～ 0.811）
铁路运输设备制造业（C371）	4	881	304	32.31	0.931（0.805 ～ 1.075）
玩具制造业（C245）	1	312	160	51.44	1.859*（1.484 ～ 2.329）
卫生行业（Q83）	65	6 591	3 710	53.38	2.274*（2.136 ～ 2.421）
有色金属冶炼和压延加工业（C32）	4	2 253	932	40.86	1.246*（1.136 ～ 1.367）
制鞋业（C195）	27	6 403	2 400	34.56	1.059（0.993 ～ 1.129）
χ^2				1 971.647**	

注：标准化率为基于第七次全国人口普查（18 ～ 60 岁）年龄构成数据进行年龄标化的 WMSDs 发生率；“*”为 $P < 0.05$；“**”为 $P < 0.01$。

（*OR*=2.120）、黑色金属冶炼和压延加工业（*OR*=1.873）和玩具制造业（*OR*=1.859）。不同行业观察人群不分部位 WMSDs 的发生危险（*OR*）与标准化率的次序有明显差异。因此，不分部位 WMSDs 的发生危险以包装装潢及其他印刷业、生物药品制造业、蔬菜种植业（大棚）、卫生行业和通用航空服务业等为主，而不分部位 WMSDs 的发生负担以卫生行业、玩具制造业、通用航空服务业、汽车制造业和有色金属冶炼和压延加工业等为主。

职业活动特征可能决定了 WMSDs 的发生部位，由表 3-2-5 可见，不同行业人群 WMSDs 发生部位存在特征性改变，船舶及相关装置制造业，道路运输业，黑色金属冶炼和压延加工业，家具制造业，房屋建筑业，煤炭开采和洗选业，通用航空服务业，汽车修理与维护业，汽车制造业，精炼石油产品制造业，蔬菜种植业（大棚），铁路运输设备制造业，玩具制造业，卫生行业，有色金属冶炼和压延加工业，制鞋业，电力、热力、燃气及水生产和供应业，计算机、通信和其他电子设备制造业，生物药品制造业，水泥、石灰和石膏制造业等行业人群以颈、肩和背为主；包装装潢及其他印刷业和畜牧业人群以下背、颈和腕 / 手为主。

（4）不同企业规模观察人群身体九个部位 WMSDs 的发生数、标准化率和 *OR*：不同企业规模观察人群不分部位 WMSDs 标准化率波动在 38.09% ～ 47.54%。表 3-2-6 显示，无论 WMSDs

表 3-2-5 不同行业 / 作业人群不同部位 WMSDs 的发生数、标准化率和 *OR*

行业 / 作业	企业数 / 个	观察人数 / 人	颈			肩			上背		
			发生数 / 个	标准化率 /%	*OR*（95%*CI*）	发生数 / 个	标准化率 /%	*OR*（95%*CI*）	发生数 / 个	标准化率 /%	*OR*（95%*CI*）
包装装潢及其他印刷业	1	11	6	13.33	4.036^{*}（1.231 ～ 13.235）	4	9.96	2.588（0.757 ～ 8.851）	2	4.98	1.657（0.358 ～ 7.679）
畜牧业	14	235	57	26.32	1.077（0.796 ～ 1.456）	36	17.77	0.819（0.573 ～ 1.173）	18	7.71	0.619（0.381 ～ 1.004）
船舶及相关装置制造业	12	2 980	667	20.53	0.970（0.880 ～ 1.069）	585	18.67	1.106（0.998 ～ 1.226）	440	12.66	1.292^{*}（1.149 ～ 1.452）
道路运输业	13	1 292	269	22.65	0.884（0.768 ～ 1.019）	183	14.72	0.747^{*}（0.634 ～ 0.881）	156	12.97	1.024（0.858 ～ 1.223）
电力、热力、燃气及水生产和供应业	1	88	20	22.24	0.989（0.600 ～ 1.632）	14	15.00	0.857（0.483 ～ 1.520）	11	15.39	1.065（0.565 ～ 2.009）
黑色金属冶炼和压延加工业	2	68	18	25.53	1.211（0.705 ～ 2.079）	17	20.32	1.510（0.870 ～ 2.620）	11	20.20	1.439（0.753 ～ 2.752）
计算机、通信和其他电子设备制造业	31	5 568	1 485	25.99	1.223^{*}（1.135 ～ 1.318）	1 283	22.71	1.356^{*}（1.253 ～ 1.468）	833	13.63	1.312^{*}（1.194 ～ 1.441）
家具制造业	17	7 770	1 006	11.57	0.500^{*}（0.462 ～ 0.542）	903	10.75	0.596^{*}（0.547 ～ 0.649）	681	7.82	0.716^{*}（0.650 ～ 0.790）
房屋建筑业	11	1 208	97	8.24	0.294^{*}（0.237 ～ 0.363）	109	8.28	0.449^{*}（0.367 ～ 0.550）	84	6.97	0.557^{*}（0.443 ～ 0.701）
煤炭开采和洗选业	6	2 405	546	23.95	0.988（0.889 ～ 1.098）	469	19.80	1.097（0.981 ～ 1.228）	390	15.96	1.443^{*}（1.276 ～ 1.633）
通用航空服务业	3	1 197	475	33.95	2.213^{*}（1.954 ～ 2.505）	374	28.08	2.058^{*}（1.804 ～ 2.348）	194	16.95	1.442^{*}（1.224 ～ 1.700）
汽车修理与维护业	60	597	84	18.52	0.551^{*}（0.435 ～ 0.697）	70	10.62	0.602^{*}（0.467 ～ 0.776）	63	7.95	0.880（0.673 ～ 1.150）
汽车制造业	36	18 054	4 174	24.93	1.011（0.956 ～ 1.070）	3 533	21.30	1.102^{*}（1.036 ～ 1.172）	2 713	15.19	1.319^{*}（1.228 ～ 1.417）
生物药品制造业	1	220	100	28.12	2.803^{*}（2.141 ～ 3.668）	71	20.17	2.158^{*}（1.620 ～ 2.876）	59	17.65	2.733^{*}（2.017 ～ 3.704）
精炼石油产品制造业	1	150	12	7.37	0.292^{*}（0.162 ～ 0.528）	7	4.17	0.222^{*}（0.104 ～ 0.474）	4	2.27	0.204^{*}（0.076 ～ 0.553）
蔬菜种植（大棚）业	7	243	51	14.28	0.893（0.654 ～ 1.220）	43	11.26	0.974（0.698 ～ 1.359）	16	3.50	0.526^{*}（0.316 ～ 0.876）
水泥、石灰和石膏制造业	1	143	23	15.72	0.645（0.412 ～ 1.009）	15	9.79	0.531^{*}（0.310 ～ 0.908）	13	10.02	0.746（0.420 ～ 1.323）
铁路运输设备制造业	4	881	139	14.37	0.630^{*}（0.523 ～ 0.759）	116	12.98	0.687^{*}（0.562 ～ 0.84）	78	8.39	0.724^{*}（0.570 ～ 0.921）
玩具制造业	1	312	114	30.30	1.936^{*}（1.531 ～ 2.449）	112	29.39	2.537^{*}（2.002 ～ 3.213）	83	22.07	2.703^{*}（2.089 ～ 3.498）
卫生行业	65	6 591	2 705	39.91	2.341^{*}（2.190 ～ 2.502）	2 176	32.78	2.232^{*}（2.079 ～ 2.397）	1 453	21.91	2.109^{*}（1.942 ～ 2.291）
有色金属冶炼和压延加工业	4	2 253	592	26.66	1.199^{*}（1.080 ～ 1.330）	527	22.67	1.383^{*}（1.240 ～ 1.543）	469	20.32	1.961^{*}（1.743 ～ 2.205）
制鞋业	27	6 403	1 566	21.04	1.089^{*}（1.013 ～ 1.171）	1 264	18.23	1.114^{*}（1.030 ～ 1.205）	781	11.33	1.036（0.942 ～ 1.139）
χ^2			$2\,116.392^{**}$			$1\,442.732^{**}$			816.163^{**}		

续表

行业 / 作业	企业数 / 个	观察人数 / 人	下背			肘			腕 / 手		
			发生数 / 个	标准化率 /%	*OR*（95%*CI*）	发生数 / 个	标准化率 /%	*OR*（95%*CI*）	发生数 / 个	标准化率 /%	*OR*（95%*CI*）
包装装潢及其他印刷业	1	11	4	22.24	3.835*（1.12 ～ 13.17）	2	4.98	4.28（0.922 ～ 19.849）	5	11.65	10.4*（3.168 ～ 34.163）
畜牧业	14	235	61	27.54	2.353*（1.748 ～ 3.166）	19	8.86	1.693*（1.051 ～ 2.729）	47	22.89	3.121*（2.249 ～ 4.331）
船舶及相关装置制造业	12	2 980	592	17.74	1.664*（1.496 ～ 1.85）	300	9.02	2.155*（1.859 ～ 2.498）	420	12.20	2.048*（1.806 ～ 2.323）
道路运输业	13	1 292	239	21.30	1.523*（1.309 ～ 1.772）	57	4.21	0.889（0.672 ～ 1.175）	82	6.48	0.846（0.669 ～ 1.07）
电力、热力、燃气及水生产和供应业	1	88	14	16.51	1.270（0.715 ～ 2.254）	6	4.66	1.409（0.612 ～ 3.242）	5	4.58	0.752（0.304 ～ 1.86）
黑色金属冶炼和压延加工业	2	68	16	21.86	2.065*（1.176 ～ 3.626）	11	22.98	3.715*（1.937 ～ 7.126）	12	9.40	2.675*（1.428 ～ 5.011）
计算机、通信和其他电子设备制造业	31	5 568	799	12.55	1.124*（1.024 ～ 1.235）	384	6.58	1.426*（1.245 ～ 1.633）	691	12.15	1.769*（1.588 ～ 1.97）
家具制造业	17	7 770	686	8.31	0.650*（0.590 ～ 0.716）	571	6.69	1.527*（1.352 ～ 1.725）	808	9.69	1.449*（1.308 ～ 1.605）
房屋建筑业	11	1 208	135	10.70	0.844（0.700 ～ 1.019）	49	3.99	0.814（0.604 ～ 1.097）	79	5.94	0.874（0.688 ～ 1.110）
煤炭开采和洗选业	6	2 405	427	16.64	1.449*（1.286 ～ 1.631）	259	10.66	2.323*（1.988 ～ 2.715）	312	13.13	1.861*（1.619 ～ 2.139）
通用航空服务业	3	1 197	258	17.75	1.844*（1.589 ～ 2.140）	51	4.39	0.857（0.639 ～ 1.149）	98	6.62	1.113（0.894 ～ 1.386）
汽车修理与维护业	60	597	85	17.48	1.114（0.880 ～ 1.411）	27	5.41	0.912（0.614 ～ 1.355）	52	9.10	1.191（0.888 ～ 1.597）
汽车制造业	36	18 054	2 957	18.59	1.314*（1.227 ～ 1.408）	1 408	8.38	1.628*（1.469 ～ 1.805）	2 954	15.34	2.442*（2.249 ～ 2.652）
生物药品制造业	1	220	49	14.99	1.923*（1.393 ～ 2.655）	13	4.66	1.209（0.686 ～ 2.132）	30	9.86	1.971*（1.332 ～ 2.916）
精炼石油产品制造业	1	150	10	7.63	0.479*（0.252 ～ 0.913）	3	2.07	0.393（0.125 ～ 1.236）	7	3.93	0.611（0.285 ～ 1.309）
蔬菜种植（大棚）业	7	243	79	19.89	3.232*（2.457 ～ 4.253）	5	0.88	0.404*（0.166 ～ 0.985）	16	3.03	0.880（0.527 ～ 1.468）
水泥、石灰和石膏制造业	1	143	16	12.41	0.845（0.501 ～ 1.426）	10	8.03	1.447（0.757 ～ 2.769）	8	4.22	0.740（0.361 ～ 1.515）
铁路运输设备制造业	4	881	162	16.34	1.512*（1.264 ～ 1.809）	43	5.39	0.988（0.718 ～ 1.359）	80	9.72	1.247（0.980 ～ 1.586）
玩具制造业	1	312	89	23.14	2.678*（2.081 ～ 3.446）	71	18.66	5.671*（4.292 ～ 7.494）	96	25.12	5.548*（4.317 ～ 7.131）
卫生行业	65	6 591	1 694	24.83	2.321*（2.145 ～ 2.512）	447	7.58	1.401*（1.230 ～ 1.595）	779	12.30	1.673*（1.508 ～ 1.857）
有色金属冶炼和压延加工业	4	2 253	498	22.50	1.904*（1.698 ～ 2.135）	332	14.16	3.327*（2.876 ～ 3.848）	409	18.05	2.769*（2.433 ～ 3.151）
制鞋业	27	6 403	872	12.29	1.058（0.966 ～ 1.159）	472	7.49	1.532*（1.348 ～ 1.741）	1 000	15.57	2.311*（2.093 ～ 2.550）
χ^2					1 040.119**			433.201**			568.324**

续表

行业 / 作业	企业数 / 个	观察人数 / 人	腿			膝			足踝		
			发生数 / 个	标准化率 /%	*OR*（95%*CI*）	发生数 / 个	标准化率 /%	*OR*（95%*CI*）	发生数 / 个	标准化率 /%	*OR*（95%*CI*）
包装装潢及其他印刷业	1	11	4	8.36	6.670*（1.949 ～ 22.83）	2	4.98	2.460（0.531 ～ 11.421）	2	4.98	2.049（0.442 ～ 9.498）
畜牧业	14	235	22	10.68	1.206（0.773 ～ 1.880）	34	14.40	1.875*（1.296 ～ 2.715）	14	7.23	0.584（0.339 ～ 1.006）
船舶及相关装置制造业	12	2 980	375	12.11	1.680*（1.477 ～ 1.912）	445	12.35	1.946*（1.723 ～ 2.199）	370	10.75	1.307*（1.152 ～ 1.483）
道路运输业	13	1 292	99	8.28	0.969（0.780 ～ 1.203）	108	9.35	1.011（0.821 ～ 1.246）	94	8.72	0.724*（0.581 ～ 0.901）
电力、热力、燃气及水生产和供应业	1	88	10	10.57	1.496（0.772 ～ 2.901）	14	14.19	2.097*（1.180 ～ 3.729）	6	10.42	0.675（0.294 ～ 1.550）
黑色金属冶炼和压延加工业	2	68	12	12.35	2.501*（1.336 ～ 4.684）	19	25.82	4.299*（2.52 ～ 7.334）	10	17.42	1.590（0.810 ～ 3.120）
计算机、通信和其他电子设备制造业	31	5 568	484	8.32	1.111（0.989 ～ 1.249）	384	9.65	0.821*（0.725 ～ 0.930）	530	10.61	0.970（0.869 ～ 1.083）
家具制造业	17	7 770	606	7.28	0.987（0.886 ～ 1.101）	586	7.17	0.904（0.811 ～ 1.008）	846	9.90	1.127*（1.024 ～ 1.240）
房屋建筑业	11	1 208	52	4.26	0.525*（0.394 ～ 0.699）	42	4.05	0.399*（0.291 ～ 0.547）	58	4.37	0.465*（0.355 ～ 0.610）
煤炭开采和洗选业	6	2 405	350	13.62	1.988*（1.740 ～ 2.271）	413	16.27	2.299*（2.026 ～ 2.608）	332	12.94	1.477*（1.294 ～ 1.686）
通用航空服务业	3	1 197	118	8.23	1.276*（1.042 ～ 1.563）	141	12.91	1.480*（1.226 ～ 1.788）	152	10.10	1.341*（1.119 ～ 1.609）
汽车修理与维护业	60	597	43	5.48	0.906（0.659 ～ 1.245）	45	10.20	0.904（0.662 ～ 1.234）	66	10.00	1.146（0.881 ～ 1.492）
汽车制造业	36	18 054	1 929	11.93	1.396*（1.283 ～ 1.520）	2 247	12.78	1.576*（1.452 ～ 1.710）	3 431	15.99	2.164*（2.010 ～ 2.329）
生物药品制造业	1	220	34	10.26	2.134*（1.470 ～ 3.096）	27	7.86	1.551*（1.031 ～ 2.334）	49	15.21	2.643*（1.911 ～ 3.653）
精炼石油产品制造业	1	150	6	4.05	0.486（0.214 ～ 1.104）	5	1.99	0.382*（0.156 ～ 0.935）	3	1.57	0.188*（0.060 ～ 0.591）
蔬菜种植（大棚）业	7	243	30	7.17	1.644*（1.115 ～ 2.425）	57	11.09	3.398*（2.505 ～ 4.607）	13	2.80	0.521*（0.297 ～ 0.915）
水泥、石灰和石膏制造业	1	143	13	11.55	1.167（0.657 ～ 2.073）	10	4.39	0.834（0.437 ～ 1.591）	7	3.39	0.475（0.221 ～ 1.017）
铁路运输设备制造业	4	881	50	5.44	0.702*（0.523 ～ 0.942）	69	7.76	0.942（0.730 ～ 1.216）	58	6.25	0.650*（0.494 ～ 0.855）
玩具制造业	1	312	55	14.13	2.498*（1.851 ～ 3.370）	63	16.65	2.805*（2.110 ～ 3.729）	64	25.46	2.380*（1.795 ～ 3.155）
卫生行业	65	6 591	1 103	15.62	2.346*（2.132 ～ 2.581）	905	13.90	1.765*（1.600 ～ 1.947）	1 061	14.29	1.769*（1.615 ～ 1.939）
有色金属冶炼和压延加工业	4	2 253	386	16.33	2.413*（2.119 ～ 2.748）	388	16.83	2.307*（2.027 ～ 2.624）	366	15.66	1.789*（1.573 ～ 2.035）
制鞋业	27	6 403	570	9.49	1.141*（1.021 ～ 1.274）	486	7.43	0.911（0.812 ～ 1.022）	560	8.14	0.884*（0.794 ～ 0.984）
χ^2					639.758**			780.015**			990.317**

表 3-2-6　不同企业规模人群身体九个部位 WMSDs 的发生数、标准化率和 *OR*

企业规模	观察组总人数/人	不分部位			颈			肩			上背			下背		
		发生数/个	标准化率/%	*OR*（95%*CI*）	发生数/个	标准化率/%	*OR*（95%*CI*）	发生数/个	标准化率/%	*OR*（95%*CI*）	发生数/个	标准化率/%	*OR*（95%*CI*）	发生数/个	标准化率/%	*OR*（95%*CI*）
大型	38 584	15 111	38.09	1.137*（1.088～1.189）	9 012	23.12	1.025（0.974～1.078）	7 497	19.47	1.092*（1.034～1.154）	5 599	14.48	1.266*（1.186～1.351）	6 028	15.83%	1.242*（1.167～1.323）
中型	12 820	5 420	39.54	1.294*（1.227～1.364）	3 559	25.35	1.292*（1.218～1.371）	2 956	21.32	1.357*（1.273～1.447）	1 932	13.56	1.323*（1.227～1.428）	2 370	17.43%	1.522*（1.416～1.635）
小型	6 919	2 744	38.27	1.161*（1.091～1.235）	1 563	21.28	0.981（0.913～1.055）	1 394	19.02	1.143*（1.059～1.234）	994	13.34	1.251*（1.144～1.368）	1 248	17.60%	1.477*（1.359～1.605）
微型	346	188	47.54	2.102*（1.695～2.606）	72	19.75	0.884（0.679～1.150）	64	18.09	1.028（0.780～1.354）	27	7.44	0.631*（0.424～0.939）	96	22.64%	2.577*（2.023～3.282）
χ^2			68.915**			115.488**			79.086**			15.634**			100.909**	

企业规模	观察组总人数/人	肘			腕/手			腿			膝			足踝		
		发生数/个	标准化率/%	*OR*（95%*CI*）	发生数/个	标准化率/%	*OR*（95%*CI*）	发生数/个	标准化率/%	*OR*（95%*CI*）	发生数/个	标准化率/%	*OR*（95%*CI*）	发生数/个	标准化率/%	*OR*（95%*CI*）
大型	38 584	3 026	8.33	1.638*（1.490～1.801）	5 310	13.50	1.992*（1.843～2.153）	4 251	11.35	1.445*（1.338～1.561）	4 293	11.33	1.388*（1.287～1.497）	5 684	13.10	1.593*（1.486～1.708）
中型	12 820	919	7.33	1.487*（1.332～1.66）	1 605	12.40	1.787*（1.634～1.953）	1 357	10.29	1.382*（1.263～1.512）	1 382	10.92	1.340*（1.226～1.464）	1 511	10.79	1.232*（1.134～1.339）
小型	6 919	583	8.00	1.771*（1.568～2.001）	1 048	13.93	2.228*（2.021～2.457）	702	9.50	1.318*（1.187～1.464）	748	10.37	1.344*（1.213～1.489）	872	10.99	1.330*（1.209～1.463）
微型	346	12	3.76	0.692（0.386～1.238）	27	7.05	1.057（0.709～1.575）	41	10.84	1.569*（1.124～2.190）	67	14.38	2.662*（2.022～3.506）	25	8.44	0.718（0.476～1.084）
χ^2			19.839**			37.52**			5.927			25.882**			92.792**	

注：表中的标准化率为基于第七次全国人口普查（18～60 岁）年龄构成数据进行年龄标化的 WMSDs 发生率；“*”为 $P < 0.05$；“**”为 $P < 0.01$。

标准化率还是发生危险（*OR*），均以微型企业人群最高，分别为47.54%和2.102。从不同部位来看，大、中、小型企业人群均以颈部WMSDs的标准化率最高，微型企业人群以下背部最高，但其发生危险（*OR*）却几乎均以颈部最低，除中型企业外，*OR*均未见显著统计学差异。其他部位WMSDs的*OR*，大型企业前三位依次为腕/手（*OR*=1.992）、肘（*OR*=1.638）、足踝（*OR*=1.593）；中型企业前三位依次为腕/手（*OR*=1.787）、下背（*OR*=1.522）、肘（*OR*=1.487）；小型企业前三位依次为腕/手（*OR*=2.228）、肘（*OR*=1.771）、下背（*OR*=1.477）；微型企业前三位依次为膝（*OR*=2.662）、下背（*OR*=2.577）、腿（*OR*=1.569），这些*OR*均具有显著统计学差异（$P < 0.05$或$P < 0.01$）。不同规模企业人群WMSDs发生危险部位的顺位各有差异，可能与企业作业模式有关，微型企业可能更多为从事全身负重的人工作业，导致WMSDs发生的危险部位以下肢与背为主，而大中型企业可能更多为从事低负荷的重复性作业，导致WMSDs发生的危险部位以腕/手和肘为主。

2. 人口学与个人生活习惯特征WMSDs的标准化率与发生危险

（1）不同年龄段人群身体九个部位WMSDs的发生数、标准化率和*OR*：表3-2-7显示，WMSDs的标准化率和*OR*在不同年龄段人群之间均存在显著统计学差异（$P < 0.01$）。从各年龄段人群的变化趋势来看，不分部位WMSDs的标准化率和*OR*在35岁之前呈现随年龄增长而增加趋势，35岁之后呈现随年龄增长而降低趋势。各部位WMSDs的标准化率和*OR*，膝部和肘部有随年龄增长而增加的趋势；其他部位在40岁之前呈现随年龄增长而增加，而40岁之后呈现随年龄增长而降低的趋势。由此可见，除膝和肘外，各部位WMSDs的标准化率和*OR*呈现先随年龄增长而增加、后随年龄增长而降低的原因可能是与该疾患有关的一线职业人群年龄偏低（低于40岁），40岁以后绝大多数一线工人已调离一线工作岗位。膝部和肘部WMSDs的标准化率和*OR*随年龄增长持续增加的原因可能是这两个部位的WMSDs与老龄化关系较为密切，有待进一步研究。

（2）不同性别人群身体九个部位WMSDs的发生数和标准化率：表3-2-8显示，除了肘、膝和足踝外，女性的WMSDs标准化率和发生危险均高于男性（腕/手无统计学意义，其他部位$P < 0.01$）。女性不分部位的WMSDs标准化率为44.31%，男性为36.07%，两者存在显著统计学差异。

（3）不同身高人群身体九个部位WMSDs的发生数、标准化率和*OR*

1）男性：表3-2-9显示，除肘部外，不同身高男性其他各部位WMSDs标准化率均存在显著统计学差异（$P < 0.01$）。WMSDs的标准化率和*OR*均呈现随身高增长而增加趋势，并在身高180cm组或175cm组达到最高点，之后出现小幅下降；而腿部和膝部WMSDs的标准化率和*OR*则呈现随身高增长持续增加的趋势。

2）女性：表3-2-10显示，女性WMSDs的标准化率和*OR*均呈现明显的随身高增长而增加趋势，在身高170cm组或175cm组达到最高点，之后出现小幅下降又上升。

（4）不同体重人群身体九个部位WMSDs的发生数、标准化率和*OR*

1）男性：表3-2-11显示，除肘部外，不同体重男性其他各部位WMSDs发生率均存在显著统计学差异（$P < 0.01$），且WMSDs发生率随体重而变化的趋势因发生部位不同各有差异。

2）女性：表3-2-12显示，除肘部和腿部外，不同体重女性其他各部位WMSDs发生率均存在显著统计学差异（$P < 0.01$）。

表 3-2-7 不同年龄段人群身体九个部位 WMSDs 的发生数、标准化率和 *OR*

年龄/岁	人数/人	不分部位			颈			肩			上背			下背		
		发生数/个	标准化率/%	*OR*（95%*CI*）	发生数/个	标准化率/%	*OR*（95%*CI*）	发生数/个	标准化率/%	*OR*（95%*CI*）	发生数/个	标准化率/%	*OR*（95%*CI*）	发生数/个	标准化率/%	*OR*（95%*CI*）
＜30	24 263	9 721	40.07	1	5 646	23.27	1	4 721	19.46	1	3 465	14.28	1	3 708	15.28	1
30～34	12 364	5 231	42.31	1.097*（1.050～1.146）	3 291	26.62	1.196*（1.138～1.257）	2 707	21.89	1.160*（1.100～1.224）	1 966	15.90	1.135*（1.069～1.205）	2 243	18.14	1.229*（1.160～1.301）
35～39	7 229	2 979	41.21	1.049（0.994～1.106）	1 932	26.73	1.203*（1.133～1.277）	1 595	22.06	1.172*（1.099～1.249）	1 107	15.31	1.085*（1.009～1.168）	1 319	18.25	1.237*（1.154～1.326）
40～44	5 398	2 143	39.70	0.985（0.927～1.046）	1 347	24.95	1.096*（1.024～1.174）	1 162	21.53	1.135*（1.056～1.221）	783	14.51	1.018（0.936～1.107）	930	17.23	1.154*（1.066～1.248）
45～49	4 833	1 800	37.24	0.888*（0.833～0.946）	1 068	22.10	0.935（0.868～1.007）	945	19.55	1.006（0.931～1.088）	635	13.14	0.908*（0.829～0.994）	782	16.18	1.070（0.984～1.164）
50～54	2 663	931	34.96	0.804*（0.740～0.874）	558	20.95	0.874*（0.793～0.964）	473	17.76	0.894*（0.805～0.992）	379	14.23	0.996（0.888～1.117）	464	17.42	1.170*（1.052～1.301）
55～59	818	299	36.55	0.862*（0.746～0.996）	154	18.83	0.765*（0.640～0.914）	144	17.60	0.884（0.737～1.062）	87	10.64	0.714*（0.570～0.895）	140	17.11	1.145（0.951～1.378）
≥60	1 101	359	32.61	0.724*（0.636～0.823）	210	19.07	0.777*（0.667～0.906）	164	14.90	0.725*（0.612～0.858）	130	11.81	0.804*（0.667～0.968）	156	14.17	0.915（0.770～1.088）
χ^2		104.705**			133.177**			84.799**			47.552**			74.083**		

年龄/岁	人数/人	肘			腕/手			腿			膝			足踝		
		发生数/个	标准化率/%	*OR*（95%*CI*）	发生数/个	标准化率/%	*OR*（95%*CI*）	发生数/个	标准化率/%	*OR*（95%*CI*）	发生数/个	标准化率/%	*OR*（95%*CI*）	发生数/个	标准化率/%	*OR*（95%*CI*）
＜30	24 263	1 839	7.58	1	3 525	14.53	1	2 565	10.57	1	2 563	10.56	1	3 930	16.20	1
30～34	12 364	876	7.09	0.930（0.855～1.011）	1 556	12.58	0.847*（0.794～0.903）	1 363	11.02	1.048（0.978～1.124）	1 374	11.11	1.059（0.988～1.135）	1 771	14.32	0.865*（0.814～0.919）
35～39	7 229	546	7.55	0.996（0.902～1.100）	933	12.91	0.872*（0.807～0.942）	810	11.20	1.067（0.982～1.161）	823	11.38	1.088*（1.001～1.182）	879	12.16	0.716*（0.662～0.775）
40～44	5 398	468	8.67	1.158*（1.041～1.287）	770	14.26	0.979（0.900～1.065）	566	10.49	0.991（0.900～1.091）	625	11.58	1.109*（1.010～1.217）	580	10.74	0.623*（0.568～0.683）
45～49	4 833	420	8.69	1.161*（1.039～1.296）	646	13.37	0.908*（0.829～0.993）	540	11.17	1.064（0.964～1.174）	560	11.59	1.110*（1.007～1.223）	491	10.16	0.585*（0.530～0.646）
50～54	2 663	257	9.65	1.302*（1.136～1.494）	362	13.59	0.926（0.824～1.040）	310	11.64	1.114（0.983～1.263）	334	12.54	1.214*（1.075～1.371）	269	10.10	0.581*（0.510～0.662）
55～59	818	64	7.82	1.035（0.798～1.342）	92	11.25	0.746*（0.598～0.929）	95	11.61	1.112（0.894～1.382）	103	12.59	1.220（0.988～1.506）	65	7.95	0.447*（0.346～0.577）
≥65	1 101	70	6.36	0.828（0.647～1.060）	106	9.63	0.627*（0.511～0.768）	102	9.26	0.864（0.702～1.063）	108	9.81	0.921（0.752～1.128）	107	9.72	0.557*（0.455～0.682）
χ^2		37.88**			52.41**			9.595			19.378**			302.4**		

注：标准化率为基于第七次全国人口普查（18～60 岁）年龄构成数据进行年龄标化的 WMSDs 发生率；“*”为 $P < 0.05$；“**”为 $P < 0.01$。

表 3-2-8 不同性别人群身体九个部位 WMSDs 的发生数和标准化率

性别	人数/人	不分部位		颈		肩		上背		下背		肘		腕/手		腿		膝		足踝	
		发生数/个	标准化率/%	发生数/个	标准化率/%	发生数/个	标准化率/%	发生数/个	标准化率/%	发生数/个	标准化率/%	发生数/个	标准化率/%	发生数/个	标准化率/%	发生数/个	标准化率/%	发生数/个	标准化率/%	发生数/个	标准化率/%
男	39 723	14 641	36.07	8 095	19.97	6 779	16.97	5 323	12.98	6 079	15.89	3 148	8.21	5 381	12.89	4 071	10.60	4 511	11.63	5 765	12.77
女	18 946	8 822	44.31	6 111	29.93	5 132	25.32	3 229	15.91	3 663	18.57	1 392	7.25	2 609	13.41	2 280	11.70	1 979	10.94	2 327	11.25
χ^2		503.576**		985.946**		796.266**		136.711**		150.478**		5.996*		0.549		42.375**		10.813**		53.685**	

注：表中的标准化率为基于第七次全国人口普查（18 ～ 60 岁）年龄构成数据进行年龄标化的 WMSDs 发生率；“*”为 $P < 0.05$；“**”为 $P < 0.01$。

表 3-2-9　不同身高男性身体九个部位 WMSDs 的发生数、标准化率和 *OR*

身高 /cm	人数 / 人	不分部位			颈			肩			上背			下背		
		发生数 / 个	标准化率 / %	*OR*（95%*CI*）	发生数 / 个	标准化率 / %	*OR*（95%*CI*）	发生数 / 个	标准化率 / %	*OR*（95%*CI*）	发生数 / 个	标准化率 / %	*OR*（95%*CI*）	发生数 / 个	标准化率 / %	*OR*（95%*CI*）
＜155	913	296	31.46	1	158	15.58	1	121	12.12	1	108	11.30	1	107	12.75	1
155～159	363	111	30.77	0.918（0.706～1.194）	58	16.07	0.909（0.654～1.263）	59	16.01	1.27（0.906～1.781）	37	10.45	0.846（0.570～1.256）	38	10.17	0.881（0.595～1.303）
160～164	2 689	867	31.11	0.992（0.845～1.165）	456	16.20	0.976（0.800～1.191）	348	12.53	0.973（0.779～1.215）	283	9.91	0.877（0.693～1.110）	332	12.32	1.061（0.841～1.338）
165～169	8 799	2 970	33.12	1.062（0.918～1.228）	1 579	17.41	1.045（0.873～1.251）	1 386	15.53	1.224*（1.002～1.494）	1 054	11.40	1.014（0.821～1.253）	1 233	14.49	1.228（0.995～1.515）
170～174	14 837	5 566	37.09	1.251*（1.085～1.443）	3 090	21.02	1.257*（1.054～1.499）	2 579	17.59	1.377*（1.132～1.675）	2 039	13.60	1.188（0.966～1.460）	2 347	16.51	1.415*（1.151～1.740）
175～179	8 395	3 303	39.97	1.352*（1.169～1.564）	1 855	22.54	1.355*（1.133～1.621）	1 567	20.04	1.502*（1.231～1.833）	1 265	15.70	1.322*（1.072～1.631）	1 373	18.18	1.473*（1.194～1.817）
180～184	2 973	1 232	42.39	1.475*（1.261～1.725）	729	26.11	1.552*（1.283～1.879）	591	20.52	1.624*（1.314～2.006）	441	15.68	1.298*（1.037～1.626）	534	20.94	1.649*（1.320～2.060）
≥185	754	296	37.07	1.347*（1.101～1.648）	170	21.97	1.391*（1.092～1.772）	128	16.57	1.338*（1.022～1.753）	96	13.29	1.087（0.811～1.459）	115	15.20	1.356*（1.022～1.799）
χ^2		128.656**			111.869**			85.46**			66.834**			71.446**		

身高 /cm	人数 / 人	肘			腕 / 手			腿			膝			足踝		
		发生数 / 个	标准化率 / %	*OR*（95%*CI*）	发生数 / 个	标准化率 / %	*OR*（95%*CI*）	发生数 / 个	标准化率 / %	*OR*（95%*CI*）	发生数 / 个	标准化率 / %	*OR*（95%*CI*）	发生数 / 个	标准化率 / %	*OR*（95%*CI*）
＜155	913	76	7.36	1	109	11.08	1	84	9.28	1	97	10.31	1	110	10.78	1
155～159	363	27	6.98	0.885（0.560～1.398）	51	13.39	1.206（0.843～1.724）	33	8.99	0.987（0.647～1.506）	39	10.85	1.013（0.683～1.501）	46	12.27	1.059（0.733～1.530）
160～164	2 689	178	6.34	0.781（0.590～1.033）	317	11.34	0.986（0.782～1.243）	231	8.19	0.927（0.714～1.205）	252	8.95	0.870（0.679～1.114）	322	10.87	0.993（0.788～1.251）
165～169	8 799	686	7.98	0.931（0.727～1.193）	1 127	11.98	1.084（0.879～1.336）	821	9.52	1.016（0.802～1.285）	882	10.21	0.937（0.751～1.17）	1 132	11.56	1.078（0.875～1.328）
170～174	14 837	1 206	8.50	0.974（0.765～1.241）	2 049	13.41	1.182（0.962～1.451）	1 582	11.33	1.178（0.935～1.483）	1 759	12.30	1.131（0.911～1.405）	2 203	13.22	1.273*（1.038～1.561）
175～179	8 395	659	9.16	0.938（0.732～1.202）	1 201	14.27	1.231（0.999～1.518）	906	12.10	1.194（0.944～1.510）	1 007	13.41	1.147（0.920～1.430）	1 349	14.15	1.398*（1.136～1.720）
180～184	2 973	261	9.99	1.060（0.812～1.384）	435	14.10	1.264*（1.010～1.582）	339	12.50	1.270（0.988～1.633）	389	13.94	1.266*（1.000～1.603）	489	15.59	1.437*（1.151～1.794）
≥185	754	55	9.62	0.867（0.604～1.244）	92	11.28	1.025（0.762～1.378）	75	12.55	1.090（0.786～1.512）	86	14.42	1.083（0.796～1.473）	114	11.95	1.300（0.981～1.724）
χ^2		11.085			22.453**			27.557**			42.562**			65.608**		

注：标准化率为基于第七次全国人口普查（18～60 岁）年龄构成数据进行年龄标化的 WMSDs 发生率；“*”为 $P < 0.05$；“**”为 $P < 0.01$。

表 3-2-10 不同身高女性身体九个部位 WMSDs 的发生数、标准化率和 *OR*

身高 /cm	人数 / 人	不分部位			颈			肩			上背			下背		
		发生数 / 个	标准化率 / %	*OR*（95%*CI*）	发生数 / 个	标准化率 / %	*OR*（95%*CI*）	发生数 / 个	标准化率 / %	*OR*（95%*CI*）	发生数 / 个	标准化率 / %	*OR*（95%*CI*）	发生数 / 个	标准化率 / %	*OR*（95%*CI*）
< 155	2 659	1 074	40.27	1	713	26.39	1	611	22.51	1	383	14.16	1	416	15.38	1
155 ~ 159	5 584	2 458	41.60	1.160*（1.057 ~ 1.275）	1 646	27.24	1.141*（1.029 ~ 1.265）	1 370	22.52	1.09（0.977 ~ 1.215）	874	14.64	1.103（0.968 ~ 1.256）	991	17.28	1.163*（1.027 ~ 1.318）
160 ~ 164	6 517	3 074	44.97	1.318*（1.202 ~ 1.444）	2 177	30.86	1.369*（1.239 ~ 1.513）	1 838	26.73	1.317*（1.185 ~ 1.463）	1 153	16.68	1.277*（1.127 ~ 1.448）	1 301	19.54	1.345*（1.192 ~ 1.518）
165 ~ 169	3 158	1 664	50.20	1.644*（1.481 ~ 1.824）	1 175	33.75	1.617*（1.446 ~ 1.809）	994	28.80	1.54*（1.369 ~ 1.732）	620	18.39	1.452*（1.263 ~ 1.669）	727	21.25	1.612*（1.411 ~ 1.843）
170 ~ 174	850	472	51.52	1.843*（1.577 ~ 2.154）	339	35.59	1.811*（1.540 ~ 2.129）	268	31.49	1.543*（1.301 ~ 1.831）	161	20.62	1.389*（1.134 ~ 1.701）	187	21.77	1.521*（1.254 ~ 1.845）
175 ~ 179	86	43	40.20	1.476（0.960 ~ 2.268）	31	30.16	1.538（0.982 ~ 2.409）	28	28.38	1.618*（1.022 ~ 2.563）	21	14.78	1.920*（1.160 ~ 3.177）	24	17.29	2.087*（1.288 ~ 3.382）
180 ~ 184	10	5	34.18	1.476（0.426 ~ 5.110）	5	34.18	2.729（0.788 ~ 9.456）	4	30.23	2.235（0.629 ~ 7.944）	3	23.66	2.547（0.656 ~ 9.892）	1	8.52	0.599（0.076 ~ 4.741）
≥ 185	82	32	36.44	0.945（0.602 ~ 1.482）	25	29.92	1.197（0.742 ~ 1.931）	19	23.28	1.011（0.600 ~ 1.702）	14	13.61	1.223（0.681 ~ 2.197）	16	16.11	1.307（0.750 ~ 2.279）
χ^2				133.661**			119.878**			87.332**			44.327**			69.884**

身高 /cm	人数 / 人	肘			腕 / 手			腿			膝			足踝		
		发生数 / 个	标准化率 / %	*OR*（95%*CI*）	发生数 / 个	标准化率 / %	*OR*（95%*CI*）	发生数 / 个	标准化率 / %	*OR*（95%*CI*）	发生数 / 个	标准化率 / %	*OR*（95%*CI*）	发生数 / 个	标准化率 / %	*OR*（95%*CI*）
< 155	2 659	221	7.75	1	382	12.83	1	268	9.72	1	248	10.40	1	270	9.58	1
155 ~ 159	5 584	431	7.60	0.923（0.779 ~ 1.093）	817	14.37	1.022（0.896 ~ 1.165）	623	11.22	1.120（0.963 ~ 1.303）	530	9.86	1.019（0.870 ~ 1.194）	632	10.98	1.129（0.971 ~ 1.313）
160 ~ 164	6 517	463	6.99	0.844*（0.714 ~ 0.997）	863	12.90	0.910（0.799 ~ 1.036）	833	12.31	1.307*（1.130 ~ 1.513）	716	11.26	1.200*（1.031 ~ 1.397）	847	11.73	1.322*（1.143 ~ 1.528）
165 ~ 169	3 158	220	7.78	0.826（0.680 ~ 1.003）	419	13.92	0.912（0.785 ~ 1.059）	425	13.05	1.387*（1.179 ~ 1.632）	366	12.38	1.274*（1.075 ~ 1.511）	436	11.39	1.417*（1.206 ~ 1.666）
170 ~ 174	850	45	6.10	0.617*（0.443 ~ 0.858）	100	15.21	0.795（0.628 ~ 1.005）	108	14.82	1.299*（1.023 ~ 1.648）	92	15.55	1.180（0.916 ~ 1.519）	120	13.80	1.454*（1.155 ~ 1.831）
175 ~ 179	86	6	3.81	0.827（0.357 ~ 1.918）	14	16.19	1.159（0.647 ~ 2.076）	13	13.05	1.589（0.869 ~ 2.905）	17	13.50	2.395*（1.387 ~ 4.137）	12	8.60	1.435（0.770 ~ 2.675）
180 ~ 184	10	0	—	—	1	3.94	0.662（0.084 ~ 5.243）	0	—	—	1	6.61	1.080（0.136 ~ 8.562）	1	6.61	0.983（0.124 ~ 7.790）
≥ 185	82	6	7.16	0.871（0.375 ~ 2.022）	13	16.54	1.123（0.615 ~ 2.051）	10	9.99	1.239（0.632 ~ 2.430）	9	11.03	1.199（0.592 ~ 2.425）	9	11.77	1.091（0.540 ~ 2.205）
χ^2				10.451			10.236			21.364**			23.596**			28.95**

注：标准化率为基于第七次全国人口普查（18 ~ 60 岁）年龄构成数据进行年龄标化的 WMSDs 发生率；“*”为 $P < 0.05$；“**”为 $P < 0.01$。

表 3-2-11 不同体重男性身体九个部位 WMSDs 的发生数、标准化率和 *OR*

体重 /kg	人数 / 人	不分部位			颈			肩			上背			下背		
		发生数 / 个	标准化率 / %	*OR*（95%*CI*）	发生数 / 个	标准化率 / %	*OR*（95%*CI*）	发生数 / 个	标准化率 / %	*OR*（95%*CI*）	发生数 / 个	标准化率 / %	*OR*（95%*CI*）	发生数 / 个	标准化率 / %	*OR*（95%*CI*）
＜40	681	210	28.85	1	115	14.92	1	101	12.37	1	72	9.07	1	81	11.73	1
40～49	671	230	28.54	1.170（0.932～1.469）	117	14.55	1.039（0.783～1.379）	93	12.83	0.924（0.682～1.253）	87	10.07	1.260（0.904～1.757）	86	10.93	1.089（0.787～1.506）
50～59	7 757	2 774	33.41	1.249*（1.054～1.479）	1 468	17.91	1.149（0.933～1.415）	1 252	15.96	1.105（0.887～1.377）	1 032	11.96	1.298*（1.008～1.671）	1 043	13.39	1.151（0.904～1.464）
60～69	14 251	5 142	35.19	1.266*（1.072～1.495）	2 826	18.82	1.217（0.992～1.494）	2 368	16.18	1.144（0.922～1.420）	1 856	12.45	1.267（0.987～1.625）	2 082	15.39	1.267*（1.000～1.606）
70～79	9 658	3 603	36.75	1.335*（1.128～1.578）	2 043	21.08	1.320*（1.074～1.623）	1 717	17.73	1.242（0.999～1.544）	1 291	13.15	1.305*（1.015～1.678）	1 613	16.93	1.485*（1.171～1.884）
80～89	3 890	1 535	39.27	1.462*（1.227～1.741）	865	22.00	1.407*（1.136～1.744）	713	18.48	1.289*（1.028～1.616）	548	14.14	1.387*（1.069～1.800）	664	17.49	1.525*（1.191～1.951）
≥90	2 815	1 147	40.50	1.542*（1.289～1.845）	661	23.72	1.510*（1.214～1.879）	535	19.23	1.347*（1.069～1.698）	437	15.13	1.554*（1.193～2.025）	510	18.14	1.639*（1.275～2.107）
χ^2		50.663**			49.992**			29.333**			19.137**			76.364**		

体重 /kg	人数 / 人	肘			腕 / 手			腿			膝			足踝		
		发生数 / 个	标准化率 / %	*OR*（95%*CI*）	发生数 / 个	标准化率 / %	*OR*（95%*CI*）	发生数 / 个	标准化率 / %	*OR*（95%*CI*）	发生数 / 个	标准化率 / %	*OR*（95%*CI*）	发生数 / 个	标准化率 / %	*OR*（95%*CI*）
＜40	681	55	7.00	1	76	9.42	1	64	9.48	1	76	11.61	1	80	9.59	1
40～49	671	59	7.07	1.097（0.747～1.611）	105	9.72	1.477*（1.076～2.027）	61	6.70	0.964（0.667～1.393）	63	7.89	0.825（0.580～1.173）	94	9.59	1.224（0.889～1.684）
50～59	7 757	607	7.63	0.966（0.725～1.289）	1 130	13.02	1.357*（1.061～1.737）	761	9.58	1.049（0.802～1.371）	842	10.70	0.969（0.756～1.243）	1 187	12.56	1.357*（1.066～1.728）
60～69	14 251	1 089	7.79	0.942（0.710～1.249）	1 887	12.26	1.215（0.952～1.550）	1 412	9.92	1.060（0.815～1.379）	1 535	10.80	0.961（0.753～1.227）	1 932	11.62	1.178（0.929～1.495）
70～79	9 658	761	8.21	0.974（0.732～1.295）	1 285	13.38	1.222（0.956～1.562）	997	10.78	1.110（0.851～1.447）	1 107	11.68	1.031（0.805～1.319）	1 386	13.35	1.259（0.990～1.600）
80～89	3 890	322	9.03	1.027（0.762～1.384）	499	12.86	1.171（0.907～1.514）	443	12.41	1.239（0.940～1.632）	513	13.86	1.209（0.936～1.562）	602	14.24	1.375*（1.072～1.764）
≥90	2 815	255	9.48	1.134（0.836～1.537）	399	13.23	1.315*（1.013～1.707）	333	12.00	1.293（0.976～1.714）	375	13.21	1.223（0.941～1.590）	484	15.67	1.560*（1.211～2.009）
χ^2		8.037			17.025**			18.127**			33.259**			38.144**		

注：标准化率为基于第七次全国人口普查（18～60 岁）年龄构成数据进行年龄标化的 WMSDs 发生率；“*”为 $P < 0.05$；“**”为 $P < 0.01$。

表 3-2-12 不同体重女性身体九个部位 WMSDs 的发生数、标准化率和 *OR*

体重 /kg	人数 / 人	不分部位			颈			肩			上背			下背		
		发生数 / 个	标准化率 / %	*OR*（95%*CI*）	发生数 / 个	标准化率 / %	*OR*（95%*CI*）	发生数 / 个	标准化率 / %	*OR*（95%*CI*）	发生数 / 个	标准化率 / %	*OR*（95%*CI*）	发生数 / 个	标准化率 / %	*OR*（95%*CI*）
＜40	356	115	37.79	1	92	32.58	1	69	26.87	1	46	20.57	1	44	11.02	1
40～49	3 157	1 413	43.56	1.698*（1.345～2.143）	958	26.97	1.250（0.974～1.604）	803	24.14	1.419*（1.078～1.867）	476	13.50	1.197（0.865～1.655）	550	17.39	1.496*（1.077～2.078）
50～59	8 569	3 954	42.84	1.795*（1.432～2.251）	2 753	29.41	1.358*（1.067～1.729）	2 304	23.94	1.530*（1.171～1.998）	1 440	15.67	1.361（0.994～1.865）	1 603	17.46	1.632*（1.185～2.248）
60～69	4 898	2 345	46.18	1.925*（1.531～2.421）	1 626	30.90	1.426*（1.117～1.821）	1 384	27.15	1.638*（1.251～2.146）	886	16.84	1.488*（1.083～2.046）	998	19.47	1.815*（1.313～2.507）
70～79	1 117	582	51.31	2.28*（1.773～2.931）	398	35.41	1.588*（1.216～2.075）	341	30.57	1.828*（1.365～2.448）	219	18.56	1.644*（1.166～2.316）	271	24.75	2.271*（1.610～3.204）
80～89	223	125	51.16	2.673*（1.892～3.776）	94	38.27	2.091*（1.464～2.986）	72	29.48	1.983*（1.350～2.913）	41	17.68	1.518（0.959～2.403）	57	23.26	2.435*（1.574～3.766）
≥90	626	288	42.50	1.786*（1.360～2.344）	190	28.59	1.250（0.934～1.675）	159	20.90	1.416*（1.030～1.947）	121	16.19	1.615*（1.118～2.333）	140	22.57	2.043*（1.415～2.949）
χ^2		59.165**			30.884**			29.278**			24.826**			50.693**		

体重 /kg	人数 / 人	肘			腕 / 手			腿			膝			足踝		
		发生数 / 个	标准化率 / %	*OR*（95%*CI*）	发生数 / 个	标准化率 / %	*OR*（95%*CI*）	发生数 / 个	标准化率 / %	*OR*（95%*CI*）	发生数 / 个	标准化率 / %	*OR*（95%*CI*）	发生数 / 个	标准化率 / %	*OR*（95%*CI*）
＜40	356	22	6.01	1	29	6.65	1	40	18.95	1	27	16.07	1	34	17.42	1
40～49	3 157	223	6.67	1.154（0.734～1.814）	408	12.78	1.674*（1.129～2.481）	380	10.44	1.081（0.765～1.528）	306	10.12	1.308（0.868～1.970）	392	10.33	1.343（0.928～1.942）
50～59	8 569	603	6.58	1.149（0.741～1.783）	1 145	12.91	1.739*（1.184～2.555）	989	11.01	1.031（0.737～1.442）	842	9.50	1.328（0.891～1.978）	1 027	10.78	1.290（0.900～1.847）
60～69	4 898	389	8.35	1.310（0.840～2.041）	722	14.21	1.950*（1.323～2.873）	590	11.92	1.082（0.770～1.520）	543	11.59	1.519*（1.016～2.272）	599	11.46	1.320（0.917～1.898）
70～79	1 117	79	6.81	1.155（0.709～1.883）	175	16.54	2.095*（1.387～3.165）	155	14.20	1.273（0.879～1.843）	161	17.18	2.052*（1.340～3.143）	145	13.24	1.413（0.953～2.095）
80～89	223	20	7.29	1.496（0.796～2.809）	31	11.23	1.821*（1.064～3.114）	34	15.05	1.421（0.869～2.323）	31	13.72	1.967*（1.140～3.396）	46	17.69	2.461*（1.523～3.977）
≥90	626	56	8.50	1.492（0.894～2.487）	99	14.29	2.118*（1.369～3.277）	92	12.91	1.361（0.916～2.023）	69	9.02	1.509（0.948～2.404）	84	10.90	1.468（0.963～2.237）
χ^2		8.177			22.066**			12.125			32.563**			18.907**		

注：标准化率为基于第七次全国人口普查（18～60 岁）年龄构成数据进行年龄标化的 WMSDs 发生率；“*”为 $P<0.05$；“**”为 $P<0.01$。

（5）不同体重指数人群身体九个部位 WMSDs 的发生数、标准化率和 *OR*

1）男性：表 3-2-13 显示，不同体重指数男性不分部位 WMSDs 的标准化率，下背、腕 / 手、腿、膝和足踝部 WMSDs 的标准化率存在显著统计学差异（$P < 0.05$ 和 $P < 0.01$）。颈、肩、下背、膝和腿五个部位 WMSDs 的标准化率和 *OR* 两项指标，超重组均高于偏瘦组，提示这五个部位 WMSDs 的发生与发生危险可能与男性超重有关。

2）女性：表 3-2-14 显示，不同体重指数女性下背、肘、腕 / 手、腿和膝部 WMSDs 的标准化率存在显著统计学差异（$P < 0.05$ 和 $P < 0.01$）。上背、下背、肘、腕 / 手、膝和足踝六个部位 WMSDs 的标准化率和 *OR* 两项指标，超重组均高于偏瘦组，提示这六个部位 WMSDs 的发生与发生危险可能和女性超重有关。

（6）不同健康状况人群身体九个部位 WMSDs 的发生数、标准化率和 *OR*：表 3-2-15 显示，不同健康状况人群所有部位 WMSDs 的标准化率均具有显著统计学差异（$P < 0.01$），且均呈现随健康状况变差而逐渐增加的趋势，提示 WMSDs 的发生和发生危险与健康状况有关。

（7）不同文化程度人群身体九个部位 WMSDs 的发生数和标准化率：表 3-2-16 显示，不同文化程度人群所有部位 WMSDs 的标准化率均具有显著统计学差异（$P < 0.01$）。除颈部外，其他部位 WMSDs 标准化率在研究生学历人群略有下降，且颈、肩、上背和下背、腿和膝部 WMSDs 的标准化率均呈现随文化程度提高而上升的趋势。这一结果提示，上述部位 WMSDs 的发生可能与学历高低有关，尤其颈部更为突出。

（8）不同月收入人群身体九个部位 WMSDs 的发生数和标准化率：表 3-2-17 显示，不同月收入人群所有部位 WMSDs 的标准化率均具有显著统计学差异（$P < 0.01$），各部位 WMSDs 的标准化率未见趋势性改变，均以月收入 1 001 ～ 3 000 元组最高。

（9）不同婚姻状况人群身体九个部位 WMSDs 的发生数和标准化率：表 3-2-18 显示，不同婚姻状况人群所有部位 WMSDs 的标准化率均具有显著统计学差异（$P < 0.01$ 和 $P < 0.05$），已婚人群身体各部位 WMSDs 的标准化率均高于未婚或其他婚姻状况人群，提示婚姻状况影响 WMSDs 的发生。

（10）不同吸烟状况人群身体九个部位 WMSDs 的发生数、标准化率和 *OR*：表 3-2-19 显示，不同吸烟状况人群所有部位 WMSDs 的标准化率均具有显著统计学差异（$P < 0.05$ 或 $P < 0.01$），且所有部位 WMSDs 的标准化率和 *OR* 均呈现随吸烟频度的增加而增加趋势，提示吸烟增加 WMSDs 的发生和发生危险。

（11）不同体育锻炼情况人群身体九个部位 WMSDs 的发生数、标准化率和 *OR*：表 3-2-20 显示，除了膝部，不同体育锻炼情况人群其他部位 WMSDs 的标准化率均具有显著统计学差异（$P < 0.05$ 或 $P < 0.01$），仅偶尔锻炼组肘部 WMSDs 的 *OR* 为 1.066，其他各组人群各部位 WMSDs 的 *OR* 均低于 1，提示体育锻炼可能是 WMSDs 的保护性因素。

（12）不同既往病史人群身体九个部位 WMSDs 的发生数、标准化率和 *OR*：表 3-2-21 显示，除了肘、腕 / 手、膝、足踝部外，不同既往病史人群其他部位 WMSDs 的标准化率均具有显著统计学差异（$P < 0.05$ 或 $P < 0.01$），且除下背、肘和足踝部外，无既往病史组其他部位 WMSDs 的 *OR* 均低于 1，提示既往病史与 WMSDs 发生和发生危险有关。

表 3-2-13　不同体重指数男性身体九个部位 WMSDs 的发生数、标准化率和 *OR*

体重指数	人数/人	不分部位			颈			肩			上背			下背		
		发生数/个	标准化率/%	*OR*（95%*CI*）	发生数/个	标准化率/%	*OR*（95%*CI*）	发生数/个	标准化率/%	*OR*（95%*CI*）	发生数/个	标准化率/%	*OR*（95%*CI*）	发生数/个	标准化率/%	*OR*（95%*CI*）
正常	25 867	9 419	35.41	1	5 207	19.52	1	4 419	16.87	1	3 437	12.68	1	3 868	15.54	1
偏瘦	3 606	1 333	33.50	1.024（0.953～1.101）	719	18.13	0.988（0.906～1.078）	588	14.94	0.946（0.861～1.039）	486	12.13	1.071（0.918～1.126）	497	14.11	0.909（0.822～1.005）
超重	10 250	3 889	37.53	1.068^{*}（1.018～1.119）	2 169	20.94	1.065^{*}（1.007～1.127）	1 772	17.23	1.014（0.955～1.078）	1 400	13.50	1.032（0.966～1.104）	1 714	16.84	1.142^{*}（1.073～1.215）
χ^2		7.387^{*}			5.282			1.833			0.893			24.792^{**}		

体重指数	人数/人	肘			腕/手			腿			膝			足踝		
		发生数/个	标准化率/%	*OR*（95%*CI*）	发生数/个	标准化率/%	*OR*（95%*CI*）	发生数/个	标准化率/%	*OR*（95%*CI*）	发生数/个	标准化率/%	*OR*（95%*CI*）	发生数/个	标准化率/%	*OR*（95%*CI*）
正常	25 867	2 018	7.99	1	3 502	12.78	1	2 587	10.15	1	2 875	11.27	1	3 659	12.21	1
偏瘦	3 606	302	8.52	1.080（0.952～1.226）	552	12.03	1.154^{*}（1.047～1.272）	364	10.94	1.010^{*}（0.900～1.134）	394	11.12	0.981（0.877～1.097）	564	12.59	1.125^{*}（1.022～1.239）
超重	10 250	828	8.44	1.039（0.955～1.130）	1 327	12.88	0.950^{*}（0.888～1.016）	1 120	11.32	1.104^{*}（1.025～1.189）	1 242	12.25	1.103^{*}（1.027～1.184）	1 542	13.93	1.075^{*}（1.008～1.146）
χ^2		1.871			12.706^{**}			6.941^{*}			8.058^{*}			8.841^{*}		

注：标准化率为基于第七次全国人口普查（18～60 岁）年龄构成数据进行年龄标化的 WMSDs 发生率；“*”为 $P < 0.05$；“**”为 $P < 0.01$。

表 3-2-14　不同体重指数女性身体九个部位 WMSDs 的发生数、标准化率和 *OR*

体重指数	人数/人	不分部位			颈			肩			上背			下背		
		发生数/个	标准化率/%	*OR*（95%*CI*）	发生数/个	标准化率/%	*OR*（95%*CI*）	发生数/个	标准化率/%	*OR*（95%*CI*）	发生数/个	标准化率/%	*OR*（95%*CI*）	发生数/个	标准化率/%	*OR*（95%*CI*）
正常	13 525	6 244	43.78	1	4 353	29.93	1	3 705	25.64	1	2 308	16.03	1	2 558	17.87	1
偏瘦	2 098	1 002	44.22	1.066（0.972～1.169）	688	27.29	1.028（0.932～1.134）	558	23.70	0.960（0.866～1.066）	338	14.75	0.933（0.824～1.057）	384	17.66	0.961（0.853～1.082）
超重	3 323	1 576	46.10	1.052（0.975～1.135）	1 070	30.69	1.001（0.923～1.085）	869	24.94	0.939（0.861～1.023）	583	16.44	1.034（0.936～1.143）	721	21.44	1.188*（1.082～1.304）
χ^2		3.06			0.313			2.373			1.885			14.866**		

体重指数	人数/人	肘			腕/手			腿			膝			足踝		
		发生数/个	标准化率/%	*OR*（95%*CI*）	发生数/个	标准化率/%	*OR*（95%*CI*）	发生数/个	标准化率/%	*OR*（95%*CI*）	发生数/个	标准化率/%	*OR*（95%*CI*）	发生数/个	标准化率/%	*OR*（95%*CI*）
正常	13 525	981	7.26	1	1 826	13.19	1	1 574	11.53	1	1 344	10.18	1	1 622	11.02	1
偏瘦	2 098	130	5.95	0.845（0.699～1.020）	250	10.64	0.867（0.753～0.998）	276	11.37	1.150*（1.003～1.319）	228	11.25	1.105（0.952～1.282）	272	10.50	1.093*（0.953～1.254）
超重	3 323	281	8.06	1.181*（1.029～1.357）	533	15.37	1.224*（1.102～1.359）	430	12.46	1.129*（1.007～1.265）	407	12.80	1.265*（1.124～1.423）	433	12.30	1.100（0.981～1.232）
χ^2		10.261**			21.314**			7.076*			15.677**			3.687		

注：标准化率为基于第七次全国人口普查（18～60 岁）年龄构成数据进行年龄标化的 WMSDs 发生率；“*”为 $P < 0.05$；“**”为 $P < 0.01$。

表 3-2-15 不同健康状况人群身体九个部位 WMSDs 的发生数、标准化率和 *OR*

健康状况	人数/人	不分部位			颈			肩			上背			下背		
		发生数/个	标准化率/%	*OR*（95%*CI*）	发生数/个	标准化率/%	*OR*（95%*CI*）	发生数/个	标准化率/%	*OR*（95%*CI*）	发生数/个	标准化率/%	*OR*（95%*CI*）	发生数/个	标准化率/%	*OR*（95%*CI*）
好	24 430	7 065	28.47	1	3 869	15.53	1	3 249	13.07	1	2 387	9.39	1	2 577	10.73	1
一般	29 221	13 578	45.24	2.133*（2.058～2.212）	8 355	27.53	2.128*（2.039～2.221）	6 995	23.52	2.052*（1.960～2.148）	4 906	16.37	1.863*（1.768～1.963）	5 727	19.82	2.067*（1.966～2.173）
非常差	5 018	2 820	54.17	3.153*（2.963～3.356）	1 982	38.16	3.469*（3.247～3.707）	1 667	32.05	3.243*（3.026～3.476）	1 259	23.77	3.093*（2.865～3.339）	1 438	28.64	3.406*（3.165～3.666）
χ^2		2 307.65**			1 878.23**			1 496.772**			1 013.432**			1 362.598**		

健康状况	人数/人	肘			腕/手			腿			膝			足踝		
		发生数/个	标准化率/%	*OR*（95%*CI*）	发生数/个	标准化率/%	*OR*（95%*CI*）	发生数/个	标准化率/%	*OR*（95%*CI*）	发生数/个	标准化率/%	*OR*（95%*CI*）	发生数/个	标准化率/%	*OR*（95%*CI*）
好	24 430	1 489	6.28	1	2 577	10.20	1	1 791	7.43	1	1 857	7.74	1	2 455	8.94	1
一般	29 221	2 483	8.64	1.431*（1.339～1.529）	4 439	14.88	1.519*（1.442～1.600）	3 596	12.36	1.774*（1.671～1.882）	3 656	12.97	1.738*（1.639～1.843）	4 568	13.90	1.659*（1.574～1.748）
非常差	5 018	568	12.33	1.967*（1.776～2.177）	974	19.10	2.042*（1.884～2.215）	964	20.08	3.006*（2.760～3.273）	977	20.30	2.939*（2.701～3.198）	1 069	19.75	2.423*（2.238～2.623）
χ^2		206.114**			400.232**			740.892**			720.362**			609.198**		

注：标准化率为基于第七次全国人口普查（18～60 岁）年龄构成数据进行年龄标化的 WMSDs 发生率；“*”为 $P < 0.05$；“**”为 $P < 0.01$。

表 3-2-16　不同文化程度人群身体九个部位 WMSDs 的发生数和标准化率

文化程度	人数/人	观察人群																			
		不分部位		颈		肩		上背		下背		肘		腕/手		腿		膝		足踝	
		发生数/个	标准化率/%	发生数/个	标准化率/%	发生数/个	标准化率/%	发生数/个	标准化率/%	发生数/个	标准化率/%	发生数/个	标准化率/%	发生数/个	标准化率/%	发生数/个	标准化率/%	发生数/个	标准化率/%	发生数/个	标准化率/%
初中	18 794	6 372	33.70	3 657	18.88	3 228	16.86	2 238	11.68	2 597	13.89	1 561	8.29	2 546	13.38	1 808	9.68	1 760	9.62	1 868	9.90
高中	22 079	8 594	38.40	4 970	22.70	4 145	18.77	3 232	14.41	3 509	16.79	1 809	8.43	3 215	13.44	2 345	11.39	2 514	12.20	3 379	13.73
大专	10 888	4 830	44.42	2 936	28.90	2 431	23.66	1 714	16.23	2 024	20.29	768	8.76	1 440	13.44	1 233	13.22	1 368	14.53	1 856	15.34
大学	5 964	3 182	51.92	2 255	38.34	1 800	30.93	1 183	20.86	1 425	23.57	360	7.65	688	12.89	898	15.27	778	14.78	926	14.42
研究生	944	485	47.16	388	38.70	307	28.45	185	17.83	187	17.27	42	4.95	101	10.57	67	6.85	70	7.79	63	7.07
χ^2		881.967**		1058.972**		619.856**		271.009**		380.221**		60.536**		47.023**		156.269**		118.967**		429.365**	

注：标准化率为基于第七次全国人口普查（18～60 岁）年龄构成数据进行年龄标化的 WMSDs 发生率；“**”为 $P < 0.01$。

表 3-2-17　不同月收入人群身体九个部位 WMSDs 的发生数和标准化率

月收入/元	人数/人	观察人群																			
		不分部位		颈		肩		上背		下背		肘		腕/手		腿		膝		足踝	
		发生数/个	标准化率/%	发生数/个	标准化率/%	发生数/个	标准化率/%	发生数/个	标准化率/%	发生数/个	标准化率/%	发生数/个	标准化率/%	发生数/个	标准化率/%	发生数/个	标准化率/%	发生数/个	标准化率/%	发生数/个	标准化率/%
≤1 000	531	200	37.95	121	23.26	99	19.02	79	15.52	80	17.11	48	8.87	75	13.10	63	12.97	48	10.60	72	12.70
1 001～3 000	11 941	5 211	43.72	3 327	27.32	2 779	22.84	2 007	16.36	2 222	19.50	1 194	10.00	2 063	16.83	1 423	12.20	1 427	12.57	1 587	12.52
3 001～5 000	27 879	10 886	37.05	6 345	21.58	5 395	18.72	3 953	13.27	4 441	15.47	2 189	7.72	3 932	12.95	3 005	10.48	3 090	10.80	4 077	12.18
>5 000	18 318	7 166	37.24	4 413	23.00	3 638	19.12	2 513	13.13	2 999	15.56	1 109	6.50	1 920	10.60	1 860	10.19	1 925	10.81	2 356	11.74
χ^2		83.571**		119.495**		83.81**		62.135**		45.413**		160.026**		294.76**		23.95**		17.499**		32.113**	

注：标准化率为基于第七次全国人口普查（18～60 岁）年龄构成数据进行年龄标化的 WMSDs 发生率；“**”为 $P < 0.01$。

表 3-2-18 不同婚姻状况人群身体九个部位 WMSDs 的发生数和标准化率

婚姻状况	人数/人	观察人群																			
		不分部位		颈		肩		上背		下背		肘		腕/手		腿		膝		足踝	
		发生数/个	标准化率/%	发生数/个	标准化率/%	发生数/个	标准化率/%	发生数/个	标准化率/%	发生数/个	标准化率/%	发生数/个	标准化率/%	发生数/个	标准化率/%	发生数/个	标准化率/%	发生数/个	标准化率/%	发生数/个	标准化率/%
未婚	19 684	7 608	36.22	4 334	19.95	3 643	18.16	2 659	12.54	2 791	13.33	1 427	7.83	2 775	12.31	1 979	9.41	2 086	10.42	3 123	12.12
已婚	37 561	15 297	39.75	9 501	24.21	7 973	20.48	5 686	14.56	6 706	17.58	3 004	8.12	4 999	13.29	4 240	11.31	4 260	11.37	4 824	12.29
结过婚，但目前独居	1 424	558	37.52	371	24.20	295	19.45	207	13.45	245	16.11	109	7.41	216	13.87	132	8.90	144	9.84	145	9.85
χ^2		23.57**		78.271**		59.184**		27.547**		126.316**		10.139**		9.809**		24.046**		8.607*		115.233**	

注：标准化率为基于第七次全国人口普查（18～60 岁）年龄构成数据进行年龄标化的 WMSDs 发生率；“*”为 $P < 0.05$；“**”为 $P < 0.01$。

表 3-2-19 不同吸烟状况人群身体九个部位 WMSDs 的发生数、标准化率和 *OR*

吸烟情况	人数/人	不分部位			颈			肩			上背			下背		
		发生数/个	标准化率/%	*OR*（95%*CI*）	发生数/个	标准化率/%	*OR*（95%*CI*）	发生数/个	标准化率/%	*OR*（95%*CI*）	发生数/个	标准化率/%	*OR*（95%*CI*）	发生数/个	标准化率/%	*OR*（95%*CI*）
不吸	35 817	14 813	40.00	1	9 330	24.83	1	7 803	20.87	1	5 277	13.87	1	5 970	16.37	1
偶尔	10 772	3 774	33.92	0.765*（0.731～0.800）	2 132	19.28	0.701*（0.664～0.739）	1 799	16.46	0.720*（0.680～0.762）	1 422	13.20	0.880*（0.826～0.937）	1 578	15.47	0.858*（0.808～0.911）
经常	11 021	4 458	39.12	0.963（0.922～1.006）	2 487	21.77	0.827*（0.787～0.870）	2 102	18.75	0.846*（0.802～0.893）	1 709	14.84	1.062*（1.001～1.127）	2 030	18.76	1.129*（1.068～1.193）
戒烟	1 059	418	38.99	0.925（0.816～1.048）	257	22.81	0.91（0.789～1.049）	207	19.09	0.872（0.748～1.017）	144	13.48	0.911（0.762～1.088）	164	15.75	0.916（0.774～1.085）
χ^2		139.191**			196.821**			145.743**			25.551**			57.019**		

吸烟情况	人数/人	肘			腕/手			腿			膝			足踝		
		发生数/个	标准化率/%	*OR*（95%*CI*）	发生数/个	标准化率/%	*OR*（95%*CI*）	发生数/个	标准化率/%	*OR*（95%*CI*）	发生数/个	标准化率/%	*OR*（95%*CI*）	发生数/个	标准化率/%	*OR*（95%*CI*）
不吸	35 817	2 605	7.34	1	4 813	13.12	1	3 851	10.78	1	3 771	10.73	1	4 667	11.66	1
偶尔	10 772	855	8.44	1.099*（1.014～1.191）	1 415	12.82	0.974（0.914～1.038）	1 069	10.34	0.915*（0.851～0.982）	1 160	11.78	1.026（0.957～1.100）	1 459	12.01	1.046（0.982～1.114）
经常	11 021	998	9.28	1.269*（1.176～1.370）	1 615	13.81	1.106*（1.041～1.175）	1 316	11.89	1.126*（1.053～1.203）	1 433	12.92	1.27*（1.190～1.355）	1 808	14.37	1.31*（1.235～1.390）
戒烟	1 059	82	7.77	1.07（0.851～1.345）	147	13.32	1.038（0.870～1.239）	115	10.67	1.011（0.831～1.231）	126	11.75	1.148（0.950～1.386）	158	13.76	1.17（0.986～1.390）
χ^2		38.235**			13.232**			23.476**			54.235**			82.461**		

注：标准化率为基于第七次全国人口普查（18～60 岁）年龄构成数据进行年龄标化的 WMSDs 发生率；“*”为 $P < 0.05$；“**”为 $P < 0.01$。

表 3-2-20　不同体育锻炼人群身体九个部位 WMSDs 的发生数、标准化率和 *OR*

体育锻炼	人数/人	不分部位			颈			肩			上背			下背		
		发生数/个	标准化率/%	*OR*（95%*CI*）	发生数/个	标准化率/%	*OR*（95%*CI*）	发生数/个	标准化率/%	*OR*（95%*CI*）	发生数/个	标准化率/%	*OR*（95%*CI*）	发生数/个	标准化率/%	*OR*（95%*CI*）
否	18 687	7 910	40.39	1	4 735	23.53	1	4 021	20.20	1	2 906	14.02	1	3 467	18.10	1
偶尔	30 789	12 038	37.83	0.875*（0.843～0.908）	7 318	23.21	0.919*（0.881～0.958）	6 132	19.60	0.907*（0.867～0.949）	4 384	14.04	0.902*（0.857～0.949）	4 882	16.00	0.827*（0.789～0.868）
2～3次/月	2 544	989	39.90	0.867*（0.796～0.943）	610	25.32	0.929（0.844～1.024）	491	20.48	0.872*（0.786～0.968）	354	15.22	0.878*（0.779～0.989）	386	16.35	0.785*（0.7～0.88）
1～2次/周	4 022	1 525	37.64	0.832*（0.776～0.892）	950	23.23	0.911*（0.841～0.987）	773	19.07	0.868*（0.796～0.946）	548	13.61	0.857*（0.776～0.945）	592	15.54	0.758*（0.689～0.833）
3次及以上/周	2 627	1 001	38.00	0.839*（0.771～0.912）	593	22.48	0.859*（0.779～0.947）	494	18.81	0.845*（0.761～0.937）	360	13.52	0.862*（0.766～0.97）	415	15.92	0.824*（0.737～0.920）
χ^2		65.21**			20.914**			28.031**			22.493**			79.006**		

体育锻炼	人数/人	肘			腕/手			腿			膝			足踝		
		发生数/个	标准化率/%	*OR*（95%*CI*）	发生数/个	标准化率/%	*OR*（95%*CI*）	发生数/个	标准化率/%	*OR*（95%*CI*）	发生数/个	标准化率/%	*OR*（95%*CI*）	发生数/个	标准化率/%	*OR*（95%*CI*）
否	18 687	1 413	7.30	1	2 727	13.76	1	2 150	10.94	1	2 149	11.39	1	2 836	12.59	1
偶尔	30 789	2 469	8.50	1.066（0.996～1.141）	4 132	13.38	0.907*（0.861～0.956）	3 293	11.09	0.921*（0.870～0.976）	3 347	11.38	0.939*（0.886～0.994）	4 125	12.44	0.865*（0.821～0.911）
2～3次/月	2 544	170	8.52	0.875（0.742～1.032）	326	12.82	0.860*（0.761～0.973）	237	10.31	0.790*（0.686～0.910）	255	10.60	0.857*（0.748～0.983）	344	14.01	0.874*（0.775～0.986）
1～2次/周	4 022	278	7.32	0.908（0.794～1.037）	490	12.23	0.812*（0.733～0.900）	409	10.64	0.871*（0.779～0.974）	437	11.04	0.938（0.841～1.046）	472	10.95	0.743*（0.670～0.825）
3次及以上/周	2 627	210	7.91	1.062（0.913～1.235）	315	11.47	0.797*（0.704～0.903）	262	10.04	0.852*（0.744～0.976）	302	11.51	1.000（0.879～1.136）	315	11.33	0.762*（0.672～0.862）
χ^2		12.279*			30.472**			19.263**			8.237			55.775**		

注：标准化率为基于第七次全国人口普查（18～60岁）年龄构成数据进行年龄标化的 WMSDs 发生率；“*”为 $P<0.05$；“**”为 $P<0.01$。

表 3-2-21 不同既往病史人群身体九个部位 WMSDs 的发生数、标准化率和 *OR*

既往病史	人数/人	不分部位			颈			肩			上背			下背		
		发生数/个	标准化率/%	*OR*（95%*CI*）	发生数/个	标准化率/%	*OR*（95%*CI*）	发生数/个	标准化率/%	*OR*（95%*CI*）	发生数/个	标准化率/%	*OR*（95%*CI*）	发生数/个	标准化率/%	*OR*（95%*CI*）
有	25 387	10 355	39.42	1	6 411	24.43	1	5 428	20.83	1	3 853	14.75	1	4 126	16.46	1
无	33 282	13 108	38.35	0.943*（0.912～0.975）	7 795	22.44	0.905*（0.871～0.94）	6 483	18.91	0.890*（0.854～0.926）	4 699	13.44	0.919*（0.877～0.962）	5 616	16.89	1.046*（1.001～1.093）
χ^2		11.828**			26.34**			32.2**			12.954**			4.018*		

既往病史	人数/人	肘			腕/手			腿			膝			足踝		
		发生数/个	标准化率/%	*OR*（95%*CI*）	发生数/个	标准化率/%	*OR*（95%*CI*）	发生数/个	标准化率/%	*OR*（95%*CI*）	发生数/个	标准化率/%	*OR*（95%*CI*）	发生数/个	标准化率/%	*OR*（95%*CI*）
有	25 387	1 920	7.93	1	3 488	13.22	1	2 835	11.35	1	2 829	11.71	1	3 488	12.28	1
无	33 282	2 620	7.95	1.044（0.982～1.110）	4 502	13.19	0.982（0.936～1.030）	3 516	10.57	0.940*（0.892～0.990）	3 661	11.02	0.986（0.936～1.038）	4 604	12.20	1.008（0.961～1.057）
χ^2		1.928			0.553			5.422*			0.302			0.107		

注：标准化率为基于第七次全国人口普查（18～60 岁）年龄构成数据进行年龄标化的 WMSDs 发生率；“*”为 $P < 0.05$；“**”为 $P < 0.01$。

（三）WMSDs 发生的职业特征

1. 不同职业特征人群 WMSDs 的标准化率与发生危险

（1）不同工龄人群身体九个部位 WMSDs 的发生数、标准化率和 *OR*

1）总工龄：表 3-3-1 显示，不同工龄人群各部位 WMSDs 的发生率存在显著统计学差异（$P < 0.01$）。除腕 / 手、腿和膝部外，其他部位的发生率有随工龄先增加后下降的趋势，但不同部位 WMSDs 发生率最高的工龄组有所差异，颈、肘、腕 / 手、足踝部为 10 年组，肩、下背部为 20 年组，上背部为 25 年组。腿和膝部 WMSDs 发生率在不同工龄组未见明显的趋势改变。各部位 WMSDs 的 *OR* 未见明显特征性改变。

2）不同本工种工龄人群身体九个部位 WMSDs 的发生数、标准化率和 *OR*：表 3-3-2 显示，不同本工种工龄人群各部位 WMSDs 的发生率存在显著统计学差异（$P < 0.01$）。各部位 WMSDs 的标准化率大致呈现先上升后下降的趋势，多以 10 ～ 25 年达高峰。各部位 WMSDs 的 *OR*，下背和腿部有随本工种工龄的增加而持续增加的趋势，其他部位呈现的趋势与标准化率较为类似。这一结果提示，*OR* 呈现先上升后下降的原因可能是作业人员达到一定年龄后就很少从事可能导致 WMSDs 的一线现场工作，而下背和腿部随本工种工龄持续增加可能与这两个部位的 WMSDs 和退行性改变有关。

（2）不同工作类型人群身体九个部位 WMSDs 的发生数、标准化率和 *OR*：WMSDs 与工作类型存在一定的关联，问卷调查将工作类型划分为表 3-3-3 中显示的 18 种工作类型，不同工作类型人群不同部位的 WMSDs 发生危险各有差异。

1）长时间站立工作：肩、上背、腿、膝和足踝部 WMSDs 的发生存在接触 - 反应关系。上述部位中，足踝、膝和腿部 WMSDs 发生危险（很频繁）位列前三位，*OR* 分别为 4.340、2.325 和 1.856。

2）长时间坐位工作：肩、上背、下背、腕 / 手和足踝部 WMSDs 的发生存在接触 - 反应关系。上述部位中，肩、上背和下背部 WMSDs 发生危险（很频繁）位列前三位，*OR* 分别为 1.970、1.697 和 1.533。

3）长时间蹲或跪姿工作：除腕 / 手部外，其他部位 WMSDs 的发生均存在接触 - 反应关系。膝、下背和腿部 WMSDs 发生危险（很频繁）位列前三位，*OR* 分别为 3.625、2.475 和 2.360。

4）搬运重物（每次负重 > 5kg）：除腕 / 手部外，其他部位 WMSDs 的发生均存在接触 - 反应关系。肘、足踝和膝部 WMSDs 发生危险（很频繁）位列前三位，*OR* 分别为 2.704、2.416 和 2.321。

5）搬运重物（每次负重 > 20kg）：除颈部外，其他部位 WMSDs 的发生均存在接触 - 反应关系。肘、膝和腿部 WMSDs 发生危险（很频繁）位列前三位，*OR* 分别为 3.247、2.512 和 2.274。

6）需要上肢或手用力的工作：除颈部外，其他部位 WMSDs 的发生均存在接触 - 反应关系。腕 / 手、足踝和肘部 WMSDs 发生危险（很频繁）位列前三位，*OR* 分别为 3.440、3.247 和 3.149。

表 3-3-1 不同总工龄人群身体九个部位 WMSDs 的发生数、标准化率和 *OR*

总工龄/年	人数/人	不分部位			颈			肩			上背			下背		
		发生数/个	标准化率/%	*OR*（95%*CI*）	发生数/个	标准化率/%	*OR*（95%*CI*）	发生数/个	标准化率/%	*OR*（95%*CI*）	发生数/个	标准化率/%	*OR*（95%*CI*）	发生数/个	标准化率/%	*OR*（95%*CI*）
＜1	3 966	1 166	30.41	1	557	14.65	1	453	12.65	1	371	9.36	1	357	9.54	1
1	8 138	2 757	33.31	1.230*（1.133～1.336）	1 515	18.83	1.400*（1.260～1.556）	1 281	15.80	1.449*（1.292～1.625）	953	11.36	1.285*（1.133～1.458）	951	11.76	1.338*（1.177～1.520）
2	5 108	1 906	37.07	1.429*（1.308～1.562）	1 113	22.47	1.705*（1.525～1.906）	942	18.72	1.754*（1.554～1.979）	712	13.99	1.569*（1.374～1.793）	713	13.67	1.640*（1.434～1.876）
3	4 410	1 751	39.41	1.171*（1.444～1.732）	1 039	23.45	1.886*（1.684～2.113）	879	20.11	1.931*（1.708～2.182）	570	13.12	1.438*（1.252～1.652）	675	15.17	1.827*（1.594～2.094）
4	3 189	1 253	38.81	1.554*（1.408～1.715）	753	24.56	1.892*（1.676～2.136）	628	19.57	1.902*（1.668～2.168）	415	12.80	1.450*（1.250～1.682）	501	15.37	1.884*（1.630～2.177）
5～9	14 097	6 014	35.73	1.326*（1.273～1.382）	3 729	24.79	1.396*（1.332～1.462）	3 168	21.29	1.354*（1.289～1.423）	2 239	15.30	1.370*（1.296～1.449）	2 475	18.23	1.504*（1.426～1.585）
10～14	10 163	4 405	42.95	1.378*（1.304～1.456）	2 839	27.60	1.528*（1.438～1.624）	2 336	23.55	1.426*（1.337～1.522）	1 699	16.56	1.356*（1.259～1.461）	2 055	21.42	1.665*（1.554～1.783）
15～19	3 659	1 594	43.36	1.307*（1.190～1.436）	1 047	25.98	1.441*（1.298～1.599）	838	20.38	1.329*（1.188～1.486）	574	16.33	1.299*（1.144～1.476）	719	18.45	1.536*（1.365～1.727）
20～24	2 171	958	38.02	1.632*（1.409～1.892）	606	26.65	1.687*（1.439～1.978）	506	25.33	1.655*（1.401～1.955）	349	18.20	1.616*（1.340～1.948）	438	22.12	1.745*（1.460～2.086）
25～29	1 824	792	41.48	1.419*（1.269～1.587）	515	26.55	1.528*（1.352～1.727）	443	22.86	1.487*（1.307～1.693）	329	19.05	1.521*（1.317～1.757）	400	20.70	1.851*（1.621～2.114）
30～34	1 362	605	35.21	1.420*（1.173～1.720）	358	19.76	1.375*（1.110～1.704）	313	17.45	1.373*（1.096～1.721）	256	15.95	1.640*（1.290～2.086）	329	19.58	1.918*（1.533～2.401）
35～39	408	185	33.94	1.634*（1.197～2.232）	105	11.18	1.312（0.922～1.869）	95	9.90	1.135（0.769～1.674）	69	8.08	0.967（0.604～1.546）	95	14.92	1.859*（1.285～2.689）
40～44	131	58	17.48	2.061*（1.015～4.182）	24	9.73	1.271（0.569～2.844）	24	11.84	2.145*（1.010～4.557）	8	9.47	2.337*（1.045～5.227）	28	8.29	1.788（0.770～4.152）
≥45	43	19	47.07	1.003（0.505～1.991）	6	26.41	0.914（0.399～2.093）	5	26.61	1.126（0.492～2.579）	8	16.51	0.867（0.306～2.457）	6	14.99	0.791（0.279～2.242）
	χ^2	478.836**			429.616**			299.032**			225.417**			526.827**		

续表

总工龄/年	人数/人	肘			腕/手			腿			膝			足踝		
		发生数/个	标准化率/%	*OR*（95%*CI*）	发生数/个	标准化率/%	*OR*（95%*CI*）	发生数/个	标准化率/%	*OR*（95%*CI*）	发生数/个	标准化率/%	*OR*（95%*CI*）	发生数/个	标准化率/%	*OR*（95%*CI*）
＜1	3 966	232	6.36	1	526	13.88	1	258	6.65	1	262	7.32	1	460	10.74	1
1	8 138	609	7.53	1.302*（1.114～1.522）	1 157	13.43	1.084（0.970～1.211）	764	9.13	1.489*（1.286～1.724）	735	8.52	1.404*（1.212～1.625）	1 128	13.23	1.226*（1.092～1.377）
2	5 108	390	8.09	1.330*（1.125～1.574）	733	14.27	1.096（0.971～1.236）	490	9.65	1.525*（1.304～1.784）	505	9.23	1.551*（1.328～1.812）	741	13.64	1.293*（1.142～1.465）
3	4 410	339	7.73	1.340*（1.128～1.593）	582	13.03	0.994（0.876～1.128）	457	9.18	1.662*（1.417～1.948）	447	9.43	1.595*（1.360～1.869）	588	11.83	1.173*（1.029～1.336）
4	3 189	226	6.68	1.228*（1.016～1.484）	411	13.20	0.968（0.843～1.111）	317	9.29	1.586*（1.336～1.883）	322	9.46	1.588*（1.339～1.882）	439	13.01	1.217*（1.058～1.400）
5～9	14 097	1 066	7.88	1.063（0.986～1.147）	1 928	13.31	0.998（0.941～1.058）	1 614	11.27	1.263*（1.185～1.346）	1 558	11.47	1.286*（1.207～1.370）	2 032	12.67	1.078*（1.017～1.142）
10～14	10 163	765	9.19	1.045（0.943～1.158）	1 307	14.44	0.914*（0.842～0.992）	1 148	13.96	1.272*（1.168～1.385）	1 274	14.15	1.390*（1.280～1.511）	1 461	16.50	1.044（0.965～1.130）
15～19	3 659	286	7.65	1.087（0.915～1.291）	460	11.84	0.894（0.776～1.029）	429	9.76	1.287*（1.115～1.485）	441	10.43	1.375*（1.195～1.582）	455	13.64	0.844*（0.731～0.975）
20～24	2 171	179	7.49	1.423*（1.115～1.816）	292	17.58	1.198（0.979～1.465）	272	10.84	1.503*（1.214～1.860）	301	9.51	1.792*（1.465～2.191）	262	12.84	1.104（0.897～1.359）
25～29	1 824	217	7.73	1.518*（1.268～1.817）	292	16.31	1.287*（1.109～1.493）	292	12.73	1.778*（1.527～2.071）	299	15.85	2.098*（1.815～2.425）	264	15.40	1.017（0.866～1.195）
30～34	1 362	171	8.85	2.071*（1.575～2.723）	222	7.03	1.194（0.920～1.550）	230	9.41	1.655*（1.268～2.160）	253	14.53	2.196*（1.722～2.800）	201	9.51	0.975（0.737～1.291）
35～39	408	53	1.84	1.109（0.628～1.959）	65	7.15	0.962（0.607～1.524）	59	15.29	1.643*（1.063～2.540）	66	6.45	1.109（0.670～1.836）	49	1.49	0.426*（0.224～0.809）
40～44	131	7	3.55	1.335（0.406～4.394）	12	4.65	0.937（0.328～2.678）	16	5.92	1.777（0.682～4.631）	20	6.18	1.782（0.684～4.643）	9	2.54	0.438（0.104～1.835）
≥45	43	0	13.47	1.168（0.357～3.817）	3	17.83	0.816（0.288～2.312）	5	7.14	1.192（0.421～3.380）	7	14.99	1.195（0.422～3.389）	3	14.99	0.595（0.182～1.944）
χ^2		113.609**			42.051**			203.987**			294.17**			45.747**		

注：标准化率为基于第七次全国人口普查（18～60岁）年龄构成数据进行年龄标化的 WMSDs 发生率；“*”为 $P < 0.05$；“**”为 $P < 0.01$。

表 3-3-2　不同本工种工龄人群身体九个部位 WMSDs 的发生数、标准化率和 *OR*

本工种工龄 / 年	人数 / 人	不分部位			颈			肩			上背			下背		
		发生数 / 个	标准化率 / %	*OR*（95%*CI*）	发生数 / 个	标准化率 / %	*OR*（95%*CI*）	发生数 / 个	标准化率 / %	*OR*（95%*CI*）	发生数 / 个	标准化率 / %	*OR*（95%*CI*）	发生数 / 个	标准化率 / %	*OR*（95%*CI*）
＜1	4 867	1 443	30.76	1	695	15.09	1	566	13.27	1	454	9.74	1	441	9.25	1
1	11 071	3 924	34.85	1.303*（1.211～1.401）	2 201	20.24	1.490*（1.357～1.635）	1 911	17.29	1.585*（1.434～1.753）	1 380	11.95	1.384*（1.238～1.548）	1 427	13.01	1.485*（1.327～1.662）
2	6 667	2 610	38.64	1.527*（1.411～1.652）	1 550	23.83	1.818*（1.648～2.006）	1 310	19.63	1.858*（1.671～2.067）	934	13.96	1.584*（1.406～1.783）	1 007	14.98	1.786*（1.586～2.011）
3	5 315	2 124	40.04	1.579*（1.454～1.715）	1 282	24.15	1.908*（1.723～2.113）	1 058	20.58	1.889*（1.691～2.109）	727	13.56	1.540*（1.360～1.744）	830	15.11	1.857*（1.643～2.100）
4	3 502	1 419	39.03	1.616*（1.475～1.771）	865	24.29	1.969*（1.762～2.200）	744	20.52	2.050*（1.819～2.310）	502	13.94	1.627*（1.421～1.862）	607	17.02	2.104*（1.845～2.400）
5～9	13 695	5 886	35.73	1.789*（1.667～1.919）	3 707	24.79	2.228*（2.039～2.435）	3 082	21.29	2.207*（2.004～2.430）	2 232	15.30	1.893*（1.701～2.106）	2 553	18.23	2.300*（2.066～2.559）
10～14	8 010	3 573	42.95	1.911*（1.772～2.061）	2 313	27.60	2.437*（2.219～2.677）	1 935	23.55	2.420*（2.187～2.679）	1 369	16.56	2.004*（1.790～2.243）	1 680	21.42	2.664*（2.382～2.978）
15～19	2 288	980	43.36	1.778*（1.604～1.971）	651	25.98	2.387*（2.115～2.695）	502	20.38	2.136*（1.871～2.438）	359	16.33	1.809*（1.560～2.098）	458	18.45	2.512*（2.180～2.894）
20～24	1 311	612	38.02	2.078*（1.834～2.353）	386	26.65	2.505*（2.170～2.891）	333	25.33	2.587*（2.222～3.013）	239	18.20	2.167*（1.828～2.569）	289	22.12	2.838*（2.411～3.341）
25～29	1 006	447	41.48	1.897*（1.652～2.180）	293	26.55	2.467*（2.106～2.889）	250	22.86	2.513*（2.215～2.972）	193	19.05	2.308*（1.919～2.774）	228	20.70	2.941*（2.464～3.511）
30～34	642	297	35.21	2.043*（1.729～2.414）	182	19.76	2.375*（1.965～2.871）	153	17.45	2.378*（1.943～2.909）	114	15.95	2.099*（1.677～2.626）	152	19.58	3.113*（2.352～3.828）
35～39	191	98	33.94	2.500*（1.870～2.415）	56	11.18	2.490*（1.805～3.435）	42	9.90	2.142*（1.504～3.050）	34	8.08	2.105*（1.435～3.088）	50	14.92	3.559*（2.540～4.986）
40～44	59	32	17.48	2.812*（1.679～4.711）	16	9.73	2.234*（1.251～3.988）	16	11.84	2.828*（1.582～5.053）	7	9.47	1.308（0.591～2.898）	15	8.29	3.421*（1.889～6.198）
≥45	45	18	47.07	1.582（0.869～2.881）	9	26.41	1.501（0.720～3.129）	9	26.61	1.900（0.910～3.965）	8	16.51	2.102（0.973～4.540）	5	14.99	1.255（0.493～3.195）
χ^2		327.857**			376.602**			262.143**			201.379**			451.222**		

续表

本工种工龄/年	人数/人	肘			腕/手			腿			膝			足踝		
		发生数/个	标准化率/%	OR（95%CI）	发生数/个	标准化率/%	OR（95%CI）	发生数/个	标准化率/%	OR（95%CI）	发生数/个	标准化率/%	OR（95%CI）	发生数/个	标准化率/%	OR（95%CI）
＜1	4 867	265	6.13	1	628	13.31	1	318	6.68	1	314	6.91	1	553	10.56	1
1	11 071	872	7.83	1.485*（1.288～1.711）	1 587	13.59	1.130*（1.023～1.247）	1 073	9.46	1.535*（1.348～1.748）	1 045	8.93	1.511*（1.326～1.723）	1 519	13.06	1.241*（1.118～1.376）
2	6 667	517	7.82	1.460*（1.253～1.701）	961	13.94	1.137*（1.020～1.267）	700	10.13	1.678*（1.462～1.927）	718	10.10	1.750*（1.524～2.009）	980	13.55	1.344*（1.202～1.503）
3	5 315	406	7.54	1.436*（1.224～1.685）	696	13.16	1.017（0.906～1.142）	547	9.59	1.641*（1.421～1.895）	586	10.68	1.797*（1.557～2.073）	738	12.64	1.258*（1.118～1.415）
4	3 502	254	7.18	1.358*（1.137～1.622）	455	13.57	1.008（0.886～1.147）	387	10.29	1.777*（1.522～2.076）	365	9.44	1.687*（1.441～1.975）	485	12.49	1.254*（1.101～1.429）
5～9	13 695	1 055	7.88	1.449*（1.262～1.665）	1 820	13.31	1.035（0.939～1.140）	1 584	11.27	1.871*（1.651～2.120）	1 565	11.47	1.871*（1.649～2.122）	1 957	12.67	1.301*（1.176～1.438）
10～14	8 010	639	9.19	1.505*（1.299～1.745）	1 061	14.44	1.031（0.927～1.146）	970	13.96	1.971*（1.727～2.249）	1 062	14.15	2.216*（1.944～2.527）	1 147	16.50	1.304*（1.170～1.453）
15～19	2 288	178	7.65	1.465*（1.203～1.784）	281	11.84	0.945（0.813～1.098）	281	9.76	2.003*（1.692～2.371）	285	10.43	2.063*（1.743～2.442）	289	13.64	1.128（0.969～1.313）
20～24	1 311	135	7.49	1.994*（1.605～2.476）	186	17.58	1.116（0.936～1.331）	184	10.84	2.336*（1.926～2.832）	206	9.51	2.703*（2.241～3.261）	174	12.84	1.194（0.995～1.433）
25～29	1 006	109	7.73	2.110*（1.670～2.667）	168	16.31	1.353*（1.124～1.629）	156	12.73	2.625*（2.139～3.223）	176	15.85	3.075*（2.520～3.751）	140	15.40	1.261*（1.033～1.539）
30～34	642	76	8.85	2.332*（1.781～3.053）	107	7.03	1.350*（1.079～1.689）	107	9.41	2.861*（2.258～3.625）	125	14.53	3.506*（2.796～4.396）	82	9.51	1.142（0.891～1.464）
35～39	191	26	1.84	2.736*（1.777～4.214）	29	7.15	1.208（0.807～1.810）	25	15.29	2.154*（1.394～3.330）	33	6.45	3.028*（2.046～4.483）	22	1.49	1.016（0.646～1.597）
40～44	59	5	3.55	1.608（0.638～4.053）	6	4.65	0.764（0.327～1.785）	15	5.92	4.877*（2.685～8.859）	6	6.18	1.642（0.700～3.848）	3	2.54	0.418（0.130～1.340）
≥45	45	3	13.47	1.240（0.382～4.028）	5	17.83	0.844（0.332～2.146）	4	7.14	1.396（0.497～3.921）	4	14.99	1.415（0.504～3.974）	3	14.99	0.557（0.172～1.804）
χ^2		54.857**			24.617**			131.582**			230.239**			24.193**		

注：标准化率为基于第七次全国人口普查（18～60岁）年龄构成数据进行年龄标化的 WMSDs 发生率；“*”为 $P<0.05$；“**”为 $P<0.01$。

表 3-3-3　不同工作类型人群身体九个部位 WMSDs 的发生数、标准化率和 *OR*

工作类型	频次	人数 / 人	不分部位			颈		
			发生数 / 个	标准化率 /%	*OR*（95%*CI*）	发生数 / 个	标准化率 /%	*OR*（95%*CI*）
长时间站立工作	很少	8 117	3 061	36.58	1	2 149	25.33	1
	有时	11 578	4 072	34.70	0.896*（0.845 ～ 0.95）	2 654	22.49	0.826*（0.773 ～ 0.882）
	经常	20 952	7 711	36.95	0.962（0.912 ～ 1.014）	4 467	21.19	0.753*（0.709 ～ 0.799）
	很频繁	18 022	8 619	45.69	1.514*（1.435 ～ 1.597）	4 936	25.46	1.048（0.987 ～ 1.111）
长时间坐位工作	很少	27 476	10 926	38.50	1	5 908	20.28	1
	有时	16 554	5 898	34.36	0.838*（0.806 ～ 0.873）	3 538	20.49	0.992（0.947 ～ 1.040）
	经常	9 532	4 076	41.83	1.132*（1.079 ～ 1.186）	2 866	29.20	1.570*（1.489 ～ 1.654）
	很频繁	5 107	2 563	47.88	1.526*（1.437 ～ 1.620）	1 894	34.84	2.152*（2.019 ～ 2.293）
长时间蹲或跪姿工作	很少	33 481	12 515	36.44	1	7 602	22.03	1
	有时	16 729	6 717	38.66	1.124*（1.082 ～ 1.167）	4 037	23.03	1.083*（1.037 ～ 1.131）
	经常	5 574	2 659	46.69	1.528*（1.443 ～ 1.618）	1 603	27.46	1.374*（1.290 ～ 1.464）
	很频繁	2 885	1 572	51.57	2.006*（1.858 ～ 2.165）	964	31.36	1.708*（1.575 ～ 1.853）
搬运重物（每次负重＞ 5kg）	很少	19 541	7 285	36.76	1	4 502	23.04	1
	有时	21 142	8 266	37.73	1.080*（1.038 ～ 1.124）	5 079	23.21	1.056*（1.009 ～ 1.106）
	经常	11 912	4 881	39.99	1.168*（1.115 ～ 1.224）	2 861	22.61	1.056*（1.001 ～ 1.114）
	很频繁	6 074	3 031	47.28	1.676*（1.581 ～ 1.776）	1 764	26.56	1.367*（1.282 ～ 1.458）
搬运重物（每次负重＞ 20kg）	很少	30 899	11 991	37.67	1	7 386	23.39	1
	有时	17 862	7 179	38.84	1.060*（1.020 ～ 1.100）	4 303	23.17	1.010（0.968 ～ 1.055）
	经常	6 884	2 784	40.07	1.071*（1.015 ～ 1.129）	1 611	22.63	0.973（0.914 ～ 1.034）
	很频繁	3 024	1 509	47.67	1.571*（1.457 ～ 1.693）	906	27.44	1.362*（1.254 ～ 1.478）
需要上肢或手用力的工作	很少	8 315	2 654	32.55	1	1 669	20.62	1
	有时	13 878	4 815	34.02	1.133*（1.070 ～ 1.201）	2 863	19.81	1.035（0.967 ～ 1.107）
	经常	20 302	7 980	38.44	1.381*（1.309 ～ 1.458）	4 784	22.83	1.228*（1.153 ～ 1.307）
	很频繁	16 174	8 014	47.33	2.095*（1.982 ～ 2.214）	4 890	28.63	1.726*（1.620 ～ 1.838）
工作时使用振动工具	很少	34 661	13 151	36.85	1	8 037	22.36	1
	有时	13 394	5 334	38.49	1.082*（1.039 ～ 1.128）	3 193	22.85	1.037（0.989 ～ 1.087）
	经常	5 939	2 543	42.91	1.225*（1.158 ～ 1.295）	1 499	25.39	1.118*（1.049 ～ 1.192）
	很频繁	4 675	2 435	50.55	1.778*（1.672 ～ 1.890）	1 477	29.68	1.530*（1.432 ～ 1.635）

续表

工作类型	频次	人数 / 人	不分部位			颈		
			发生数 / 个	标准化率 /%	*OR*（95%*CI*）	发生数 / 个	标准化率 /%	*OR*（95%*CI*）
工作时需要驾驶车辆	很少	37 078	14 672	38.45	1	8 726	22.35	1
	有时	9 859	3 923	38.21	1.009（0.964 ～ 1.056）	2 442	24.62	1.070*（1.016 ～ 1.126）
	经常	7 304	2 863	38.37	0.984（0.935 ～ 1.036）	1 772	23.93	1.041（0.981 ～ 1.104）
	很频繁	4 428	2 005	44.58	1.264*（1.187 ～ 1.345）	1 266	28.48	1.301*（1.214 ～ 1.394）
以不舒服的姿势工作	很少	25 046	7 284	29.49	1	4 105	16.88	1
	有时	22 490	9 601	40.83	1.816*（1.749 ～ 1.887）	5 633	23.47	1.705*（1.630 ～ 1.783）
	经常	7 249	4 193	55.33	3.346*（3.17 ～ 3.531）	2 780	36.52	3.173*（2.995 ～ 3.363）
	很频繁	3 884	2 385	58.58	3.880*（3.617 ～ 4.162）	1 688	40.43	3.921*（3.650 ～ 4.213）
每分钟做多次重复性操作	很少	9 756	2 663	27.89	1	1 533	15.91	1
	有时	14 725	5 076	33.75	1.401*（1.325 ～ 1.482）	2 940	19.43	1.338*（1.250 ～ 1.432）
	经常	18 624	7 855	41.64	1.943*（1.842 ～ 2.049）	4 777	25.09	1.850*（1.736 ～ 1.972）
	很频繁	15 564	7 869	48.56	2.724*（2.579 ～ 2.876）	4 956	30.56	2.506*（2.350 ～ 2.672）
几乎每天从事同样的工作	否	6 266	1 922	29.92	1	1 082	16.75	1
	是	52 403	21 541	39.91	1.578*（1.491 ～ 1.669）	13 124	24.11	1.601*（1.495 ～ 1.714）
工作每天都在变化	否	47 325	19 134	39.13	1	11 517	23.33	1
	是	11 344	4 329	37.46	0.909*（0.872 ～ 0.948）	2 689	23.09	0.966（0.921 ～ 1.014）
和同事轮流完成工作	否	27 988	11 651	40.75	1	7 100	24.41	1
	是	30 681	11 812	36.81	0.878*（0.849 ～ 0.907）	7 106	22.16	0.887*（0.854 ～ 0.921）
工作在同一车间完成	否	8 451	3 085	35.39	1	1 889	21.50	1
	是	50 218	20 378	39.60	1.188*（1.132 ～ 1.246）	12 317	23.76	1.129*（1.068 ～ 1.193）
工作在户外完成	否	51 638	20 847	39.12	1	12 667	23.64	1
	是	7 031	2 616	36.96	0.875*（0.831 ～ 0.921）	1 539	21.57	0.862*（0.812 ～ 0.915）
工作需要一分钟多次重复性操作	否	24 024	8 010	32.33	1	4 584	18.69	1
	是	34 645	15 453	43.51	1.610*（1.556 ～ 1.666）	9 622	26.56	1.631*（1.567 ～ 1.697）
工作需要常和客户或患者及公众打交道	否	48 026	18 064	36.68	1	10 435	20.83	1
	是	10 643	5 399	48.37	1.708*（1.637 ～ 1.781）	3 771	33.95	1.977*（1.889 ～ 2.068）
工作涉及寒冷、凉风或者气温变化	否	38 406	14 274	35.93	1	8 566	21.62	1
	是	20 263	9 189	43.87	1.403*（1.355 ～ 1.452）	5 640	26.33	1.344*（1.292 ～ 1.397）

续表

工作类型	频次	人数 / 人	肩			上背		
			发生数 / 个	标准化率 /%	*OR*（95%*CI*）	发生数 / 个	标准化率 /%	*OR*（95%*CI*）
长时间站立工作	很少	8 117	1 778	20.85	1	1 172	13.74	1
	有时	11 578	2 164	18.36	0.820*（0.764 ~ 0.879）	1 524	13.33	0.898*（0.827 ~ 0.975）
	经常	20 952	3 767	18.18	0.782*（0.734 ~ 0.833）	2 722	12.90	0.885*（0.822 ~ 0.953）
	很频繁	18 022	4 202	22.38	1.084*（1.018 ~ 1.154）	3 134	15.84	1.247*（1.160 ~ 1.342）
长时间坐位工作	很少	27 476	5 101	18.05	1	3 783	12.74	1
	有时	16 554	2 864	16.57	0.918*（0.872 ~ 0.965）	2 078	11.99	0.899*（0.849 ~ 0.952）
	经常	9 532	2 363	23.82	1.446*（1.368 ~ 1.528）	1 602	16.76	1.265*（1.187 ~ 1.348）
	很频繁	5 107	1 583	29.65	1.970*（1.843 ~ 2.106）	1 089	20.24	1.697*（1.574 ~ 1.830）
长时间蹲或跪姿工作	很少	33 481	6 377	18.71	1	4 260	12.25	1
	有时	16 729	3 354	19.39	1.066*（1.017 ~ 1.117）	2 530	14.69	1.222*（1.159 ~ 1.289）
	经常	5 574	1 348	23.14	1.356*（1.268 ~ 1.450）	1 077	18.30	1.643*（1.526 ~ 1.769）
	很频繁	2 885	832	27.11	1.722*（1.582 ~ 1.875）	685	21.84	2.136*（1.949 ~ 2.341）
搬运重物（每次负重＞ 5kg）	很少	19 541	3 647	18.64	1	2 372	11.93	1
	有时	21 142	4 150	19.18	1.064*（1.013 ~ 1.118）	3 016	13.71	1.204*（1.137 ~ 1.276）
	经常	11 912	2 517	20.31	1.168*（1.103 ~ 1.236）	1 901	15.31	1.374*（1.288 ~ 1.467）
	很频繁	6 074	1 597	24.68	1.555*（1.453 ~ 1.663）	1 263	19.19	1.900*（1.762 ~ 2.049）
搬运重物（每次负重＞ 20kg）	很少	30 899	5 935	19.06	1	3 925	12.37	1
	有时	17 862	3 691	19.88	1.096*（1.046 ~ 1.147）	2 797	14.88	1.276*（1.211 ~ 1.345）
	经常	6 884	1 429	20.03	1.102*（1.033 ~ 1.176）	1 147	15.78	1.374*（1.279 ~ 1.476）
	很频繁	3 024	856	26.76	1.661*（1.527 ~ 1.806）	683	21.37	2.005*（1.830 ~ 2.197）
需要上肢或手用力的工作	很少	8 315	1 290	16.02	1	809	10.21	1
	有时	13 878	2 297	16.23	1.080*（1.003 ~ 1.163）	1 670	11.51	1.269*（1.161 ~ 1.387）
	经常	20 302	4 024	19.38	1.346*（1.257 ~ 1.442）	2 935	14.02	1.568*（1.444 ~ 1.703）
	很频繁	16 174	4 300	25.71	1.972*（1.841 ~ 2.113）	3 138	18.40	2.233*（2.057 ~ 2.425）
工作时使用振动工具	很少	34 661	6 582	18.52	1	4 346	12.08	1
	有时	13 394	2 715	19.34	1.085*（1.032 ~ 1.14）	2 080	14.97	1.282*（1.212 ~ 1.357）
	经常	5 939	1 301	22.22	1.197*（1.119 ~ 1.28）	1 056	17.23	1.508*（1.401 ~ 1.624）
	很频繁	4 675	1 313	28.13	1.666*（1.555 ~ 1.785）	1 070	22.17	2.070*（1.920 ~ 2.232）

续表

工作类型	频次	人数 / 人	肩			上背		
			发生数 / 个	标准化率 /%	*OR*（95%*CI*）	发生数 / 个	标准化率 /%	*OR*（95%*CI*）
工作时需要驾驶车辆	很少	37 078	7 404	19.30	1	5 105	13.08	1
	有时	9 859	2 014	20.34	1.029（0.974 ～ 1.087）	1 560	15.84	1.177*（1.107 ～ 1.252）
	经常	7 304	1 429	18.93	0.975（0.915 ～ 1.038）	1 077	14.34	1.083*（1.009 ～ 1.163）
	很频繁	4 428	1 064	24.20	1.268*（1.178 ～ 1.364）	810	18.36	1.402*（1.292 ～ 1.522）
以不舒服的姿势工作	很少	25 046	3 351	13.86	1	2 110	8.63	1
	有时	22 490	4 706	20.12	1.713*（1.632 ～ 1.798）	3 348	14.40	1.901*（1.795 ～ 2.014）
	经常	7 249	2 340	30.77	3.086*（2.903 ～ 3.281）	1 858	23.78	3.746*（3.496 ～ 4.014）
	很频繁	3 884	1 514	36.53	4.136*（3.841 ～ 4.454）	1 236	29.39	5.074*（4.679 ～ 5.501）
每分钟做多次重复性操作	很少	9 756	1 185	12.49	1	772	8.35	1
	有时	14 725	2 400	16.29	1.408*（1.307 ～ 1.518）	1 724	11.51	1.543*（1.412 ～ 1.687）
	经常	18 624	4 019	21.01	1.990*（1.856 ～ 2.135）	2 873	14.97	2.123*（1.952 ～ 2.308）
	很频繁	15 564	4 307	27.44	2.767*（2.580 ～ 2.969）	3 183	19.35	2.992*（2.753 ～ 3.251）
几乎每天从事同样的工作	否	6 266	893	13.78	1	630	9.77	1
	是	52 403	11 018	20.49	1.602*（1.488 ～ 1.725）	7 922	14.51	1.593*（1.462 ～ 1.736）
工作每天都在变化	否	47 325	9 659	19.75	1	6 853	13.78	1
	是	11 344	2 252	19.67	0.966（0.918 ～ 1.017）	1 699	14.79	1.040（0.982 ～ 1.102）
和同事轮流完成工作	否	27 988	6 026	20.82	1	4 253	14.39	1
	是	30 681	5 885	18.69	0.865*（0.831 ～ 0.901）	4 299	13.58	0.909*（0.869 ～ 0.952）
工作在同一车间完成	否	8 451	1 531	17.43	1	1 102	12.48	1
	是	50 218	10 380	20.28	1.178*（1.110 ～ 1.250）	7 450	14.31	1.162*（1.085 ～ 1.243）
工作在户外完成	否	51 638	10 580	20.06	1	7 478	13.82	1
	是	7 031	1 331	18.59	0.906*（0.851 ～ 0.965）	1 074	14.90	1.065（0.993 ～ 1.141）
工作需要一分钟多次重复性操作	否	24 024	3 719	15.16	1	2 532	10.42	1
	是	34 645	8 192	23.06	1.691*（1.620 ～ 1.765）	6 020	16.53	1.785*（1.699 ～ 1.876）
工作需要常和客户或患者及公众打交道	否	48 026	8 860	18.02	1	6 442	12.75	1
	是	10 643	3 051	27.42	1.776*（1.693 ～ 1.864）	2 110	19.47	1.596*（1.512 ～ 1.685）
工作涉及寒冷、凉风或者气温变化	否	38 406	7 051	17.95	1	4 815	11.92	1
	是	20 263	4 860	22.91	1.403*（1.346 ～ 1.462）	3 737	17.58	1.578*（1.506 ～ 1.653）

续表

工作类型	频次	人数 / 人	下背			肘		
			发生数 / 个	标准化率 /%	*OR*（95%*CI*）	发生数 / 个	标准化率 /%	*OR*（95%*CI*）
长时间站立工作	很少	8 117	1 242	15.32	1	539	6.72	1
	有时	11 578	1 676	14.78	0.937（0.865 ～ 1.015）	759	7.00	0.986（0.880 ～ 1.106）
	经常	20 952	3 107	15.34	0.964（0.897 ～ 1.035）	1 556	7.95	1.128*（1.019 ～ 1.248）
	很频繁	18 022	3 717	20.44	1.438*（1.341 ～ 1.543）	1 686	9.26	1.451*（1.312 ～ 1.605）
长时间坐位工作	很少	27 476	4 425	16.29	1	2 280	8.27	1
	有时	16 554	2 407	14.19	0.886*（0.840 ～ 0.935）	1 012	6.46	0.720*（0.666 ～ 0.777）
	经常	9 532	1 749	18.45	1.171*（1.101 ～ 1.244）	780	8.89	0.985（0.905 ～ 1.072）
	很频繁	5 107	1 161	22.04	1.533*（1.425 ～ 1.649）	468	8.85	1.115*（1.004 ～ 1.237）
长时间蹲或跪姿工作	很少	33 481	4 697	14.16	1	2 129	6.46	1
	有时	16 729	2 901	17.47	1.286*（1.222 ～ 1.352）	1 396	8.75	1.341*（1.250 ～ 1.438）
	经常	5 574	1 314	23.53	1.890*（1.764 ～ 2.025）	619	11.47	1.840*（1.674 ～ 2.022）
	很频繁	2 885	830	27.58	2.475*（2.270 ～ 2.698）	396	13.44	2.343*（2.089 ～ 2.628）
搬运重物（每次负重＞ 5kg）	很少	19 541	2 609	13.85	1	1 052	5.27	1
	有时	21 142	3 394	15.84	1.241*（1.174 ～ 1.312）	1 541	7.91	1.382*（1.274 ～ 1.498）
	经常	11 912	2 254	18.88	1.515*（1.424 ～ 1.611）	1 137	9.60	1.855*（1.700 ～ 2.023）
	很频繁	6 074	1 485	24.03	2.100*（1.955 ～ 2.256）	810	13.26	2.704*（2.455 ～ 2.979）
搬运重物（每次负重＞ 20kg）	很少	30 899	4 434	14.43	1	1 713	5.61	1
	有时	17 862	3 200	17.70	1.303*（1.239 ～ 1.369）	1 578	9.22	1.651*（1.538 ～ 1.773）
	经常	6 884	1 336	19.43	1.437*（1.343 ～ 1.538）	765	10.74	2.130*（1.948 ～ 2.330）
	很频繁	3 024	772	24.69	2.046*（1.874 ～ 2.234）	484	15.52	3.247*（2.912 ～ 3.620）
需要上肢或手用力的工作	很少	8 315	921	11.73	1	315	3.99	1
	有时	13 878	1 871	13.85	1.251*（1.150 ～ 1.361）	786	6.14	1.525*（1.334 ～ 1.743）
	经常	20 302	3 329	16.58	1.575*（1.457 ～ 1.702）	1 655	8.46	2.254*（1.993 ～ 2.550）
	很频繁	16 174	3 621	22.26	2.316*（2.142 ～ 2.503）	1 784	11.21	3.149*（2.785 ～ 3.560）
工作时使用振动工具	很少	34 661	5 119	14.83	1	1 982	5.81	1
	有时	13 394	2 381	17.81	1.248*（1.183 ～ 1.316）	1 227	9.60	1.663*（1.544 ～ 1.791）
	经常	5 939	1 153	19.38	1.390*（1.295 ～ 1.492）	685	11.79	2.150*（1.961 ～ 2.356）
	很频繁	4 675	1 089	24.49	1.753*（1.628 ～ 1.887）	646	15.10	2.644*（2.405 ～ 2.906）

续表

工作类型	频次	人数 / 人	下背			肘		
			发生数 / 个	标准化率 /%	*OR*（95%*CI*）	发生数 / 个	标准化率 /%	*OR*（95%*CI*）
工作时需要驾驶车辆	很少	37 078	5 865	15.91	1	2 656	7.13	1
	有时	9 859	1 700	17.50	1.109*（1.045 ～ 1.177）	891	9.89	1.288*（1.189 ～ 1.394）
	经常	7 304	1 225	16.80	1.072*（1.003 ～ 1.147）	608	9.08	1.177*（1.073 ～ 1.290）
	很频繁	4 428	952	21.33	1.458*（1.350 ～ 1.574）	385	8.64	1.234*（1.104 ～ 1.380）
以不舒服的姿势工作	很少	25 046	2 412	10.26	1	1 107	4.64	1
	有时	22 490	3 879	17.57	1.956*（1.852 ～ 2.065）	1 763	8.35	1.839*（1.702 ～ 1.987）
	经常	7 249	2 143	28.55	3.938*（3.688 ～ 4.206）	999	13.86	3.457*（3.159 ～ 3.782）
	很频繁	3 884	1 308	32.13	4.765*（4.404 ～ 5.155）	671	16.68	4.516*（4.075 ～ 5.005）
每分钟做多次重复性操作	很少	9 756	964	10.66	1	380	4.22	1
	有时	14 725	2 031	14.04	1.459*（1.345 ～ 1.583）	842	6.20	1.496*（1.322 ～ 1.694）
	经常	18 624	3 258	17.84	1.934*（1.791 ～ 2.087）	1 597	8.92	2.314*（2.063 ～ 2.595）
	很频繁	15 564	3 489	22.34	2.635*（2.441 ～ 2.845）	1 721	11.29	3.068*（2.737 ～ 3.438）
几乎每天从事同样的工作	否	6 266	707	11.28	1	326	5.47	1
	是	52 403	9 035	17.31	1.638*（1.510 ～ 1.777）	4 214	8.23	1.593*（1.419 ～ 1.789）
工作每天都在变化	否	47 325	7 877	16.64	1	3 501	7.48	1
	是	11 344	1 865	16.66	0.985（0.932 ～ 1.041）	1 039	9.69	1.262*（1.174 ～ 1.357）
和同事轮流完成工作	否	27 988	4 874	17.49	1	2 279	8.10	1
	是	30 681	4 868	15.75	0.894*（0.856 ～ 0.934）	2 261	7.79	0.897*（0.845 ～ 0.954）
工作在同一车间完成	否	8 451	1 293	15.08	1	547	6.48	1
	是	50 218	8 449	17.00	1.120*（1.051 ～ 1.193）	3 993	8.22	1.248*（1.138 ～ 1.369）
工作在户外完成	否	51 638	8 475	16.29	1	3 824	7.67	1
	是	7 031	1 267	18.03	1.120*（1.049 ～ 1.195）	716	9.95	1.418*（1.303 ～ 1.542）
工作需要一分钟多次重复性操作	否	24 024	3 021	12.77	1	1 173	5.27	1
	是	34 645	6 721	19.46	1.673*（1.597 ～ 1.753）	3 367	9.82	2.097*（1.958 ～ 2.246）
工作需要常和客户或患者及公众打交道	否	48 026	7 262	15.29	1	3 666	7.74	1
	是	10 643	2 480	22.61	1.705*（1.620 ～ 1.795）	874	8.76	1.083*（1.002 ～ 1.169）
工作涉及寒冷、凉风或者气温变化	否	38 406	5 440	14.16	1	2 213	5.85	1
	是	20 263	4 302	21.06	1.633*（1.563 ～ 1.707）	2 327	11.51	2.122*（1.997 ～ 2.255）

续表

工作类型	频次	人数/人	腕/手			腿		
			发生数/个	标准化率/%	*OR*（95%*CI*）	发生数/个	标准化率/%	*OR*（95%*CI*）
长时间站立工作	很少	8 117	1 052	12.49	1	663	8.34	1
	有时	11 578	1 229	10.73	0.798*（0.731～0.871）	954	8.70	1.010（0.910～1.120）
	经常	20 952	2 581	12.75	0.944（0.874～1.019）	2 180	10.76	1.306*（1.192～1.430）
	很频繁	18 022	3 128	16.00	1.410*（1.308～1.521）	2 554	14.13	1.856*（1.697～2.031）
长时间坐位工作	很少	27 476	4 153	14.26	1	3 093	11.09	1
	有时	16 554	1 627	9.65	0.612*（0.576～0.651）	1 623	9.50	0.857*（0.804～0.913）
	经常	9 532	1 313	13.99	0.897*（0.839～0.959）	1 019	11.63	0.944（0.875～1.017）
	很频繁	5 107	897	16.90	1.197*（1.105～1.295）	616	12.19	1.081（0.986～1.186）
长时间蹲或跪姿工作	很少	33 481	4 212	12.14	1	2 939	8.97	1
	有时	16 729	2 192	12.95	1.048（0.991～1.107）	2 028	12.17	1.434*（1.350～1.522）
	经常	5 574	942	16.55	1.413*（1.308～1.527）	850	14.94	1.870*（1.722～2.030）
	很频繁	2 885	644	20.79	1.997*（1.819～2.192）	534	17.61	2.360*（2.133～2.612）
搬运重物（每次负重＞5kg）	很少	19 541	2 322	11.30	1	1 629	8.52	1
	有时	21 142	2 615	12.19	1.047（0.986～1.111）	2 274	10.95	1.325*（1.240～1.417）
	经常	11 912	1 766	14.62	1.291*（1.208～1.380）	1 504	12.45	1.589*（1.475～1.711）
	很频繁	6 074	1 287	20.32	1.994*（1.849～2.150）	944	15.09	2.023*（1.857～2.205）
搬运重物（每次负重＞20kg）	很少	30 899	3 818	11.64	1	2 724	8.89	1
	有时	17 862	2 445	13.72	1.125*（1.065～1.188）	2 145	11.81	1.412*（1.330～1.499）
	经常	6 884	1 031	14.56	1.249*（1.160～1.346）	937	13.60	1.630*（1.505～1.764）
	很频繁	3 024	696	21.70	2.121*（1.936～2.323）	545	17.66	2.274*（2.056～2.515）
需要上肢或手用力的工作	很少	8 315	598	7.40	1	527	6.61	1
	有时	13 878	1 224	9.22	1.248*（1.127～1.382）	1 257	9.07	1.472*（1.324～1.636）
	经常	20 302	2 764	13.60	2.034*（1.854～2.231）	2 242	11.24	1.835*（1.662～2.025）
	很频繁	16 174	3 404	19.68	3.440*（3.139～3.769）	2 325	14.77	2.481*（2.248～2.738）
工作时使用振动工具	很少	34 661	3 869	10.91	1	3 132	9.09	1
	有时	13 394	1 863	13.73	1.286*（1.212～1.364）	1 634	12.11	1.399*（1.313～1.490）
	经常	5 939	1 088	17.95	1.785*（1.658～1.922）	810	14.16	1.590*（1.464～1.727）
	很频繁	4 675	1 170	24.26	2.657*（2.467～2.861）	775	17.26	2.000*（1.837～2.179）

续表

工作类型	频次	人数 / 人	腕 / 手			腿		
			发生数 / 个	标准化率 /%	*OR*（95%*CI*）	发生数 / 个	标准化率 /%	*OR*（95%*CI*）
工作时须要驾驶车辆	很少	37 078	5 086	13.28	1	3 813	10.08	1
	有时	9 859	1 346	13.62	0.995（0.932 ~ 1.061）	1 188	12.62	1.195*（1.115 ~ 1.281）
	经常	7 304	917	12.27	0.903*（0.838 ~ 0.974）	828	11.68	1.115*（1.030 ~ 1.208）
	很频繁	4 428	641	13.71	1.065（0.974 ~ 1.164）	522	12.68	1.166*（1.058 ~ 1.285）
以不舒服的姿势工作	很少	25 046	2 185	8.88	1	1 526	6.48	1
	有时	22 490	3 091	13.50	1.667*（1.573 ~ 1.767）	2 503	11.25	1.930*（1.806 ~ 2.063）
	经常	7 249	1 612	21.34	2.992*（2.788 ~ 3.211）	1 434	19.62	3.801*（3.517 ~ 4.108）
	很频繁	3 884	1 102	25.50	4.144*（3.817 ~ 4.501）	888	22.09	4.568*（4.171 ~ 5.004）
每分钟做多次重复性操作	很少	9 756	613	6.56	1	580	5.98	1
	有时	14 725	1 295	9.31	1.438*（1.302 ~ 1.589）	1 300	9.12	1.532*（1.384 ~ 1.695）
	经常	18 624	2 714	14.35	2.544*（2.322 ~ 2.788）	2 203	12.15	2.122*（1.930 ~ 2.334）
	很频繁	15 564	3 368	20.93	4.119*（3.764 ~ 4.508）	2 268	15.05	2.699*（2.454 ~ 2.968）
几乎每天从事同样的工作	否	6 266	492	7.97	1	433	7.22	1
	是	52 403	7 498	13.87	1.960*（1.782 ~ 2.155）	5 918	11.31	1.715*（1.550 ~ 1.898）
工作每天都在变化	否	47 325	6 540	13.24	1	4 993	10.48	1
	是	11 344	1 450	13.03	0.914*（0.860 ~ 0.971）	1 358	12.39	1.153*（1.082 ~ 1.229）
和同事轮流完成工作	否	27 988	4 365	15.03	1	3 063	10.99	1
	是	30 681	3 625	11.51	0.725*（0.692 ~ 0.760）	3 288	10.73	0.977（0.927 ~ 1.029）
工作在同一车间完成	否	8 451	846	9.92	1	891	10.20	1
	是	50 218	7 144	13.86	1.491*（1.383 ~ 1.608）	5 460	11.05	1.035（0.960 ~ 1.116）
工作在户外完成	否	51 638	7 077	13.47	1	5 468	10.70	1
	是	7 031	913	12.59	0.940（0.873 ~ 1.012）	883	12.41	1.213*（1.124 ~ 1.308）
工作需要一分钟多次重复性操作	否	24 024	2 036	8.42	1	1 926	8.11	1
	是	34 645	5 954	16.62	2.241*（2.125 ~ 2.364）	4 425	12.86	1.680*（1.588 ~ 1.777）
工作需要常和客户或患者及公众打交道	否	48 026	6 650	13.37	1	4 736	10.04	1
	是	10 643	1 340	12.72	0.896*（0.842 ~ 0.954）	1 615	14.64	1.635*（1.539 ~ 1.738）
工作涉及寒冷、凉风或者气温变化	否	38 406	4 437	11.22	1	3 398	8.76	1
	是	20 263	3 553	16.75	1.628*（1.552 ~ 1.708）	2 953	14.49	1.758*（1.668 ~ 1.852）

续表

工作类型	频次	人数 / 人	膝			足踝		
			发生数 / 个	标准化率 /%	*OR*（95%*CI*）	发生数 / 个	标准化率 /%	*OR*（95%*CI*）
长时间站立工作	很少	8 117	589	7.67	1	491	6.25	1
	有时	11 578	972	9.14	1.171*（1.053 ～ 1.303）	932	8.16	1.360*（1.214 ～ 1.523）
	经常	20 952	2 155	10.79	1.465*（1.333 ～ 1.611）	2 733	12.24	2.330*（2.109 ～ 2.574）
	很频繁	18 022	2 774	15.69	2.325*（2.118 ～ 2.552）	3 936	18.09	4.340*（3.935 ～ 4.786）
长时间坐位工作	很少	27 476	3 300	11.80	1	4 625	14.07	1
	有时	16 554	1 641	10.32	0.806*（0.757 ～ 0.858）	1 965	10.78	0.665*（0.629 ～ 0.704）
	经常	9 532	947	10.79	0.808*（0.749 ～ 0.872）	932	10.25	0.535*（0.497 ～ 0.577）
	很频繁	5 107	602	12.19	0.979（0.892 ～ 1.074）	570	10.67	0.621*（0.566 ～ 0.681）
长时间蹲或跪姿工作	很少	33 481	2 790	8.55	1	3 890	10.33	1
	有时	16 729	2 035	12.70	1.523*（1.434 ～ 1.618）	2 531	13.47	1.356*（1.285 ～ 1.431）
	经常	5 574	950	17.11	2.260*（2.087 ～ 2.448）	1 007	16.42	1.677*（1.555 ～ 1.810）
	很频繁	2 885	715	24.03	3.625*（3.303 ～ 3.978）	664	19.59	2.274*（2.072 ～ 2.496）
搬运重物（每次负重＞5kg）	很少	19 541	1 606	8.32	1	2 042	9.13	1
	有时	21 142	2 268	11.26	1.342*（1.255 ～ 1.435）	2 880	12.13	1.351*（1.272 ～ 1.436）
	经常	11 912	1 571	13.22	1.697*（1.576 ～ 1.826）	1 834	14.24	1.559*（1.457 ～ 1.669）
	很频繁	6 074	1 045	17.59	2.321*（2.134 ～ 2.524）	1 336	19.05	2.416*（2.239 ～ 2.607）
搬运重物（每次负重＞20kg）	很少	30 899	2 709	8.92	1	3 661	10.01	1
	有时	17 862	2 238	12.68	1.491*（1.405 ～ 1.582）	2 654	13.37	1.298*（1.230 ～ 1.370）
	经常	6 884	955	13.92	1.676*（1.549 ～ 1.814）	1 082	14.79	1.387*（1.289 ～ 1.493）
	很频繁	3 024	588	19.43	2.512*（2.277 ～ 2.771）	695	20.99	2.220*（2.026 ～ 2.433）
需要上肢或手用力的工作	很少	8 315	522	6.86	1	602	6.94	1
	有时	13 878	1 272	9.72	1.506*（1.355 ～ 1.674）	1 513	9.96	1.568*（1.420 ～ 1.730）
	经常	20 302	2 191	11.09	1.806*（1.636 ～ 1.994）	2 707	12.28	1.971*（1.797 ～ 2.162）
	很频繁	16 174	2 505	15.74	2.736*（2.480 ～ 3.019）	3 270	17.29	3.247*（2.963 ～ 3.557）
工作时使用振动工具	很少	34 661	3 033	9.04	1	3 974	10.20	1
	有时	13 394	1 744	13.24	1.561*（1.466 ～ 1.662）	2 015	13.61	1.367*（1.291 ～ 1.449）
	经常	5 939	840	14.38	1.718*（1.583 ～ 1.865）	1 017	15.71	1.596*（1.480 ～ 1.720）
	很频繁	4 675	873	20.02	2.394*（2.205 ～ 2.600）	1 086	19.95	2.337*（2.167 ～ 2.520）

续表

工作类型	频次	人数 / 人	膝			足踝		
			发生数 / 个	标准化率 /%	*OR*（95%*CI*）	发生数 / 个	标准化率 /%	*OR*（95%*CI*）
工作时需要驾驶车辆	很少	37 078	3 821	10.45	1	4 916	11.59	1
	有时	9 859	1 220	13.17	1.229*（1.148 ~ 1.317）	1 452	13.57	1.130*（1.061 ~ 1.204）
	经常	7 304	855	12.00	1.154*（1.066 ~ 1.249）	995	12.67	1.032（0.959 ~ 1.110）
	很频繁	4 428	594	13.62	1.348*（1.229 ~ 1.479）	729	14.51	1.289*（1.184 ~ 1.404）
以不舒服的姿势工作	很少	25 046	1 462	6.16	1	2 050	7.50	1
	有时	22 490	2 557	11.86	2.069*（1.935 ~ 2.213）	3 279	12.95	1.915*（1.806 ~ 2.030）
	经常	7 249	1 520	21.25	4.280*（3.961 ~ 4.624）	1 676	20.72	3.374*（3.143 ~ 3.621）
	很频繁	3 884	951	24.59	5.230*（4.779 ~ 5.724）	1 087	24.28	4.359*（4.011 ~ 4.738）
每分钟做多次重复性操作	很少	9 756	604	6.59	1	731	7.02	1
	有时	14 725	1 359	9.74	1.541*（1.395 ~ 1.702）	1 583	10.12	1.487*（1.357 ~ 1.630）
	经常	18 624	2 151	12.17	1.979*（1.801 ~ 2.173）	2 665	13.14	2.062*（1.892 ~ 2.246）
	很频繁	15 564	2 376	15.43	2.730*（2.487 ~ 2.997）	3 113	16.97	3.087*（2.835 ~ 3.361）
几乎每天从事同样的工作	否	6 266	495	8.08	1	603	8.41	1
	是	52 403	5 995	11.71	1.506*（1.369 ~ 1.657）	7 489	12.74	1.566*（1.435 ~ 1.709）
工作每天都在变化	否	47 325	5 108	10.86	1	6 461	11.88	1
	是	11 344	1 382	13.05	1.147*（1.076 ~ 1.222）	1 631	13.77	1.062*（1.002 ~ 1.126）
和同事轮流完成工作	否	27 988	3 262	11.79	1	3 984	12.46	1
	是	30 681	3 228	10.83	0.891*（0.846 ~ 0.938）	4 108	12.13	0.931*（0.889 ~ 0.976）
工作在同一车间完成	否	8 451	879	10.37	1	905	9.87	1
	是	50 218	5 611	11.50	1.084*（1.005 ~ 1.168）	7 187	12.73	1.393*（1.294 ~ 1.499）
工作在户外完成	否	51 638	5 555	11.11	1	7 187	12.27	1
	是	7 031	935	13.04	1.272*（1.181 ~ 1.370）	905	12.52	0.914*（0.848 ~ 0.984）
工作需要一分钟多次重复性操作	否	24 024	2 024	8.74	1	2 654	9.95	1
	是	34 645	4 466	13.14	1.609*（1.522 ~ 1.700）	5 438	13.92	1.499*（1.427 ~ 1.576）
工作需要常和客户或患者及公众打交道	否	48 026	4 987	10.65	1	6 393	11.75	1
	是	10 643	1 503	14.34	1.419*（1.334 ~ 1.510）	1 699	14.66	1.237*（1.167 ~ 1.311）
工作涉及寒冷、凉风或者气温变化	否	38 406	3 354	8.96	1	4 553	10.27	1
	是	20 263	3 136	15.39	1.914*（1.817 ~ 2.016）	3 539	15.79	1.573*（1.500 ~ 1.650）

注：标准化率为基于第七次全国人口普查（18 ~ 60 岁）年龄构成数据进行年龄标化的 WMSDs 发生率；“*”为 $P < 0.05$；“**”为 $P < 0.01$。

7）工作时使用振动工具：除颈部外，其他部位 WMSDs 的发生均存在接触 - 反应关系。肘、腕 / 手和膝部 WMSDs 发生危险（很频繁）位列前三位，*OR* 分别为 2.644、2.657 和 2.394。

8）工作时需要驾驶车辆：上背、下背、肘、腿和膝部 WMSDs 的发生存在接触 - 反应关系。其中，下背、上背和膝部 WMSDs 发生危险（很频繁）位列前三位，*OR* 分别为 1.458、1.402 和 1.348。

9）以不舒服的姿势工作：所有部位 WMSDs 的发生均存在接触 - 反应关系。其中，膝、上背和下背部 WMSDs 发生危险（很频繁）位列前三位，*OR* 分别为 5.230、5.074 和 4.765。

10）每分钟做多次重复性操作：所有部位 WMSDs 的发生均存在接触 - 反应关系。其中，腕 / 手、足踝和肘部 WMSDs 发生危险（很频繁）位列前三位，*OR* 分别为 4.119、3.087 和 3.068。

11）几乎每天从事同样的工作：该工作类型作业人员所有部位 WMSDs 发生危险均显著高于无该类型作业者，其中，腕 / 手、腿和下背部发生危险位列前三位，*OR* 分别为 1.960、1.715 和 1.638。

12）工作每天都在变化：该工作类型作业人员肘、腕 / 手、腿、膝和足踝部 WMSDs 发生危险均显著高于无该类型作业者。其中，工作每天都在变化是腕 / 手部 WMSDs 的保护因素；上述部位中，肘、腿和膝部 WMSDs 发生危险位列前三位，*OR* 分别为 1.262、1.153 和 1.147。

13）和同事轮流完成工作：除腿部 WMSDs 发生危险无显著统计学差异外，该工作类型作业人员其他部位 WMSDs 发生危险均显著低于无该类型作业者。

14）工作在同一车间完成：该工作类型作业人员所有部位 WMSDs 发生危险均显著高于无该类型作业者，其中，腕 / 手、足踝和肘部 WMSDs 发生危险位列前三位，*OR* 分别为 1.491、1.393 和 1.248。

15）工作在户外完成：上背和腕 / 手部 WMSDs 发生危险无显著统计学差异，颈、肩和足踝部发生危险显著低于无该类型作业者，而下背、肘、腿和膝部 WMSDs 发生危险显著高于无该类型作业者。

16）工作需要一分钟多次重复性操作：该工作类型作业人员所有部位 WMSDs 发生危险均显著高于无该类型作业者，*OR* 波动在 1.499 ～ 2.241。

17）工作需要常与客户、患者或公众打交道：除腕 / 手部外，该工作类型作业人员其他部位 WMSDs 发生危险均显著高于无该类型作业者，*OR* 波动在 1.083 ～ 1.977，而腕 / 手部发生危险显著低于无该类型作业者。

18）工作涉及寒冷、凉风或者气温变化：该工作类型作业人员所有部位 WMSDs 发生危险均显著高于无该类型作业者，*OR* 波动在 1.344 ～ 2.122。

（3）不同工作组织人群身体九个部位 WMSDs 的发生数、标准化率和 *OR*：表 3-3-4 显示，工作组织可能成为影响 WMSDs 发生的因素，包括轮班情况、经常加班、休息时间充足、休息后又开始工作、自己可以决定何时开始和结束工作、自己可以决定何时工间休息、部门人员短缺和经常替同事上班。

1）轮班情况：随轮班频次的增加，颈、肩、上背和肘部 WMSDs 的标准化率和发生危险有随轮班频次增加而增加的趋势，存在接触 - 反应关系。

2）经常加班：经常加班组所有部位 WMSDs 发生危险均显著超过不加班组，*OR* 波动在 1.253 ～ 1.788。

3）休息时间充足：休息时间充足组所有部位 WMSDs 发生危险均显著低于不充足组。

4）休息后又开始工作：除肘部外，休息后又开始工作组所有部位 WMSDs 发生危险均显著高于休息后不再工作组，其中，足踝、肩和颈部 WMSDs 发生危险位列前三位，*OR* 分别为 1.418、1.365 和 1.270。

5）自己可以决定何时开始和结束工作：除肘部和膝部外，自己可以决定何时开始和结束工作组的 WMSDs 标准化率均显著低于不可以决定组。

6）自己可以决定何时工间休息：自己可以决定何时工间休息组所有部位 WMSDs 标准化率均显著低于不可以决定组。

7）部门人员短缺：部门人员短缺组所有部位 WMSDs 标准化率均显著高于部门人员不短缺组，其中，腿、肘和膝部 WMSDs 发生危险位列前三位，*OR* 分别为 2.014、1.938 和 1.928。

8）经常替同事上班：经常替同事上班组所有部位 WMSDs 标准化率均显著高于不经常替同事上班组，其中，肘、膝和腿部 WMSDs 发生危险位列前三位，*OR* 分别为 1.929、1.915 和 1.899。

（4）不同工作姿势人群身体九个部位 WMSDs 的发生数、标准化率和 *OR*：工作时身体所处的姿势可能直接影响 WMSDs 发生，表 3-3-5 列出观察人群不同工作姿势 WMSDs 的发生率和发生危险（*OR*）。

1）背

A. 背部姿势：所有部位 WMSDs 的发生率和 *OR* 均呈现随背部弯曲度增加而上升的趋势，且弯曲的两组均显著高于直立组。结果提示，背部弯曲除为背部 WMSDs 的危险因素外，还与其他部位的 WMSDs 有关。存在经常转身、弯腰同时转身、躯干（腰或背）经常重复同一动作、背部长时间保持同一姿势、长时间保持弯腰姿势和长时间保持转身姿势的六种背部其他姿势组 WMSDs 的标准化率和 *OR* 均显著高于无相关姿势的对照组。

B. 经常转身：WMSDs 的 *OR* 排前五位的部位依次为足踝、肘、膝、腿和腕 / 手，分别为 2.278、1.929、1.916、1.801 和 1.733。

C. 弯腰同时转身：WMSDs 的 *OR* 排前五位的部位依次为肘、膝、腿、足踝和腕 / 手，分别为 2.507、2.270、2.189、2.074 和 2.009。

D. 躯干（腰或背）经常重复同一动作：WMSDs 的 *OR* 排前五位的部位依次为肘、腕 / 手、膝、腿和上背，分别为 3.029、2.629、2.409、2.383 和 2.357。

E. 背部长时间保持同一姿势：WMSDs 的 *OR* 排前五位的部位依次为上背、下背、肘、腕 / 手和肩，分别为 2.109、1.985、1.902、1.893 和 1.885。

F. 长时间保持弯腰姿势：WMSDs 的 *OR* 排前五位的部位依次为膝、肘、腿、下背和腕 / 手，分别为 2.079、2.039、1.936、1.896 和 1.737。

表 3-3-4　不同工作组织人群身体九个部位 WMSDs 的发生数、标准化率和 *OR*

工作组织	分类	人数 / 人	不分部位			颈		
			发生数 / 个	标准化率 /%	*OR*（95%*CI*）	发生数 / 个	标准化率 /%	*OR*（95%*CI*）
轮班情况	不轮班	22 851	8 379	36.19	1	5 061	21.27	1
	两班倒	25 524	10 409	39.15	1.189*（1.147 ~ 1.234）	6 099	24.21	1.104*（1.058 ~ 1.152）
	三班倒	4 043	1 871	44.77	1.488*（1.391 ~ 1.592）	1 163	27.55	1.419*（1.317 ~ 1.530）
	四班倒	2 011	913	46.00	1.436*（1.310 ~ 1.574）	605	30.84	1.513*（1.368 ~ 1.672）
	其他	4 240	1 891	41.66	1.390*（1.301 ~ 1.486）	1 278	27.87	1.517*（1.410 ~ 1.631）
经常加班	否	27 016	9 792	35.98	1	5 943	21.50	1
	是	31 653	13 671	41.44	1.337*（1.293 ~ 1.383）	8 263	25.08	1.253*（1.206 ~ 1.301）
休息时间充足	否	32 090	15 611	46.60	1	9 850	29.69	1
	是	26 579	7 852	29.98	0.443*（0.428 ~ 0.458）	4 356	16.31	0.443*（0.425 ~ 0.461）
休息后又开始工作	否	4 800	1 618	33.07	1	979	20.34	1
	是	53 869	21 845	39.37	1.342*（1.261 ~ 1.428）	13 227	23.57	1.270*（1.181 ~ 1.366）
自己可以决定何时开始和结束工作	否	49 311	20 099	39.02	1	12 279	23.80	1
	是	9 358	3 364	36.86	0.816*（0.779 ~ 0.854）	1 927	20.57	0.782*（0.741 ~ 0.826）
自己可以决定何时工间休息	否	47 955	19 920	39.94	1	12 217	24.51	1
	是	10 714	3 543	33.51	0.695*（0.665 ~ 0.727）	1 989	18.28	0.667*（0.633 ~ 0.703）
部门人员短缺	否	32 211	11 015	33.32	1	6 351	18.78	1
	是	26 458	12 448	45.44	1.710*（1.654 ~ 1.768）	7 855	28.82	1.719*（1.655 ~ 1.786）
经常替同事上班	否	50 103	19 187	37.09	1	11 334	21.63	1
	是	8 566	4 276	48.64	1.606*（1.534 ~ 1.682）	2 872	32.86	1.725*（1.642 ~ 1.813）

续表

工作组织	分类	人数/人	肩			上背		
			发生数/个	标准化率/%	OR（95%CI）	发生数/个	标准化率/%	OR（95%CI）
轮班情况	不轮班	22 851	0	18.05	1	2 901	12.23	1
	两班倒	25 524	5 139	20.28	1.104*（1.055～1.155）	3 823	14.19	1.211*（1.150～1.276）
	三班倒	4 043	988	23.61	1.416*（1.308～1.532）	742	18.00	1.546*（1.415～1.689）
	四班倒	2 011	511	26.60	1.491*（1.342～1.658）	412	22.72	1.772*（1.579～1.988）
	其他	4 240	1 024	22.92	1.394*（1.290～1.507）	674	15.27	1.300*（1.187～1.424）
经常加班	否	27 016	4 941	18.15	1	3 405	12.28	1
	是	31 653	6 970	21.19	1.262*（1.211～1.314）	5 147	15.75	1.347*（1.285～1.411）
休息时间充足	否	32 090	8 359	25.47	1	6 147	18.42	1
	是	26 579	3 552	13.51	0.438*（0.419～0.457）	2 405	9.14	0.420*（0.399～0.442）
休息后又开始工作	否	4 800	770	16.26	1	588	11.65	1
	是	53 869	11 141	20.07	1.365*（1.260～1.478）	7 964	14.22	1.243*（1.136～1.359）
自己可以决定何时开始和结束工作	否	49 311	10 312	20.28	1	7 331	14.21	1
	是	9 358	1 599	17.07	0.779*（0.735～0.826）	1 221	12.84	0.859*（0.805～0.917）
自己可以决定何时工间休息	否	47 955	10 212	20.83	1	7 302	14.64	1
	是	10 714	1 699	15.53	0.697*（0.658～0.737）	1 250	11.41	0.735*（0.690～0.784）
部门人员短缺	否	32 211	5 299	15.87	1	3 630	10.52	1
	是	26 458	6 612	24.48	1.692*（1.625～1.762）	4 922	18.32	1.799*（1.718～1.885）
经常替同事上班	否	50 103	9 510	18.37	1	6 684	12.62	1
	是	8 566	2 401	27.68	1.662*（1.578～1.751）	1 868	21.81	1.812*（1.711～1.919）

续表

工作组织	分类	人数/人	下背			肘		
			发生数/个	标准化率/%	*OR*（95%*CI*）	发生数/个	标准化率/%	*OR*（95%*CI*）
轮班情况	不轮班	22 851	3 554	15.51	1	1 632	7.12	1
	两班倒	25 524	4 046	15.95	1.023（0.974～1.074）	2 049	7.88	1.135*（1.061～1.214）
	三班倒	4 043	883	20.17	1.517*（1.397～1.648）	371	9.52	1.314*（1.167～1.478）
	四班倒	2 011	452	24.39	1.574*（1.409～1.758）	230	13.56	1.679*（1.451～1.944）
	其他	4 240	807	19.00	1.276*（1.173～1.389）	258	6.74	0.842*（0.736～0.965）
经常加班	否	27 016	3 940	14.99	1	1 702	6.60	1
	是	31 653	5 802	18.11	1.315*（1.258～1.374）	2 838	9.21	1.465*（1.376～1.559）
休息时间充足	否	32 090	6 890	21.35	1	3 254	10.59	1
	是	26 579	2 852	11.43	0.440*（0.419～0.461）	1 286	5.15	0.451*（0.421～0.482）
休息后又开始工作	否	4 800	683	14.15	1	374	7.98	1
	是	53 869	9 059	16.89	1.219*（1.120～1.325）	4 166	7.92	0.992（0.888～1.107）
自己可以决定何时开始和结束工作	否	49 311	8 341	16.66	1	3 790	7.94	1
	是	9 358	1 401	16.06	0.865*（0.813～0.920）	750	8.07	1.046（0.964～1.136）
自己可以决定何时工间休息	否	47 955	8 247	17.06	1	3 818	8.31	1
	是	10 714	1 495	14.62	0.781*（0.736～0.829）	722	6.66	0.835*（0.769～0.907）
部门人员短缺	否	32 211	4 198	13.29	1	1 807	5.62	1
	是	26 458	5 544	20.74	1.769*（1.693～1.848）	2 733	10.85	1.938*（1.822～2.062）
经常替同事上班	否	50 103	7 662	15.35	1	3 466	7.03	1
	是	8 566	2 080	24.14	1.776*（1.681～1.877）	1 074	13.11	1.929*（1.794～2.074）

续表

工作组织	分类	人数/人	腕/手			腿		
			发生数/个	标准化率/%	OR（95%CI）	发生数/个	标准化率/%	OR（95%CI）
轮班情况	不轮班	22 851	2 827	12.22	1	2 126	9.30	1
	两班倒	25 524	3 880	13.51	1.270*（1.205～1.338）	2 757	10.74	1.180*（1.112～1.253）
	三班倒	4 043	525	13.09	1.057（0.957～1.168）	670	16.46	1.936*（1.762～2.128）
	四班倒	2 011	305	18.26	1.266*（1.114～1.439）	331	19.33	1.921*（1.693～2.179）
	其他	4 240	453	11.00	0.847*（0.763～0.941）	467	11.17	1.207*（1.085～1.342）
经常加班	否	27 016	3 016	11.28	1	2 450	9.37	1
	是	31 653	4 974	15.01	1.484*（1.413～1.557）	3 901	12.25	1.409*（1.336～1.487）
休息时间充足	否	32 090	5 679	17.37	1	4 580	14.49	1
	是	26 579	2 311	8.76	0.443*（0.421～0.466）	1 771	7.00	0.429*（0.405～0.454）
休息后又开始工作	否	4 800	541	11.38	1	452	9.80	1
	是	53 869	7 449	13.39	1.263*（1.151～1.386）	5 899	10.96	1.183*（1.070～1.308）
自己可以决定何时开始和结束工作	否	49 311	6 895	13.53	1	5 434	10.98	1
	是	9 358	1 095	11.70	0.815*（0.762～0.873）	917	10.16	0.877*（0.815～0.944）
自己可以决定何时工间休息	否	47 955	6 836	13.85	1	5 387	11.28	1
	是	10 714	1 154	10.70	0.726*（0.680～0.776）	964	9.17	0.781*（0.727～0.840）
部门人员短缺	否	32 211	3 479	10.29	1	2 507	7.87	1
	是	26 458	4 511	16.87	1.697*（1.619～1.780）	3 844	14.54	2.014*（1.910～2.124）
经常替同事上班	否	50 103	6 399	12.26	1	4 891	9.78	1
	是	8 566	1 591	18.70	1.558*（1.467～1.655）	1 460	17.19	1.899*（1.782～2.024）

续表

工作组织	分类	人数/人	膝			足踝		
			发生数/个	标准化率/%	*OR*（95%*CI*）	发生数/个	标准化率/%	*OR*（95%*CI*）
轮班情况	不轮班	22 851	2 247	10.09	1	2 298	9.65	1
	两班倒	25 524	2 892	11.04	1.172*（1.105 ～ 1.242）	4 299	14.09	1.812*（1.716 ～ 1.912）
	三班倒	4 043	628	15.98	1.686*（1.533 ～ 1.855）	661	14.79	1.748*（1.591 ～ 1.920）
	四班倒	2 011	297	17.18	1.589*（1.394 ～ 1.811）	348	19.40	1.872*（1.654 ～ 2.117）
	其他	4 240	426	9.79	1.024（0.918 ～ 1.142）	486	10.53	1.158*（1.044 ～ 1.285）
经常加班	否	27 016	2 401	9.29	1	2 753	9.53	1
	是	31 653	4 089	13.30	1.521*（1.442 ～ 1.604）	5 339	14.92	1.788*（1.702 ～ 1.878）
休息时间充足	否	32 090	4 669	15.07	1	5 841	16.31	1
	是	26 579	1 821	7.31	0.432*（0.408 ～ 0.457）	2 251	7.80	0.416*（0.395 ～ 0.438）
休息后又开始工作	否	4 800	458	9.48	1	498	9.77	1
	是	53 869	6 032	11.49	1.195*（1.082 ～ 1.321）	7 594	12.49	1.418*（1.288 ～ 1.560）
自己可以决定何时开始和结束工作	否	49 311	5 479	11.18	1	7 039	12.63	1
	是	9 358	1 011	11.64	0.969（0.903 ～ 1.040）	1 053	10.44	0.761*（0.711 ～ 0.816）
自己可以决定何时工间休息	否	47 955	5 447	11.53	1	7 019	12.99	1
	是	10 714	1 043	10.25	0.842*（0.785 ～ 0.903）	1 073	9.29	0.649*（0.606 ～ 0.695）
部门人员短缺	否	32 211	2 625	8.33	1	3 450	9.22	1
	是	26 458	3 865	14.93	1.928*（1.829 ～ 2.032）	4 642	15.98	1.774*（1.692 ～ 1.860）
经常替同事上班	否	50 103	4 992	10.10	1	6 403	11.19	1
	是	8 566	1 498	18.19	1.915*（1.798 ～ 2.040）	1 689	18.49	1.676*（1.580 ～ 1.779）

注：标准化率为基于第七次全国人口普查（18 ～ 60 岁）年龄构成数据进行年龄标化的 WMSDs 发生率；“*”为 $P < 0.05$；“**”为 $P < 0.01$。

表 3-3-5　不同工作姿势人群身体九个部位 WMSDs 的发生数、标准化率和 *OR*

工作姿势	分类	人数 / 人	不分部位			颈		
			发生数 / 个	标准化率 /%	*OR*（95%*CI*）	发生数 / 个	标准化率 /%	*OR*（95%*CI*）
背部姿势	直立	18 381	5 811	30.25	1	3 383	17.36	1
	稍微弯曲	31 891	13 367	41.34	1.561*（1.502 ~ 1.622）	8 266	25.49	1.551*（1.483 ~ 1.622）
	大幅度弯曲	8 397	4 285	48.10	2.254*（2.138 ~ 2.377）	2 557	28.05	1.941*（1.829 ~ 2.060）
经常转身	否	18 642	6 382	33.96	1	4 005	21.02	1
	是	40 027	17 081	41.15	1.430*（1.379 ~ 1.483）	10 201	24.39	1.250*（1.199 ~ 1.303）
弯腰同时转身	否	31 574	10 868	33.71	1	6 472	20.05	1
	是	27 095	12 595	44.79	1.655*（1.601 ~ 1.711）	7 734	27.12	1.549*（1.492 ~ 1.609）
躯干（腰或背）经常重复同一动作	否	26 067	8 061	30.22	1	4 628	17.27	1
	是	32 602	15 402	45.87	2.000*（1.933 ~ 2.070）	9 578	28.26	1.927*（1.852 ~ 2.005）
背部长时间保持同一姿势	否	22 585	7 203	30.75	1	3 943	16.90	1
	是	36 084	16 260	43.98	1.752*（1.692 ~ 1.814）	10 263	27.35	1.879*（1.803 ~ 1.958）
长时间保持弯腰姿势	否	17 901	7 103	38.77	1	4 346	23.47	1
	是	18 183	9 157	48.99	1.542*（1.479 ~ 1.608）	5 917	31.11	1.505*（1.437 ~ 1.576）
长时间保持转身姿势	否	20 584	8 630	41.03	1	5 360	24.89	1
	是	15 500	7 630	47.88	1.343*（1.288 ~ 1.400）	4 903	30.58	1.314*（1.255 ~ 1.376）
颈部姿势	直立	10 093	2 755	26.43	1	1 483	14.23	1
	稍前倾	29 767	11 076	37.16	1.578*（1.502 ~ 1.659）	6 443	21.57	1.604*（1.508 ~ 1.706）
	大幅前倾	17 025	8 731	48.98	2.804*（2.659 ~ 2.957）	5 728	31.75	2.944*（2.762 ~ 3.137）
	头后仰	1 784	901	47.22	2.718*（2.453 ~ 3.012）	552	26.91	2.601*（2.320 ~ 2.917）
颈长时间保持同一姿势	否	22 748	7 060	30.06	1	3 541	15.06	1
	是	35 921	16 403	44.30	1.867*（1.803 ~ 1.934）	10 665	28.44	2.290*（2.195 ~ 2.390）

续表

工作姿势	分类	人数 / 人	不分部位			颈		
			发生数 / 个	标准化率 /%	OR（95%CI）	发生数 / 个	标准化率 /%	OR（95%CI）
长时间保持低头姿势	否	10 789	3 873	34.63	1	2 266	20.19	1
	是	25 132	12 530	48.54	1.775*（1.695 ~ 1.860）	8 399	32.00	1.888*（1.790 ~ 1.991）
长时间保持转头姿势	否	21 608	9 306	41.73	1	6 000	26.51	1
	是	14 313	7 097	48.20	1.300*（1.246 ~ 1.356）	4 665	31.32	1.258*（1.201 ~ 1.317）
腕 / 手经常向上 / 向下弯曲	否	18 757	6 209	32.63	1	3 698	19.18	1
	是	39 912	17 254	41.73	1.539*（1.484 ~ 1.596）	10 508	25.26	1.455*（1.395 ~ 1.518）
腕 / 手需要长期处于弯曲状态	否	31 427	10 585	33.21	1	6 053	18.96	1
	是	27 242	12 878	45.31	1.765*（1.707 ~ 1.825）	8 153	28.35	1.790*（1.723 ~ 1.860）
腕 / 手经常放在硬且有棱角的物体边缘（如桌棱）	否	36 389	13 345	36.22	1	7 929	21.32	1
	是	22 280	10 118	43.00	1.437*（1.389 ~ 1.486）	6 277	26.52	1.408*（1.355 ~ 1.463）
需要用手捏 / 紧抓一些物品 / 工具	否	11 250	3 416	30.67	1	2 108	18.69	1
	是	47 419	20 047	40.76	1.680*（1.607 ~ 1.755）	12 098	24.42	1.485*（1.411 ~ 1.564）
手的位置一般保持在什么水平	肩及以下水平	48 041	19 105	38.67	1	11 684	23.52	1
	肩以上水平	10 628	4 358	39.34	1.053*（1.009 ~ 1.099）	2 522	22.22	0.968（0.922 ~ 1.017）
下肢能伸展或改变腿部姿势	否	14 095	5 870	39.75	1	3 729	25.60	1
	是	44 574	17 593	38.56	0.914*（0.879 ~ 0.95）	10 477	22.60	0.854*（0.818 ~ 0.892）
下肢需要长时间保持屈膝姿势	否	39 198	14 001	34.41	1	8 057	19.75	1
	是	19 471	9 462	47.05	1.701*（1.643 ~ 1.762）	6 149	30.01	1.784*（1.716 ~ 1.855）
下肢及足踝经常反复做同一动作	否	32 712	11 566	34.99	1	6 740	19.94	1
	是	25 957	11 897	43.58	1.547*（1.496 ~ 1.599）	7 466	27.57	1.556*（1.498 ~ 1.616）

续表

工作姿势	分类	人数 / 人	肩			上背		
			发生数 / 个	标准化率 /%	*OR*（95%*CI*）	发生数 / 个	标准化率 /%	*OR*（95%*CI*）
背部姿势	直立	18 381	2 815	14.75	1	1 889	9.81	1
	稍微弯曲	31 891	6 954	21.40	1.542*（1.470 ~ 1.618）	4 914	15.10	1.590*（1.503 ~ 1.683）
	大幅度弯曲	8 397	2 142	24.30	1.894*（1.777 ~ 2.018）	1 749	18.95	2.297*（2.139 ~ 2.466）
经常转身	否	18 642	3 290	17.34	1	2 090	10.98	1
	是	40 027	8 621	20.93	1.281*（1.225 ~ 1.339）	6 462	15.49	1.525*（1.446 ~ 1.607）
弯腰同时转身	否	31 574	5 347	16.76	1	3 361	10.44	1
	是	27 095	6 564	23.24	1.568*（1.506 ~ 1.633）	5 191	18.12	1.989*（1.898 ~ 2.085）
躯干（腰或背）经常重复同一动作	否	26 067	3 751	14.15	1	2 359	8.98	1
	是	32 602	8 160	24.35	1.986*（1.903 ~ 2.073）	6 193	18.08	2.357*（2.241 ~ 2.479）
背部长时间保持同一姿势	否	22 585	3 244	14.04	1	2 110	9.25	1
	是	36 084	8 667	23.39	1.885*（1.803 ~ 1.970）	6 442	16.97	2.109*（2.001 ~ 2.222）
长时间保持弯腰姿势	否	17 901	3 659	19.85	1	2 528	13.46	1
	是	18 183	5 008	26.74	1.480*（1.409 ~ 1.553）	3 914	20.28	1.668*（1.579 ~ 1.762）
长时间保持转身姿势	否	20 584	4 431	21.16	1	3 019	13.88	1
	是	15 500	4 236	26.37	1.371*（1.306 ~ 1.439）	3 423	21.07	1.649*（1.562 ~ 1.741）
颈部姿势	直立	10 093	1 238	12.03	1	913	8.81	1
	稍前倾	29 767	5 458	18.33	1.606*（1.503 ~ 1.716）	3 698	12.37	1.426*（1.322 ~ 1.539）
	大幅前倾	17 025	4 759	26.84	2.775*（2.592 ~ 2.971）	3 603	19.75	2.699*（2.498 ~ 2.916）
	头后仰	1 784	456	22.43	2.456*（2.174 ~ 2.774）	338	18.42	2.350*（2.050 ~ 2.694）

续表

工作姿势	分类	人数 / 人	肩			上背		
			发生数 / 个	标准化率 /%	*OR*（95%*CI*）	发生数 / 个	标准化率 /%	*OR*（95%*CI*）
颈长时间保持同一姿势	否	22 748	3 070	13.10	1	2 198	9.38	1
	是	35 921	8 841	23.93	2.093*（2.001 ~ 2.189）	6 354	16.86	2.009*（1.908 ~ 2.116）
长时间保持低头姿势	否	10 789	1 883	16.96	1	1 256	11.32	1
	是	25 132	6 958	26.98	1.811*（1.711 ~ 1.917）	5 098	19.28	1.931*（1.807 ~ 2.064）
长时间保持转头姿势	否	21 608	4 883	22.20	1	3 221	14.17	1
	是	14 313	3 958	26.64	1.309*（1.247 ~ 1.374）	3 133	21.04	1.600*（1.515 ~ 1.689）
腕 / 手经常向上 / 向下弯曲	否	18 757	2 884	15.31	1	1 883	9.87	1
	是	39 912	9 027	21.84	1.609*（1.536 ~ 1.685）	6 669	15.94	1.798*（1.703 ~ 1.898）
腕 / 手需要长期处于弯曲状态	否	31 427	4 871	15.37	1	3 198	9.92	1
	是	27 242	7 040	24.83	1.900*（1.824 ~ 1.979）	5 354	18.71	2.159*（2.06 ~ 2.264）
腕 / 手经常放在硬且有棱角的物体边缘（如桌棱）	否	36 389	6 455	17.56	1	4 254	11.37	1
	是	22 280	5 456	23.31	1.504*（1.444 ~ 1.566）	4 298	18.26	1.806*（1.724 ~ 1.891）
需要用手捏 / 紧抓一些物品 / 工具	否	11 250	1 620	14.62	1	1 070	9.63	1
	是	47 419	10 291	20.99	1.648*（1.556 ~ 1.744）	7 482	15.05	1.782*（1.666 ~ 1.907）
手的位置一般保持在什么水平	肩及以下水平	48 041	9 696	19.74	1	6 930	13.88	1
	肩以上水平	10 628	2 215	19.72	1.041（0.989 ~ 1.097）	1 622	14.44	1.068*（1.008 ~ 1.133）
下肢能伸展或改变腿部姿势	否	14 095	3 063	21.26	1	2 231	15.04	1
	是	44 574	8 848	19.31	0.892*（0.852 ~ 0.934）	6 321	13.69	0.879*（0.834 ~ 0.926）
下肢需要长时间保持屈膝姿势	否	39 198	6 678	16.51	1	4 452	10.84	1
	是	19 471	5 233	25.82	1.790*（1.718 ~ 1.865）	4 100	19.96	2.082*（1.987 ~ 2.181）
下肢及足踝经常反复做同一动作	否	32 712	5 520	16.62	1	3 533	10.46	1
	是	25 957	6 391	23.68%	1.609*（1.545 ~ 1.675）	5 019	18.48%	1.980*（1.890 ~ 2.074）

续表

工作姿势	分类	人数 / 人	下背			肘		
			发生数 / 个	标准化率 /%	*OR*（95%*CI*）	发生数 / 个	标准化率 /%	*OR*（95%*CI*）
背部姿势	直立	18 381	2 019	11.06	1	1 007	5.56	1
	稍微弯曲	31 891	5 500	17.55	1.689*（1.599 ～ 1.784）	2 520	8.25	1.480*（1.373 ～ 1.596）
	大幅度弯曲	8 397	2 223	25.52	2.918*（2.729 ～ 3.120）	1 013	11.97	2.367*（2.160 ～ 2.593）
经常转身	否	18 642	2 436	13.30	1	915	5.22	1
	是	40 027	7 306	18.31	1.485*（1.414 ～ 1.561）	3 625	9.30	1.929*（1.790 ～ 2.079）
弯腰同时转身	否	31 574	3 932	12.80	1	1 510	5.02	1
	是	27 095	5 810	21.13	1.919*（1.836 ～ 2.006）	3 030	11.33	2.507*（2.351 ～ 2.673）
躯干（腰或背）经常重复同一动作	否	26 067	2 824	11.11	1	1 006	4.10	1
	是	32 602	6 918	21.18	2.217*（2.115 ～ 2.324）	3 534	11.08	3.029*（2.818 ～ 3.255）
背部长时间保持同一姿势	否	22 585	2 526	11.23	1	1 163	5.36	1
	是	36 084	7 216	20.10	1.985*（1.891 ～ 2.084）	3 377	9.54	1.902*（1.775 ～ 2.037）
长时间保持弯腰姿势	否	17 901	2 674	15.05	1	1 148	6.65	1
	是	18 183	4 542	24.79	1.896*（1.798 ～ 1.999）	2 229	12.28	2.039*（1.893 ～ 2.196）
长时间保持转身姿势	否	20 584	3 607	17.63	1	1 248	6.27	1
	是	15 500	3 609	23.37	1.429*（1.356 ～ 1.504）	2 129	13.92	2.467*（2.293 ～ 2.655）
颈部姿势	直立	10 093	1 026	10.13	1	554	5.47	1
	稍前倾	29 767	4 176	14.61	1.442*（1.341 ～ 1.550）	1 827	6.55	1.126*（1.021 ～ 1.242）
	大幅前倾	17 025	4 156	23.98	2.854*（2.652 ～ 3.071）	1 954	11.70	2.232*（2.024 ～ 2.462）
	头后仰	1 784	384	22.80	2.424*（2.128 ～ 2.761）	205	10.73	2.235*（1.888 ～ 2.647）

续表

工作姿势	分类	人数 / 人	下背			肘		
			发生数 / 个	标准化率 /%	*OR*（95%*CI*）	发生数 / 个	标准化率 /%	*OR*（95%*CI*）
颈长时间保持同一姿势	否	22 748	2 678	11.85	1	1 218	5.56	1
	是	35 921	7 064	19.66	1.835*（1.749 ～ 1.925）	3 322	9.42	1.801*（1.683 ～ 1.928）
长时间保持低头姿势	否	10 789	1 499	14.32	1	666	6.40	1
	是	25 132	5 565	21.94	1.763*（1.656 ～ 1.876）	2 656	10.71	1.796*（1.645 ～ 1.962）
长时间保持转头姿势	否	21 608	3 742	17.33	1	1 369	6.59	1
	是	14 313	3 322	23.27	1.443*（1.369 ～ 1.521）	1 953	13.83	2.336*（2.172 ～ 2.512）
腕 / 手经常向上 / 向下弯曲	否	18 757	2 329	12.88	1	720	4.26	1
	是	39 912	7 413	18.42	1.609*（1.530 ～ 1.692）	3 820	9.67	2.651*（2.444 ～ 2.877）
腕 / 手需要长期处于弯曲状态	否	31 427	4 063	13.21	1	1 382	4.72	1
	是	27 242	5 679	20.63	1.774*（1.697 ～ 1.854）	3 158	11.65	2.851*（2.67 ～ 3.043）
腕 / 手经常放在硬且有棱角的物体边缘（如桌棱）	否	36 389	5 214	14.80	1	1 928	5.65	1
	是	22 280	4 528	19.66	1.525*（1.460 ～ 1.593）	2 612	11.63	2.374*（2.232 ～ 2.524）
需要用手捏 / 紧抓一些物品 / 工具	否	11 250	1 231	11.63	1	433	4.42	1
	是	47 419	8 511	17.86	1.780*（1.671 ～ 1.897）	4 107	8.78	2.369*（2.141 ～ 2.621）
手的位置一般保持在什么水平	肩及以下水平	48 041	8 001	16.73	1	3 611	7.74	1
	肩以上水平	10 628	1 741	16.21	0.980（0.926 ～ 1.038）	929	8.81	1.179*（1.093 ～ 1.271）
下肢能伸展或改变腿部姿势	否	14 095	2 437	16.88	1	1 090	8.01	1
	是	44 574	7 305	16.61	0.938*（0.892 ～ 0.986）	3 450	7.93	1.001（0.932 ～ 1.074）
下肢需要长时间保持屈膝姿势	否	39 198	5 251	13.58	1	2 225	5.87	1
	是	19 471	4 491	22.43	1.938*（1.854 ～ 2.026）	2 315	11.80	2.242*（2.110 ～ 2.383）
下肢及足踝经常反复做同一动作	否	32 712	4 365	14.01	1	1 622	5.32	1
	是	25 957	5 377	19.90	1.697*（1.624 ～ 1.773）	2 918	11.17	2.428*（2.279 ～ 2.586）

续表

工作姿势	分类	人数/人	腕/手			腿		
			发生数/个	标准化率/%	*OR*（95%*CI*）	发生数/个	标准化率/%	*OR*（95%*CI*）
背部姿势	直立	18 381	1 727	8.94	1	1 419	7.82	1
	稍微弯曲	31 891	4 649	14.40	1.646*（1.552～1.745）	3 532	11.35	1.489*（1.396～1.588）
	大幅度弯曲	8 397	1 614	18.07	2.295*（2.132～2.470）	1 400	15.84	2.392*（2.210～2.588）
经常转身	否	18 642	1 785	9.60	1	1 365	7.78	1
	是	40 027	6 205	15.02	1.733*（1.639～1.832）	4 986	12.39	1.801*（1.692～1.917）
弯腰同时转身	否	31 574	3 111	9.72	1	2 329	7.66	1
	是	27 095	4 879	17.33	2.009*（1.915～2.109）	4 022	14.62	2.189*（2.074～2.310）
躯干（腰或背）经常重复同一动作	否	26 067	2 040	7.80	1	1 701	6.68	1
	是	32 602	5 950	17.66	2.629*（2.493～2.773）	4 650	14.30	2.383*（2.248～2.526）
背部长时间保持同一姿势	否	22 585	2 107	9.02	1	1 722	7.60	1
	是	36 084	5 883	15.90	1.893*（1.796～1.996）	4 629	12.96	1.783*（1.682～1.889）
长时间保持弯腰姿势	否	17 901	2 250	12.30	1	1 647	9.64	1
	是	18 183	3 633	19.31	1.737*（1.640～1.839）	2 982	16.11	1.936*（1.816～2.064）
长时间保持转身姿势	否	20 584	2 627	12.71	1	1 984	9.85	1
	是	15 500	3 256	20.17	1.818*（1.718～1.923）	2 645	17.11	1.929*（1.812～2.053）
颈部姿势	直立	10 093	791	7.72	1	729	7.23	1
	稍前倾	29 767	3 521	11.78	1.578*（1.455～1.710）	2 625	9.31	1.242*（1.141～1.353）
	大幅前倾	17 025	3 309	18.83	2.837*（2.614～3.079）	2 730	15.64	2.453*（2.251～2.673）
	头后仰	1 784	369	16.10	3.067*（2.678～3.512）	267	15.24	2.261*（1.945～2.628）

续表

工作姿势	分类	人数 / 人	腕 / 手			腿		
			发生数 / 个	标准化率 /%	*OR*（95%*CI*）	发生数 / 个	标准化率 /%	*OR*（95%*CI*）
颈长时间保持同一姿势	否	22 748	2 124	9.03	1	1 793	7.91	1
	是	35 921	5 866	15.87	1.895*（1.798 ～ 1.998）	4 558	12.72	1.698*（1.604 ～ 1.799）
长时间保持低头姿势	否	10 789	1 190	10.37	1	991	9.27	1
	是	25 132	4 676	18.19	1.844*（1.722 ～ 1.974）	3 567	14.17	1.635*（1.518 ～ 1.762）
长时间保持转头姿势	否	21 608	2 923	13.24	1	2 145	9.91	1
	是	14 313	2 943	19.97	1.655*（1.564 ～ 1.750）	2 413	17.07	1.840*（1.728 ～ 1.959）
腕 / 手经常向上 / 向下弯曲	否	18 757	1 210	6.91	1	1 387	7.52	1
	是	39 912	6 780	16.21	2.968*（2.784 ～ 3.163）	4 964	12.46	1.779*（1.671 ～ 1.893）
腕 / 手需要长期处于弯曲状态	否	31 427	2 563	8.28	1	2 380	7.88	1
	是	27 242	5 427	18.95	2.802*（2.665 ～ 2.946）	3 971	14.33	2.083*（1.974 ～ 2.197）
腕 / 手经常放在硬且有棱角的物体边缘（如桌棱）	否	36 389	3 723	10.23	1	3 046	8.57	1
	是	22 280	4 267	18.10	2.078*（1.982 ～ 2.180）	3 305	14.61	1.907*（1.809 ～ 2.009）
需要用手捏 / 紧抓一些物品 / 工具	否	11 250	671	6.48	1	774	7.34	1
	是	47 419	7 319	14.87	2.878*（2.651 ～ 3.123）	5 577	11.73	1.804*（1.668 ～ 1.951）
手的位置一般保持在什么水平	肩及以下水平	48 041	6 422	13.09	1	5 114	10.70	1
	肩以上水平	10 628	1 568	13.81	1.122*（1.057 ～ 1.191）	1 237	11.63	1.106*（1.035 ～ 1.181）
下肢能伸展或改变腿部姿势	否	14 095	1 941	13.33	1	1 657	11.62	1
	是	44 574	6 049	13.21	0.983（0.931 ～ 1.039）	4 694	10.66	0.884*（0.832 ～ 0.938）
下肢需要长时间保持屈膝姿势	否	39 198	4 393	10.78	1	3 325	8.48	1
	是	19 471	3 597	17.83	1.795*（1.711 ～ 1.883）	3 026	15.35	1.985*（1.884 ～ 2.092）
下肢及足踝经常反复做同一动作	否	32 712	3 310	10.12	1	2 495	7.89	1
	是	25 957	4 680	17.14	1.954*（1.862 ～ 2.050）	3 856	14.59	2.113*（2.003 ～ 2.229）

续表

工作姿势	分类	人数 / 人	膝			足踝		
			发生数 / 个	标准化率 /%	*OR*（95%*CI*）	发生数 / 个	标准化率 /%	*OR*（95%*CI*）
背部姿势	直立	18 381	1 425	8.08	1	1 948	9.49	1
	稍微弯曲	31 891	3 563	11.60	1.497*（1.403 ~ 1.596）	4 441	12.60	1.365*（1.290 ~ 1.444）
	大幅度弯曲	8 397	1 502	17.53	2.592*（2.398 ~ 2.801）	1 703	17.31	2.146*（1.999 ~ 2.304）
经常转身	否	18 642	1 335	7.59	1	1 488	7.60	1
	是	40 027	5 155	13.19	1.916*（1.800 ~ 2.041）	6 604	14.53	2.278*（2.147 ~ 2.417）
弯腰同时转身	否	31 574	2 334	7.83	1	3 100	8.75	1
	是	27 095	4 156	15.38	2.270*（2.151 ~ 2.395）	4 992	16.38	2.074*（1.977 ~ 2.177）
躯干（腰或背）经常重复同一动作	否	26 067	1 728	7.09	1	2 253	7.75	1
	是	32 602	4 762	14.76	2.409*（2.274 ~ 2.552）	5 839	15.95	2.306*（2.190 ~ 2.428）
背部长时间保持同一姿势	否	22 585	1 784	8.09	1	2 438	9.36	1
	是	36 084	4 706	13.34	1.749*（1.651 ~ 1.852）	5 654	14.11	1.535*（1.460 ~ 1.615）
长时间保持弯腰姿势	否	17 901	1 609	9.29	1	2 233	11.02	1
	是	18 183	3 097	17.16	2.079*（1.949 ~ 2.216）	3 421	17.02	1.626*（1.535 ~ 1.723）
长时间保持转身姿势	否	20 584	1 990	10.16	1	2 444	10.66	1
	是	15 500	2 716	17.59	1.985*（1.866 ~ 2.112）	3 210	18.73	1.939*（1.830 ~ 2.053）
颈部姿势	直立	10 093	746	7.40	1	978	8.70	1
	稍前倾	29 767	2 670	9.68	1.235*（1.135 ~ 1.343）	3 443	10.58	1.219*（1.131 ~ 1.314）
	大幅前倾	17 025	2 784	16.35	2.449*（2.250 ~ 2.666）	3 263	16.97	2.210*（2.048 ~ 2.385）
	头后仰	1 784	290	15.74	2.432*（2.101 ~ 2.815）	408	18.17	2.764*（2.430 ~ 3.143）

续表

工作姿势	分类	人数 / 人	膝			足踝		
			发生数 / 个	标准化率 /%	*OR*（95%*CI*）	发生数 / 个	标准化率 /%	*OR*（95%*CI*）
颈长时间保持同一姿势	否	22 748	1 880	8.62	1	2 591	9.80	1
	是	35 921	4 610	12.99	1.634*（1.545 ～ 1.729）	5 501	13.83	1.407*（1.338 ～ 1.479）
长时间保持低头姿势	否	10 789	1 035	9.67	1	1 342	10.92	1
	是	25 132	3 575	14.46	1.563*（1.453 ～ 1.682）	4 159	15.07	1.396*（1.307 ～ 1.491）
长时间保持转头姿势	否	21 608	2 115	10.04	1	2 600	10.88	1
	是	14 313	2 495	17.52	1.946*（1.828 ～ 2.071）	2 901	18.42	1.858*（1.754 ～ 1.969）
腕 / 手经常向上 / 向下弯曲	否	18 757	1 418	8.19	1	1 714	8.40	1
	是	39 912	5 072	12.78	1.780*（1.674 ～ 1.893）	6 378	14.08	1.891*（1.787 ～ 2.001）
腕 / 手需要长期处于弯曲状态	否	31 427	2 460	8.24	1	3 223	9.24	1
	是	27 242	4 030	14.87	2.044*（1.939 ～ 2.156）	4 869	15.77	1.904*（1.815 ～ 1.998）
腕 / 手经常放在硬且有棱角的物体边缘（如桌棱）	否	36 389	3 186	9.32	1	4 096	10.02	1
	是	22 280	3 304	14.53	1.815*（1.723 ～ 1.911）	3 996	15.94	1.723*（1.644 ～ 1.806）
需要用手捏 / 紧抓一些物品 / 工具	否	11 250	775	7.86	1	895	7.77	1
	是	47 419	5 715	12.13	1.852*（1.713 ～ 2.003）	7 197	13.34	2.070*（1.925 ～ 2.226）
手的位置一般保持在什么水平	肩及以下水平	48 041	5 166	10.95	1	6 476	12.03	1
	肩以上水平	10 628	1 324	12.92	1.181*（1.107 ～ 1.260）	1 616	13.30	1.151*（1.085 ～ 1.221）
下肢能伸展或改变腿部姿势	否	14 095	1 707	12.10	1	1 969	12.39	1
	是	44 574	4 783	11.09	0.872*（0.823 ～ 0.925）	6 123	12.27	0.981（0.928 ～ 1.036）
下肢需要长时间保持屈膝姿势	否	39 198	3 314	8.66	1	4 856	10.58	1
	是	19 471	3 176	16.26	2.110*（2.003 ～ 2.223）	3 236	15.44	1.410*（1.343 ～ 1.479）
下肢及足踝经常反复做同一动作	否	32 712	2 437	8.09	1	3 232	8.80	1
	是	25 957	4 053	15.33	2.299*（2.180 ～ 2.424）	4 860	16.69	2.101*（2.003 ～ 2.204）

G. 长时间保持转身姿势：WMSDs 的 *OR* 排前五位的部位依次为肘、膝、足踝、腿和腕 / 手，分别为 2.467、1.985、1.939、1.929 和 1.818。

上述结果提示，除背部弯曲程度外，WMSDs 发生危险以躯干（腰或背）经常重复同一动作最高，其次为弯腰同时转身、长时间保持弯腰姿势、长时间保持转身姿势、背部长时间保持同一姿势和经常转身。

2）颈

A. 颈部姿势：所有部位 WMSDs 的发生率和 *OR* 均呈现随颈部弯曲度增加而上升的趋势，且弯曲的两组均显著高于直立组。头后仰组 WMSDs 的 *OR*，除肘、腕 / 手和足踝部高于大幅前倾组外，其他部位的 *OR* 均低于大幅前倾组。结果提示，颈部弯曲除为颈部 WMSDs 的危险因素外，还与其他部位的 WMSDs 有关。存在颈部长时间保持同一姿势、长时间保持低头姿势和长时间保持转头姿势三种颈部其他姿势组 WMSDs 的标准化率和 *OR* 均显著高于无相关姿势的对照组。

B. 颈部长时间保持同一姿势：WMSDs 的 *OR* 排前五位的部位依次为颈、肩、上背、腕 / 手和下背，分别为 2.290、2.093、2.009、1.895 和 1.835。

C. 长时间保持低头姿势：WMSDs 的 *OR* 排前五位的部位依次为上背、颈、腕 / 手、肩和肘，分别为 1.931、1.888、1.844、1.811 和 1.796。

D. 长时间保持转头姿势：WMSDs 的 *OR* 排前五位的部位依次为肘、膝、足踝、腿和腕 / 手，分别为 2.336、1.946、1.858、1.840 和 1.655。

上述结果提示，除颈部弯曲程度外，WMSDs 发生危险以颈部长时间保持同一姿势最高，其次为长时间保持转头姿势和长时间保持低头姿势。

3）腕 / 手

对腕 / 手经常向上 / 向下弯曲、腕 / 手需要长期处于弯曲状态、腕 / 手经常放在硬且有棱角的物体边缘（如桌棱）、需要用手捏 / 紧抓一些物品 / 工具和手的位置一般保持在什么水平五种腕 / 手部相关因素的调查结果显示，除颈、肩和下背部的手在肩部以上水平姿势外，存在上述五种调查姿势的所有其他部位 WMSDs 的发生率均显著高于无相关姿势的对照组，提示腕 / 手部 WMSDs 与腕 / 手部不良姿势有关。

A. 腕 / 手经常向上 / 向下弯曲：WMSDs 的 *OR* 排前五位的部位依次为腕 / 手、肘、足踝、上背和膝，分别为 2.968、2.651、1.891、1.798 和 1.780。

B. 腕 / 手需要长期处于弯曲状态：WMSDs 的 *OR* 排前五位的部位依次有肘、腕 / 手、上背、腿和膝，分别为 2.851、2.802、2.159、2.083 和 2.044。

C. 腕 / 手经常放在硬且有棱角的物体边缘（如桌棱）：WMSDs 的 *OR* 排前五位的部位依次为肘、腕 / 手、腿、膝和上背，分别为 2.374、2.078、1.907、1.815 和 1.806。

D. 需要用手捏 / 紧抓一些物品 / 工具：WMSDs 的 *OR* 排前五位的部位依次为腕 / 手、肘、足踝、膝和腿，分别为 2.878、2.369、2.070、1.852 和 1.804。

E. 手的位置一般保持在什么水平：WMSDs 的 *OR* 排前五位的部位依次为膝、肘、足踝、腕 / 手和腿，分别为 1.181、1.179、1.151、1.122 和 1.106。

上述结果提示，WMSDs 发生危险以腕 / 手需要长期处于弯曲状态最高，其次为腕 / 手经常向上 / 向下弯曲、需要用手捏 / 紧抓一些物品 / 工具、腕 / 手经常向上 / 向下弯曲、腕 / 手经常放在硬且有棱角的物体边缘（如桌棱）和手的位置一般保持在什么水平。

4）下肢

对下肢能伸展或改变腿部姿势、下肢需要长时间保持屈膝姿势和下肢及足踝经常反复做同一动作三种下肢相关因素的调查结果显示，存在下肢能伸展或改变腿部姿势人群所有部位 WMSDs 的发生率均显著低于无相关姿势的对照人群。提示该作业姿势可能成为 WMSDs 的保护性因素。存在其他两种下肢不良姿势作业人群 WMSDs 的发生率均显著高于无相关姿势的对照人群，这两种姿势可能为 WMSDs 的危险因素。

A. 下肢能伸展或改变腿部姿势：WMSDs 的 *OR* 从低到高排前五位的部位依次为颈、膝、上背、腿和肩，分别为 0.854、0.872、0.879、0.884 和 0.892。

B. 下肢需要长时间保持屈膝姿势：WMSDs 的 *OR* 排前五位的部位依次为肘、膝、上背、腿和下背，分别为 2.242、2.110、2.082、1.985 和 1.938。

C. 下肢及足踝经常反复做同一动作：WMSDs 的 *OR* 排前五位的部位依次为肘、膝、腿、足踝和上背，分别为 2.428、2.299、2.113、2.101 和 1.980。

2. WMSDs 的平均发病工龄（潜伏期）

表 3-3-6 和表 3-3-7 列出观察人群身体九个部位 WMSDs 的本工种平均工龄（几何平均数）及其标准差。结果显示，任一部位 WMSDs 的本工种平均工龄为 4.024 年，各部位 WMSDs 波动在 3.543 ～ 4.515 年，以下背部最长，腕 / 手部最短，女性高于男性。

表 3-3-6 身体九个部位 WMSDs 的本工种平均工龄（几何平均数）及其标准差

单位：年

本工种工龄	颈	肩	上背	下背	肘	腕 / 手	腿	膝	足踝	任一部位
平均数	4.307	4.257	4.220	4.515	3.893	3.543	4.178	4.371	3.649	4.024
标准差	2.903	2.906	2.948	2.902	3.046	3.075	2.978	2.991	2.973	2.974

表 3-3-7 不同性别人群身体九个部位 WMSDs 的本工种平均工龄（几何平均数）及其标准差

部位	发生人数 / 人	观察人群工龄（平均数 ± 标准差）/ 年			P_{25}/ 年	P_{50}/ 年	P_{75}/ 年	P_{95}/ 年
		合计	男性	女性				
颈	14 206	4.31 ± 2.90	4.14 ± 3.01	4.70 ± 2.77	3	7	13	27
肩	11 911	4.26 ± 2.91	4.09 ± 3.01	4.70 ± 2.77	3	7	13	27
上背	8 552	4.22 ± 2.95	3.96 ± 3.04	4.84 ± 2.78	3	7	12.5	28
下背	9 742	4.51 ± 2.90	4.34 ± 3.03	4.85 ± 2.71	3	8	13	29
肘	4 540	3.89 ± 3.05	3.95 ± 3.14	4.34 ± 2.90	2	7	13	30
腕 / 手	7 990	3.54 ± 3.07	3.35 ± 3.18	4.23 ± 2.88	2	6	11	27
腿	6 351	4.18 ± 2.98	3.92 ± 3.09	4.76 ± 2.80	3	7	13	29
膝	6 490	4.37 ± 2.99	4.32 ± 3.06	5.16 ± 2.84	3	8	13	30

续表

部位	发生人数 / 人	观察人群工龄（平均数 ± 标准差）/ 年			P_{25}/ 年	P_{50}/ 年	P_{75}/ 年	P_{95}/ 年
		合计	男性	女性				
足踝	8 092	3.65 ± 2.97	3.60 ± 3.04	4.37 ± 2.83	2	6	11	27
任一部位	23 463	4.02 ± 2.97	3.79 ± 3.09	4.52 ± 2.78	3	7	12	27
F		37.123	35.788	5.738				
P		< 0.001	< 0.001	< 0.001				

3. 局部肌肉疲劳与 WMSDs 的相关性

表 3-3-8 显示，疲劳人群各部位 WMSDs 的标准化率均高于无疲劳人群，存在显著统计学差异（$P < 0.01$），超出 1.06 ~ 3.68 倍（疲劳人群各部位 WMSDs 的标准化率除以无疲劳人群的标准化率再减去 1 的结果），平均为 2.64 倍，提示疲劳加重了 WMSDs 的发生危险。

表 3-3-8 局部肌肉疲劳与 WMSDs 的相关性

部位	疲劳情况	人数 / 人	WMSDs 发生情况		χ^2
			发生数 / 个	标准化率 /%	
不分部位	无	17 869	2 702	15.99	6 622.964**
	有	40 800	20 761	49.78	
颈	无	36 235	4 244	11.77	8 070.357**
	有	22 434	9 962	43.17	
肩	无	41 658	4 737	11.55	7 082.357**
	有	17 011	7 174	40.90	
上背	无	46 915	4 318	9.17	5 428.788**
	有	11 754	4 234	34.03	
下背	无	52 558	7 588	14.44	1 712.101**
	有	6 111	2 154	34.64	
肘	无	41 560	2 480	6.12	626.115**
	有	17 109	2 060	12.59	
腕 / 手	无	46 923	3 908	8.48	5 575.675**
	有	11 746	4 082	33.01	
腿	无	48 288	3 181	6.94	5 076.549**
	有	10 381	3 170	30.57	
膝	无	49 991	3 570	7.55	5 280.822**
	有	8 678	2 920	33.00	

续表

部位	疲劳情况	人数 / 人	WMSDs 发生情况		X^2
			发生数 / 个	标准化率 /%	
足踝	无	46 205	3 422	7.27	7 460.632**
	有	12 464	4 670	34.04	

注："**" 表示 $P < 0.01$。

4. WMSDs 的疼痛特征

（1）不同部位、性别 WMSDs 疼痛分值比较：WMSDs 的疼痛分值代表了疼痛程度（0 ～ 10 分），分值越高，疼痛程度越高。表 3-3-9 显示，观察人群各部位 WMSDs 的疼痛分值均值波动在4.77 ～ 5.25 分。不同性别看，腕 / 手、膝和足踝部 WMSDs 的疼痛程度男性显著高于女性（$P < 0.001$），其他部位 WMSDs 疼痛分值未见显著统计学差异（$P > 0.05$）。

表 3-3-9 不同部位、性别 WMSDs 疼痛分值比较

部位	人数 / 人	疼痛分值（平均数 ± 标准差）/ 分			t	P
		观察人群	男	女		
颈	14 206	5.06 ± 2.07	5.06 ± 2.13	5.07 ± 1.97	-0.352	0.725
肩	11 911	5.01 ± 2.13	5.00 ± 2.20	5.03 ± 2.04	-0.949	0.342
上背	8 552	5.01 ± 2.28	5.05 ± 2.30	4.94 ± 2.22	2.409	0.016
下背	9 742	5.21 ± 2.26	5.22 ± 2.30	5.21 ± 2.22	0.163	0.871
肘	4 540	4.75 ± 2.36	4.77 ± 2.47	4.74 ± 2.30	0.474	0.635
腕 / 手	7 990	4.84 ± 3.42	4.96 ± 2.33	4.73 ± 2.20	5.348	< 0.001
腿	6 351	4.96 ± 2.12	4.98 ± 2.39	4.92 ± 2.22	1.045	0.296
膝	6 490	5.07 ± 2.32	5.14 ± 2.34	4.89 ± 2.22	4.062	< 0.001
足踝	8 092	5.18 ± 2.27	5.25 ± 2.29	5.05 ± 2.20	3.565	< 0.001
F		25.462	15.735	14.817		
P		< 0.001	< 0.001	< 0.001		

（2）不同疼痛特征的发生数（N）和发生率（%）：表 3-3-10 显示，颈、上背、下背、肘、腕 / 手、膝和足踝部 WMSDs 疼痛持续时间存在显著统计学差异（$P < 0.01$），肩和腿部 WMSDs 疼痛持续时间未见统计学差异（$P > 0.05$）。WMSDs 的疼痛持续时间和 WMSDs 发生率之间未见规律性改变。从疼痛的发生频率看，所有部位 WMSDs 疼痛发生频率存在显著统计学差异（$P < 0.01$ 或 $P < 0.05$），WMSDs 疼痛发生频率和 WMSDs 发生率之间同样未见规律性改变。

表 3-3-10 身体九个部位 WMSDs 不同疼痛特征的发生数（*N*）和发生率

疼痛特征		人次数	颈		肩		上背		下背		肘		腕 / 手		腿		膝		足踝		χ^2
			N/ 人	发生率 /%	*N*/ 人	发生率 /%	*N*/ 人	发生率 /%	*N*/ 人	发生率 /%	*N*/ 人	发生率 /%	*N*/ 人	发生率 /%	*N*/ 人	发生率 /%	*N*/ 人	发生率 /%	*N*/ 人	发生率 /%	
持续时间	1 ～ 7 天	13 447	2 451	18.23	1 989	14.79	1 434	10.66	1 603	11.92	821	6.11	1 416	10.53	1 061	7.89	1 142	8.49	1 530	11.38	17.336*
	8 ～ 30 天	14 330	2 799	19.53	2 263	15.79	1 514	10.57	1 876	13.09	645	4.50	1 403	9.79	1 098	7.66	1 132	7.90	1 600	11.17	124.359**
	超过 30 天，非每天	5 270	847	16.07	792	15.03	629	11.94	645	12.24	326	6.19	543	10.30	436	8.27	516	9.79	536	10.17	29.93**
	几乎每天	695	189	27.19	108	15.54	61	8.78	102	14.68	27	3.88	52	7.48	42	6.04	58	8.35	56	8.06	55.805**
	χ^2		65.512**		5.676		11.088*		12.005**		45.332**		9.711*		5.134		17.925**		12.148**		
发生频率	每月出现，每次超过 1 周	10 517	1 782	16.94	1 484	14.11	1 434	13.64	1 133	10.77	728	6.92	1 068	10.15	891	8.47	936	8.90	1 061	10.09	175.734**
	每月出现，每次不足 1 周	8 834	1 508	17.07	1 295	14.66	1 514	17.14	1 113	12.60	406	4.60	850	9.62	613	6.94	677	7.66	858	9.71	482.185**
	非每月出现，每次超过 1 周	10 414	2 136	20.51	1 723	16.55	629	6.04	1 480	14.21	507	4.87	1 047	10.05	835	8.02	865	8.31	1 192	11.45	367.907**
	非每月出现，每次不足一周	3 977	860	21.62	650	16.34	61	1.53	500	12.57	178	4.48	449	11.29	298	7.49	370	9.30	611	15.36	468.053**
	χ^2		81.722**		30.108**		1057.096**		56.557**		71.399**		8.46*		16.877**		13.848**		103.058**		

注：人次数为各部位发生的合计数（1 个部位发生即为 1 次）；“*”为 $P < 0.05$；“**”为 $P < 0.01$。

（四）典型行业 WMSDs 危险评估

1. 畜牧业（A03）

（1）车间构成与调查人数：畜牧业共调查 246 人，其中男性 158 人、女性 88 人，各车间及人数分布见表 3-4-1。

表 3-4-1 畜牧业车间构成与调查人数

车间	工种	调查人数 / 人		
		男	女	总计
办公室 / 其他	管理人员	—	3	3
繁殖车间	兽医	17	2	19
锅炉车间	锅炉工	1	—	1
后勤部	管理人员	1	6	7
挤奶车间	挤奶工	39	30	69
加工车间	操作工	3	21	24
	剔骨工	3	2	5
冷库车间	冷藏工	—	1	1
其他车间	其他人员	9	2	11
清理车间	清粪工	13	1	14
设备车间	维修维护技术人员	11	—	11
收蛋车间	收蛋工	—	2	2
饲料车间	饲料员	2	—	2
饲养车间	饲养员	22	5	27
屠宰车间	屠宰工	32	7	39
下水车间	收下水工	1	5	6
销售部	销售员	1	—	1
养殖场	饲养员	3	1	4
合计		158	88	246

（2）危害识别：采用 PLIBEL 方法将有代表性的饲料车间饲料员和屠宰车间屠宰工作业活动识别出的潜在危险因素或危险源列于表 3-4-2。表 3-4-2 显示，饲料员的颈、肩和上背部的危险因素或危险源主要来自背部轻微或严重前屈、重复或持续的颈部前屈、手部重复性持续提举负荷伴抓握困难作业、重复持续或不舒适的负荷搬运和推拉活动、重复或持续性的手工活动等；肘、腕 / 手部的危险因素或危险源主要来自重复持续或不舒适的负荷搬运和推拉活动、重复或持续性的手工活动、工作材料和工具的不舒适抓握、手和前臂完成重复性用力工作等；足、膝和臀部的危险因素或危险源（如果站立完成工作）主要来自没有可能的坐和休息的位置；下背部的危险因素或危险源（如果站立完成工作）主要来自没有可能的坐和休息的位置、背部轻微或严重前屈和手部重复性持续提举负荷伴抓握困难作业等。屠宰工的颈、肩和上背部的危险因素或危险源主要来自背部轻微或严重前屈、重复或持续的颈部前屈、手部重复性持续提举负荷伴抓握困难作业、手部提举负荷超过前臂长度、重复持续或不舒适的负荷搬运和推拉活动、重复或持续性的手工活动等；肘、腕 / 手部的危险因素或危险源主要来自重复持续或不舒适的负荷搬运和推拉活动、重复或持续性的手工活动、工作材料和工具的不舒适抓握、手和前臂完成重复性用力工作等；足、膝和臀部的危险因素或危险源（如果站立完成工作）主要来自没有可能的坐和休息的位置、重复持续性蹲姿或跪姿工作；下背部的危险因素或危险源（如果站立完成工作）主要来自没有可能的坐和休息的位置、重复持续性蹲姿或跪姿工作、背部轻微或严重前屈和手部重复性持续提举负荷伴抓握困难作业等。

本书后续各行业的危险因素或危险源的识别表述同该行业，表 3-4-2 中的代码均为各类危险因素或危险源的具体描述，之后不再赘述。

（3）接触评估：表 3-4-3 列出了 REBA 方法对饲料员和屠宰工 WMSDs 的接触危险等级和身体各部位的接触水平（源自现场视频检查分析结果）。表中可见，两个工种人群的 REBA 平均分值分别为 8 分（饲料员）和 7.5 分（屠宰工），危险等级按平均水平均为 WMSDs 的高危险接触。其中，饲料员仅为 1 个样本，屠宰工的 REBA 分值范围均为 4 ～ 11 分，按最高值确定危险等级，屠宰工的 WMSDs 危险等级应为中等至很高水平。两个工种人群的高危险接触主要来自表中各部位的姿势负荷分值和分项负荷分值，具体见表 3-4-3。

（4）发生危险：表 3-4-4 列出了不同车间、工种人群身体九个部位 WMSDs 的发生数、发生率和 *OR*（源自横断面调查结果），提示了 WMSDs 发生危险较高的工种和发生部位，如屠宰工的腕 / 手、下背和肩等部位，加工操作工的腕 / 手、膝、上背和下背等部位，清粪工的下背等部位。

（5）发病工龄：表 3-4-5 显示，身体任一部位 WMSDs 的平均发病工龄为 11.03 年，各部位 WMSDs 的平均发病工龄波动在 2.99 ～ 12.35 年。

表 3-4-2 畜牧业不同接触人群存在的危险因素或危险源

车间	工种	相似接触组（SEG）	危险因素或危险源				
			颈、肩和上背	肘、腕 / 手	足	膝和臀	下背
饲料	饲料员	饲料加工	9a，9b，10a，11a，11c，12，14a，15a，15b	12，14a，15a，15b，17b	6	6	6，9a，9b，11a，11c
屠宰	屠宰工	屠宰	9a，9b，10a，11a，11c，11e，12，14a，15a，15b	12，14a，15a，15b，17b	6，8b	6，8b	6，8b，9a，9b，11a，11c

注：表中的数字代表不同的危险因素或危险源，具体为：6-（如果站立完成工作）没有可能的坐和休息的位置；8b- 重复性跳跃、持续蹲姿或跪姿工作；9a- 背部轻微前屈；9b- 背部严重前屈；10a- 完成重复性或持续性工作时，颈部前屈；11a- 腕 / 手部重复性持续提举负荷；11c- 腕 / 手部提举负荷抓握困难；11e- 腕 / 手部提举负荷超过前臂长度；12- 完成重复、持续或不舒适的负荷搬运和推拉活动；14a- 重复性工作活动；15a- 完成重复或持续性的手工活动，须注意工作材料和工具的重量；15b- 工作材料和工具的不舒适抓握；17b- 手和前臂完成重复性用力工作。

表 3-4-3 畜牧业不同接触人群 WMSDs 的接触危险等级和身体九个部位的接触水平

车间	工种	相似接触组（SEG）	样本量 / 人	姿势负荷分值 / 分																	
				背			颈			腿			肩			肘			腕 / 手		
				最小值	最大值	平均值	最小值	最大值	平均值	最小值	最大值	平均值	最小值	最大值	平均值	最小值	最大值	平均值	最小值	最大值	平均值
饲料	饲料员	饲料加工	1	3	3	3	2	2	2	2	2	2	3	3	3	1	1	1	2	2	2
屠宰	屠宰工	屠宰	4	2	4	3.25	1	2	1.75	2	4	3	3	3	3	1	2	1.5	1	2	1.5

车间	工种	相似接触组（SEG）	样本量 / 人	分项负荷分值 / 分									REBA 分值 / 分			危险等级		
				负荷 / 用力			抓握			活动范围								
				最小值	最大值	平均值	最小值	最大值	平均值	最小值	最大值	平均值	最小值	最大值	平均值	最小	最大	平均
饲料	饲料员	饲料加工	1	2	2	2	1	1	1	0	0	0	8	8	8	高	高	高
屠宰	屠宰工	屠宰	4	0	2	1.25	0	0	0	0	0	0.99	4	11	7.5	中等	很高	高

表 3-4-4　畜牧业不同车间、工种人群身体九个部位 WMSDs 的发生数、发生率和 *OR*

车间	工种	人数/人	不分部位			颈			肩			上背			下背		
			n/人	发生率%	*OR*（95%*CI*）	*n*/人	发生率%	*OR*（95%*CI*）	*n*/人	发生率%	*OR*（95%*CI*）	*n*/人	发生率%	*OR*（95%*CI*）	*n*/人	发生率%	*OR*（95%*CI*）
繁殖	兽医	19	6	31.6	0.815（0.310～2.146）	6	31.6	1.552（0.589～4.088）	0	0	—	0	0	—	3	15.8	—
锅炉	锅炉工	1	0	0	—	0	0	—	0	0	—	0	0	—	0	0	—
挤奶	挤奶工	69	12	17.4	0.372*（0.199～0.694）	4	5.8	—	2	2.9	—	0	0	—	5	7.2	0.524（0.211～1.304）
加工	操作工	24	13	54.2	2.087（0.934～4.663）	7	29.2	1.385（0.574～3.344）	8	33.3	2.265（0.968～5.300）	7	29.2	3.071*（1.271～7.42）	8	33.3	3.355*（1.433～7.854）
	剔骨工	5	3	60	—	2	40	—	1	20	—	0	0	—	3	60	—
冷库	冷藏工	1	0	0	—	0	0	—	0	0	—	0	0	—	0	0	—
其他	其他人员	11	2	18.2	—	1	9.1	—	1	9.1	—	0	0	—	2	18.2	—
清理	清粪工	14	7	50	1.766（0.619～5.039）	5	35.7	1.868（0.625～5.579）	1	7.1	—	0	0	—	5	35.7	3.728*（1.248～11.140）
设备	维护人员	11	5	45.5	1.472（0.449～4.826）	2	18.2	—	2	18.2	—	0	0	—	4	36.4	—
收蛋	收蛋工	2	2	100	—	2	100	—	0	0	—	2	100	—	2	100	—
饲料	饲料员	2	2	100	—	2	100	—	1	50	—	0	0	—	1	50	—
饲养	饲养员	27	9	33.3	0.883（0.396～1.967）	5	18.5	0.764（0.289～2.020）	2	7.4	—	1	3.7	—	7	25.9	2.349（0.991～5.565）
屠宰	屠宰工	39	20	51.3	1.859（0.991～3.487）	14	35.9	1.883（0.977～3.628）	14	35.9	2.537*（1.316～4.890）	7	17.9	1.631（0.718～3.703）	16	41	4.668*（2.460～8.858）
下水	收下水工	6	6	100	—	5	83.3	16.815*（1.963～144.000）	2	33.3	—	0	0	—	4	66.7	—
养殖场	饲养员	4	3	75	—	2	50	—	2	50	—	1	25	—	1	25	—

续表

车间	工种	人数/人	肘			腕/手			腿			膝			足踝		
			n/人	发生率%	OR(95%CI)	n/人	发生率%	OR(95%CI)	n/人	发生率%	OR(95%CI)	n/人	发生率%	OR(95%CI)	n/人	发生率%	OR(95%CI)
繁殖	兽医	19	0	0	—	0	0	—	4	21.1	—	0	0	—	0	0	—
锅炉	锅炉工	1	0	0	—	0	0	—	0	0	—	0	0	—	0	0	—
挤奶	挤奶工	69	0	0	—	3	4.3	—	0	0	—	6	8.7	1.056（0.456～2.447）	0	0	—
加工	操作工	24	4	16.7	—	8	33.3	6.242*（2.663～14.630）	4	16.7	—	7	29.2	4.565*（1.888～11.038）	5	20.8	2.427（0.904～6.513）
	剔骨工	5	0	0	—	1	20	—	0	0	—	0	0	—	0	0	—
冷库	冷藏工	1	0	0	—	0	0	—	0	0	—	0	0	—	0	0	—
其他	其他人员	11	0	0	—	1	9.1	—	1	9.1	—	0	0	—	0	0	—
清理	清粪工	14	1	7.1	—	2	14.3	—	2	14.3	—	2	14.3	—	1	7.1	—
设备	维护人员	11	0	0	—	4	36.4	—	2	18.2	—	1	9.1	—	0	0	—
收蛋	收蛋工	2	1	50	—	2	100	—	0	0	—	0	0	—	0	0	—
饲料	饲料员	2	1	50	—	2	100	—	0	0	—	0	0	—	0	0	—
饲养	饲养员	27	0	0	—	2	7.4	—	2	7.4	—	7	25.9	3.88*（1.636～9.201）	1	3.7	—
屠宰	屠宰工	39	7	17.9	4.211*（1.850～9.585）	17	43.6	9.646*（5.101～18.239）	6	15.4	2.122（0.887～5.079）	6	15.4	2.016（0.842～4.824）	4	10.3	—
下水	收下水工	6	4	66.7	—	4	66.7	—	0	0	—	4	66.7	—	1	16.7	—
养殖场	饲养员	4	1	25	—	1	25	—	1	25	—	1	25	—	2	50	—

注："—"为发生例数低于5人；"*"为 $P < 0.05$。

表 3-4-5 畜牧业人群身体九个部位 WMSDs 的平均发病工龄（几何平均数）和四分位数

部位	几何平均数 / 年	标准差 / 年	Q_1/ 年	Q_2/ 年	Q_3/ 年	Q_4/ 年	四分位数间距 / 年
颈	12.12	2.91	8	18	25	40	17.00
肩	7.73	3.24	3.75	8	20.75	40	17.00
上背	4.53	3.35	1.25	5	13.75	30	12.50
下背	12.35	2.76	8	19	25	40	17.00
肘	4.11	2.67	2	5	8	23	6.00
腕 / 手	9.27	3.13	4.5	15	25	40	20.50
腿	10.03	3.32	5.25	15.5	25	40	19.75
膝	8.29	2.92	5	11	20	30	15.00
足踝	2.99	2.79	1	2.5	5.75	20	4.75
任一部位	11.03	2.89	5	16.5	25	40	20.00

2. 船舶及相关装置制造业（C373）

（1）车间构成与调查人数：船舶及相关装置制造业共调查 3 488 人，其中男性 2 883 人（82.7%）、女性 605 人（17.3%），各车间及人数分布与构成见表 3-4-6。

（2）危害识别：通过现场视频资料将识别出的该行业可能存在的潜在危险因素或危险源列于表 3-4-7。表中显示，不同车间工种相似接触人群针对身体不同组合部位可能存在的潜在危险因素或危险源各有差异，类似作业活动可能存在相似的危险因素或危险源。表中结果供参照使用。

（3）接触评估：通过现场各车间工种相似接触人群有代表性作业活动的视频分析结果，将不同接触人群 WMSDs 的接触危险等级和身体各部位的接触水平列于表 3-4-8。表中可见，该行业各车间工种相似接触人群的接触危险等级各有不同，基于 REBA 平均分值，68 个相似接触人群（SEG）的危险等级均为低危险及以上等级，其中 14 个 SEG 为很高危险（20.6%）、14 个 SEG 为高危险（20.6%）、30 个 SEG 为中等危险（44.1%）、10 个 SEG 为低危险（14.7%）。这些具有不同危险等级的 SEG 的接触危险为背、颈、腿、肩、肘和腕 / 手六个部位的姿势负荷分值和负荷 / 用力、抓握与活动范围三个维度分项负荷分值的综合结果。

（4）发生危险（*OR*）：表 3-4-9 列出了不同车间、不同工种人群身体九个部位 WMSDs 的发生数、发生率和 *OR*（源自横断面调查结果），显示了 WMSDs 发生危险较大的车间工种人群和发生部位，如船体切割工的腕 / 手（*OR*=8.322）、膝（*OR*=5.543）、下背（*OR*=4.474），管道焊工的下背（*OR*=5.592），管工的下背（*OR*=3.097），内业车工的下背（*OR*=9.395），内业装配工的下背（*OR*=5.628）、上背（*OR*=4.688）、颈（*OR*=4.010）和肩（*OR*=3.539）等，详见表 3-4-9。不同车间、工种人群 WMSDs 的危险部位各不相同，这与其作业活动的职业特征有关。

（5）发病工龄：表 3-4-10 显示，身体任一部位 WMSDs 的平均发病工龄为 6.43 年，各部位 WMSDs 的平均发病工龄波动在 6.20 ～ 7.16 年。

表 3-4-6 船舶及相关装置制造业车间构成与调查人数

车间	工种	调查人数 / 人			人数构成 /%	
		男	女	总计	各工种	各车间
安全健康环境部	管理人员	7	3	10	100	0.29
办公室	管理人员	56	34	90	100	2.58
财务部	管理人员	3	6	9	100	0.26
船体	全车间	179	67	246	100	7.05
	备理料工	18	—	18	7.32	
	打磨工	17	30	47	19.11	
	焊工	37	29	66	26.83	
	火工	4	—	4	1.63	
	机加工	9	—	9	3.66	
	冷加工	9	—	9	3.66	
	密性工	2	—	2	0.81	
	木工	—	1	1	0.41	
	起重工	3	—	3	1.22	
	钳工	7	—	7	2.85	
	切割工	14	1	15	6.10	
	司机	2	4	6	2.44	
	装配工	57	2	59	23.98	
船坞	全车间	191	11	202	100	5.79
	测量工	3	—	3	1.49	
	打磨工	17	7	24	11.88	
	电工	5	—	5	2.48	
	管工	7	—	7	3.47	
	焊工	43	2	45	22.28	
	合拢工	2	—	2	0.99	
	划线工	26	—	26	12.87	
	火工	13	—	13	6.44	
	密性工	12	2	14	6.93	
	木工	1	—	1	0.50	
	刨工	7	—	7	3.47	
	钳工	7	—	7	3.47	
	装配工	48	—	48	23.76	
电气	全车间	8	—	8	100	0.23
	打磨工	1	—	1	12.50	
	焊工	1	—	1	12.50	
	装配工	6	—	6	75.00	

续表

车间	工种	调查人数 / 人			人数构成 /%	
		男	女	总计	各工种	各车间
分段	全车间	149	53	202	100	5.79
	车工	—	11	11	5.45	
	管工	27	2	29	14.36	
	焊工	41	19	60	29.70	
	合拢工	18	10	28	13.86	
	片体拼装工	—	2	2	0.99	
	起重工	12	—	12	5.94	
	司机	2	—	2	0.99	
	装配工	49	9	58	28.71	
管道	全车间	54	4	58	100	1.66
	备理料工	1	—	1	1.72	
	打磨工	2	—	2	3.45	
	管工	19	—	19	32.76	
	焊工	7	4	11	18.97	
	装配工	25	—	25	43.10	
管理	管理人员	201	39	240	100	6.88
建造部	全部门	16	—	16	100	0.46
	管理人员	13	—	13	81.25	
	技术人员	3	—	3	18.75	
结构	全车间	7	2	9	100	0.26
	车工	1	—	1	11.11	
	管理人员	2	—	2	22.22	
	焊工	2	2	4	44.44	
	装配工	2	—	2	22.22	
轮机	全车间	14	—	14	100	0.40
	机加工	10	—	10	71.43	
	起重工	2	—	2	14.29	
	钳工	2	—	2	14.29	
内业	全车间	130	17	147	100	4.21
	车工	—	12	12	8.16	
	电工	1	—	1	0.68	
	焊工	43	1	44	29.93	
	火工	2	—	2	1.36	
	冷加工	13	—	13	8.84	
	片体拼装工	1	2	3	2.04	
	起重工	9	—	9	6.12	
	钳工	1	—	1	0.68	
	切割工	1	—	1	0.68	
	下料工	2	2	4	2.72	
	装配工	57	—	57	38.78	

续表

车间	工种	调查人数 / 人			人数构成 /%	
		男	女	总计	各工种	各车间
起运	全车间	43	26	69	100	1.98
	车工	—	20	20	28.99	
	船舶水手	1	—	1	1.45	
	电工	3	—	3	4.35	
	起重工	36	1	37	53.62	
	钳工	3	—	3	4.35	
	塔吊工	—	5	5	7.25	
起重机室	技术人员	1	—	1	100	0.03
人力资源部	管理人员	4	3	7	100	0.20
设备部	全车间	21	4	25	100	0.72
	管理人员	5	—	5	20.00	
	维修维护技术人员	16	4	20	80.00	
生产部	全车间	183	22	205	100	5.88
	车工	5	1	6	2.93	
	打磨工	4	3	7	3.41	
	电工	7	—	7	3.41	
	管理人员	21	2	23	11.22	
	焊工	83	13	96	46.83	
	火工	1	—	1	0.49	
	机加工	4	—	4	1.95	
	起重工	9	1	10	4.88	
	下料工	10	—	10	4.88	
	装配工	39	2	41	20.00	
生产	生产员工	76	10	86	100	2.47
生产技术部	全部门	56	33	89	100	2.55
	管理人员	54	31	85	95.51	
	技术人员	2	2	4	4.49	
生产运行部	打磨工	5	2	7	100	0.20
调试部	调试工	2	—	2	100	0.06
涂装	全车间	279	32	311	100	8.92
	打磨工	41	—	41	13.18	
	管理人员	3	1	4	1.29	
	技术人员	2	—	2	0.64	
	喷漆工	182	27	209	67.20	
	喷砂工	49	4	53	17.04	
	起重工	2	—	2	0.64	

续表

车间	工种	调查人数 / 人			人数构成 /%	
		男	女	总计	各工种	各车间
舾装	全车间	326	23	349	100	10.00
	钣金工	10	—	10	2.87	
	备理料工	14	4	18	5.16	
	车工	1	11	12	3.44	
	焊工	58	—	58	16.62	
	机加工	11	1	12	3.44	
	起重工	22	—	22	6.30	
	钳工	55	1	56	16.05	
	司机	3	6	9	2.58	
	铜工	79	—	79	22.64	
	舾件制作	2	—	2	0.57	
	装配工	71	—	71	20.34	
制造	全车间	620	197	817	100	23.42
	备理料工	19	13	32	3.92	
	测量工	2	—	2	0.24	
	车工	—	92	92	11.26	
	打磨工	38	35	73	8.94	
	管理人员	1	—	1	0.12	
	焊工	152	29	181	22.15	
	火工	22	2	24	2.94	
	冷加工	22	—	22	2.69	
	密性工	1	2	3	0.37	
	起重工	71	—	71	8.69	
	切割工	14	15	29	3.55	
	司机	9	8	17	2.08	
	铜工	18	—	18	2.20	
	预处理工	11	—	11	1.35	
	装配工	240	1	241	29.50	
质量部	管理人员	7	2	9	100	0.26
总装	全车间	245	15	260	100	7.45
	电工	65	14	79	30.38	
	焊工	19	1	20	7.69	
	精控工	1	—	1	0.38	
	刨工	1	—	1	0.38	
	起重工	5	—	5	1.92	
	钳工	69	—	69	26.54	
	铜工	78	—	78	30.00	
	装配工	7	—	7	2.69	
合计		2 883	605	3 488		100

表 3-4-7 船舶及相关装置制造业不同接触人群存在的危险因素或危险源

车间	工种	相似接触组（SEG）	危险因素与危险源				
			颈、肩和上背	肘、腕 / 手	足	膝和臀	下背
搭载 / 总装	测量工	测量	3，4，9a，9c，10a，10b，13，14b	3，13，14b，17a，17c	6，8b	6，8b	4，6，8b，9a，9c
	打磨工	打磨	3，9a，9b，10a，14a，14b，15a，15b	3，14a，14b，15a，15b，17a，17b，17c	2，3，6，8b	2，3，6，8b	2，3，6，8b，9a，9b
	电焊工	自动焊	2，3，4，9a，9b，9c，10a，10b，11a，11b，11f，13，14a，14b，15a，15b，15b	2，3，13，14a，14b，15a，15b，17a，17b，17c	1，2，6，8b	1，2，3，6，8b	1，2，3，4，6，8b，9a，9b，9c，11a，11b，11f
	管工	切割	9a，10a，14a，14b	14a，14b，17a	6	6	6，9a
	划线工	划线	2，9a，9c，10a，10b，10d，13，14a	2，13，14a，17a，17c	2，6	2，6	2，6，9a，9c
	火工	校正	3，4，9a，9b，9c，10a，10b，11a，11b，11c，13，14a，14b，15a，15b，15b	3，13，14a，14b，15a，15b，17a，17c	3，6，8b，8c	3，6，8b，8c	3，4，6，8b，8c，9a，9b，9c，11a，11b，11c
	刨工	碳刨	2，3，4，9a，9c，10a，10b，11a，11b，13，14a，14b，15a，15b	2，3，13，14a，14b，15a，15b，17a，17b，17c	2，6	2，6	3，4，6，9a，9c，11a，11b
	其他辅助工种	整理	5，9a，9b，9d，10a，10b，10c，13，14a，14b，15b	13，14a，14b，15b，17a，17b，17c，17d	6，8b	6，8b	5，6，8b，9a，9b，9d
	铜工	安装钳工	10a，13	13，17a，17b	6	6	6
		搬运	9a，10a，10b，11g，15a，15b	15a，15b，17b，17c	6	6	6，9a，11g
		检查	2，9b，9c，10a，10b	2	1，2，6	1，2，6	1，2，6，9b，9c
		切割	9b，10a，11c，13，15b	13，15b，17c	6，8b	6，8b	6，8b，9b，11c
	装配工	切割点焊	2，4，9a，9c，10a，10b，11a，11b，11c，11f，13，14a，15a，15b	2，13，14a，15a，15b，17a，17b，17c	2，8b	2，8b	2，4，8b，9a，9c，11a，11b，11c，11f
		装配	9a，9b，10a，11b，14a，14b	12，14a，14b，15a，17a，17b	6	6	6，9a，9b
分段涂装	打磨工	打磨	10d，11b	14a	2，6	2，6	2，6
	喷漆工	油漆	2，4，9a，9b，9c，10a，10b，10c，10d，11a，11b，11g，13，14a，14b，15a，15b，16	2，3，13，14a，14b，15a，15b，17a，17b，17c	1，2，6，8a	2，6，8a	2，4，6，8a，9b，9c，11a，11b，11g
	喷砂工	喷砂	3，4，9a，9c，10a，10b，10d，11a，11b，11c，11g，13，14a，15a，15b	3，13，14a，15a，15b，17b，17c	1，3，6，8a	1，3，6，8a	1，3，4，6，8a，9a，9c，11a，11b，11c，11g

续表

车间	工种	相似接触组（SEG）	危险因素与危险源				
			颈、肩和上背	肘、腕/手	足	膝和臀	下背
分段制作	电焊工	焊接	9a，9b，9c，10a，10b，14a，14b	14a，14b，17a	6	6	6，9a，9b，9c
	管工	打磨	2，9b，9c，10a，14a，14b	2，14a，14b	1，2，6	1，2，6	1，2，6，9b，9c
		管子安装	2，9b，9c，10a，14a，14b	2，14a，14b	1，2，6	1，2，6	1，2，6，9b，9c
	合拢工	打磨	9a，9c，10a，14a，14b	14a，14b，17a，17b	6	6	6，9a，9c
		起重	4，5，9a，9b，9c，10a，10b，14a，14b，16	14a，14b，17a，17c	6	6	4，5，6，9a，9b，9c
		清洁	9a，10a，14a，14b	14a，14b	6	6	6，9a
	火工	板材加工	2，9a，9b，9c，10a，14a，14b	2，14a，14b，17a，17b	2，6	2，6	2，6，9a，9b，9c
	装配工	切割点焊	9a，10a，14a，14b	14a，14b	6	6	6，9a
		装配	9a，10a，11b，11c，14a，14b，15a，15b，16	14a，14b，15a，15b，17a，17b	6	6	6，9a，11b，11c
钢板预处理/切割	打磨工	打磨	9a，9b，9c，9d，10a，10b，10c，10d，11b，11c，14a，14b，15a，15b，16	14a，14b，15a，15b，17a，17b	6	6	6，9a，9b，9c，9d，11b，11c
	电焊工	焊接	9a，9b，9c，10a，10b，14a，14b，16	14a，14b，17a	6	6	6，9a，9b，9c
	火工	校正	9b，9c，10a，10b，11c，14a，14b，16	14a，14b，17c	—	—	9b，9c，11c
	冷加工	冷加	2，4，5，9a，9b，9c，9d，10a，10b，10c，11b，11c，11d，11e，12，14a，14b，15a，15b	2，12，14a，14b，15a，15b，17a，17b，17c	2，6	2，6	2，4，5，6，9a，9b，9c，9d，11b，11c，11d，11e，12
	密性工	密性实验	9a，9c，10a，10d，13，14a，14b	13，14a，14b	6	6	6，9a，9c
	木工	木工	2，4，9a，9c，10a，10b，11c，14a，14b	2，12，14a，14b，17a，17b，17c	2，6	2，6	2，4，6，9a，9c
	配料工	理料	3，9a，9b，10a，14a，14b，16	3，14a，14b，17d	1，6	1，6	1，6，9a，9b
	起重工	起重	2，5，9a，9b，9c，10a，10b，10c，13，14a，14b，16	2，13，14a，14b，17a，17b，17d	2，6	2，6	2，5，6，9a，9b，9c
	切割工	切割	4，9b，10a，11b，11f，13，14a，14b，15a，15b	13，14a，14b，15a，15b，17b	6，7，8c	6，8c	4，6，8c，9b，11b，11f
	装配工	装配	9a，9b，9c，10a，11b，11c，11d，11f，12，14a，14b，15a，15b	12，14a，14b，15a，15b，17a，17b，17c	6	6	6，9a，9b，9c，11b，11c，11d，11f

续表

车间	工种	相似接触组（SEG）	危险因素与危险源				
			颈、肩和上背	肘、腕/手	足	膝和臀	下背
管子切割/配盘	管工	管子加工	2，9b，9c，10a，11c，13，14a，14b，15b	2，13，14a，14b，15b，17a，17b，17c	1，2，6，8a	1，6，8a	1，2，6，8a，9b，9c，11c
舾装	铲车工	包装搬运	10d，14a	12，13，14a	2，6	2，6	2，6
	电焊工	焊接	2，4，9b，9c，10a，10b，11a，11b，13，14a，15a，15b	2，13，14a，15a，15b，17c	2，6，8c	2，6，8c	2，4，6，8c，9b，9c，11a，11b
	机加工	出榫	4，9b，10a，13，14b，15b	13，14a，14b，15b，17a，17b，17c	6	6	4，6，9b
	其他辅助工种	打磨	2，4，9b，9c，10a，10b，13，14a	2，13，14a，17a，17b，17c	2，6，8b	2，6，8b	2，4，6，8b，9b，9c
	起重工	吊装	9a，10a，10d，14b，15a，15b	13，14b，15a，15b，17b	6	6	6，9a
		起重	9a，10a，10d，13	13	6，8b	6，8b	6，8b，9a
	铜工	安装钳工	9b，10a，14a，15b	14a，15b，17b，17c	6	6	6，9b
		管子加工	2，4，9b，10a，13，15b	2，13，15b，17a，17b，17c	6，8b	6，8b	4，6，8b，9b
		焊接	9a，10a，11a，11b，13，14a，15a，15b	13，14a，15a，15b，17a，17c	6	6	6，9a，11a，11b
	装配工	理料	2，3，4，9b，9c，10a，10b，13，14a，15b	2，3，13，14a，15b，17a，17b，17c	2，6，8b	2，3，6，8b	2，3，4，6，8b，9b，9c
		打磨	9b，10b，13，15a	13，15a，17a，17b，17c	6，8b	6，8b	6，8b，9b
		分段定位	10d，13	13，17a，17c	6	6	6
		焊接	9a，10d，11b，11c，11g，13，15b	13，15b，17a，17b，17c	6	6	6，9a，11b，11c，11g
		拼装定位	9b，9c，10a，13，14a	13，14a，17a，17b，17c	1，6，8b	1，6，8b	1，6，8b，9b，9c
		切割	4，9b，10a，13，14b，15b	13，14b，15b，17a，17c	6	6	4，6，9b
		切割点焊	4，5，9b，9c，10a，10c，13，14b，15b	2，3，13，14b，15b，17a，17c	6	6	4，5，6，9b，9c
职能管理	其他辅助工种	机加钳工	9a，9b，9c，10a，13，14a，14b	13，14a，14b，15a，17a，17b	6	6	6，9a，9b，9c
组立/加工	铲车工	吊装	2，5，9a，12，14a，14b，15b	2，12，14a，14b，15b，17a，17b，17c	2	2	2，5，9a，12
	打磨工	打磨	2，5，9a，9b，9c，10a，11b，13，13，14a，15a	2，13，14a，15a，17a，17b，17c	1，2，6，8b，8c	1，2，6，8b，8c	1，2，5，6，8a，8b，8c，9b，9c，11b
	电焊工	焊接	2，5，9b，9c，9d，10a，11b，13，14a，15a	2，13，14a，15a，17a，17b，17c	1，2，6，8b，8c	1，2，6，8b，8c	1，2，5，6，8b，8c，9b，9c，9d，11b

续表

车间	工种	相似接触组（SEG）	危险因素与危险源				
			颈、肩和上背	肘、腕/手	足	膝和臀	下背
组立/加工	火工	校正	2，3，4，5，9a，9c，10a，10b，10d，11a，11b，11c，11f，12，13，14a，14b，15a，15b	2，3，12，13，14a，14b，14b，15a，15a，15b，15b，17a，17b，17b，17c，17c	1，2，3，6	1，2，3，6	1，3，4，5，6，9a，9c，11a，11b，11c，11f
	冷加工	冷加	9a，10a，10b，11b，13，14b	13，14b，17a，17d	6，8a	6，8a	6，8a，9a，11b
	配料工	理料	9b，10a，11c，13，15b	13，15b，17b，17c	6	6	6，9b，11c
		配送料	9a，9c，10a，10d，11g，12，13，15b	12，13，15b，17a，17b，17c	1，6，8a	1，6，8a	1，6，8a，9a，11g
	其他辅助工种	安装钳工	2，3，4，9a，9b，9c，9d，10a，10b，10c，10d，11a，11b，11c，12，13，14a，15a，15b	2，3，12，13，14a，15a，15b，17a，17b，17c	1，2，6，8b	1，2，6，8b	1，2，3，4，6，8b，9a，9b，9c，9d，11a，11b，11c
		吊装	2，9a，10a，12，13，15b	12，13，15b，17a，17c	2	2	2，9a，12
		装配	2，4，9a，9b，9c，10a，10b，11a，11b，11c，13，14a，15a，15b	2，13，14a，15a，15b，17a，17b，17c	1，2，6，8b，8c	1，2，6，8b，8c	1，2，4，6，8b，8c，9a，9b，9c，11a，11b，11c
	起重工	吊装	3，4，9a，9b，9c，10a，10d，11c，11g，12，13，14a，15a，15b	3，12，13，14a，15a，15b，17a，17b，17c	1，6，8b	1，6，8b	3，4，6，8b，9a，9b，9c，11c，11g
		起重	9b，10a，13，15b	13，15b，17a，17c	6，8b	6，8b	6，8b，9b
	切割工	切割	9a，9b，9c，10a，13，14b	13，14b，17a，17c	6，8a	6，8a	6，8a，9a，9b，9c
	装配工	装配	3，4，9a，9c，10a，10b，11a，11b，11c，13，14a，15a，15b	3，13，14a，15a，15b，17a，17b，17c	3，6，8b	3，6，8b	3，4，6，8b，9a，9c，11a，11b，11c

注：表中数字代表不同的危险因素或危险源，具体为：1-工作场所路面不平、倾斜、光滑或无弹性；2-工作活动或工作物料空间受限；3-工人或工作活动使用的工具和设备设计不当；4-工作高度被错误调整；5-工作座椅设计不舒适或不正确调整；6-（如果站立完成工作）没有可能的坐和休息的位置；7-易使人疲劳的脚踏工作；8-完成易疲劳的腿部工作，例如：a. 重复性攀梯、迈步工作，b. 重复性跳跃、持续蹲姿或跪姿工作，c. 经常性单腿支撑身体的工作；9-完成重复性或持续性工作，背部：a. 轻微前屈，b. 严重前屈，c. 侧弯或轻微扭转，d. 严重扭转；10-完成重复性或持续性工作，颈部：a. 前屈，b. 侧屈或轻微扭转，c. 严重扭转，d. 背屈（向后伸屈）；11-腕/手部提举负荷，须注意的重要因素：a. 重复性持续提举，b. 负重，c. 抓握困难的操作，d. 提举开始或终止时处于困难负荷位置，e. 超过前臂长度的提举，f. 膝高度以下的提举，g. 肩高度以上的提举；12-完成重复、持续或不舒适的负荷搬运和推拉活动；13-完成无支撑单臂前伸或侧伸的持续工作活动；14-存在下列重复性活动：a. 相似工作活动，b. 舒适伸展距离的相似工作活动；15-完成重复或持续性的手工活动，须注意的重要因素：a. 工作材料和工具的重量，b. 工作材料和工具的不舒适抓握；16-对视觉能力有较高要求；17-用手和前臂完成重复性工作，存在以下活动：a. 扭转工作，b. 用力工作，c. 腕/手部不舒适姿势，d. 按键或敲键盘。

表 3-4-8 船舶及相关装置制造业不同接触人群 WMSDs 的接触危险等级和身体各部位的接触水平

车间	工种	相似接触组（SEG）	样本量/人	姿势负荷分值/分 背 最小值	背 最大值	背 平均值	颈 最小值	颈 最大值	颈 平均值	腿 最小值	腿 最大值	腿 平均值	肩 最小值	肩 最大值	肩 平均值	肘 最小值	肘 最大值	肘 平均值	腕/手 最小值	腕/手 最大值	腕/手 平均值	分项负荷分值/分 负荷/用力 最小值	负荷/用力 最大值	负荷/用力 平均值	抓握 最小值	抓握 最大值	抓握 平均值	活动范围 最小值	活动范围 最大值	活动范围 平均值	REBA分值/分 最小值	REBA 最大值	REBA 平均值	危险等级 最小	危险等级 最大	危险等级 平均
搭载/总装	测量工	测量	2	2	5	3.50	1	2	1.50	1	2	1.50	2	3	2.50	2	2	2.00	1	1	1.00	0	0	0.00	0	0	0.00	0	0	0.00	2	8	5.00	低	高	中等
	打磨工	打磨	3	3	4	3.67	2	3	2.67	2	3	2.67	2	4	3.33	1	2	1.67	3	3	3.00	0	1	0.67	0	0	0.00	1	2	1.33	6	11	9.33	中等	很高	高
	电焊工	自动焊	8	3	5	3.87	2	3	2.50	1	3	1.75	2	4	3.00	1	2	1.25	1	3	2.25	0	0	0.00	0	0	0.00	0	2	1.00	3	11	7.25	低	很高	中等
	管工	切割	2	5	5	5.00	2	3	2.50	3	3	3.00	4	4	4.00	2	2	2.00	3	3	3.00	0	0	0.00	0	0	0.00	1	1	1.00	11	11	11.00	很高	很高	很高
	划线工	划线	2	2	2	2.00	3	3	3.00	1	1	1.00	4	6	5.00	2	2	2.00	2	3	2.50	0	0	0.00	0	0	0.00	0	0	0.00	4	9	6.50	中等	高	中等
	火工	校正	6	1	5	3.67	1	3	2.50	1	3	2.33	0	4	2.83	1	2	1.83	1	3	2.17	0	0	0.00	0	0	0.00	1	2	1.33	3	11	8.83	低	很高	高
	刨工	碳刨	3	2	5	4.00	3	3	3.00	1	3	2.33	3	3	3.00	2	2	2.00	1	3	2.33	0	0	0.00	0	0	0.00	1	1	1.00	5	11	9.00	中等	很高	高
	其他辅助工种	整理	6	2	4	2.67	2	3	2.17	1	3	1.33	2	4	2.50	1	2	1.33	1	3	2.33	0	0	0.00	0	0	0.00	0	1	0.33	3	9	4.67	低	高	中等
	铜工	安装钳工	1	2	2	2.00	2	2	2.00	1	1	1.00	3	3	3.00	1	1	1.00	3	3	3.00	0	0	0.00	0	0	0.00	0	0	0.00	3	3	3.00	低	低	低
		搬运	1	4	4	4.00	2	2	2.00	1	1	1.00	3	3	3.00	2	2	2.00	3	3	3.00	0	0	0.00	0	0	0.00	0	0	0.00	7	7	7.00	中等	中等	中等
		检查	1	5	5	5.00	3	3	3.00	3	3	3.00	2	2	2.00	1	1	1.00	1	1	1.00	0	0	0.00	0	0	0.00	0	0	0.00	9	9	9.00	高	高	高
		切割	1	3	3	3.00	2	2	2.00	2	2	2.00	1	1	1.00	1	1	1.00	2	2	2.00	0	0	0.00	1	1	1.00	0	0	0.00	4	4	4.00	中等	中等	中等
	装配工	切割点焊	3	3	4	3.33	2	2	2.00	1	1	1.00	2	2	2.00	1	1	1.00	1	1	1.00	0	0	0.00	0	0	0.00	0	2	1.33	4	5	4.67	中等	中等	中等
		装配	4	4	5	4.50	2	3	2.50	2	3	2.25	2	4	3.25	1	2	1.50	1	3	2.50	0	2	0.50	0	0	0.00	0	1	0.50	8	11	9.00	高	很高	高
分段涂装	打磨工	打磨	1	2	2	2.00	2	2	2.00	1	1	1.00	5	5	5.00	2	2	2.00	2	2	2.00	0	0	0.00	0	0	0.00	0	0	0.00	3	3	3.00	低	低	低
	喷漆工	油漆	15	1	5	2.47	1	3	2.13	1	3	1.40	2	6	3.93	1	2	1.93	1	3	1.87	0	0	0.00	0	0	0.00	0	2	0.80	1	13	5.40	可忽略	很高	中等
	喷砂工	喷砂	2	1	2	1.50	1	2	1.50	1	1	1.00	2	4	3.00	2	2	2.00	1	1	1.00	0	1	0.50	0	0	0.00	1	1	1.00	2	5	3.50	低	中等	中等
分段制作	电焊工	焊接	4	4	5	4.50	3	3	3.00	2	3	2.75	4	4	4.00	2	2	2.00	1	3	2.50	0	0	0.00	0	0	0.00	1	2	1.25	9	12	10.75	高	很高	很高
	管工	打磨	1	5	5	5.00	3	3	3.00	2	2	2.00	4	4	4.00	1	1	1.00	3	3	3.00	0	0	0.00	0	0	0.00	1	1	1.00	9	9	9.00	高	高	高
		管子安装	1	5	5	5.00	3	3	3.00	3	3	3.00	5	5	5.00	1	1	1.00	3	3	3.00	0	0	0.00	0	0	0.00	1	1	1.00	12	12	12.00	很高	很高	很高
	合拢工	打磨	4	4	5	4.75	3	3	3.00	3	3	3.00	4	4	4.00	2	2	2.00	3	3	3.00	0	0	0.00	0	0	0.00	1	1	1.00	11	11	11.00	很高	很高	很高
		起重	4	3	5	3.50	2	3	2.50	1	3	2.00	3	5	3.75	1	2	1.75	1	3	1.75	0	0	0.00	0	0	0.00	1	2	1.50	5	11	7.25	中等	很高	中等
		清洁	1	3	3	3.00	3	3	3.00	2	2	2.00	3	3	3.00	2	2	2.00	3	3	3.00	0	0	0.00	0	0	0.00	1	1	1.00	9	9	9.00	高	高	高
	火工	板材加工	3	2	4	3.33	3	3	3.00	2	3	2.33	4	6	4.67	1	2	1.67	3	3	3.00	0	0	0.00	0	0	0.00	1	1	1.00	8	11	9.67	高	很高	高
	装配工	切割点焊	1	4	4	4.00	3	3	3.00	3	3	3.00	4	4	4.00	2	2	2.00	3	3	3.00	0	0	0.00	0	0	0.00	1	1	1.00	11	11	11.00	很高	很高	很高
		装配	3	4	4	4.00	2	3	2.33	2	4	3.00	3	4	3.67	2	2	2.00	3	3	3.00	0	1	0.33	0	0	0.00	0	1	0.67	9	11	10.00	高	很高	高

续表

车间	工种	相似接触组(SEG)	样本量/人	姿势负荷分值/分																		分项负荷分值/分									REBA分值/分			危险等级		
				背			颈			腿			肩			肘			腕/手			负荷/用力			抓握			活动范围								
				最小值	最大值	平均值	最小值	最大值	平均值	最小值	最大值	平均值	最小值	最大值	平均值	最小值	最大值	平均值	最小值	最大值	平均值	最小值	最大值	平均值	最小值	最大值	平均值	最小值	最大值	平均值	最小值	最大值	平均值	最小	最大	平均
钢板预处理/切割	打磨工	打磨	3	4	5	4.67	3	3	3.00	2	3	2.67	3	5	3.67	2	2	2.00	3	3	3.00	0	0	0.00	0	0	0.00	1	1	1.00	11	11	11.00	很高	很高	很高
	电焊工	焊接	3	4	4	4.00	3	3	3.00	3	3	3.00	3	3	3.00	2	2	2.00	2	3	2.67	0	0	0.00	0	0	0.00	1	1	1.00	11	11	11.00	很高	很高	很高
	火工	校正	1	4	4	4.00	3	3	3.00	3	3	3.00	3	3	3.00	2	2	2.00	2	2	2.00	0	0	0.00	0	0	0.00	1	1	1.00	11	11	11.00	很高	很高	很高
	冷加工	冷加	3	4	5	4.67	3	3	3.00	3	3	3.00	5	6	5.67	2	2	2.00	3	3	3.00	0	2	1.33	0	2	0.67	1	2	1.67	10	14	12.67	高	很高	很高
	密性工	密性实验	3	3	4	3.33	3	3	3.00	2	2	2.00	6	6	6.00	2	2	2.00	3	3	3.00	0	0	0.00	0	0	0.00	1	2	1.33	11	13	11.67	很高	很高	很高
	木工	木工	2	4	4	4.00	3	3	3.00	2	3	2.50	4	4	4.00	2	2	2.00	3	3	3.00	0	0	0.00	0	0	0.00	1	1	1.00	10	11	10.50	高	很高	很高
	配料工	理料	5	3	5	3.40	2	3	2.20	2	3	2.60	4	6	4.80	1	2	1.60	2	3	2.80	0	0	0.00	0	0	0.00	1	1	1.00	7	11	9.00	中等	很高	高
	起重工	起重	5	2	5	3.60	3	3	3.00	1	3	1.80	1	6	3.20	1	2	1.60	1	3	2.00	0	1	0.20	0	0	0.00	1	2	1.40	6	13	9.40	中等	很高	高
	切割工	切割	3	4	5	4.33	2	3	2.33	4	4	4.00	2	4	3.00	1	2	1.67	1	2	1.67	1	2	1.33	0	1	0.67	1	1	1.00	10	12	11.33	高	很高	很高
	装配工	装配	3	4	5	4.33	2	3	2.67	2	3	2.67	4	5	4.33	1	2	1.67	2	3	2.33	0	2	1.33	0	2	1.33	1	2	1.67	8	13	11.33	高	很高	很高
管子切割/配盘	管工	管子加工	1	5	5	5.00	3	3	3.00	3	3	3.00	5	5	5.00	2	2	2.00	3	3	3.00	0	0	0.00	1	1	1.00	1	1	1.00	11	11	11.00	很高	很高	很高
舾装	铲车工	包装搬运	2	1	2	1.50	2	2	2.00	1	1	1.00	2	2	2.00	1	1	1.00	1	1	1.00	0	0	0.00	0	0	0.00	0	2	1.00	1	4	2.50	可忽略	中等	低
	电焊工	焊接	1	4	4	4.00	3	3	3.00	3	3	3.00	2	2	2.00	1	1	1.00	2	2	2.00	0	0	0.00	0	0	0.00	1	1	1.00	9	9	9.00	高	高	高
	机加工	出榫	2	3	3	3.00	2	2	2.00	1	1	1.00	3	4	3.50	1	1	1.00	3	3	3.00	0	0	0.00	0	0	0.00	0	0	0.00	4	4	4.00	中等	中等	中等
	其他辅助工种	打磨	1	3	3	3.00	2	2	2.00	1	1	1.00	1	1	1.00	1	1	1.00	3	3	3.00	0	0	0.00	0	0	0.00	2	2	2.00	6	6	6.00	中等	中等	中等
	起重工	吊装	1	2	2	2.00	2	2	2.00	1	1	1.00	4	4	4.00	2	2	2.00	2	2	2.00	0	0	0.00	0	0	0.00	0	0	0.00	3	3	3.00	低	低	低
		起重	1	3	3	3.00	2	2	2.00	1	1	1.00	3	3	3.00	1	1	1.00	3	3	3.00	0	0	0.00	0	0	0.00	0	0	0.00	4	4	4.00	中等	中等	中等
	铜工	安装钳工	1	3	3	3.00	2	2	2.00	1	1	1.00	3	3	3.00	1	1	1.00	2	2	2.00	0	0	0.00	0	0	0.00	0	0	0.00	4	4	4.00	中等	中等	中等
		管子加工	1	3	3	3.00	2	2	2.00	3	3	3.00	2	2	2.00	1	1	1.00	3	3	3.00	0	0	0.00	0	0	0.00	1	1	1.00	7	7	7.00	中等	中等	中等
		焊接	1	2	2	2.00	2	2	2.00	2	2	2.00	5	5	5.00	2	2	2.00	2	2	2.00	1	1	1.00	0	0	0.00	1	1	1.00	6	6	6.00	中等	中等	中等
		理料	2	3	3	3.00	2	2	2.00	1	1	1.00	2	2	2.00	1	1	1.00	1	2	1.50	0	0	0.00	0	0	0.00	0	0	0.00	3	4	3.50	低	中等	中等

续表

车间	工种	相似接触组（SEG）	样本量/人	姿势负荷分值/分																		分项负荷分值/分									REBA分值/分			危险等级		
				背			颈			腿			肩			肘			腕/手			负荷/用力			抓握			活动范围								
				最小值	最大值	平均值	最小值	最大值	平均值	最小值	最大值	平均值	最小值	最大值	平均值	最小值	最大值	平均值	最小值	最大值	平均值	最小值	最大值	平均值	最小值	最大值	平均值	最小值	最大值	平均值	最小值	最大值	平均值	最小	最大	平均
舾装	装配工	打磨	1	4	4	4.00	1	1	1.00	2	2	2.00	3	3	3.00	1	1	1.00	3	3	3.00	0	0	0.00	0	0	0.00	0	0	0.00	4	4	4.00	中等	中等	中等
		分段定位	1	2	2	2.00	2	2	2.00	1	1	1.00	2	2	2.00	2	2	2.00	3	3	3.00	0	0	0.00	0	0	0.00	0	0	0.00	3	3	3.00	低	低	低
		焊接	2	2	2	2.00	1	2	1.50	1	1	1.00	4	5	4.50	2	2	2.00	3	3	3.00	0	0	0.00	0	0	0.00	0	0	0.00	3	4	3.50	低	中等	中等
		拼装定位	1	4	4	4.00	2	2	2.00	1	1	1.00	2	2	2.00	1	1	1.00	1	1	1.00	0	0	0.00	0	0	0.00	0	0	0.00	4	4	4.00	中等	中等	中等
		切割	1	3	3	3.00	2	2	2.00	1	1	1.00	3	3	3.00	1	1	1.00	1	1	1.00	0	0	0.00	0	0	0.00	0	0	0.00	4	4	4.00	中等	中等	中等
		切割点焊	2	4	4	4.00	3	3	3.00	1	1	1.00	2	4	3.00	1	1	1.00	1	3	2.00	0	0	0.00	0	0	0.00	0	2	1.00	6	8	7.00	中等	高	中等
职能管理	其他辅助工种	机加钳工	5	3	5	4.20	2	3	2.60	2	3	2.20	2	5	3.60	1	2	1.60	1	3	2.60	0	0	0.00	0	0	0.00	0	1	0.80	6	11	8.60	中等	很高	高
组立/加工	铲车工	吊装	4	1	2	1.75	1	1	1.00	1	1	1.00	2	2	2.00	1	1	1.00	1	1	1.00	0	0	0.00	0	0	0.00	0	2	1.50	1	3	2.50	可忽略	低	低
	打磨工	打磨	6	2	5	3.67	1	3	1.67	1	2	1.33	2	4	3.17	1	2	1.33	1	3	2.17	0	0	0.00	0	1	0.17	0	2	0.67	4	11	5.83	中等	很高	中等
	电焊工	焊接	6	3	5	4.17	1	3	2.17	1	2	1.83	2	4	2.67	1	2	1.33	1	3	2.33	0	1	0.17	0	1	0.17	0	2	1.00	4	11	7.83	中等	很高	高
	火工	校正	6	2	4	3.00	1	3	2.00	1	2	1.17	1	2	1.83	1	2	1.33	1	3	1.33	0	0	0.00	0	0	0.00	1	2	1.83	3	7	5.33	低	中等	中等
	冷加工	冷加	2	1	3	2.00	1	2	1.50	1	1	1.00	1	2	1.50	1	1	1.00	1	2	1.50	0	0	0.00	0	0	0.00	0	1	0.50	1	2	1.50	可忽略	低	低
	配料工	理料	1	3	3	3.00	2	2	2.00	1	1	1.00	3	3	3.00	1	1	1.00	2	2	2.00	0	0	0.00	0	0	0.00	0	0	0.00	4	4	4.00	中等	中等	中等
		配送料	2	2	2	2.00	1	1	1.00	1	1	1.00	2	4	3.00	2	2	2.00	1	2	1.50	0	0	0.00	0	0	0.00	0	1	0.50	2	4	3.00	低	中等	低
	其他辅助工种	安装钳工	4	3	4	3.50	2	3	2.25	1	3	1.50	2	4	2.75	1	2	1.50	1	3	2.00	0	0	0.00	0	0	0.00	0	2	1.00	3	9	6.75	低	高	中等
		吊装	1	3	3	3.00	2	2	2.00	1	1	1.00	2	2	2.00	1	1	1.00	1	1	1.00	0	0	0.00	0	0	0.00	1	1	1.00	4	4	4.00	中等	中等	中等
		装配	2	2	3	2.50	1	2	1.50	1	2	1.50	2	3	2.50	1	1	1.00	1	2	1.50	0	0	0.00	0	0	0.00	0	0	0.00	2	4	3.00	低	中等	低
	起重工	吊装	2	3	3	3.00	2	2	2.00	1	1	1.00	4	5	4.50	1	2	1.50	2	2	2.00	0	0	0.00	0	0	0.00	0	0	0.00	4	4	4.00	中等	中等	中等
		起重	2	3	3	3.00	2	2	2.00	1	3	2.00	2	4	3.00	1	2	1.50	2	3	2.50	0	0	0.00	0	0	0.00	0	0	0.00	5	6	5.50	中等	中等	中等
	切割工	切割	3	2	3	2.33	1	2	1.67	1	1	1.00	2	3	2.33	1	2	1.33	1	2	1.33	0	0	0.00	0	0	0.00	0	1	0.33	1	6	3.00	可忽略	中等	低
	装配工	装配	1	2	2	2.00	2	2	2.00	1	1	1.00	1	1	1.00	1	1	1.00	1	1	1.00	0	0	0.00	0	0	0.00	2	2	2.00	4	4	4.00	中等	中等	中等

表 3-4-9 船舶及相关装置制造业不同车间、工种人群身体九个部位 WMSDs 的发生数、发生率和 *OR*

车间	工种	人数/人	不分部位			颈			肩			上背			下背		
			n/人	发生率/%	*OR*（95%*CI*）	*n*/人	发生率/%	*OR*（95%*CI*）	*n*/人	发生率/%	*OR*（95%*CI*）	*n*/人	发生率/%	*OR*（95%*CI*）	*n*/人	发生率/%	*OR*（95%*CI*）
船体	备理料工	18	6	33.3	0.883（0.331～2.355）	1	5.6	—	0	0.0	—	0	0.0	—	2	11.1	—
	打磨工	47	17	36.2	1.001（0.551～1.817）	4	8.5	—	5	10.6	0.539（0.213～1.364）	3	6.4	—	6	12.8	0.982（0.416～2.317）
	焊工	66	31	47.0	1.564（0.963～2.54）	11	16.7	0.673（0.352～1.288）	14	21.2	1.22（0.675～2.206）	5	7.6	0.611（0.245～1.523）	15	22.7	1.974*（1.107～3.52）
	火工	4	1	25.0	—	1	25.0	—	1	25.0	—	0	0.0	—	0	0.0	—
	机加工	9	3	33.3	—	1	11.1	—	1	11.1	—	2	22.2	—	1	11.1	—
	冷加工	9	3	33.3	—	1	11.1	—	0	0.0	—	0	0.0	—	2	22.2	—
	密性工	2	2	100.0	—	2	100.0	—	1	50.0	—	1	50.0	—	2	100.0	—
	木工	1	1	100.0	—	0	0.0	—	0	0.0	—	0	0.0	—	0	0.0	—
	起重工	3	1	33.3	—	0	0.0	—	0	0.0	—	1	33.3	—	1	33.3	—
	钳工	7	4	57.1	—	0	0.0	—	2	28.6	—	1	14.3	—	2	28.6	—
	切割工	15	11	73.3	4.857*（1.546～15.264）	5	33.3	1.682（0.574～4.926）	4	26.7	—	4	26.7	—	6	40.0	4.474*（1.590～12.589）
	司机	6	2	33.3	—	1	16.7	—	0	0.0	—	0	0.0	—	2	33.3	—
	装配工	59	27	45.8	1.490（0.891～2.490）	7	11.9	0.453*（0.206～0.999）	10	16.9	0.924（0.467～1.827）	4	6.8	—	14	23.7	2.088*（1.143～3.814）
	合计	246	109	44.3	1.405*（1.089～1.812）	34	13.8	0.539*（0.374～0.776）	38	15.4	0.828（0.584～1.174）	21	8.5	0.696（0.443～1.093）	53	21.5	1.843*（1.353～2.511）
船坞	测量工	3	2	66.7	—	2	66.7	—	1	33.3	—	0	0.0	—	0	0.0	—
	打磨工	24	15	62.5	2.944*（1.287～6.734）	3	12.5	—	3	12.5	—	3	12.5	—	6	25.0	2.237（0.886～5.645）
	电工	5	2	40.0	—	1	20.0	—	0	0.0	—	0	0.0	—	0	0.0	—
	管工	7	2	28.6	—	0	0.0	—	0	0.0	—	0	0.0	—	0	0.0	—
	焊工	45	17	37.8	1.072（0.586～1.961）	10	22.2	0.961（0.475～1.943）	8	17.8	0.979（0.455～2.106）	8	17.8	1.613（0.749～3.471）	8	17.8	1.451（0.674～3.122）
	合拢工	2	0	0.0	—	0	0.0	—	0	0.0	—	0	0.0	—	0	0.0	—
	划线工	26	8	30.8	0.785（0.341～1.807）	3	11.5	—	2	7.7	—	1	3.8	—	2	7.7	—
	火工	13	3	23.1	—	1	7.7	—	2	15.4	—	2	15.4	—	1	7.7	—
	密性工	14	7	50.0	1.766（0.619～5.039）	4	28.6	—	4	28.6	—	3	21.4	—	3	21.4	—
	木工	1	0	0.0	—	0	0.0	—	0	0.0	—	0	0.0	—	0	0.0	—
	刨工	7	1	14.3	—	1	14.3	—	0	0.0	—	0	0.0	—	0	0.0	—
	钳工	7	2	28.6	—	0	0.0	—	0	0.0	—	0	0.0	—	1	14.3	—
	装配工	48	18	37.5	1.060（0.590～1.904）	6	12.5	0.480（0.204～1.130）	11	22.9	1.347（0.686～2.645）	7	14.6	1.273（0.570～2.844）	6	12.5	0.959（0.407～2.260）
	合计	202	77	38.1	1.088（0.817～1.449）	31	15.3	0.610*（0.415～0.897）	31	15.3	0.821（0.558～1.207）	24	11.9	1.006（0.654～1.547）	27	13.4	1.035（0.687～1.558）

续表

车间	工种	人数/人	不分部位			颈			肩			上背			下背		
			n/人	发生率/%	OR（95%CI）	n/人	发生率/%	OR（95%CI）	n/人	发生率/%	OR（95%CI）	n/人	发生率/%	OR（95%CI）	n/人	发生率/%	OR（95%CI）
电气	打磨工	1	0	0.0	—	0	0.0	—	0	0.0	—	0	0.0	—	0	0.0	—
	焊工	1	1	100.0	—	1	100.0	—	0	0.0	—	1	100.0	—	1	100.0	—
	装配工	6	2	33.3	—	1	16.7	—	1	16.7	—	1	16.7	—	0	0.0	—
	合计	8	3	37.5	—	2	25.0	—	1	12.5	—	2	25.0	—	1	12.5	—
分段	车工	11	7	63.6	3.091（0.904～10.566）	2	18.2	—	4	36.4	—	1	9.1	—	3	27.3	—
	管工	29	10	34.5	0.930（0.432～2.002）	2	6.9	—	7	24.1	1.441（0.615～3.378）	1	3.4	—	2	6.9	—
	焊工	60	23	38.3	1.098（0.652～1.850）	12	20.0	0.841（0.446～1.586）	12	20.0	1.132（0.600～2.135）	3	5.0	—	12	20.0	1.678（0.889～3.167）
	合拢工	28	15	53.6	2.038（0.969～4.288）	5	17.9	0.731（0.278～1.925）	3	10.7	—	1	3.6	—	8	28.6	2.684*（1.180～6.105）
	片体拼装工	2	2	100.0	—	0	0.0	—	0	0.0	—	0	0.0	—	1	50.0	—
	起重工	12	5	41.7	1.262（0.400～3.979）	2	16.7	—	0	0.0	—	0	0.0	—	1	8.3	—
	司机	2	2	100.0	—	2	100.0	—	2	100.0	—	0	0.0	—	0	0.0	—
	装配工	58	20	34.5	0.930（0.540～1.600）	4	6.9	—	4	6.9	—	0	0.0	—	10	17.2	1.398（0.706～2.77）
	合计	202	84	41.6	1.257（0.948～1.667）	29	14.4	0.564*（0.380～0.838）	32	15.8	0.853（0.583～1.248）	6	3.0	0.228*（0.101～0.515）	37	18.3	1.505*（1.049～2.159）
管道	备理料工	1	0	0.0	—	0	0.0	—	0	0.0	—	0	0.0	—	0	0.0	—
	打磨工	2	1	50.0	—	0	0.0	—	1	50.0	—	1	50.0	—	1	50.0	—
	管工	19	8	42.1	1.285（0.516～3.197）	3	15.8	—	2	10.5	—	0	0.0	—	6	31.6	3.097*（1.175～8.161）
	焊工	11	7	63.6	3.091（0.904～10.566）	5	45.5	2.803（0.855～9.192）	3	27.3	—	1	9.1	—	5	45.5	5.592*（1.704～18.348）
	装配工	25	7	28.0	0.687（0.287～1.646）	3	12.0	—	4	16.0	—	3	12.0	—	5	20.0	1.678（0.629～4.478）
	合计	58	23	39.7	1.161（0.685～1.968）	11	19.0	0.787（0.408～1.520）	10	17.2	0.944（0.477～1.869）	5	8.6	0.704（0.281～1.764）	17	29.3	2.782*（1.576～4.910）
结构	车工	1	1	100.0	—	1	100.0	—	1	100.0	—	1	100.0	—	1	100.0	—
	焊工	4	3	75.0	—	0	0.0	—	2	50.0	—	1	25.0	—	1	25.0	—
	装配工	2	2	100.0	—	0	0.0	—	0	0.0	—	0	0.0	—	1	50.0	—
	合计	7	6	85.7	10.597*（1.275～88.057）	1	14.3	—	3	42.9	—	2	28.6	—	3	42.9	—
轮机	机加工	10	3	30.0	—	2	20.0	—	2	20.0	—	2	20.0	—	3	30.0	—
	起重工	2	1	50.0	—	0	0.0	—	0	0.0	—	0	0.0	—	1	50.0	—
	钳工	2	0	0.0	—	0	0.0	—	0	0.0	—	0	0.0	—	0	0.0	—
	合计	14	4	28.6	—	2	14.3	—	2	14.3	—	2	14.3	—	4	28.6	—

续表

车间	工种	人数/人	不分部位			颈			肩			上背			下背		
			n/人	发生率/%	OR（95%CI）	n/人	发生率/%	OR（95%CI）	n/人	发生率/%	OR（95%CI）	n/人	发生率/%	OR（95%CI）	n/人	发生率/%	OR（95%CI）
内业	车工	12	8	66.7	3.532*（1.063～11.737）	5	41.7	2.402（0.762～7.575）	4	33.3	—	2	16.7	—	7	58.3	9.395*（2.978～29.643）
	电工	1	1	100.0	—	0	0.0	—	0	0.0	—	1	100.0	—	0	0.0	—
	焊工	44	32	72.7	4.710*（2.423～9.155）	22	50.0	3.363*（1.859～6.083）	21	47.7	4.136*（2.284～7.488）	18	40.9	5.163*（2.823～9.444）	25	56.8	8.830*（4.850～16.076）
	火工	2	2	100.0	—	1	50.0	—	1	50.0	—	0	0.0	—	0	0.0	—
	冷加工	13	2	15.4	—	1	7.7	—	1	7.7	—	1	7.7	—	1	7.7	—
	片体拼装工	3	0	0.0	—	0	0.0	—	0	0.0	—	0	0.0	—	0	0.0	—
	起重工	9	6	66.7	3.532（0.883～14.131）	5	55.6	4.204*（1.128～15.668）	5	55.6	5.662*（1.519～21.105）	1	11.1	—	3	33.3	—
	钳工	1	0	0.0	—	0	0.0	—	0	0.0	—	0	0.0	—	0	0.0	—
	切割工	1	1	100.0	—	1	100.0	—	0	0.0	—	0	0.0	—	0	0.0	—
	下料工	4	2	50.0	—	2	50.0	—	0	0.0	—	0	0.0	—	0	0.0	—
	装配工	57	37	64.9	3.268*（1.894～5.638）	31	54.4	4.010*（2.376～6.766）	25	43.9	3.539*（2.093～5.985）	22	38.6	4.688*（2.742～8.016）	26	45.6	5.628*（3.332～9.507）
	合计	147	91	61.9	2.870*（2.053～4.013）	68	46.3	2.895*（2.087～4.016）	57	38.8	2.869*（2.051～4.012）	45	30.6	3.290*（2.305～4.695）	62	42.2	4.895*（3.512～6.823）
起运	车工	20	12	60.0	2.649*（1.082～6.486）	10	50.0	3.363*（1.398～8.089）	7	35.0	2.439（0.972～6.121）	2	10.0	—	4	20.0	—
	船舶水手	1	0	0.0	—	0	0.0	—	0	0.0	—	0	0.0	—	0	0.0	—
	电工	3	1	33.3	—	1	33.3	—	1	33.3	—	0	0.0	—	0	0.0	—
	起重工	37	13	35.1	0.957（0.487～1.882）	9	24.3	1.081（0.509～2.294）	2	5.4	—	0	0.0	—	5	13.5	1.049（0.408～2.697）
	钳工	3	0	0.0	—	0	0.0	—	0	0.0	—	0	0.0	—	0	0.0	—
	塔吊工	5	5	100.0	—	5	100.0	—	4	80.0	—	0	0.0	—	2	40.0	—
	合计	69	31	44.9	1.441（0.895～2.319）	25	36.2	1.911*（1.167～3.129）	14	20.3	1.153（0.640～2.077）	2	2.9	—	11	15.9	1.273（0.667～2.431）
设备部	维修维护技术人员	20	8	40.0	1.177（0.481～2.882）	2	10.0	—	3	15.0	—	4	20.0	—	3	15.0	—

续表

车间	工种	人数/人	不分部位			颈			肩			上背			下背		
			n/人	发生率/%	OR（95%CI）	n/人	发生率/%	OR（95%CI）	n/人	发生率/%	OR（95%CI）	n/人	发生率/%	OR（95%CI）	n/人	发生率/%	OR（95%CI）
生产部	车工	6	5	83.3	8.831*（1.031～75.619）	3	50.0	—	4	66.7	—	2	33.3	—	2	33.3	—
	打磨工	7	4	57.1	—	0	0.0	—	2	28.6	—	1	14.3	—	1	14.3	—
	电工	7	5	71.4	4.416（0.856～22.773）	2	28.6	—	2	28.6	—	1	14.3	—	2	28.6	—
	焊工	96	48	50.0	1.766*（1.181～2.64）	28	29.2	1.385（0.890～2.156）	27	28.1	1.772*（1.133～2.772）	20	20.8	1.963*（1.195～3.224）	25	26.0	2.363*（1.493～3.740）
	火工	1	1	100.0	—	1	100.0	—	0	0.0	—	1	100.0	—	1	100.0	—
	机加工	4	4	100.0	—	3	75.0	—	3	75.0	—	2	50.0	—	2	50.0	—
	起重工	10	4	40.0	—	1	10.0	—	2	20.0	—	1	10.0	—	2	20.0	—
	下料工	10	8	80.0	7.065*（1.500～33.287）	6	60.0	5.045*（1.423～17.892）	4	40.0	—	1	10.0	—	3	30.0	—
	装配工	41	27	65.9	3.406*（1.784～6.503）	14	34.1	1.744（0.913～3.331）	13	31.7	2.103*（1.087～4.067）	10	24.4	2.406*（1.177～4.919）	14	34.1	3.48*（1.820～6.652）
	合计	182	106	58.2	2.463*（1.83～3.315）	58	31.9	1.573*（1.148～2.155）	57	31.3	2.066*（1.505～2.837）	39	21.4	2.034*（1.421～2.912）	52	28.6	2.684*（1.936～3.720）
生产车间	生产员工	86	33	38.4	1.100（0.711～1.702）	23	26.7	1.228（0.760～1.984）	21	24.4	1.463（0.892～2.399）	17	19.8	1.837*（1.077～3.133）	21	24.4	2.168*（1.321～3.557）
生产运行部	打磨工	7	4	57.1	—	3	42.9	—	3	42.9	—	3	42.9	—	1	14.3	—
调试部	调试工	2	2	100.0	—	2	100.0	—	2	100.0	—	2	100.0	—	1	50.0	—
涂装	打磨工	41	17	41.5	1.251（0.671～2.332）	12	29.3	1.392（0.709～2.732）	14	34.1	2.349*（1.230～4.488）	12	29.3	3.086*（1.571～6.063）	14	34.1	3.48*（1.820～6.652）
	喷漆工	209	97	46.4	1.530*（1.163～2.014）	52	24.9	1.114（0.812～1.529）	36	17.2	0.943（0.656～1.355）	40	19.1	1.765*（1.244～2.504）	36	17.2	1.396（0.971～2.008）
	喷砂工	53	24	45.3	1.462（0.850～2.515）	15	28.3	1.328（0.729～2.418）	12	22.6	1.326（0.696～2.528）	6	11.3	0.952（0.406～2.231）	11	20.8	1.758（0.903～3.423）
	起重工	2	0	0.0	—	0	0.0	—	0	0.0	—	0	0.0	—	0	0.0	—
	合计	305	138	45.2	1.460*（1.161～1.836）	79	25.9	1.176（0.907～1.525）	62	20.3	1.156（0.871～1.534）	58	19.0	1.751*（1.308～2.345）	61	20.0	1.678*（1.260～2.234）
舾装	钣金工	10	3	30.0	—	0	0.0	—	1	10.0	—	1	10.0	—	1	10.0	—
	备理料工	18	7	38.9	1.124（0.435～2.902）	5	27.8	1.293（0.461～3.630）	5	27.8	1.742（0.620～4.892）	2	11.1	—	2	11.1	—
	车工	12	3	25.0	—	2	16.7	—	2	16.7	—	3	25.0	—	2	16.7	—
	焊工	58	17	29.3	0.732（0.415～1.290）	8	13.8	0.538（0.255～1.136）	7	12.1	0.622（0.282～1.373）	4	6.9	—	4	6.9	—
	机加工	12	10	83.3	8.831*（1.934～40.326）	8	66.7	6.726*（2.024～22.356）	4	33.3	—	3	25.0	—	5	41.7	4.793*（1.519～15.123）
	起重工	22	5	22.7	0.519（0.191～1.408）	2	9.1	—	2	9.1	—	2	9.1	—	2	9.1	—
	钳工	56	17	30.4	0.770（0.435～1.363）	6	10.7	0.404*（0.173～0.943）	5	8.9	0.444（0.177～1.114）	3	5.4	—	5	8.9	0.658（0.262～1.651）
	司机	9	2	22.2	—	1	11.1	—	1	11.1	—	2	22.2	—	0	0.0	—
	铜工	79	21	26.6	0.639（0.387～1.054）	15	19.0	0.788（0.448～1.385）	11	13.9	0.733（0.387～1.389）	8	10.1	0.840（0.403～1.749）	5	6.3	0.453（0.183～1.122）

续表

车间	工种	人数/人	不分部位			颈			肩			上背			下背		
			n/人	发生率/%	OR（95%CI）	n/人	发生率/%	OR（95%CI）	n/人	发生率/%	OR（95%CI）	n/人	发生率/%	OR（95%CI）	n/人	发生率/%	OR（95%CI）
舾装	舾件制作	2	1	50.0	—	1	50.0	—	0	0.0	—	0	0.0	—	1	50.0	—
	装配工	71	15	21.1	0.473*（0.267～0.837）	8	11.3	0.427*（0.204～0.892）	7	9.9	0.495（0.226～1.082）	7	9.9	0.816（0.373～1.784）	8	11.3	0.852（0.407～1.782）
	合计	349	101	28.9	0.719*（0.569～0.909）	56	16.0	0.643*（0.481～0.859）	45	12.9	0.671*（0.489～0.921）	35	10.0	0.831（0.583～1.184）	35	10.0	0.748（0.525～1.065）
制造	备理料工	32	12	37.5	1.060（0.518～2.171）	7	21.9	0.942（0.407～2.181）	7	21.9	1.268（0.548～2.936）	4	12.5	1.065（0.373～3.041）	3	9.4	—
	测量工	2	2	100.0	—	1	50.0	—	2	100.0	—	0	0.0	—	0	0.0	—
	车工	92	38	41.3	1.243（0.819～1.886）	33	35.9	1.881*（1.226～2.887）	28	30.4	1.982*（1.268～3.099）	16	17.4	1.570（0.913～2.700）	16	17.4	1.413（0.822～2.430）
	打磨工	73	21	28.8	0.713（0.429～1.185）	11	15.1	0.597（0.314～1.135）	9	12.3	0.637（0.316～1.282）	6	8.2	0.668（0.289～1.543）	3	4.1	—
	焊工	181	77	42.5	1.308（0.972～1.761）	47	26.0	1.180（0.844～1.650）	33	18.2	1.010（0.690～1.478）	35	19.3	1.788*（1.231～2.598）	48	26.5	2.422*（1.733～3.385）
	火工	24	11	45.8	1.495（0.669～3.340）	4	16.7	—	5	20.8	1.192（0.445～3.196）	3	12.5	—	5	20.8	1.766（0.658～4.737）
	冷加工	22	6	27.3	0.662（0.259～1.693）	3	13.6	—	2	9.1	—	0	0.0	—	1	4.5	—
	密性工	3	1	33.3	—	1	33.3	—	1	33.3	—	1	33.3	—	1	33.3	—
	起重工	71	21	29.6	0.742（0.445～1.237）	11	15.5	0.617（0.324～1.175）	8	11.3	0.575（0.275～1.202）	6	8.5	0.688（0.298～1.591）	8	11.3	0.852（0.407～1.782）
	切割工	29	12	41.4	1.247（0.595～2.614）	7	24.1	1.070（0.457～2.508）	7	24.1	1.441（0.615～3.378）	4	13.8	—	5	17.2	1.398（0.533～3.670）
	司机	17	10	58.8	2.523（0.960～6.634）	7	41.2	2.354（0.895～6.191）	5	29.4	1.887（0.664～5.363）	5	29.4	3.107*（1.093～8.834）	3	17.6	—
	铜工	18	14	77.8	6.182*（2.033～18.794）	5	27.8	1.293（0.461～3.630）	7	38.9	2.882*（1.116～7.444）	7	38.9	4.746*（1.836～12.265）	9	50.0	6.710*（2.659～16.933）
	预处理工	11	3	27.3	—	2	18.2	—	1	9.1	—	1	9.1	—	1	9.1	—
	装配工	241	121	50.2	1.781*（1.379～2.300）	67	27.8	1.295（0.973～1.723）	56	23.2	1.371*（1.013～1.856）	51	21.2	2.002*（1.462～2.742）	70	29.0	2.747*（2.068～3.648）
	合计	816	349	42.8	1.320*（1.143～1.525）	206	25.2	1.136（0.964～1.339）	171	21.0	1.201*（1.008～1.432）	139	17.0	1.531*（1.264～1.854）	173	21.2	1.805*（1.512～2.155）
总装	电工	79	23	29.1	0.725（0.445～1.180）	9	11.4	0.432*（0.215～0.866）	14	17.7	0.976（0.547～1.742）	12	15.2	1.336（0.721～2.477）	11	13.9	1.086（0.573～2.058）
	焊工	20	7	35.0	0.951（0.379～2.386）	5	25.0	1.121（0.407～3.087）	3	15.0	—	2	10.0	—	6	30.0	2.876*（1.103～7.497）
	精控工	1	0	0.0	—	0	0.0	—	0	0.0	—	0	0.0	—	0	0.0	—
	刨工	1	0	0.0	—	0	0.0	—	0	0.0	—	0	0.0	—	0	0.0	—
	起重工	5	2	40.0	—	0	0.0	—	0	0.0	—	0	0.0	—	1	20.0	—
	钳工	69	19	27.5	0.671（0.395～1.140）	9	13.0	0.504（0.250～1.017）	9	13.0	0.679（0.336～1.371）	12	17.4	1.570（0.840～2.934）	5	7.2	0.524（0.211～1.304）
	铜工	78	24	30.8	0.785（0.485～1.272）	12	15.4	0.611（0.330～1.132）	7	9.0	0.447*（0.205～0.973）	8	10.3	0.852（0.409～1.775）	7	9.0	0.662（0.304～1.442）
	装配工	7	0	0.0	—	0	0.0	—	0	0.0	—	0	0.0	—	0	0.0	—
	合计	260	75	28.8	0.716*（0.546～0.939）	35	13.5	0.523*（0.365～0.749）	33	12.7	0.658*（0.455～0.951）	34	13.1	1.122（0.779～1.617）	30	11.5	0.875（0.596～1.285）

续表

部门	工种	人数/人	肘			腕/手			腿			膝			足踝		
			n/人	发生率%	OR（95%CI）	n/人	发生率%	OR（95%CI）	n/人	发生率%	OR（95%CI）	n/人	发生率%	OR（95%CI）	n/人	发生率%	OR（95%CI）
船体	备理料工	18	1	5.6	—	2	11.1	—	0	0.0	—	0	0.0	—	3	16.7	—
	打磨工	47	2	4.3	—	12	25.5	4.280*（2.213～8.278）	3	6.4	—	3	6.4	—	2	4.3	—
	焊工	66	2	3.0	—	9	13.6	1.971（0.972～3.996）	5	7.6	0.957（0.384～2.388）	7	10.6	1.315（0.599～2.887）	2	3.0	—
	火工	4	1	25.0	—	0	0.0	—	0	0.0	—	1	25.0	—	1	25.0	—
	机加工	9	1	11.1	—	1	11.1	—	2	22.2	—	1	11.1	—	1	11.1	—
	冷加工	9	1	11.1	—	0	0.0	—	0	0.0	—	0	0.0	—	0	0.0	—
	密性工	2	1	50.0	—	1	50.0	—	1	50.0	—	1	50.0	—	1	50.0	—
	木工	1	0	0.0	—	1	100.0	—	0	0.0	—	0	0.0	—	0	0.0	—
	起重工	3	0	0.0	—	0	0.0	—	1	33.3	—	0	0.0	—	0	0.0	—
	钳工	7	2	28.6	—	1	14.3	—	1	14.3	—	1	14.3	—	1	14.3	—
	切割工	15	2	13.3	—	6	40.0	8.322*（2.955～23.440）	4	26.7	—	5	33.3	5.543*（1.890～16.253）	3	20.0	—
	司机	6	0	0.0	—	0	0.0	—	1	16.7	—	0	0.0	—	0	0.0	—
	装配工	59	1	1.7	—	8	13.6	1.958（0.926～4.140）	7	11.9	1.571（0.711～3.469）	10	16.9	2.263*（1.142～4.483）	6	10.2	1.044（0.448～2.434）
	合计	246	14	5.7	1.162（0.673～2.007）	41	16.7	2.497*（1.772～3.519）	25	10.2	1.32（0.868～2.008）	29	11.8	1.482*（1～2.197）	20	8.1	0.816（0.514～1.295）
船坞	测量工	3	0	0.0	—	0	0.0	—	0	0.0	—	2	66.7	—	0	0.0	—
	打磨工	24	4	16.7	—	10	41.7	8.917*（3.948～20.139）	2	8.3	—	5	20.8	2.918*（1.087～7.834）	2	8.3	—
	电工	5	0	0.0	—	0	0.0	—	0	0.0	—	0	0.0	—	1	20.0	—
	管工	7	0	0.0	—	0	0.0	—	0	0.0	—	1	14.3	—	2	28.6	—
	焊工	45	6	13.3	2.962*（1.248～7.027）	6	13.3	1.921（0.811～4.551）	7	15.6	2.150（0.957～4.829）	8	17.8	2.397*（1.113～5.163）	5	11.1	1.153（0.454～2.928）
	合拢工	2	0	0.0	—	0	0.0	—	0	0.0	—	0	0.0	—	0	0.0	—
	划线工	26	0	0.0	—	1	3.8	—	3	11.5	—	3	11.5	—	2	7.7	—
	火工	13	2	15.4	—	3	23.1	—	1	7.7	—	3	23.1	—	2	15.4	—
	密性工	14	2	14.3	—	1	7.1	—	3	21.4	—	5	35.7	6.159*（2.060～18.418）	3	21.4	—
	木工	1	0	0.0	—	0	0.0	—	0	0.0	—	0	0.0	—	0	0.0	—
	刨工	7	0	0.0	—	0	0.0	—	0	0.0	—	0	0.0	—	0	0.0	—
	钳工	7	0	0.0	—	0	0.0	—	0	0.0	—	0	0.0	—	1	14.3	—
	装配工	48	3	6.3	—	5	10.4	1.452（0.574～3.676）	13	27.1	4.335*（2.285～8.225）	7	14.6	1.893（0.847～4.232）	7	14.6	1.574（0.704～3.517）
	合计	202	17	8.4	1.769*（1.068～2.929）	26	12.9	1.844*（1.214～2.801）	29	14.4	1.957*（1.312～2.918）	34	16.8	2.244*（1.542～3.265）	25	12.4	1.303（0.853～1.990）

续表

部门	工种	人数/人	肘			腕/手			腿			膝			足踝		
			n/人	发生率%	OR(95%CI)	n/人	发生率%	OR(95%CI)	n/人	发生率%	OR(95%CI)	n/人	发生率%	OR(95%CI)	n/人	发生率%	OR(95%CI)
电气	打磨工	1	0	0.0	—	0	0.0	—	0	0.0	—	0	0.0	—	0	0.0	—
	焊工	1	0	0.0	—	1	100.0	—	1	100.0	—	1	100.0	—	1	100.0	—
	装配工	6	2	33.3	—	1	16.7	—	0	0.0	—	0	0.0	—	0	0.0	—
	合计	8	2	25.0	—	2	25.0	—	1	12.5	—	1	12.5	—	1	12.5	—
分段	车工	11	0	0.0	—	1	9.1	—	3	27.3	—	0	0.0	—	2	18.2	—
	管工	29	0	0.0	—	2	6.9	—	1	3.4	—	3	10.3	—	2	6.9	—
	焊工	60	3	5.0	—	7	11.7	1.649(0.747～3.639)	4	6.7	—	7	11.7	1.464(0.664～3.230)	3	5.0	—
	合拢工	28	4	14.3	—	7	25.0	4.161*(1.763～9.818)	1	3.6	—	6	21.4	3.024*(1.223～7.478)	2	7.1	—
	片体拼装工	2	0	0.0	—	1	50.0	—	1	50.0	—	1	50.0	—	1	50.0	—
	起重工	12	0	0.0	—	0	0.0	—	2	16.7	—	0	0.0	—	4	33.3	—
	司机	2	0	0.0	—	0	0.0	—	1	50.0	—	0	0.0	—	0	0.0	—
	装配工	58	1	1.7	—	3	5.2	—	2	3.4	—	3	5.2	—	2	3.4	—
	合计	202	8	4.0	—	21	10.4	1.448(0.916～2.288)	15	7.4	0.936(0.551～1.591)	20	9.9	1.218(0.764～1.943)	16	7.9	0.793(0.474～1.327)
管道	备理料工	1	0	0.0	—	0	0.0	—	0	0.0	—	0	0.0	—	0	0.0	—
	打磨工	2	1	50.0	—	1	50.0	—	1	50.0	—	1	50.0	—	1	50.0	—
	管工	19	1	5.3	—	0	0.0	—	1	5.3	—	0	0.0	—	1	5.3	—
	焊工	11	1	9.1	—	2	18.2	—	2	18.2	—	3	27.3	—	1	9.1	—
	装配工	25	2	8.0	—	3	12.0	—	3	12.0	—	3	12.0	—	3	12.0	—
	合计	58	5	8.6	1.816(0.723～4.562)	6	10.3	1.440(0.617～3.363)	7	12.1	1.602(0.725～3.541)	7	12.1	1.522(0.689～3.364)	6	10.3	1.064(0.456～2.483)
结构	车工	1	0	0.0	—	0	0.0	—	0	0.0	—	0	0.0	—	0	0.0	—
	焊工	4	0	0.0	—	0	0.0	—	0	0.0	—	1	25.0	—	0	0.0	—
	装配工	2	1	50.0	—	1	50.0	—	0	0.0	—	1	50.0	—	0	0.0	—
	合计	7	1	14.3	—	1	14.3	—	0	0.0	—	2	28.6	—	0	0.0	—

续表

部门	工种	人数/人	肘			腕/手			腿			膝			足踝		
			n/人	发生率%	OR(95%CI)	n/人	发生率%	OR(95%CI)	n/人	发生率%	OR(95%CI)	n/人	发生率%	OR(95%CI)	n/人	发生率%	OR(95%CI)
轮机	机加工	10	2	20.0	—	1	10.0	—	1	10.0	—	2	20.0	—	2	20.0	—
	起重工	2	0	0.0	—	0	0.0	—	0	0.0	—	0	0.0	—	0	0.0	—
	钳工	2	0	0.0	—	0	0.0	—	0	0.0	—	0	0.0	—	0	0.0	—
	合计	14	2	14.3	—	1	7.1	—	1	7.1	—	2	14.3	—	2	14.3	—
内业	车工	12	1	8.3	—	2	16.7	—	3	25.0	—	1	8.3	—	6	50.0	9.222*(2.969～28.645)
	电工	1	0	0.0	—	0	0.0	—	0	0.0	—	0	0.0	—	0	0.0	—
	焊工	44	14	31.8	8.984*(4.735～17.044)	13	29.5	5.235*(2.728～10.044)	16	36.4	6.670*(3.594～12.377)	19	43.2	8.426*(4.622～15.360)	18	40.9	6.384*(3.488～11.683)
	火工	2	0	0.0	—	2	100.0	—	0	0.0	—	0	0.0	—	1	50.0	—
	冷加工	13	0	0.0	—	0	0.0	—	0	0.0	—	0	0.0	—	0	0.0	—
	片体拼装工	3	0	0.0	—	0	0.0	—	0	0.0	—	0	0.0	—	0	0.0	—
	起重工	9	0	0.0	—	2	22.2	—	1	11.1	—	0	0.0	—	5	55.6	11.527*(3.091～42.993)
	钳工	1	0	0.0	—	0	0.0	—	0	0.0	—	0	0.0	—	0	0.0	—
	切割工	1	0	0.0	—	0	0.0	—	0	0.0	—	0	0.0	—	0	0.0	—
	下料工	4	0	0.0	—	0	0.0	—	0	0.0	—	0	0.0	—	0	0.0	—
	装配工	57	15	26.3	6.875*(3.788～12.477)	14	24.6	4.064*(2.214～7.460)	19	33.3	5.836*(3.350～10.168)	18	31.6	5.117*(2.915～8.982)	15	26.3	3.294*(1.821～5.960)
	合计	147	30	20.4	4.936*(3.274～7.441)	33	22.4	3.614*(2.437～5.36)	39	26.5	4.215*(2.903～6.119)	38	25.9	3.865*(2.655～5.627)	45	30.6	4.068*(2.848～5.81)
起运	车工	20	1	5.0	—	3	15.0	—	2	10.0	—	2	10.0	—	2	10.0	—
	船舶水手	1	0	0.0	—	0	0.0	—	0	0.0	—	0	0.0	—	0	0.0	—
	电工	3	0	0.0	—	0	0.0	—	0	0.0	—	0	0.0	—	0	0.0	—
	起重工	37	0	0.0	—	3	8.1	—	0	0.0	—	1	2.7	—	7	18.9	2.152(0.943～4.911)
	钳工	3	0	0.0	—	0	0.0	—	0	0.0	—	0	0.0	—	0	0.0	—
	塔吊工	5	0	0.0	—	1	20.0	—	1	20.0	—	1	20.0	—	1	20.0	—
	合计	69	1	1.4	—	7	10.1	1.409(0.643～3.089)	3	4.3	—	4	5.8	—	10	14.5	1.563(0.797～3.065)
设备部	维护人员	20	1	5.0	—	3	15.0	—	2	10.0	—	2	10.0	—	2	10.0	—

续表

部门	工种	人数/人	肘			腕/手			腿			膝			足踝		
			n/人	发生率%	OR(95%CI)	n/人	发生率%	OR(95%CI)	n/人	发生率%	OR(95%CI)	n/人	发生率%	OR(95%CI)	n/人	发生率%	OR(95%CI)
生产部	车工	6	2	33.3	—	2	33.3	—	2	33.3	—	2	33.3	—	3	50.0	—
	打磨工	7	0	0.0	—	3	42.9	—	0	0.0	—	0	0.0	—	0	0.0	—
	电工	7	0	0.0	—	1	14.3	—	1	14.3	—	1	14.3	—	1	14.3	—
	焊工	96	15	15.6	3.565*(2.041～6.228)	15	15.6	2.312*(1.326～4.030)	14	14.6	1.993*(1.126～3.528)	18	18.8	2.558*(1.525～4.290)	16	16.7	1.844*(1.074～3.166)
	火工	1	0	0.0	—	1	100.0	—	1	100.0	—	1	100.0	—	0	0.0	—
	机加工	4	0	0.0	—	0	0.0	—	1	25.0	—	0	0.0	—	2	50.0	—
	起重工	10	1	10.0	—	1	10.0	—	1	10.0	—	1	10.0	—	1	10.0	—
	下料工	10	1	10.0	—	0	0.0	—	1	10.0	—	2	20.0	—	1	10.0	—
	装配工	41	8	19.5	4.667*(2.145～10.154)	8	19.5	3.026*(1.393～6.573)	9	22.0	3.283*(1.562～6.901)	10	24.4	3.576*(1.747～7.318)	8	19.5	2.236*(1.030～4.854)
	合计	182	27	14.8	3.353*(2.208～5.093)	31	17.0	2.563*(1.730～3.797)	30	16.5	2.304*(1.548～3.430)	35	19.2	2.640*(1.814～3.841)	32	17.6	1.967*(1.336～2.896)
生产	生产员工	86	14	16.3	3.743*(2.098～6.679)	14	16.3	2.427*(1.363～4.322)	15	17.4	2.466*(1.407～4.323)	15	17.4	2.342*(1.336～4.105)	14	16.3	1.793*(1.008～3.190)
生产运行部	打磨工	7	3	42.9	—	4	57.1	—	3	42.9	—	1	14.3	—	3	42.9	—
调试部	调试工	2	2	100.0	—	2	100.0	—	2	100.0	—	2	100.0	—	2	100.0	—
涂装	打磨工	41	9	22.0	5.414*(2.571～11.400)	10	24.4	4.027*(1.967～8.244)	10	24.4	3.765*(1.840～7.706)	10	24.4	3.576*(1.747～7.318)	6	14.6	1.581(0.663～3.768)
	喷漆工	209	30	14.4	3.226*(2.170～4.795)	33	15.8	2.341*(1.603～3.419)	26	12.4	1.658*(1.093～2.515)	32	15.3	2.004*(1.367～2.938)	25	12.0	1.253(0.821～1.912)
	喷砂工	53	6	11.3	2.458*(1.046～5.775)	12	22.6	3.654*(1.913～6.981)	6	11.3	1.490(0.635～3.495)	6	11.3	1.415(0.603～3.319)	9	17.0	1.886(0.918～3.874)
	起重工	2	0	0.0	—	0	0.0	—	0	0.0	—	0	0.0	—	0	0.0	—
	合计	305	45	14.8	3.332*(2.400～4.627)	55	18.0	2.746*(2.033～3.709)	42	13.8	1.864*(1.336～2.601)	48	15.7	2.071*(1.510～2.84)	40	13.1	1.392(0.992～1.953)
舾装	钣金工	10	1	10.0	—	0	0.0	—	0	0.0	—	0	0.0	—	0	0.0	—
	备理料工	18	0	0.0	—	1	5.6	—	0	0.0	—	0	0.0	—	1	5.6	—
	车工	12	1	8.3	—	2	16.7	—	2	16.7	—	2	16.7	—	2	16.7	—
	焊工	58	2	3.4	—	4	6.9	—	4	6.9	—	5	8.6	1.046(0.417～2.623)	3	5.2	—
	机加工	12	4	33.3	—	3	25.0	—	1	8.3	—	7	58.3	15.521*(4.916～49.004)	5	41.7	6.587*(2.087～20.791)
	起重工	22	2	9.1	—	4	18.2	—	3	13.6	—	3	13.6	—	3	13.6	—
	钳工	56	2	3.6	—	5	8.9	1.224(0.487～3.075)	5	8.9	1.144(0.455～2.874)	4	7.1	—	2	3.6	—
	司机	9	0	0.0	—	0	0.0	—	0	0.0	—	0	0.0	—	0	0.0	—

续表

部门	工种	人数/人	肘			腕/手			腿			膝			足踝		
			n/人	发生率%	OR（95%CI）	n/人	发生率%	OR（95%CI）	n/人	发生率%	OR（95%CI）	n/人	发生率%	OR（95%CI）	n/人	发生率%	OR（95%CI）
舾装	铜工	79	4	5.1	—	5	6.3	0.843（0.340～2.091）	7	8.9	1.135（0.521～2.474）	8	10.1	1.249（0.599～2.603）	7	8.9	0.897（0.412～1.954）
	舾件制作	2	0	0.0	—	1	50.0	—	0	0.0	—	0	0.0	—	0	0.0	—
	装配工	71	6	8.5	1.777（0.767～4.120）	6	8.5	1.152（0.498～2.667）	4	5.6	—	8	11.3	1.408（0.673～2.948）	5	7.0	0.699（0.281～1.739）
	合计	349	22	6.3	1.295（0.834～2.012）	31	8.9	1.217（0.836～1.772）	26	7.4	0.940（0.627～1.410）	37	10.6	1.315（0.929～1.862）	28	8.0	0.804（0.544～1.189）
制造	备理料工	32	3	9.4	—	2	6.3	—	1	3.1	—	1	3.1	—	5	15.6	1.708（0.656～4.445）
	测量工	2	0	0.0	—	0	0.0	—	1	50.0	—	1	50.0	—	0	0.0	—
	车工	92	8	8.7	1.833（0.883～3.805）	10	10.9	1.522（0.786～2.946）	6	6.5	0.814（0.355～1.868）	12	13.0	1.663（0.903～3.063）	6	6.5	0.643（0.28～1.475）
	打磨工	73	6	8.2	1.724（0.744～3.993）	12	16.4	2.456*（1.317～4.580）	8	11.0	1.437（0.687～3.005）	8	11.0	1.365（0.653～2.854）	6	8.2	0.826（0.357～1.909）
	焊工	181	26	14.4	3.229*（2.112～4.936）	29	16.0	2.382*（1.591～3.567）	32	17.7	2.507*（1.700～3.696）	35	19.3	2.658*（1.826～3.868）	34	18.8	2.133*（1.461～3.114）
	火工	24	2	8.3	—	2	8.3	—	2	8.3	—	3	12.5	—	1	4.2	—
	冷加工	22	0	0.0	—	1	4.5	—	0	0.0	—	0	0.0	—	1	4.5	—
	密性工	3	1	33.3	—	1	33.3	—	1	33.3	—	1	33.3	—	0	0.0	—
	起重工	71	6	8.5	1.777（0.767～4.12）	8	11.3	1.585（0.757～3.319）	10	14.1	1.913（0.977～3.747）	7	9.9	1.213（0.554～2.655）	8	11.3	1.171（0.560～2.450）
	切割工	29	3	10.3	—	4	13.8	—	5	17.2	2.432（0.926～6.390）	3	10.3	—	3	10.3	—
	司机	17	2	11.8	—	3	17.6	—	3	17.6	—	3	17.6	—	0	0.0	—
	铜工	18	2	11.1	—	4	22.2	—	5	27.8	4.489*（1.597～12.622）	5	27.8	4.264*（1.517～11.988）	3	16.7	—
	预处理工	11	0	0.0	—	0	0.0	—	0	0.0	—	1	9.1	—	0	0.0	—
	装配工	241	28	11.6	2.531*（1.691～3.789）	44	18.3	2.788*（1.995～3.896）	41	17.0	2.393*（1.698～3.373）	60	24.9	3.675*（2.723～4.960）	35	14.5	1.567*（1.089～2.255）
	合计	816	87	10.7	2.297*（1.809～2.917）	120	14.7	2.152*（1.750～2.646）	115	14.1	1.915*（1.553～2.361）	140	17.2	2.296*（1.890～2.789）	102	12.5	1.317*（1.060～1.636）
总装	电工	79	7	8.9	1.872（0.857～4.087）	9	11.4	1.605（0.799～3.225）	10	12.7	1.692（0.868～3.296）	15	19.0	2.598*（1.474～4.578）	10	12.7	1.337（0.687～2.603）
	焊工	20	3	15.0	—	4	20.0	—	3	15.0	—	5	25.0	3.696*（1.340～10.193）	4	20.0	—
	精控工	1	0	0.0	—	0	0.0	—	0	0.0	—	0	0.0	—	0	0.0	—
	刨工	1	0	0.0	—	0	0.0	—	0	0.0	—	0	0.0	—	0	0.0	—
	起重工	5	0	0.0	—	1	20.0	—	0	0.0	—	0	0.0	—	0	0.0	—
	钳工	69	3	4.3	—	5	7.2	0.975（0.391～2.429）	3	4.3	—	2	2.9	—	4	5.8	—
	铜工	78	6	7.7	1.604（0.694～3.706）	3	3.8	—	4	5.1	—	6	7.7	0.924（0.401～2.131）	4	5.1	—
	装配工	7	0	0.0	—	0	0.0	—	0	0.0	—	0	0.0	—	0	0.0	—
	合计	260	19	7.3	1.518（0.944～2.441）	22	8.5	1.154（0.741～1.797）	20	7.7	0.973（0.613～1.544）	28	10.8	1.338（0.899～1.992）	22	8.5	0.852（0.548～1.325）

注：“—”为发生例数低于5人；“*”为 $P < 0.05$；“**”为 $P < 0.01$。

表 3-4-10 船舶及相关装置制造业人群身体九个部位 WMSDs 的平均发病工龄（几何平均数）和四分位数

部位	几何平均数 / 年	标准差 / 年	Q_1/ 年	Q_2/ 年	Q_3/ 年	Q_4/ 年	四分位数间距 / 年
颈	7.04	2.29	5	8	12	40	7
肩	7.03	2.33	5	8	11	40	6
上背	7.05	2.36	5	9	12	35	7
下背	7.16	2.29	5	9	12	45	7
肘	6.99	2.34	5	9	11	40	6
腕 / 手	6.20	2.36	4	8	10	34	6
腿	6.91	2.43	5	9	12	40	7
膝	7.08	2.38	5	9	12	34	7
足踝	6.81	2.27	5	8	11	31	6
任一部位	6.43	2.35	4	8	11	45	7

3. 道路运输业（G54）

（1）车间构成与调查人数：道路运输业共调查 1 292 人，其中男性 1 253 人（97.0%）、女性 39 人（3.0%），各车间及人数分布与构成见表 3-4-11。

（2）危害识别：该行业未进行该项工作。

（3）接触评估：该行业未进行该项工作。

（4）发生危险（*OR*）：表 3-4-12 列出了不同车间、不同工种人群身体九个部位 WMSDs 的发生数、发生率和 *OR*（源自横断面调查结果），显示了 WMSDs 发生危险较大的车间工种人群和发生部位，如电机工的下背（*OR*=33.552）、颈（*OR*=16.815），电控工、轮轴工、制动工、构架工的下背（*OR* 分别为 17.895、14.763、5.752、4.697），维修工的足踝（*OR*=3.074）等，详见表 3-4-12。不同车间、工种人群 WMSDs 的危险部位各不相同，这与其作业活动的职业特征有关。

（5）发病工龄：表 3-4-13 显示，身体任一部位 WMSDs 的平均发病工龄为 6.87 年，各部位 WMSDs 的平均发病工龄波动在 6.69 ～ 8.10 年。

4. 电力、热力、燃气及水生产和供应业（D44 ～ 46）

（1）车间构成与调查人数：电力、热力、燃气及水生产和供应业共调查 88 人，其中男性 85 人（96.6%）、女性 3 人（3.4%），各车间及人数分布与构成见表 3-4-14。

（2）危害识别：该行业未进行该项工作。

（3）接触评估：该行业未进行该项工作。

（4）发生危险（*OR*）：表 3-4-15 列出了不同车间、不同工种人群身体九个部位 WMSDs 的发生数、发生率和 *OR*（源自横断面调查结果），显示了 WMSDs 发生危险较大的车间工种人群和发生部位，如设备维护热机工的腿（*OR*=3.891）和膝（*OR*=3.696），主控室巡检工的膝（*OR*=3.080）。这些工种人群 WMSDs 的危险部位主要集中在膝部和腿部，与其作业活动的职业特征有关。

（5）发病工龄：表 3-4-16 显示，身体任一部位 WMSDs 的平均发病工龄为 13.37 年，各部位 WMSDs 的平均发病工龄波动在 10.63 ～ 21.80 年。

表 3-4-11 道路运输业车间构成与调查人数

车间	工种	各车间和工种调查人数 / 人			人数构成 /%	
		男	女	总计	各工种	各车间
L4/DXL 车厂	全厂	55	1	56	100.00	4.33
	车辆控制中心	7	1	8	14.29	
	维修工	48	—	48	85.71	
L4/DXL 工场	全场	172	10	182	100.00	14.09
	车上	29	3	32	17.58	
	车下	21	1	22	12.09	
	支援	12	—	12	6.59	
	电机	6	—	6	3.30	
	电控	10	1	11	6.04	
	空调	12	1	13	7.14	
	蓄电池	2	—	2	1.10	
	车门	6	1	7	3.85	
	风源及阀件	3	—	3	1.65	
	连挂	5	—	5	2.75	
	制动	13	—	13	7.14	
	调试 -1	8	2	10	5.49	
	调试 -2	2	—	2	1.10	
	独立安全检查	6	1	7	3.85	
	探伤	4	—	4	2.20	
	构架	17	—	17	9.34	
	轮轴	16	—	16	8.79	
货运	总计	193	—	193	100.00	14.94
	驾驶员	189	—	189	97.93	
	随车	4	—	4	2.07	
客运	驾驶员	833	28	861	100.00	66.64
合计		1 253	39	1 292		100.00

表 3-4-12 道路运输业不同车间、工种人群身体九个部位 WMSDs 的发生数、发生率和 *OR*

部门	工种	人数/人	不分部位			颈			肩			上背			下背		
			n/人	发生率%	*OR*（95%*CI*）	*n*/人	发生率%	*OR*（95%*CI*）	*n*/人	发生率%	*OR*（95%*CI*）	*n*/人	发生率%	*OR*（95%*CI*）	*n*/人	发生率%	*OR*（95%*CI*）
L4/DXL 车厂	车辆控制中心	8	5	62.5	2.944（0.703～12.326）	4	50	—	2	25	—	5	62.5	12.430*（2.967～52.075）	4	50	—
	维修工	48	21	43.8	1.374（0.776～2.434）	9	18.8	0.776（0.375～1.604）	6	12.5	0.647（0.275～1.524）	4	8.3	—	10	20.8	1.766（0.878～3.552）
	合计	56	26	46.4	1.531（0.904～2.592）	13	23.2	1.017（0.546～1.894）	8	14.3	0.755（0.357～1.598）	9	16.1	1.428（0.698～2.921）	14	25	2.237*（1.219～4.107）
L4/DXL 工场	车上	32	18	56.3	2.271*（1.128～4.571）	10	31.3	1.529（0.723～3.233）	7	21.9	1.268（0.548～2.936）	5	15.6	1.381（0.531～3.593）	10	31.3	3.050*（1.441～6.454）
	车下	22	12	54.5	2.119（0.915～4.909）	9	40.9	2.328（0.994～5.453）	5	22.7	1.332（0.491～3.615）	6	27.3	2.797*（1.092～7.161）	8	36.4	3.835*（1.606～9.158）
	支援	12	8	66.7	3.532*（1.063～11.737）	4	33.3	—	3	25	—	2	16.7	—	4	33.3	—
	电机	6	6	100	—	5	83.3	16.815*（1.963～144.00）	2	33.3	—	1	16.7	—	5	83.3	33.552*（3.917～287.409）
	电控	11	8	72.7	4.710*（1.249～17.764）	4	36.4	—	5	45.5	3.775*（1.151～12.382）	5	45.5	6.215*（1.894～20.394）	8	72.7	17.895*（4.742～67.535）
	空调	13	6	46.2	1.514（0.508～4.508）	1	7.7	—	2	15.4	—	1	7.7	—	6	46.2	5.752*（1.930～17.14）
	蓄电池	2	1	50	—	1	50	—	1	50	—	0	0	—	1	50	—
	车门	7	5	71.4	4.416（0.856～22.773）	4	57.1	—	2	28.6	—	1	14.3	—	3	42.9	—
	风源及阀件	3	1	33.3	—	1	33.3	—	1	33.3	—	1	33.3	—	1	33.3	—
	连挂	5	5	100	—	2	40	—	3	60	—	1	20	—	5	100	—
	制动	13	8	61.5	2.826（0.924～8.645）	3	23.1	—	0	0	—	2	15.4	—	6	46.2	5.752*（1.930～17.140）
	调试-1	10	5	50	1.766（0.511～6.104）	3	30	—	3	30	—	1	10	—	2	20	—
	调试-2	2	1	50	—	1	50	—	0	0	—	0	0	—	0	0	—
	独立安全检查	7	3	42.9	—	1	14.3	—	2	28.6	—	1	14.3	—	1	14.3	—
	探伤	4	1	25	—	1	25	—	0	0	—	0	0	—	0	0	—
	构架	17	9	52.9	1.987（0.766～5.154）	5	29.4	1.401（0.493～3.981）	3	17.6	—	3	17.6	—	7	41.2	4.697*（1.785～12.360）
	轮轴	16	13	81.3	7.654*（2.180～26.876）	5	31.3	1.529（0.531～4.405）	2	12.5	—	6	37.5	4.475*（1.624～12.334）	11	68.8	14.763*（5.122～42.554）
	合计	182	110	60.4	2.698*（1.999～3.641）	60	33	1.654*（1.210～2.260）	41	22.5	1.317（0.927～1.871）	36	19.8	1.839*（1.271～2.661）	78	42.9	5.033*（3.733～6.787）
货运	驾驶员	189	47	24.9	0.585*（0.420～0.815）	26	13.8	0.536*（0.353～0.813）	23	12.2	0.628*（0.405～0.974）	16	8.5	0.690（0.412～1.155）	26	13.8	1.070（0.705～1.625）
	随车	4	2	50	—	1	25	—	1	25	—	1	25	—	0	0	—
	合计	193	49	25.4	0.601*（0.434～0.833）	27	14	0.547*（0.363～0.824）	24	12.4	0.643*（0.418～0.989）	17	8.8	0.720（0.436～1.189）	26	13.5	1.045（0.689～1.586）
客运	驾驶员	861	231	26.8	0.648*（0.555～0.757）	169	19.6	0.821*（0.690～0.977）	110	12.8	0.663*（0.540～0.815）	94	10.9	0.914（0.732～1.141）	121	14.1	1.097（0.898～1.340）

续表

部门	工种	人数	肘			腕 / 手			腿			膝			足踝		
			n/人	发生率 %	OR（95%CI）	n/人	发生率 %	OR（95%CI）	n/人	发生率 %	OR（95%CI）	n/人	发生率 %	OR（95%CI）	n/人	发生率 %	OR（95%CI）
L4/DXL 车厂	车辆控制中心	8	0	0	—	0	0	—	0	0	—	1	12.5	—	1	12.5	—
	维修工	48	0	0	—	1	2.1	—	5	10.4	1.357（0.536 ～ 3.435）	5	10.4	1.289（0.509 ～ 3.263）	12	25	3.074*（1.594 ～ 5.926）
	合计	56	0	0	—	1	1.8	—	5	8.9	1.144（0.455 ～ 2.874）	6	10.7	1.330（0.569 ～ 3.110）	13	23.2	2.788*（1.494 ～ 5.201）
L4/DXL 工场	车上	32	1	3.1	—	6	18.8	2.881*（1.182 ～ 7.020）	3	9.4	—	3	9.4	—	2	6.3	—
	车下	22	2	9.1	—	3	13.6	—	4	18.2	—	4	18.2	—	5	22.7	2.712（0.999 ～ 7.366）
	支援	12	1	8.3	—	1	8.3	—	0	0	—	3	25	—	1	8.3	—
	电机	6	0	0	—	3	50	—	0	0	—	1	16.7	—	1	16.7	—
	电控	11	2	18.2	—	1	9.1	—	3	27.3	—	2	18.2	—	3	27.3	—
	空调	13	0	0	—	1	7.7	—	2	15.4	—	3	23.1	—	1	7.7	—
	蓄电池	2	0	0	—	1	50	—	0	0	—	1	50	—	0	0	—
	车门	7	0	0	—	1	14.3	—	1	14.3	—	1	14.3	—	0	0	—
	风源及阀件	3	0	0	—	0	0	—	0	0	—	0	0	—	1	33.3	—
	连挂	5	1	20	—	1	20	—	2	40	—	2	40	—	2	40	—
	制动	13	0	0	—	0	0	—	0	0	—	4	30.8	—	1	7.7	—
	调试 -1	10	0	0	—	0	0	—	0	0	—	0	0	—	2	20	—
	调试 -2	2	0	0	—	0	0	—	0	0	—	0	0	—	0	0	—
	独立安全检查	7	1	14.3	—	2	28.6	—	0	0	—	0	0	—	1	14.3	—
	探伤	4	0	0	—	0	0	—	0	0	—	1	25	—	0	0	—
	构架	17	2	11.8	—	2	11.8	—	2	11.8	—	2	11.8	—	2	11.8	—
	轮轴	16	1	6.3	—	2	12.5	—	3	18.8	—	6	37.5	6.652*（2.412 ～ 18.346）	3	18.8	—
	合计	182	11	6	1.238（0.669 ～ 2.292）	24	13.2	1.896*（1.227 ～ 2.930）	20	11	1.441（0.901 ～ 2.305）	33	18.1	2.455*（1.673 ～ 3.602）	25	13.7	1.468（0.958 ～ 2.250）
货运	驾驶员	189	8	4.2	0.851（0.417 ～ 1.737）	14	7.4	0.999（0.577 ～ 1.730）	11	5.8	0.721（0.391 ～ 1.331）	10	5.3	0.619（0.326 ～ 1.175）	13	6.9	0.681（0.386 ～ 1.200）
	随车	4	0	0	—	1	25	—	0	0	—	0	0	—	0	0	—
	合计	193	8	4.1	0.832（0.408 ～ 1.698）	15	7.8	1.052（0.618 ～ 1.791）	11	5.7	0.705（0.382 ～ 1.301）	10	5.2	0.606（0.319 ～ 1.150）	13	6.7	0.666（0.378 ～ 1.174）
客运	驾驶员	861	38	4.4	0.889（0.635 ～ 1.245）	42	4.9	0.64*（0.465 ～ 0.880）	63	7.3	0.921（0.706 ～ 1.202）	59	6.9	0.816（0.621 ～ 1.072）	43	5	0.485*（0.355 ～ 0.663）

注：“—”为发生例数低于 5 人；“*”为 $P < 0.05$；“**”为 $P < 0.01$。

表 3-4-13 道路运输业人群身体九个部位 WMSDs 的平均发病工龄（几何平均数）和四分位数

部位	几何平均数 / 年	标准差 / 年	Q_1/ 年	Q_2/ 年	Q_3/ 年	Q_4/ 年	四分位数间距 / 年
颈	7.20	2.38	4	8	12	35	8
肩	7.43	2.24	4.5	8	12	35	7.5
上背	6.68	2.36	4	6	11	35	7
下背	7.01	2.34	4	7	11	50	7
肘	8.10	2.41	4	9	16	30	12
腕 / 手	7.92	2.10	5	8	13	32	8
腿	6.83	2.28	4	7	11	30	7
膝	7.19	2.20	4	7.5	11	50	7
足踝	7.14	2.16	4	7	11	30	7
任一部位	6.87	2.40	4	7	11	50	7

表 3-4-14 电力、热力、燃气及水生产和供应业车间构成与调查人数

车间	工种	各车间和工种调查人数 / 人			人数构成 /%	
		男	女	总计	各工种	各车间
设备维护部	全部	59	3	62	100.00	70.45
	保温	6	1	7	11.29	
	电气	15	2	17	27.42	
	架子	3	—	3	4.84	
	热工	15	—	15	24.19	
	热机	20	—	20	32.26	
主控室	全室	26	—	26	100.00	29.55
	运行化学化验	3	—	3	11.54	
	运行巡检岗	23	—	23	88.46	
合计		85	3	88		100.00

表 3-4-15 电力、热力、燃气及水生产和供应业不同车间、工种人群身体九个部位 WMSDs 的发生数、发生率和 *OR*

部门	工种	人数/人	不分部位			颈			肩			上背			下背		
			n/人	发生率%	*OR*（95%*CI*）	*n*/人	发生率%	*OR*（95%*CI*）	*n*/人	发生率%	*OR*（95%*CI*）	*n*/人	发生率%	*OR*（95%*CI*）	*n*/人	发生率%	*OR*（95%*CI*）
设备维护部	保温	7	3	42.9	—	3	42.9	—	1	14.3	—	1	14.3	—	0	0	—
	电气	17	6	35.3	0.963（0.356～2.606）	3	17.6	—	0	0	—	1	5.9	—	2	11.8	—
	架子	3	2	66.7	—	1	33.3	—	1	33.3	—	1	33.3	—	1	33.3	—
	热工	15	3	20	—	2	13.3	—	1	6.7	—	1	6.7	—	1	6.7	—
	热机	20	10	50	1.766（0.734～4.247）	6	30	1.441（0.553～3.754）	6	30	1.941（0.745～5.057）	3	15	—	4	20	—
	合计	62	24	38.7	1.116（0.668～1.863）	15	24.2	1.073（0.599～1.922）	9	14.5	0.769（0.379～1.562）	7	11.3	0.949（0.431～2.088）	8	12.9	0.994（0.472～2.093）
主控室	运行化学化验	3	0	0	—	0	0	—	0	0	—	0	0	—	0	0	—
	运行巡检岗	23	9	39.1	1.135（0.491～2.625）	5	21.7	0.934（0.346～2.518）	5	21.7	1.258（0.466～3.393）	4	17.4	—	6	26.1	2.368（0.932～6.016）
	合计	26	9	34.6	0.935（0.416～2.100）	5	19.2	0.801（0.302～2.126）	5	19.2	1.078（0.406～2.862）	4	15.4	—	6	23.1	2.013（0.807～5.021）

部门	工种	人数/人	肘			腕/手			腿			膝			足踝		
			n/人	发生率%	*OR*（95%*CI*）	*n*/人	发生率%	*OR*（95%*CI*）	*n*/人	发生率%	*OR*（95%*CI*）	*n*/人	发生率%	*OR*（95%*CI*）	*n*/人	发生率%	*OR*（95%*CI*）
设备维护部	保温	7	0	0	—	0	0	—	0	0	—	0	0	—	0	0	—
	电气	17	0	0	—	0	0	—	0	0	—	2	11.8	—	0	0	—
	架子	3	1	33.3	—	1	33.3	—	0	0	—	1	33.3	—	1	33.3	—
	热工	15	1	6.7	—	0	0	—	2	13.3	—	1	6.7	—	0	0	—
	热机	20	3	15	—	3	15	—	5	25	3.891*（1.411～10.732）	5	25	3.696*（1.340～10.193）	2	10	—
	合计	62	5	8.1	1.689（0.674～4.231）	4	6.5	—	7	11.3	1.485（0.674～3.271）	9	14.5	1.883（0.926～3.830）	3	4.8	—
主控室	运行化学化验	3	0	0	—	0	0	—	0	0	—	0	0	—	0	0	—
	运行巡检岗	23	1	4.3	—	1	4.3	—	3	13	—	5	21.7	3.080*（1.141～8.316）	3	13	—
	合计	26	1	3.8	—	1	3.8	—	3	11.5	—	5	19.2	2.640（0.993～7.018）	3	11.5	—

注："—"为发生例数低于 5 人；"*"为 $P < 0.05$。

表 3-4-16 电力、热力、燃气及水生产和供应业人群身体九个部位 WMSDs 的平均发病工龄（几何平均数）和四分位数

部位	几何平均数 / 年	标准差 / 年	Q_1/ 年	Q_2/ 年	Q_3/ 年	Q_4/ 年	四分位数间距 / 年
颈	10.63	3.52	5.75	15.50	30.00	36.00	24.25
肩	13.85	3.45	9.25	29.50	32.25	36.00	23.00
上背	13.55	3.51	8.00	29.00	31.50	38.00	23.50
下背	21.80	1.85	18.00	29.50	32.75	38.00	14.75
肘	20.21	2.82	30.00	30.00	33.75	36.00	3.75
腕 / 手	15.39	2.85	16.00	30.00	30.00	30.00	14.00
腿	21.26	1.83	18.00	29.50	32.25	35.00	14.25
膝	15.58	2.33	8.50	23.50	30.75	34.00	22.25
足踝	13.31	1.93	8.50	13.00	25.75	30.00	17.25
任一部位	13.37	3.16	8.00	24.00	30.00	38.00	22.00

5. 计算机、通信和其他电子设备制造业（C39）

（1）车间构成与调查人数：计算机、通信和其他电子设备制造业共调查 8 902 人，其中男性 4 511 人（50.7%）、女性 4 391 人（49.3%），各车间及人数分布与构成见表 3-4-17。

（2）危害识别：通过现场视频资料将识别出的该行业可能存在的潜在危险因素或危险源列于表 3-4-18。不同车间工种相似接触人群针对身体不同组合部位可能存在的潜在危险因素或危险源各有差异，类似作业活动可能存在相似的危险因素或危险源。结果供参照使用。

（3）接触评估：通过现场各车间工种相似接触人群有代表性作业活动的视频分析结果，将不同接触人群 WMSDs 的接触危险等级和身体各部位的接触水平列于表 3-4-19。该行业各车间工种相似接触人群的接触危险等级各有不同，基于 REBA 的平均分值，55 个相似接触人群（SEG）有 7 个高危险（12.7%）、22 个中等危险（40.0%）、25 个低危险（45.5%）、1 个可忽略危险（1.8%）。这些具有不同危险等级的 SEG 的接触危险均为背、颈、腿、肩、肘和腕 / 手六个部位的姿势负荷分值和负荷 / 用力、抓握与活动范围三个维度的分项负荷分值的综合结果。

（4）发生危险（*OR*）：表 3-4-20 列出了不同车间、不同工种人群身体九个部位 WMSDs 的发生数、发生率和 *OR*（源自横断面调查结果）。WMSDs 发生危险较高的车间工种人群和发生部位，如封装运营中心焊工、操作工的下背（*OR* 分别为 2.684、2.455），封装运营中心检验工的下背、颈、上背（*OR* 分别为 5.368、3.123、2.610），浮子操作工的上背（*OR*=2.486），隔离器包装工的肩、上背、颈（*OR* 分别为 7.549、4.475、3.363）等，其他结果见表 3-4-20。不同车间、工种人群 WMSDs 的危险部位各不相同，这与其作业活动的职业特征有关。

（5）发病工龄：表 3-4-21 显示，身体任一部位 WMSDs 的平均发病工龄为 2.46 年，各部位 WMSDs 的平均发病工龄波动在 2.42 ～ 3.31 年。

表 3-4-17 计算机、通信和其他电子设备制造业车间构成与调查人数

车间	工种	各车间和工种调查人数 / 人			构成 /%	
		男	女	总计	各工种	各车间
DIFF（扩散部）	全部门	225	14	239	100	2.68
	工艺工程师	74	12	86	35.98	
	设备工程师	151	2	153	64.02	
ESH（安全健康环保部）	工安工程师	29	12	41	100	0.46
ETCH（蚀刻部）	全部门	247	26	273	100	3.07
	工艺工程师	59	19	78	28.57	
	设备工程师	128	1	129	47.25	
	蚀刻设备工程师	60	6	66	24.18	
LITHO（微影工程部）	微影设备工程师	13	—	13	100	0.15
TF（薄膜工程部）	薄膜设备工程师	39	2	41	100	0.46
办公室	管理人员	211	288	499	100	5.61
裁切加工	操作工	5	—	5	100	0.06
采购部	管理人员	—	4	4	100	0.04
仓储部	全部门	185	96	281	100	3.16
	操作工	12	3	15	5.34	
	管理人员	173	93	266	94.66	
测试检查部	全部门	132	161	293	100	3.29
	操作工	—	39	39	13.31	
	技术人员	132	122	254	86.69	
插件	清洗腐蚀工	1	1	2	100	0.02
产品包装	全部门	112	176	288	100	3.24
	包装工	43	71	114	39.58	
	管理人员	15	12	27	9.38	
	检查工	20	45	65	22.57	
	装配工	34	48	82	28.47	
产品维修	全部门	227	45	272	100	3.06
	技术人员	—	3	3	1.10	
	维修维护技术人员	227	42	269	98.90	
产品线	全车间	210	222	432	100	4.85
	包装工	1	4	5	1.16	
	操作工	185	168	353	81.71	
	检查工	3	24	27	6.25	
	晶圆制取工	21	26	47	10.88	
低压电器及元件	装配工	37	82	119	100	1.34
电镀车间	全车间	52	28	80	100	0.90
	电镀工	13	16	29	36.25	
	镀膜操作工	35	12	47	58.75	
	喷砂工	4	—	4	5.00	

续表

车间	工种	各车间和工种调查人数 / 人			构成 /%	
		男	女	总计	各工种	各车间
动力技术部	技术人员	114	5	119	100	1.34
动力技术科	水质检测	2	—	2	100	0.02
封装运营中心	全部门	96	70	166	100	1.86
	包装工	4	4	8	4.82	
	操作工	45	11	56	33.74	
	测试工	9	5	14	8.43	
	冲压工	—	1	1	0.60	
	焊工	13	22	35	21.08	
	检验工	1	26	27	16.27	
	清洗工	3	—	3	1.81	
	塑封工	21	1	22	13.25	
浮子	操作工	79	5	84	100	0.94
附件加工	检测工	2	5	7	100	0.08
隔离器	全车间	39	50	89	100	1.00
	包装工	3	13	16	17.98	
	检测工	36	37	73	82.02	
工程部	全部门	22	1	23	100	0.26
	操作工	8	1	9	39.13	
	光刻工	5	—	5	21.74	
	技术人员	9	—	9	39.13	
公共组	技术人员	40	84	124	100	1.39
关务部	管理人员	—	2	2	100	0.02
光刻	光刻工	45	26	71	100	0.80
焊接	焊工	4	3	7	100	0.08
航运	管理人员	1	8	9	100	0.10
环行器	全车间	50	74	124	100	1.39
	操作工	9	36	45	36.29	
	焊工	17	21	38	30.65	
	检测工	24	17	41	33.06	
环境健康安全部	管理人员	1	3	4	100	0.04
机械加工中心	全中心	12	4	16	100	0.18
	钣金工	3	—	3	18.75	
	操作工	—	2	2	12.5	
	车工	6	2	8	50	
	胶装工	1	—	1	6.25	
	铣工	2	—	2	12.5	

续表

车间	工种	各车间和工种调查人数 / 人			构成 /%	
		男	女	总计	各工种	各车间
基座	全车间	183	138	321	100	3.61
	操作工	102	70	172	53.58	
	焊工	4	2	6	1.87	
	技术管理人员	13	26	39	12.15	
	检测工	37	11	48	14.95	
	贴胶工	4	4	8	2.49	
	维修维护技术人员	17	25	42	13.09	
	自动化操作工	6	—	6	1.87	
晶片	操作工	1	4	5	100	0.06
晶圆运营中心	技术人员	78	70	148	100	1.66
膜切加工	检验工	134	23	157	100	1.76
品质部	管理人员	128	122	250	100	2.81
其他	全车间	120	230	350	100	3.93
	包装工	17	27	44	12.57	
	操作工	23	110	133	38.00	
	管理人员	6	2	8	2.29	
	胶装工	28	39	67	19.14	
	装配工	46	52	98	28.00	
清洗	操作工	2	7	9	100	0.10
绕线	全车间	1	48	49	100	0.55
	包装工	—	2	2	4.08	
	绕线工	—	39	39	79.59	
	注塑工	1	7	8	16.33	
人力资源部	管理人员	2	12	14	100	0.16
生产部	全部门	40	318	358	100	4.02
	操作工	34	293	327	91.34	
	管理人员	5	9	14	3.91	
	技术管理人员	—	5	5	1.40	
	检查工	1	11	12	3.35	
数据线生产	操作工	3	17	20	100	0.22
贴片	全车间	103	172	275	100	3.09
	操作工	57	93	150	54.55	
	技术管理人员	19	19	38	13.82	
	检测工	13	29	42	15.27	
	贴标签工	14	31	45	16.36	
涂覆	操作工	5	2	7	100	0.08

续表

车间	工种	各车间和工种调查人数 / 人			构成 /%	
		男	女	总计	各工种	各车间
五金	全车间	2	6	8	100	0.09
	焊工	1	—	1	12.5	
	胶装工	1	6	7	87.5	
物流部	管理人员	31	15	46	100	0.52
锡炉	焊锡工	15	60	75	100	0.84
研发部	管理人员	5	6	11	100	0.12
预加工	全车间	50	83	133	100	1.49
	操作工	43	73	116	87.22	
	管理人员	1	3	4	3.01	
	焊工	6	7	13	9.77	
制造部	全部门	727	527	1 254	100	14.09
	技术管理人员	6	18	24	1.91	
	技术人员	721	509	1 230	98.09	
制造二科	全部门	2	—	2	100	0.02
	X 射线机操作	1	—	1	50	
	管脚加工工程	1	—	1	50	
周边	全部门	3	2	5	100	0.06
	工会	—	1	1	20.00	
	卫生部	—	1	1	20.00	
	消防部	3	—	3	60.00	
装配	装配工	72	77	149	100	1.67
装配车间	全车间	27	54	81	100	0.91
	检查工	6	2	8	9.88	
	装配工	21	52	73	90.12	
自动化	全车间	38	67	105	100	1.18
	技术管理人员	2	2	4	3.81	
	自动化操作工	36	65	101	96.19	
总务科	管理人员	99	39	138	100	1.55
组装	全车间	3	18	21	100	0.24
	物料课	1	—	1	4.76	
	组装 / 前加工	2	18	20	95.24	
组装车间	装配工	405	777	1 182	100	13.28
合计		4 511	4 391	8 902		100

表 3-4-18 计算机、通信和其他电子设备制造业不同接触人群存在的危险因素或危险源

车间	工种	相似接触组（SEG）	危险因素与危险源				
			颈、肩和上背	肘、腕 / 手	足	膝和臀	下背
包装车间	包装工	包装	9a，9c，10a，10b，11g，14a，15a	14a，15a，17a	—	—	9a，9c
	质检工	检验	9a，9c，10a，10b	17a	6	6	6，9a，9c
测试车间	检测工	焊接	9a，10a，14a，15a，15b，16	14a，15a，15b，17a	—	—	—
		检验	9a，9c，10a，10b，16	15a，17a，17b	6	6	6，9a，9c
车用保险丝车间	装配工	铆接	9a，10a，16	15a，17a	6	6	6
		调整	9a，10a，16	15a	6	6，8a	6
垂化 / 镀金车间	搬运工	搬运	9a，10a	14a，15a	6	6	6
电镀车间	搬运工	搬运	9a，10a	14a，15a，17a，17b	6	6	6
	电镀工	电镀	9a，10a	14a，15a，17a	6	6	6
		装载	9a，10a	15a，17a	6，8a	6，8a	6
	下料工	上下料	9a，10a	14a，15a，17a，17b	6	6	6
封装运营中心	包装工	包装	9a，10a	15a，17a	6	6	6
	电焊工	焊接	9a，10a	14a，15a，17a，17b	6	6	6
	切割工	切割	9a，10a	14a，15a	6	6	6
	清洗工	清洗	9a，9c，10a，10b	17a，17b	6	6	6，9a，9c
	塑封工	塑封	9a，9c，10a，10b，11b，15a	12，15a，17a，17b	6	6	6，9a
	涂片工	涂片	9a，9c，10a，10b，14a，14b	14a，14b，15a，17a，17b	6	6	6，9a
	质检工	检测	9a，10a	14a，14b，15a，17a，17b	6，8a	6，8a	6
	装载工	切割	9a，10a，14a，15a	14a，15a	—	—	—
浮体车间	打孔工	打孔	9a，10a	12，15a，17a，17b	6	6	6
	挤出工	挤出	9a，10a，16	14a，17a	6	6	6
	开炼工	开炼	9a，10a，16	15a，17a，17b	6	6	6
	硫化工	硫化	9a，9c，10a，10b，11b，12，14a，15a	12，14a，15a，17a，17b	6，8a	6，8a	6
	模具保养工	板件清洁	9a，9c，10a，11b，12，14b，15a	12，14b，15a，17a，17b	6	6	6，9a，9c，11b，12
	卸模工	卸模	9a，10a，11b	12，15a，17a，17b	6，8a	6，8a	6
固化区	塑封工	塑封	9a，9c，10a，10b，11b，15a	12，15a，17a，17b	6	6	6，9a，9c
	涂片工	涂片	9a，10a，14a，16	14a	—	—	—
管状保险丝车间	电焊工	焊接	9a，10a，16	14a，15a	—	—	—
	清洗工	清洗	9a，10a	12，14a，15a，17a	6	6，8a	6
	质检工	检验	9a，10a，16	14a，15a	—	—	—
	装配工	上料	9a，10a，16	14a，15a，17a	6	6	6
		装配	9a，10a	12，15a，17a	6	6	6

续表

车间	工种	相似接触组（SEG）	危险因素与危险源				
			颈、肩和上背	肘、腕 / 手	足	膝和臀	下背
焊接车间	电焊工	焊接	9a，10a，16	14a，15a	—	—	—
焊接区	电焊工	焊接	9a，10a	14a，15a，17a	6	6	6
化学品仓库	搬运工	搬运	9a，10a，11b	12，15a，17a，17b	6	6	6
技术管理部门	搬运工	搬运	9a，9c，10a	15a，17a，17b	6	6	6，9a，9c
晶圆运营中心	包装工	包装	9a，9c，10a，10b	15a，17a，17b	6	6	6
	电镀工	电镀	9a，10a，14a，15a	14a，15a，17b	6	6	6
	翻片工	翻片	9a，10a	14a，15a	6	6	6
	技术管理人员	检测	9a，10a，14a，16	14a，15a，17b	6	6	6
		检验	9a，9c，10a，10b，14a，15a	14a，15a，17a	6	6	6，9a，9c
		清洁	9a，10a	14a，15a，17a	6	6	6
	切割工	切割	9a，10a，16	14a，15a	—	—	—
	清洗工	清洗	9a，9c，10a，10b	17a	6	6	6，9a，9c
	涂片工	涂片	9a，10a，16	14a，15a，17b	6	6	6
	装载工	装载	9a，10a，14a，15a，16	14a，15a	6	6	6
膜渣烘烤车间	搬运工	搬运	9b，10a，11b，12	12，15a，17a，17b	6	6	6，9b
目检车间	目检工	检测	9a，10a，11a，16	14a，15a	—	—	—
线路 / 防焊 / 抗镀金干膜车间	搬运工	搬运	9a，10a，14a，15a	14a，15a，17a，17b	6	6	6
	插框工	插框	9a，10a	14a，15a，17a，17b	6	6	6
压合车间	打磨工	打磨	9a，9c，10a，10b	14a，15a，17a，17b	6	6	6，9a，9c
原料仓储部门	搬运工	搬运	9a，9c，10a，10b，11b	12，15a，17a，17b	6，8a，8b	6，8a，8b	6，9a，9c
	烤板工	烤板	9a，10a，11b，12	12，15a，17a，17b	6	6	6
组装车间	装配工	零件安装	9a，10a，11g，14a，15a，16	13，14a，15a，17a，17c	—	—	—
钻孔车间	搬运工	搬运	9a，10a，12	12，15a，17a，17b	6	6	6

注：表中数字代表不同的危险因素或危险源，具体为：6-（如果站立完成工作）没有可能的坐和休息的位置；8-完成易疲劳的腿部工作，例如：a. 重复性攀梯、迈步工作，b. 重复性跳跃、持续蹲姿或跪姿工作；9-完成重复性或持续性工作，背部：a. 轻微前屈，b. 严重前屈，c. 侧弯或轻微扭转，d. 严重扭转；10-完成重复性或持续性工作，颈部：a. 前屈，b. 侧屈或轻微扭转，c. 严重扭转，d. 背屈（向后伸屈）；11-腕 / 手部提举负荷，须注意的重要因素：a. 重复性持续提举，b. 负重，c. 抓握困难的操作，d. 提举开始或终止时处于困难负荷位置，e. 超过前臂长度的提举，f. 膝高度以下的提举，g. 肩高度以上的提举；12-完成重复、持续或不舒适的负荷搬运和推拉活动；13-完成无支撑单臂前伸或侧伸的持续工作活动；14-存在下列重复性活动：a. 相似工作活动，b. 舒适伸展距离的相似工作活动；15-完成重复或持续性的手工活动，须注意的重要因素：a. 工作材料和工具的重量，b. 工作材料和工具的不舒适抓握；16-对视觉能力有较高要求；17-用手和前臂完成重复性工作，存在以下活动：a. 扭转工作，b. 用力工作，c. 腕 / 手不舒适姿势，d. 按键或敲键盘。

表 3-4-19 计算机、通信和其他电子设备制造业不同接触人群 WMSDs 的接触危险等级和身体各部位的接触水平

车间	工种	相似接触组（SEG）	样本量/人	姿势负荷分值/分 背 最小值	背 最大值	背 平均值	颈 最小值	颈 最大值	颈 平均值	腿 最小值	腿 最大值	腿 平均值	肩 最小值	肩 最大值	肩 平均值	肘 最小值	肘 最大值	肘 平均值	腕/手 最小值	腕/手 最大值	腕/手 平均值	分项负荷分值/分 负荷/用力 最小值	负荷/用力 最大值	负荷/用力 平均值	抓握 最小值	抓握 最大值	抓握 平均值	活动范围 最小值	活动范围 最大值	活动范围 平均值	REBA 分值/分 最小值	REBA 最大值	REBA 平均值	危险等级 最小	危险等级 最大	危险等级 平均
包装车间	包装工	包装	2	1	3	2	1	2	1.5	3	3	3	3	5	4	2	2	2	1	3	2	0	0	0	0	0	0	0	2	1	5	7	6	中等	中等	中等
	质检工	检验	1	3	3	3	2	2	2	2	2	2	3	3	3	1	1	1	1	1	1	0	0	0	0	0	0	0	0	0	4	4	4	中等	中等	中等
测试车间	检测工	焊接	1	2	2	2	1	1	1	3	3	3	4	4	4	2	2	2	2	2	2	0	0	0	0	0	0	2	2	2	6	6	6	中等	中等	中等
		检验	2	2	3	2.5	1	2	1.5	2	2	2	3	3	3	1	2	1.5	1	1	1	0	0	0	0	0	0	0	0	0	3	5	4	低	中等	中等
车用保险丝车间	装配工	铆接	1	2	2	2	1	1	1	2	2	2	3	3	3	1	1	1	1	1	1	0	0	0	0	0	0	0	0	0	3	3	3	低	低	低
		调整	2	1	2	1.5	1	1	1	2	2	2	3	3	3	1	1	1	1	1	1	0	0	0	0	0	0	0	0	0	2	3	2.5	低	低	低
垂化/镀金车间	搬运工	搬运	1	2	2	2	1	1	1	2	2	2	3	3	3	1	1	1	1	1	1	0	0	0	0	0	0	0	0	0	3	3	3	低	低	低
电镀车间	搬运工	搬运	1	3	3	3	2	2	2	2	2	2	3	3	3	2	2	2	2	2	2	0	0	0	0	0	0	0	0	0	6	6	6	中等	中等	中等
	电镀工	电镀	2	2	2	2	1	1	1	2	2	2	3	3	3	1	1	1	1	1	1	0	0	0	0	0	0	0	0	0	3	3	3	低	低	低
		装载	1	1	1	1	1	1	1	2	2	2	3	3	3	1	1	1	1	1	1	0	0	0	0	0	0	0	0	0	2	2	2	低	低	低
	下料工	上下料	1	2	2	2	1	1	1	2	2	2	3	3	3	2	2	2	2	2	2	0	0	0	0	0	0	0	0	0	4	4	4	中等	中等	中等
封装运营中心	包装工	包装	1	2	2	2	1	1	1	2	2	2	3	3	3	1	1	1	1	1	1	0	0	0	0	0	0	0	0	0	3	3	3	低	低	低
	电焊工	焊接	1	2	2	2	1	1	1	2	2	2	3	3	3	1	1	1	1	1	1	0	0	0	0	0	0	0	0	0	3	3	3	低	低	低
	切割工	切割	1	1	1	1	1	1	1	2	2	2	3	3	3	1	1	1	1	1	1	0	0	0	0	0	0	0	0	0	2	2	2	低	低	低
	清洗工	清洗	1	4	4	4	2	2	2	2	2	2	3	3	3	1	1	1	1	1	1	0	0	0	0	0	0	0	0	0	6	6	6	中等	中等	中等
	塑封工	塑封	1	4	4	4	3	3	3	2	2	2	3	3	3	2	2	2	2	2	2	1	1	1	0	0	0	0	0	0	10	10	10	高	高	高
	涂片工	涂片	2	2	5	3.5	3	3	3	2	3	2.5	3	4	3.5	2	2	2	3	3	3	0	0	0	0	0	0	0	1	0.5	7	11	9	中等	很高	高
	质检工	检测	3	1	2	1.33	1	1	1	2	3	2.33	3	3	3	1	2	1.33	1	2	1.33	0	0	0	0	0	0	0	2	0.67	3	5	4	低	中等	中等
	装载工	切割	1	1	1	1	1	1	1	3	3	3	3	3	3	1	1	1	1	1	1	0	0	0	0	0	0	1	1	1	4	4	4	中等	中等	中等

续表

车间	工种	相似接触组（SEG）	样本量/人	姿势负荷分值/分																		分项负荷分值/分									REBA 分值/分			危险等级		
				背			颈			腿			肩			肘			腕/手			负荷/用力			抓握			活动范围								
				最小值	最大值	平均值	最小值	最大值	平均值	最小值	最大值	平均值	最小值	最大值	平均值	最小值	最大值	平均值	最小值	最大值	平均值	最小值	最大值	平均值	最小值	最大值	平均值	最小值	最大值	平均值	最小值	最大值	平均值	最小	最大	平均
浮体车间	打孔工	打孔	1	2	2	2	1	1	1	2	2	2	3	3	3	2	2	2	2	2	2	1	1	1	0	0	0	0	0	0	5	5	5	中等	中等	中等
	挤出工	挤出	1	2	2	2	1	1	1	2	2	2	3	3	3	1	1	1	1	1	1	0	0	0	0	0	0	0	0	0	3	3	3	低	低	低
	开炼工	开炼	1	2	2	2	1	1	1	2	2	2	3	3	3	1	1	1	2	2	2	0	0	0	0	0	0	0	0	0	3	3	3	低	低	低
	硫化工	硫化	5	2	3	2.6	1	3	1.8	2	2	2	3	3	3	1	2	1.8	1	2	1.2	0	1	0.8	0	0	0	0	0	0	3	9	6	低	高	中等
	模具保养工	板件	1	4	4	4	2	2	2	2	2	2	4	4	4	1	1	1	3	3	3	1	1	1	1	1	1	0	0	0	8	8	8	高	高	高
		清洁																																		
	卸模工	卸模	1	4	4	4	3	3	3	2	2	2	3	3	3	2	2	2	2	2	2	1	1	1	0	0	0	0	0	0	10	10	10	高	高	高
固化区	塑封工	塑封	2	3	3	3	2	2	2	2	2	2	3	3	3	2	2	2	2	2	2	1	1	1	0	0	0	0	0	0	8	8	8	高	高	高
	涂片工	涂片	1	1	1	1	1	1	1	3	3	3	2	2	2	1	1	1	1	1	1	0	0	0	0	0	0	0	0	0	2	2	2	低	低	低
管状保险丝车间	电焊工	焊接	1	1	1	1	1	1	1	2	2	2	3	3	3	1	1	1	1	1	1	0	0	0	0	0	0	0	0	0	2	2	2	低	低	低
	清洗工	清洗	2	1	2	1.5	1	1	1	2	2	2	3	3	3	1	1	1	1	1	1	0	0	0	0	0	0	0	0	0	2	3	2.5	低	低	低
	质检工	检验	3	1	2	1.33	1	1	1	2	3	2.67	3	3	3	1	1	1	1	1	1	0	0	0	0	0	0	0	0	0	3	3	3	低	低	低
	装配工	上料	3	1	2	1.33	1	1	1	2	3	2.33	3	3	3	1	1	1	1	1	1	0	0	0	0	0	0	0	0	0	2	3	2.67	低	低	低
		装配	1	2	2	2	1	1	1	2	2	2	3	3	3	1	1	1	1	1	1	0	0	0	0	0	0	0	0	0	3	3	3	低	低	低
焊接车间	电焊工	焊接	1	1	1	1	1	1	1	3	3	3	3	3	3	1	1	1	1	1	1	0	0	0	0	0	0	0	0	0	3	3	3	低	低	低
焊接区	电焊工	焊接	2	2	2	2	1	2	1.5	2	2	2	3	3	3	1	2	1.5	1	2	1.5	0	0	0	0	0	0	0	0	0	3	5	4	低	中等	中等
化学品仓库	搬运工	搬运	1	2	2	2	1	1	1	2	2	2	3	3	3	1	1	1	1	1	1	1	1	1	0	0	0	0	0	0	4	4	4	中等	中等	中等
技术管理部门	搬运工	搬运	1	3	3	3	3	3	3	2	2	2	6	6	6	2	2	2	3	3	3	0	0	0	0	0	0	0	0	0	10	10	10	高	高	高
晶圆运营中心	包装工	包装	1	1	1	1	1	1	1	2	2	2	3	3	3	1	1	1	1	1	1	0	0	0	0	0	0	0	0	0	2	2	2	低	低	低
	电镀工	电镀	1	2	2	2	1	1	1	2	2	2	3	3	3	2	2	2	2	2	2	0	0	0	0	0	0	0	0	0	4	4	4	中等	中等	中等
	翻片工	翻片	1	1	1	1	1	1	1	2	2	2	2	2	2	1	1	1	1	1	1	0	0	0	0	0	0	0	0	0	1	1	1	可忽略	可忽略	可忽略
	技术管理人员	检测	1	2	2	2	2	2	2	2	2	2	3	3	3	2	2	2	1	1	1	0	0	0	0	0	0	0	0	0	4	4	4	中等	中等	中等
		检验	1	2	2	2	2	2	2	2	2	2	3	3	3	1	1	1	1	1	1	0	0	0	0	0	0	0	0	0	4	4	4	中等	中等	中等
		清洁	1	1	1	1	1	1	1	2	2	2	3	3	3	1	1	1	1	1	1	0	0	0	0	0	0	0	0	0	2	2	2	低	低	低
	切割工	切割	2	1	1	1	1	1	1	2	3	2.5	3	3	3	1	1	1	1	1	1	0	0	0	0	0	0	0	0	0	2	3	2.5	低	低	低
	清洗工	清洗	1	4	4	4	2	2	2	2	2	2	3	3	3	1	1	1	1	1	1	0	0	0	0	0	0	0	0	0	6	6	6	中等	中等	中等
	涂片工	涂片	3	2	2	2	1	1	1	2	3	2.33	2	3	2.67	1	2	1.33	1	1	1	0	0	0	0	0	0	0	1	0.33	2	5	3.33	低	中等	低
	装载工	装载	2	1	1	1	1	1	1	2	3	2.5	2	3	2.5	1	2	1.5	1	2	1.5	0	0	0	0	0	0	0	0	0	1	4	2.5	可忽略	中等	低

续表

车间	工种	相似接触组（SEG）	样本量/人	姿势负荷分值/分																		分项负荷分值/分									REBA 分值/分			危险等级		
				背			颈			腿			肩			肘			腕/手			负荷/用力			抓握			活动范围								
				最小值	最大值	平均值	最小值	最大值	平均值	最小值	最大值	平均值	最小值	最大值	平均值	最小值	最大值	平均值	最小值	最大值	平均值	最小值	最大值	平均值	最小值	最大值	平均值	最小值	最大值	平均值	最小值	最大值	平均值	最小	最大	平均
膜渣烘烤车间	搬运工	搬运	1	3	3	3	1	1	1	2	2	2	3	3	3	2	2	2	2	2	2	1	1	1	0	0	0	0	0	0	6	6	6	中等	中等	中等
目检车间	目检工	检测	2	2	3	2.5	1	2	1.5	3	3	3	3	3	3	1	2	1.5	1	2	1.5	0	0	0	0	0	0	0	0	0	4	8	6	中等	高	中等
线路/防焊/抗镀金干膜车间	搬运工	搬运	1	2	2	2	1	1	1	2	2	2	3	3	3	1	1	1	1	1	1	0	0	0	0	0	0	0	0	0	3	3	3	低	低	低
	插框工	插框	1	2	2	2	1	1	1	2	2	2	3	3	3	1	1	1	1	1	1	0	0	0	0	0	0	0	0	0	3	3	3	低	低	低
压合车间	打磨工	打磨	1	2	2	2	1	1	1	2	2	2	3	3	3	2	2	2	2	2	2	0	0	0	0	0	0	0	0	0	4	4	4	中等	中等	中等
原料仓储部门	搬运工	搬运	1	4	4	4	3	3	3	2	2	2	4	4	4	2	2	2	3	3	3	0	0	0	0	0	0	0	0	0	9	9	9	高	高	高
	烤板工	烤板	2	2	2	2	1	1	1	2	2	2	3	3	3	1	2	1.5	1	2	1.5	1	1	1	0	0	0	0	0	0	4	5	4.5	中等	中等	中等
组装车间	装配工	零件安装	19	1	3	1.21	1	2	1.05	2	3	2.89	2	6	4.32	1	2	1.58	1	3	2.16	0	0	0	0	0	0	0	2	1.79	4	10	6.26	中等	高	中等
钻孔车间	搬运工	搬运	1	2	2	2	1	1	1	2	2	2	3	3	3	1	1	1	1	1	1	0	0	0	0	0	0	0	0	0	3	3	3	低	低	低

表 3-4-20 计算机、通信和其他电子设备制造业不同车间、工种人群身体九个部位 WMSDs 的发生数、发生率和 *OR*

部门	工种	人数/人	不分部位			颈			肩			上背			下背		
			n/人	发生率/%	OR（95%CI）	n/人	发生率/%	OR（95%CI）	n/人	发生率/%	OR（95%CI）	n/人	发生率/%	OR（95%CI）	n/人	发生率/%	OR（95%CI）
DIFF（扩散部）	工艺工程师	86	20	23.3	0.535*（0.324～0.884）	15	17.4	0.71（0.406～1.241）	11	12.8	0.664（0.352～1.253）	3	3.5	—	6	7	0.503（0.219～1.155）
	设备工程师	153	39	25.5	0.604*（0.419～0.871）	25	16.3	0.657（0.427～1.011）	20	13.1	0.681（0.425～1.092）	12	7.8	0.635（0.351～1.148）	10	6.5	0.469*（0.246～0.893）
	合计	239	59	24.7	0.579*（0.430～0.779）	40	16.7	0.676*（0.480～0.952）	31	13	0.675*（0.461～0.988）	15	6.3	0.499*（0.295～0.844）	16	6.7	0.481*（0.289～0.801）
ETCH（蚀刻部）	工艺工程师	78	33	42.3	1.295（0.825～2.033）	21	26.9	1.239（0.750～2.048）	16	20.5	1.169（0.673～2.030）	10	12.8	1.097（0.563～2.136）	10	12.8	0.987（0.507～1.922）
	设备工程师	129	41	31.8	0.823（0.567～1.195）	24	18.6	0.769（0.492～1.201）	15	11.6	0.596（0.347～1.023）	11	8.5	0.695（0.374～1.293）	11	8.5	0.626（0.337～1.164）
	蚀刻设备工程师	66	16	24.2	0.565*（0.321～0.993）	10	15.2	0.601（0.306～1.180）	9	13.6	0.715（0.353～1.447）	5	7.6	0.611（0.245～1.523）	10	15.2	1.198（0.610～2.353）
	合计	273	90	33	0.869（0.673～1.122）	55	20.1	0.848（0.629～1.144）	40	14.7	0.778（0.554～1.092）	26	9.5	0.785（0.522～1.181）	31	11.4	0.860（0.589～1.255）
LITHO（微影工程部）	微影设备工程师	13	4	30.8	—	2	15.4	—	0	0	—	0	0	—	2	15.4	—
TF（薄膜工程部）	薄膜设备工程师	41	13	31.7	0.820（0.424～1.585）	8	19.5	0.815（0.376～1.767）	5	12.2	0.629（0.247～1.605）	1	2.4	0.186（0.026～1.354）	3	7.3	0.530（0.163～1.719）
裁切加工	操作工	5	2	40	—	2	40	—	1	20	—	1	20	—	0	0	—
仓储部	操作工	15	8	53.3	2.019（0.732～5.572）	4	26.7	—	4	26.7	—	3	20	—	4	26.7	—
测试检查部	操作工	39	22	56.4	2.286*（1.212～4.310）	11	28.2	1.321（0.657～2.657）	14	35.9	2.537*（1.316～4.890）	4	10.3	—	7	17.9	1.468（0.647～3.332）
插件	清洗腐蚀工	2	2	100	—	2	100	—	0	0	—	0	0	—	1	50	—
产品包装	包装工	114	40	35.1	0.955（0.649～1.406）	24	21.1	0.897（0.571～1.41）	20	17.5	0.964（0.593～1.566）	15	13.2	1.13（0.654～1.951）	12	10.5	0.789（0.433～1.439）
	检查工	65	9	13.8	0.284*（0.14～0.575）	3	4.6	0.163*（0.051～0.52）	3	4.6	0.219*（0.069～0.698）	3	4.6	0.361（0.113～1.152）	3	4.6	0.325（0.102～1.037）
	装配工	82	17	20.7	0.462*（0.27～0.789）	8	9.8	0.364*（0.175～0.756）	6	7.3	0.358*（0.156～0.823）	4	4.9	0.382（0.14～1.045）	3	3.7	0.255*（0.08～0.809）
	合计	261	66	25.3	0.598*（0.451～0.793）	35	13.4	0.521*（0.364～0.746）	29	11.1	0.566*（0.384～0.835）	22	8.4	0.686（0.442～1.066）	18	6.9	0.497*（0.307～0.805）

续表

部门	工种	人数/人	不分部位			颈			肩			上背			下背		
			n/人	发生率/%	OR(95%CI)	n/人	发生率/%	OR(95%CI)	n/人	发生率/%	OR(95%CI)	n/人	发生率/%	OR(95%CI)	n/人	发生率/%	OR(95%CI)
产品维修	维修维护技术人员	269	82	30.5	0.774(0.595～1.006)	50	18.6	0.768(0.563～1.048)	39	14.5	0.768(0.545～1.082)	20	7.4	0.599*(0.378～0.948)	26	9.7	0.718(0.477～1.08)
产品线	包装工	5	2	40	—	1	20	—	0	0	—	0	0	—	0	0	—
	操作工	353	141	39.9	1.175(0.946～1.459)	88	24.9	1.117(0.874～1.428)	75	21.2	1.222(0.942～1.584)	51	14.4	1.259(0.93～1.704)	46	13	1.005(0.733～1.377)
	检查工	27	12	44.4	1.413(0.661～3.022)	7	25.9	1.177(0.497～2.787)	8	29.6	1.907(0.834～4.363)	2	7.4	0.597(0.141～2.524)	2	7.4	0.537(0.127～2.270)
	晶圆制取工	47	17	36.2	1.001(0.551～1.817)	10	21.3	0.909(0.451～1.831)	10	21.3	1.224(0.608～2.466)	3	6.4	—	3	6.4	—
	合计	432	172	39.8	1.168(0.96～1.422)	106	24.5	1.093(0.874～1.367)	93	21.5	1.243(0.983～1.572)	56	13	1.111(0.834～1.48)	51	11.8	0.898(0.667～1.209)
低压电器及元件	装配工	119	33	27.7	0.678(0.453～1.015)	24	20.2	0.85(0.542～1.333)	18	15.1	0.807(0.488～1.336)	7	5.9	0.466(0.217～1.002)	7	5.9	0.419*(0.195～0.901)
电镀	电镀工	29	17	58.6	2.502*(1.194～5.244)	4	13.8	—	8	27.6	1.726(0.763～3.903)	3	10.3	—	5	17.2	1.398(0.533～3.670)
	镀膜操作工	47	11	23.4	0.54(0.275～1.062)	5	10.6	0.400(0.158～1.012)	8	17	0.929(0.433～1.991)	3	6.4	—	1	2.1	—
	喷砂工	4	1	25	—	1	25	—	1	25	—	1	25	—	1	25	—
	合计	80	29	36.3	1.004(0.635～1.587)	10	12.5	0.48*(0.247～0.933)	17	21.3	1.222(0.714～2.093)	7	8.8	0.715(0.329～1.556)	7	8.8	0.643(0.295～1.399)
动力技术科	水质检测	2	0	0	—	0	0	—	0	0	—	0	0	—	0	0	—
封装运营中心	包装工	8	4	50	—	2	25	—	3	37.5	—	1	12.5	—	3	37.5	—
	操作工	56	30	53.6	2.038*(1.204～3.451)	16	28.6	1.345(0.752～2.406)	13	23.2	1.369(0.735～2.551)	10	17.9	1.621(0.816～3.220)	15	26.8	2.455*(1.355～4.447)
	测试工	14	7	50	1.766(0.619～5.039)	2	14.3	—	2	14.3	—	3	21.4	—	3	21.4	—
	冲压工	1	1	100	—	0	0	—	1	100	—	0	0	—	0	0	—
	焊工	35	21	60	2.649*(1.346～5.215)	11	31.4	1.541(0.754～3.150)	9	25.7	1.568(0.734～3.352)	6	17.1	1.543(0.639～3.724)	10	28.6	2.684*(1.286～5.600)
	检验工	27	18	66.7	3.532*(1.585～7.870)	13	48.1	3.123*(1.466～6.653)	6	22.2	1.294(0.522～3.21)	7	25.9	2.610*(1.101～6.185)	12	44.4	5.368*(2.507～11.492)
	清洗工	3	1	33.3	—	0	0	—	0	0	—	0	0	—	0	0	—
	塑封工	22	11	50	1.766(0.765～4.077)	6	27.3	1.261(0.493～3.226)	6	27.3	1.699(0.664～4.348)	5	22.7	2.193(0.808～5.954)	5	22.7	1.974(0.727～5.359)
	合计	166	93	56	2.250*(1.652～3.065)	50	30.1	1.450*(1.038～2.026)	40	24.1	1.438*(1.004～2.059)	32	19.3	1.781*(1.206～2.631)	48	28.9	2.730*(1.943～3.836)

续表

部门	工种	人数/人	不分部位			颈			肩			上背			下背		
			n/人	发生率/%	OR（95%CI）	n/人	发生率/%	OR（95%CI）	n/人	发生率/%	OR（95%CI）	n/人	发生率/%	OR（95%CI）	n/人	发生率/%	OR（95%CI）
浮子	操作工	84	41	48.8	1.684*（1.096～2.588）	20	23.8	1.051（0.635～1.740）	19	22.6	1.324（0.792～2.213）	21	25	2.486*（1.512～4.088）	11	13.1	1.011（0.535～1.910）
附件加工	检测工	7	5	71.4	4.416（0.856～22.773）	3	42.9	—	4	57.1	—	3	42.9	—	0	0	—
隔离器	包装工	16	12	75	5.299*（1.708～16.442）	8	50	3.363*（1.261～8.970）	10	62.5	7.549*（2.740～20.796）	6	37.5	4.475*（1.624～12.334）	4	25	—
	检测工	73	26	35.6	0.977（0.604～1.580）	19	26	1.183（0.700～1.999）	17	23.3	1.375（0.797～2.371）	10	13.7	1.184（0.606～2.313）	7	9.6	0.712（0.326～1.555）
	合计	89	38	42.7	1.316（0.863～2.007）	27	30.3	1.465（0.930～2.307）	27	30.3	1.973*（1.252～3.109）	16	18	1.635（0.949～2.817）	11	12.4	0.946（0.502～1.783）
工程部	操作工	9	3	33.3	—	3	33.3	—	2	22.2	—	2	22.2	—	0	0	—
	光刻工	5	1	20	—	0	0	—	0	0	—	0	0	—	0	0	—
	合计	14	4	28.6	—	3	21.4	—	2	14.3	—	2	14.3	—	0	0	—
光刻	光刻工	71	25	35.2	0.960（0.589～1.565）	17	23.9	1.059（0.613～1.830）	12	16.9	0.921（0.494～1.717）	8	11.3	0.947（0.453～1.981）	7	9.9	0.734（0.336～1.605）
焊接	焊工	7	1	14.3	—	0	0	—	0	0	—	0	0	—	0	0	—
环行器	操作工	45	14	31.1	0.798（0.424～1.502）	12	26.7	1.223（0.631～2.372）	8	17.8	0.979（0.455～2.106）	6	13.3	1.147（0.485～2.715）	8	17.8	1.451（0.674～3.122）
	焊工	38	10	26.3	0.631（0.306～1.300）	8	21.1	0.897（0.411～1.959）	5	13.2	0.686（0.267～1.759）	1	2.6	—	2	5.3	—
	检测工	41	21	51.2	1.855*（1.004～3.426）	17	41.5	2.382*（1.278～4.441）	13	31.7	2.103*（1.087～4.067）	9	22	2.098（0.999～4.405）	8	19.5	1.627（0.750～3.530）
	合计	124	45	36.3	1.006（0.696～1.454）	37	29.8	1.430（0.971～2.106）	26	21	1.202（0.778～1.857）	16	12.9	1.105（0.652～1.874）	18	14.5	1.140（0.689～1.885）
机械加工中心	钣金工	3	1	33.3	—	1	33.3	—	1	33.3	—	1	33.3	—	0	0	—
	操作工	2	0	0	—	0	0	—	0	0	—	0	0	—	0	0	—
	车工	8	2	25	—	1	12.5	—	0	0	—	0	0	—	1	12.5	—
	胶装工	1	1	100	—	0	0	—	1	100	—	0	0	—	0	0	—
	铣工	2	0	0	—	0	0	—	0	0	—	0	0	—	0	0	—
	合计	16	4	25	—	2	12.5	—	2	12.5	—	1	6.3	—	1	6.3	—
基座	操作工	172	54	31.4	0.808（0.584～1.118）	38	22.1	0.954（0.664～1.372）	31	18	0.996（0.673～1.474）	27	15.7	1.389（0.917～2.103）	19	11	0.833（0.515～1.346）
	焊工	6	2	33.3	—	0	0	—	0	0	—	0	0	—	0	0	—
	检测工	48	18	37.5	1.06（0.590～1.904）	11	22.9	1.000（0.509～1.963）	9	18.8	1.045（0.505～2.161）	9	18.8	1.721（0.832～3.561）	4	8.3	—
	贴胶工	8	1	12.5	—	1	12.5	—	1	12.5	—	1	12.5	—	1	12.5	—
	维修维护技术人员	42	11	26.2	0.627（0.315～1.249）	7	16.7	0.673（0.299～1.517）	6	14.3	0.755（0.318～1.794）	2	4.8	—	0	0	—
	自动化操作工	6	3	50	—	1	16.7	—	0	0	—	0	0	—	1	16.7	—
	合计	282	89	31.6	0.814（0.631～1.050）	58	20.6	0.871（0.650～1.167）	47	16.7	0.906（0.660～1.244）	39	13.8	1.197（0.849～1.687）	25	8.9	0.653*（0.431～0.988）

续表

部门	工种	人数/人	不分部位			颈			肩			上背			下背		
			n/人	发生率/%	OR（95%CI）	n/人	发生率/%	OR（95%CI）	n/人	发生率/%	OR（95%CI）	n/人	发生率/%	OR（95%CI）	n/人	发生率/%	OR（95%CI）
晶片	操作工	5	2	40	—	1	20	—	1	20	—	1	20	—	1	20	—
膜切加工	检验工	157	32	20.4	0.452*（0.306～0.668）	21	13.4	0.519*（0.327～0.824）	10	6.4	0.308*（0.162～0.586）	5	3.2	0.245*（0.100～0.598）	6	3.8	0.267*（0.118～0.605）
其他车间	包装工	44	15	34.1	0.914（0.489～1.707）	9	20.5	0.865（0.415～1.802）	6	13.6	0.715（0.302～1.694）	5	11.4	0.956（0.376～2.430）	10	22.7	1.974（0.973～4.004）
	操作工	133	57	42.9	1.325（0.938～1.872）	39	29.3	1.395（0.958～2.032）	26	19.5	1.101（0.715～1.695）	21	15.8	1.398（0.874～2.236）	16	12	0.918（0.543～1.553）
	胶装工	67	23	34.3	0.923（0.557～1.531）	16	23.9	1.055（0.601～1.853）	13	19.4	1.090（0.594～2.001）	11	16.4	1.465（0.766～2.804）	11	16.4	1.318（0.689～2.522）
	装配工	98	36	36.7	1.026（0.679～1.550）	25	25.5	1.152（0.730～1.818）	23	23.5	1.389（0.868～2.222）	17	17.3	1.565（0.925～2.649）	11	11.2	0.848（0.452～1.592）
	合计	342	131	38.3	1.097（0.879～1.369）	89	26	1.183（0.925～1.513）	68	19.9	1.124（0.858～1.472）	54	15.8	1.398*（1.039～1.881）	48	14	1.096（0.804～1.495）
清洗	操作工	9	5	55.6	2.208（0.593～8.228）	4	44.4	—	2	22.2	—	1	11.1	—	2	22.2	—
绕线	包装工	2	1	50	—	0	0	—	0	0	—	0	0	—	1	50	—
	绕线工	39	28	71.8	4.496*（2.236～9.041）	23	59	4.834*（2.550～9.164）	22	56.4	5.862*（3.107～11.060）	2	5.1	—	14	35.9	3.758*（1.949～7.247）
	注塑工	8	8	100	—	6	75	10.089*（2.035～50.019）	6	75	13.589*（2.741～67.380）	0	0	—	5	62.5	11.184*（2.670～46.851）
	合计	49	37	75.5	5.446*（2.836～10.456）	29	59.2	4.876*（2.753～8.635）	28	57.1	6.039*（3.422～10.657）	2	4.1	—	20	40.8	4.628*（2.611～8.204）
生产部	操作工	327	137	41.9	1.274*（1.019～1.593）	81	24.8	1.107（0.858～1.429）	77	23.5	1.395*（1.075～1.809）	52	15.9	1.410*（1.042～1.907）	52	15.9	1.269（0.939～1.716）
	检查工	12	5	41.7	1.262（0.400～3.979）	4	33.3	—	3	25	—	0	0	—	1	8.3	0.610（0.079～4.729）
	合计	339	142	41.9	1.273*（1.022～1.585）	85	25.1	1.125（0.876～1.444）	80	23.6	1.399*（1.084～1.806）	52	15.3	1.351*（1.000～1.826）	53	15.6	1.244（0.923～1.677）
数据线生产	操作工	20	10	50	1.766（0.734～4.247）	5	25	1.121（0.407～3.087）	4	20	—	0	0	—	2	10	—
贴片	操作工	150	32	21.3	0.479*（0.323～0.709）	21	14	0.547*（0.344～0.869）	15	10	0.503*（0.294～0.859）	8	5.3	0.420*（0.206～0.858）	10	6.7	0.479*（0.252～0.912）
	检测工	42	13	31	0.792（0.411～1.525）	7	16.7	0.673（0.299～1.517）	10	23.8	1.416（0.695～2.885）	3	7.1	—	1	2.4	—
	贴标签工	45	15	33.3	0.883（0.475～1.643）	9	20	0.841（0.405～1.748）	8	17.8	0.979（0.455～2.106）	3	6.7	—	5	11.1	0.839（0.331～2.129）
	合计	237	60	25.3	0.599*（0.446～0.805）	37	15.6	0.622*（0.437～0.886）	33	13.9	0.733（0.506～1.062）	14	5.9	0.468*（0.272～0.806）	16	6.8	0.486*（0.292～0.810）
涂覆	操作工	7	3	42.9	—	2	28.6	—	0	0	—	0	0	—	0	0	—

续表

部门	工种	人数/人	不分部位			颈			肩			上背			下背		
			n/人	发生率/%	OR(95%CI)	n/人	发生率/%	OR(95%CI)	n/人	发生率/%	OR(95%CI)	n/人	发生率/%	OR(95%CI)	n/人	发生率/%	OR(95%CI)
五金	焊工	1	0	0	—	0	0	—	0	0	—	0	0	—	0	0	—
	胶装工	7	6	85.7	10.597*(1.275～88.057)	1	14.3	—	6	85.7	27.178*(3.270～225.884)	2	28.6	—	1	14.3	—
	合计	8	6	75	5.299*(1.069～26.268)	1	12.5	—	6	75	13.589*(2.741～67.380)	2	25	—	1	12.5	—
锡炉	焊锡工	75	48	64	3.140*(1.956～5.040)	33	44	2.642*(1.671～4.177)	38	50.7	4.652*(2.950～7.335)	5	6.7	0.533(0.215～1.323)	14	18.7	1.540(0.859～2.760)
预加工	操作工	116	61	52.6	1.959*(1.358～2.826)	41	35.3	1.838*(1.253～2.697)	38	32.8	2.207*(1.493～3.262)	19	16.4	1.461(0.890～2.397)	27	23.3	2.036*(1.319～3.143)
	焊工	13	1	7.7	—	1	7.7	—	0	0	—	1	7.7	—	0	0	—
	合计	129	62	48.1	1.634*(1.154～2.313)	42	32.6	1.624*(1.121～2.353)	38	29.5	1.891*(1.291～2.770)	20	15.5	1.368(0.846～2.212)	27	20.9	1.776*(1.158～2.724)
制造二科	X射线机操作	1	0	0	—	0	0	—	0	0	—	0	0	—	0	0	—
	管脚加工工程	1	0	0	—	0	0	—	0	0	—	0	0	—	0	0	—
	合计	2	0	0	—	0	0	—	0	0	—	0	0	—	0	0	—
周边	工会	1	0	0	—	0	0	—	0	0	—	0	0	—	0	0	—
	卫生部	1	0	0	—	0	0	—	0	0	—	0	0	—	0	0	—
	消防部	3	1	33.3	—	1	33.3	—	1	33.3	—	1	33.3	—	1	33.3	—
	合计	5	1	20	—	1	20	—	1	20	—	1	20	—	1	20	—
装配	装配工	149	54	36.2	1.004(0.717～1.405)	37	24.8	1.111(0.764～1.615)	26	17.4	0.957(0.625～1.465)	18	12.1	1.025(0.624～1.683)	18	12.1	0.922(0.562～1.514)
装配车间	检查工	8	4	50	—	4	50	—	4	50	—	0	0	—	2	25	—
	装配工	73	34	46.6	1.540(0.971～2.443)	15	20.5	0.870(0.492～1.538)	12	16.4	0.891(0.479～1.658)	8	11	0.918(0.439～1.918)	11	15.1	1.191(0.626～2.267)
	合计	81	38	46.9	1.561*(1.007～2.419)	19	23.5	1.031(0.615～1.727)	16	19.8	1.115(0.644～1.931)	8	9.9	0.817(0.393～1.699)	13	16	1.283(0.707～2.328)
自动化	自动化操作工	101	65	64.4	3.189*(2.118～4.801)	46	45.5	2.813*(1.897～4.172)	41	40.6	3.095*(2.074～4.618)	35	34.7	3.955*(2.614～5.983)	25	24.8	2.207*(1.400～3.480)
组装	物料课	1	0	0	—	0	0	—	0	0	—	0	0	—	0	0	—
	组装/前加工	20	6	30	0.757(0.291～1.972)	3	15	—	3	15	—	2	10	—	4	20	—
	合计	21	6	28.6	0.706(0.274～1.821)	3	14.3	—	3	14.3	—	2	9.5	—	4	19	—
组装车间	装配工	1 182	616	52.1	1.922*(1.703～2.169)	464	39.3	2.173*(1.917～2.463)	418	35.4	2.478*(2.178～2.819)	313	26.5	2.686*(2.331～3.095)	254	21.5	1.837*(1.581～2.134)

续表

部门	工种	人数/人	肘 n/人	肘 发生率/%	肘 OR（95%CI）	腕/手 n/人	腕/手 发生率/%	腕/手 OR（95%CI）	腿 n/人	腿 发生率/%	腿 OR（95%CI）	膝 n/人	膝 发生率/%	膝 OR（95%CI）	足踝 n/人	足踝 发生率/%	足踝 OR（95%CI）
DIFF（扩散部）	工艺工程师	86	0	0	—	1	1.2	—	2	2.3	—	2	2.3	—	2	2.3	—
	设备工程师	153	7	4.6	0.923（0.430～1.980）	10	6.5	0.873（0.458～1.664）	6	3.9	0.476（0.210～1.080）	9	5.9	0.693（0.352～1.364）	13	8.5	0.856（0.483～1.516）
	合计	239	7	2.9	0.581（0.273～1.239）	11	4.6	0.602（0.327～1.107）	8	3.3	0.404*（0.199～0.820）	11	4.6	0.535*（0.291～0.984）	15	6.3	0.618（0.365～1.046）
ETCH（蚀刻部）	工艺工程师	78	2	2.6	—	8	10.3	1.427（0.684～2.976）	3	3.8	—	2	2.6	—	1	1.3	—
	设备工程师	129	4	3.1	—	7	5.4	0.716（0.333～1.539）	5	3.9	0.471（0.192～1.155）	7	5.4	0.636（0.296～1.367）	7	5.4	0.529（0.246～1.136）
	蚀刻设备工程师	66	1	1.5	—	2	3	—	3	4.5	—	3	4.5	—	3	4.5	—
	合计	273	7	2.6	0.507（0.238～1.079）	17	6.2	0.829（0.505～1.362）	11	4	0.490*（0.267～0.899）	12	4.4	0.51*（0.285～0.913）	11	4	0.387*（0.211～0.71）
LITHO（微影工程部）	微影设备工程师	13	0	0	—	0	0	—	0	0	—	0	0	—	1	7.7	—
TF（薄膜工程部）	薄膜设备工程师	41	0	0	—	0	0	—	0	0	—	0	0	—	2	4.9	—
裁切加工	操作工	5	0	0	—	1	20	—	1	20	—	1	20	—	2	40	—
仓储部	操作工	15	0	0	—	1	6.7	—	1	6.7	—	0	0	—	4	26.7	—
测试检查部	操作工	39	3	7.7	—	4	10.3	—	0	0	—	6	15.4	2.016（0.842～4.824）	5	12.8	1.356（0.529～3.475）
插件	清洗腐蚀工	2	0	0	—	1	50	—	0	0	—	0	0	—	0	0	—
产品包装	包装工	114	5	4.4	0.883（0.359～2.173）	11	9.6	1.333（0.713～2.493）	6	5.3	0.648（0.284～1.479）	2	1.8	—	8	7	0.696（0.338～1.432）
	检查工	65	1	1.5	—	0	0	—	2	3.1	—	1	1.5	—	2	3.1	—
	装配工	82	1	1.2	—	5	6.1	0.811（0.327～2.010）	5	6.1	0.758（0.306～1.878）	3	3.7	—	7	8.5	0.861（0.396～1.873）
	合计	261	7	2.7	0.531（0.249～1.131）	16	6.1	0.815（0.489～1.358）	13	5	0.612（0.349～1.074）	6	2.3	0.261*（0.116～0.588）	17	6.5	0.643（0.392～1.056）

续表

部门	工种	人数/人	肘			腕/手			腿			膝			足踝		
			n/人	发生率/%	*OR*（95%*CI*）	n/人	发生率/%	*OR*（95%*CI*）	n/人	发生率/%	*OR*（95%*CI*）	n/人	发生率/%	*OR*（95%*CI*）	n/人	发生率/%	*OR*（95%*CI*）
产品维修	维修维护技术人员	269	14	5.2	1.057（0.613～1.823）	19	7.1	0.949（0.592～1.521）	20	7.4	0.937（0.591～1.486）	17	6.3	0.748（0.456～1.228）	28	10.4	1.071（0.720～1.592）
产品线	包装工	5	1	20	—	0	0	—	0	0	—	0	0	—	0	0	—
	操作工	353	26	7.4	1.531*（1.017～2.304）	38	10.8	1.506*（1.067～2.125）	47	13.3	1.793*（1.309～2.457）	20	5.7	0.666（0.422～1.051）	59	16.7	1.851*（1.390～2.466）
	检查工	27	0	0	—	2	7.4	—	3	11.1	—	1	3.7	—	4	14.8	—
	晶圆制取工	47	0	0	—	3	6.4	—	4	8.5	—	3	6.4	—	5	10.6	1.098（0.433～2.781）
	合计	432	27	6.3	1.283（0.861～1.913）	43	10	1.380（0.999～1.906）	54	12.5	1.667*（1.243～2.236）	24	5.6	0.652*（0.430～0.990）	68	15.7	1.723*（1.320～2.250）
低压电器及元件	装配工	119	2	1.7	—	8	6.7	0.900（0.438～1.851）	4	3.4	—	0	0	—	2	1.7	—
电镀	电镀工	29	5	17.2	4.011*（1.524～10.554）	2	6.9	—	6	20.7	3.045*（1.236～7.499）	4	13.8	—	1	3.4	—
	镀膜操作工	47	0	0	—	2	4.3	—	1	2.1	—	2	4.3	—	1	2.1	—
	喷砂工	4	1	25	—	1	25	—	1	25	—	1	25	—	1	25	—
	合计	80	6	7.5	1.561（0.676～3.603）	5	6.3	0.832（0.336～2.063）	8	10	1.297（0.623～2.702）	7	8.8	1.063（0.488～2.316）	3	3.8	—
动力技术科	水质检测	2	0	0	—	0	0	—	0	0	—	0	0	—	0	0	—
封装运营中心	包装工	8	1	12.5	—	1	12.5	—	1	12.5	—	1	12.5	—	1	12.5	—
	操作工	56	7	12.5	2.750*（1.240～6.100）	6	10.7	1.498（0.640～3.504）	13	23.2	3.529*（1.890～6.589）	7	12.5	1.584（0.715～3.507）	20	35.7	5.123*（2.955～8.882）
	测试工	14	1	7.1	—	1	7.1	—	4	28.6	—	2	14.3	—	3	21.4	—
	冲压工	1	1	100	—	1	100	—	1	100	—	1	100	—	1	100	—
	焊工	35	4	11.4	2.484（0.874～7.063）	5	14.3	2.081（0.805～5.378）	4	11.4	—	6	17.1	2.294（0.95～5.54）	7	20	2.305*（1.004～5.29）

续表

部门	工种	人数/人	肘			腕/手			腿			膝			足踝		
			n/人	发生率/%	OR（95%CI）	n/人	发生率/%	OR（95%CI）	n/人	发生率/%	OR（95%CI）	n/人	发生率/%	OR（95%CI）	n/人	发生率/%	OR（95%CI）
封装运营中心	检验工	27	3	11.1	2.406（0.722～8.016）	8	29.6	5.256*（2.294～12.044）	7	25.9	4.085*（1.722～9.688）	4	14.8	—	4	14.8	—
	清洗工	3	0	0	—	0	0	—	0	0	—	0	0	—	1	33.3	—
	塑封工	22	5	22.7	5.662*（2.081～15.406）	5	22.7	3.672*（1.351～9.979）	6	27.3	4.377*（1.708～11.215）	4	18.2	—	6	27.3	3.458*（1.350～8.856）
	合计	166	22	13.3	2.941*（1.862～4.645）	27	16.3	2.425*（1.596～3.685）	36	21.7	3.232*（2.220～4.706）	25	15.1	1.966*（1.278～3.025）	43	25.9	3.224*（2.265～4.589）
浮子	操作工	84	11	13.1	2.901*（1.530～5.501）	14	16.7	2.497*（1.400～4.452）	8	9.5	1.229（0.591～2.555）	7	8.3	1.008（0.464～2.192）	13	15.5	1.689（0.932～3.061）
附件加工	检测工	7	0	0	—	0	0	—	1	14.3	—	0	0	—	1	14.3	—
隔离器	包装工	16	1	6.3	—	3	18.8	—	3	18.8	—	2	12.5	—	1	6.3	—
	检测工	73	4	5.5	—	6	8.2	1.118（0.483～2.585）	9	12.3	1.641（0.814～3.309）	3	4.1	—	4	5.5	—
	合计	89	5	5.6	1.146（0.463～2.837）	9	10.1	1.404（0.702～2.807）	12	13.5	1.819（0.986～3.356）	5	5.6	0.660（0.267～1.631）	5	5.6	0.549（0.222～1.356）
工程部	操作工	9	1	11.1	—	1	11.1	—	2	22.2	—	1	11.1	—	1	11.1	—
	光刻工	5	0	0	—	0	0	—	0	0	—	0	0	—	1	20	—
	合计	14	1	7.1	—	1	7.1	—	2	14.3	—	1	7.1	—	2	14.3	—
光刻	光刻工	71	2	2.8	—	3	4.2	—	0	0	—	3	4.2	—	3	4.2	—
焊接	焊工	7	0	0	—	0	0	—	1	14.3	—	0	0	—	0	0	—
环行器	操作工	45	5	11.1	2.406（0.946～6.121）	5	11.1	1.560（0.614～3.964）	6	13.3	1.796（0.758～4.254）	3	6.7	—	3	6.7	—
	焊工	38	1	2.6	—	1	2.6	—	3	7.9	—	1	2.6	—	1	2.6	—
	检测工	41	5	12.2	2.674*（1.045～6.842）	7	17.1	2.570*（1.136～5.816）	3	7.3	—	1	2.4	—	2	4.9	—
	合计	124	11	8.9	1.874*（1.003～3.502）	13	10.5	1.462（0.819～2.609）	12	9.7	1.251（0.687～2.278）	5	4	0.466（0.19～1.143）	6	4.8	0.469（0.206～1.068）
机械加工中心	钣金工	3	1	33.3	—	1	33.3	—	1	33.3	—	1	33.3	—	0	0	—
	操作工	2	0	0	—	0	0	—	0	0	—	0	0	—	0	0	—
	车工	8	0	0	—	1	12.5	—	0	0	—	0	0	—	0	0	—
	胶装工	1	0	0	—	0	0	—	0	0	—	0	0	—	0	0	—
	铣工	2	0	0	—	0	0	—	0	0	—	0	0	—	0	0	—
	合计	16	1	6.3	—	2	12.5	—	1	6.3	—	1	6.3	—	0	0	—

续表

部门	工种	人数/人	肘 n/人	肘 发生率/%	肘 OR（95%CI）	腕/手 n/人	腕/手 发生率/%	腕/手 OR（95%CI）	腿 n/人	腿 发生率/%	腿 OR（95%CI）	膝 n/人	膝 发生率/%	膝 OR（95%CI）	足踝 n/人	足踝 发生率/%	足踝 OR（95%CI）
基座	操作工	172	12	7	1.444（0.798～2.613）	16	9.3	1.280（0.761～2.152）	8	4.7	0.569（0.279～1.161）	9	5.2	0.612（0.312～1.202）	15	8.7	0.881（0.517～1.502）
	焊工	6	2	33.3	—	1	16.7	—	0	0	—	0	0	—	0	0	—
	检测工	48	1	2.1	—	5	10.4	1.452（0.574～3.676）	2	4.2	—	2	4.2	—	6	12.5	1.317（0.559～3.105）
	贴胶工	8	1	12.5	—	0	0	—	0	0	—	1	12.5	—	0	0	—
	维修维护技术人员	42	5	11.9	2.601*（1.018～6.645）	5	11.9	1.687（0.661～4.304）	1	2.4	—	2	4.8	—	1	2.4	—
	自动化操作工	6	0	0	—	0	0	—	0	0	—	0	0	—	1	16.7	—
	合计	282	21	7.4	1.549（0.985～2.437）	27	9.6	1.322（0.883～1.978）	11	3.9	0.474*（0.258～0.870）	14	5	0.579*（0.337～0.995）	23	8.2	0.819（0.532～1.260）
晶片	操作工	5	1	20	—	0	0	—	1	20	—	0	0	—	0	0	—
膜切加工	检验工	157	4	2.5	—	4	2.5	—	6	3.8	0.464（0.205～1.052）	6	3.8	0.441*（0.194～1）	5	3.2	0.303*（0.124～0.74）
其他车间	包装工	44	3	6.8	—	3	6.8	—	4	9.1	—	3	6.8	—	5	11.4	1.182（0.465～3.005）
	操作工	133	12	9	1.909*（1.048～3.477）	16	12	1.707*（1.007～2.893）	15	11.3	1.484（0.863～2.551）	17	12.8	1.625（0.972～2.716）	19	14.3	1.537（0.942～2.508）
	胶装工	67	3	4.5	—	8	11.9	1.693（0.806～3.555）	4	6	—	5	7.5	0.894（0.358～2.229）	4	6	—
	装配工	98	6	6.1	1.255（0.547～2.879）	11	11.2	1.578（0.839～2.967）	11	11.2	1.476（0.785～2.774）	8	8.2	0.985（0.476～2.037）	6	6.1	0.601（0.263～1.376）
	合计	342	24	7	1.453（0.951～2.22）	38	11.1	1.560*（1.105～2.202）	34	9.9	1.288（0.898～1.848）	33	9.6	1.184（0.822～1.706）	34	9.9	1.018（0.710～1.459）
清洗	操作工	9	0	0	—	0	0	—	1	11.1	—	1	11.1	—	2	22.2	—
绕线	包装工	2	0	0	—	0	0	—	0	0	—	0	0	—	0	0	—
	绕线工	39	1	2.6	—	10	25.6	4.305*（2.090～8.865）	1	2.6	—	0	0	—	0	0	—
	注塑工	8	0	0	—	2	25	—	2	25	—	0	0	—	3	37.5	—
	合计	49	1	2	—	12	24.5	4.049*（2.103～7.796）	3	6.1	—	0	0	—	3	6.1	—
生产部	操作工	327	23	7	1.456（0.945～2.244）	36	11	1.544*（1.084～2.199）	32	9.8	1.266（0.873～1.836）	34	10.4	1.287（0.896～1.848）	37	11.3	1.177（0.831～1.667）
	检查工	12	0	0	—	0	0	—	0	0	—	1	8.3	—	1	8.3	—
	合计	339	23	6.8	1.401（0.909～2.158）	36	10.6	1.483*（1.042～2.111）	32	9.4	1.217（0.84～1.763）	35	10.3	1.276（0.893～1.823）	38	11.2	1.164（0.826～1.641）
数据线生产	操作工	20	0	0	—	6	30	5.350*（2.050～13.960）	0	0	—	0	0	—	0	0	—
贴片	操作工	150	3	2	—	8	5.3	0.703（0.344～1.438）	6	4	0.486（0.214～1.103）	5	3.3	0.382*（0.156～0.934）	6	4	0.384*（0.169～0.871）
	检测工	42	0	0	—	2	4.8	—	1	2.4	—	1	2.4	—	1	2.4	—
	贴标签工	45	3	6.7	—	4	8.9	—	3	6.7	—	3	6.7	—	2	4.4	—
	合计	237	6	2.5	0.500（0.221～1.13）	14	5.9	0.784（0.455～1.352）	10	4.2	0.514*（0.272～0.972）	9	3.8	0.438*（0.224～0.856）	9	3.8	0.364*（0.186～0.711）

续表

部门	工种	人数/人	肘			腕/手			腿			膝			足踝		
			n/人	发生率/%	OR（95%CI）	n/人	发生率/%	OR（95%CI）	n/人	发生率/%	OR（95%CI）	n/人	发生率/%	OR（95%CI）	n/人	发生率/%	OR（95%CI）
涂覆	操作工	7	1	14.3	—	0	0	—	0	0	—	0	0	—	0	0	—
五金	焊工	1	0	0	—	0	0	—	0	0	—	0	0	—	0	0	—
	胶装工	7	1	14.3	—	5	71.4	31.209*（6.045～161.120）	0	0	—	1	14.3	—	0	0	—
	合计	8	1	12.5	—	5	62.5	20.806*（4.963～87.221）	0	0	—	1	12.5	—	0	0	—
锡炉	焊锡工	75	6	8	1.674（0.724～3.873）	28	37.3	7.437*（4.632～11.940）	2	2.7	—	2	2.7	—	4	5.3	—
预加工	操作工	116	8	6.9	1.426（0.692～2.940）	20	17.2	2.601*（1.598～4.234）	10	8.6	1.101（0.574～2.114）	14	12.1	1.522（0.867～2.672）	15	12.9	1.370（0.794～2.365）
	焊工	13	0	0	—	0	0	—	0	0	—	0	0	—	0	0	—
	合计	129	8	6.2	1.273（0.619～2.617）	20	15.5	2.291*（1.414～3.711）	10	7.8	0.981（0.513～1.878）	14	10.9	1.350（0.772～2.361）	15	11.6	1.213（0.705～2.086）
制造二科	X射线机操作	1	0	0	—	0	0	—	0	0	—	0	0	—	0	0	—
	管脚加工工程	1	0	0	—	0	0	—	0	0	—	0	0	—	0	0	—
	合计	2	0	0	—	0	0	—	0	0	—	0	0	—	0	0	—
周边	工会	1	0	0	—	0	0	—	0	0	—	0	0	—	0	0	—
	卫生部	1	0	0	—	0	0	—	0	0	—	0	0	—	0	0	—
	消防部	3	1	33.3	—	1	33.3	—	1	33.3	—	1	33.3	—	1	33.3	—
	合计	5	1	20	—	1	20	—	1	20	—	1	20	—	1	20	—
装配	装配工	149	10	6.7	1.385（0.725～2.647）	18	12.1	1.715*（1.042～2.822）	11	7.4	0.93（0.501～1.725）	12	8.1	0.971（0.536～1.759）	13	8.7	0.882（0.498～1.564）
装配车间	检查工	8	1	12.5	—	1	12.5	—	0	0	—	0	0	—	0	0	—
	装配工	73	6	8.2	1.724（0.744～3.993）	14	19.2	2.962*（1.647～5.328）	7	9.6	1.238（0.566～2.707）	9	12.3	1.559（0.773～3.143）	9	12.3	1.297（0.644～2.614）
	合计	81	7	8.6	1.821（0.835～3.972）	15	18.5	2.837*（1.612～4.993）	7	8.6	1.104（0.507～2.404）	9	11.1	1.386（0.691～2.781）	9	11.1	1.153（0.575～2.312）
自动化	自动化操作工	101	14	13.9	3.098*（1.750～5.484）	21	20.8	3.277*（2.016～5.328）	14	13.9	1.878*（1.063～3.317）	9	8.9	1.085（0.545～2.159）	16	15.8	1.736*（1.014～2.973）
组装	物料课	1	0	0	—	0	0	—	0	0	—	0	0	—	0	0	—
	组装/前加工	20	2	10	—	0	0	—	2	10	—	2	10	—	4	20	—
	合计	21	2	9.5	—	0	0	—	2	9.5	—	2	9.5	—	4	19	—
组装车间	装配工	1 182	128	10.8	2.338*（1.908～2.865）	251	21.2	3.366*（2.877～3.938）	146	12.4	1.645*（1.365～1.983）	105	8.9	1.081（0.875～1.336）	123	10.4	1.071（0.879～1.305）

表 3-4-21 计算机、通信和其他电子设备制造业人群九个部位 WMSDs 的平均发病工龄（几何平均数）和四分位数

部位	几何平均数 / 年	标准差 / 年	Q_1/ 年	Q_2/ 年	Q_3/ 年	Q_4/ 年	四分位数间距 / 年
颈	2.47	2.81	1	2.5	5	35	4
肩	2.56	2.82	1	2	5	35	4
上背	3.31	2.53	2	3	6	35	4
下背	3.03	2.75	1	3	6	35	5
肘	3.07	2.59	1.5	3	5.5	35	4
腕 / 手	2.97	2.74	1	3	6.5	17	5.5
腿	2.89	2.55	2	3	5	35	3
膝	3.30	2.81	1.25	3	5.75	35	4.5
足踝	2.42	2.68	1	2	5	35	4
任一部位	2.46	2.80	1	2	5	35	4

6. 家具制造业（C21）

（1）车间构成与调查人数：家具制造业共调查 8 241 人，其中男性 5 906 人（71.7%）、女性 2 335 人（28.3%），各车间及人数分布与构成见表 3-4-22。

（2）危害识别：通过现场视频资料将识别出的该行业可能存在的潜在危险因素或危险源列于表 3-4-23。不同车间工种相似接触人群针对身体不同组合部位可能存在的潜在危险因素或危险源各有差异，类似作业活动可能存在相似的危险因素或危险源。表中结果供参照使用。

（3）接触评估：通过现场各车间工种相似接触人群有代表性作业活动的视频分析结果，将不同接触人群 WMSDs 的接触危险等级和身体各部位的接触水平列于表 3-4-24。该行业各车间工种相似接触人群的接触危险等级各有不同，基于 REBA 平均分值，98 个相似接触人群（SEG）的危险等级有 1 个很高危险（1.0%）、8 个高危险（8.2%）、55 个中等危险（56.1%）、33 个低危险（33.7%）、1 个可忽略危险（1.0%）。这些具有不同危险等级的 SEG 的接触危险均为背、颈、腿、肩、肘和腕 / 手六个部位的姿势负荷分值和负荷 / 用力、抓握与活动范围三个维度的分项负荷分值的综合结果。

（4）发生危险（*OR*）：表 3-4-25 列出了不同车间、不同工种人群身体九个部位 WMSDs 的发生数、发生率和 *OR*（源自横断面调查结果）。WMSDs 发生危险较高的车间工种人群和发生部位，如木质家具异形工的上背（*OR*=2.210），塑料家具清洁工、其他家具背板线材工的肩（*OR* 分别为 3.775、2.931），柜身下料工、排钻工的腕 / 手（*OR* 分别为 1.842、1.783）等，其他结果详见表 3-4-25。不同车间、工种人群 WMSDs 的危险部位各不相同，这与其作业活动的职业特征有关。

（5）发病工龄：表 3-4-26 显示，身体任一部位 WMSDs 的平均发病工龄为 1.88 年，各部位 WMSDs 的平均发病工龄波动在 1.72 ～ 1.89 年。

表 3-4-22 家具制造业车间构成与调查人数

车间	工种	调查人数 / 人			人数构成 /%	
		男	女	总计	各工种	各车间
包装	全车间	7	9	16	100	0.19
	包装工	6	5	11	68.75	
	技术管理人员	—	3	3	18.75	
	质检工	1	1	2	12.50	
打磨	打磨工	—	3	3	100	0.04
复合	全车间	21	9	30	100	0.36
	包装工	1	2	3	10.00	
	擦板工	1	—	1	3.33	
	打磨工	3	—	3	10.00	
	雕刻工	2	—	2	6.67	
	封边工	1	1	2	6.67	
	后处理工	2	—	2	6.67	
	喷漆工	2	1	3	10.00	
	贴皮工	—	3	3	10.00	
	下料工	2	—	2	6.67	
	异形工	3	—	3	10.00	
	制板工	3	1	4	13.33	
	制作工	1	1	2	6.67	
柜门板	全车间	56	30	86	100	1.04
	包装工	6	11	17	19.77	
	封边工	—	1	1	1.16	
	门制工	50	18	68	79.07	
柜身	全车间	1 259	203	1 462	100	17.74
	包装工	133	13	146	9.99	
	封边工	316	48	364	24.90	
	机加工	—	1	1	0.07	
	家居业操作工	410	82	492	33.65	
	家具行业操作工	102	31	133	9.10	
	排钻工	162	22	184	12.58	
	下料工	134	6	140	9.57	
	制作工	2	—	2	0.14	
机加工	全车间	445	260	705	100	8.55
	打孔工	10	1	11	1.56	
	打磨工	25	30	55	7.80	
	机加工	162	82	244	34.61	
	技术管理人员	15	5	20	2.84	
	家具业操作工	3	—	3	0.43	
	其他辅助工种	167	122	289	40.99	
	下料工	63	20	83	11.77	

续表

车间	工种	调查人数 / 人			人数构成 /%	
		男	女	总计	各工种	各车间
加工	全车间	46	18	64	100	0.78
	包覆工	3	—	3	4.69	
	打孔工	1	—	1	1.56	
	打磨工	7	3	10	15.63	
	雕刻工	5	—	5	7.81	
	封边工	4	4	8	12.50	
	缝纫工	—	2	2	3.12	
	贴皮工	1	1	2	3.12	
	贴纸工	—	1	1	1.56	
	下料工	11	4	15	23.44	
	异形工	6	—	6	9.38	
	制作工	8	3	11	17.19	
家具涂装	全车间	561	271	832	100	10.1
	备理料工	155	48	203	24.4	
	成品工	17	34	51	6.13	
	打磨工	96	38	134	16.11	
	管理人员	28	17	45	5.41	
	后段工	4	2	6	0.72	
	护墙板工	7	—	7	0.84	
	家具业操作工	46	13	59	7.09	
	喷漆工	136	41	177	21.28	
	清洁工	2	12	14	1.68	
	套板工	40	26	66	7.93	
	套线工	11	6	17	2.04	
	修色线工	2	16	18	2.16	
	总装工	17	18	35	4.21	
家具制造防火	全车间	128	51	179	100	2.17
	包装工	16	24	40	22.35	
	封边工	46	6	52	29.05	
	管理人员	6	2	8	4.47	
	开放柜工	12	1	13	7.26	
	开料工	33	5	38	21.23	
	门制工	15	13	28	15.64	
门扇	全车间	253	143	396	100	4.81
	封边工	38	23	61	15.41	
	喷漆工	140	75	215	54.29	
	其他辅助工种	—	1	1	0.25	

续表

车间	工种	调查人数 / 人			人数构成 /%	
		男	女	总计	各工种	各车间
门扇	套线工	74	44	118	29.8	
	制作工	1	—	1	0.25	
木质家具制造	全车间	1 637	579	2 216	100	26.89
	包覆工	17	5	22	0.99	
	包装工	316	173	489	22.07	
	叉车工	2	—	2	0.09	
	封边工	254	73	327	14.76	
	管理人员	53	38	91	4.11	
	后处理工	44	14	58	2.62	
	家具业操作工	273	57	330	14.89	
	检修工	15	20	35	1.58	
	开料工	268	19	287	12.95	
	铝材开料工	36	1	37	1.67	
	门制工	20	4	24	1.08	
	排钻工	191	130	321	14.48	
	配套工	28	17	45	2.03	
	清洁工	3	10	13	0.59	
	下料工	3	—	3	0.13	
	异形工	30	5	35	1.58	
	制板工	40	8	48	2.17	
	组装工	44	5	49	2.21	
内务部	管理人员	33	5	38	100	0.46
配套	全车间	205	123	328	100	3.98
	家具业操作工	70	30	100	30.49	
	门制工	9	—	9	2.74	
	下料工	1	—	1	0.31	
	制作工	125	93	218	66.46	
喷漆	全车间	13	1	14	100	0.17
	沟修工	1	1	2	14.28	
	喷漆工	10	—	10	71.43	
	修色工	2	—	2	14.29	
其他家具制造	全部人群	237	192	429	100	5.21
	包装工	18	5	23	5.36	
	背板线材工	14	14	28	6.53	
	叉车工	1	—	1	0.23	
	打磨工	7	1	8	1.87	
	钢化工	4	2	6	1.40	

续表

车间	工种	调查人数 / 人			人数构成 /%	
		男	女	总计	各工种	各车间
其他家具制造	功能件工	44	44	88	20.51	
	管理人员	12	13	25	5.83	
	家具业操作工	14	1	15	3.50	
	开介工	4	—	4	0.93	
	开料工	9	2	11	2.56	
	铝框工	6	6	12	2.80	
	门制工	10	5	15	3.50	
	配套工	50	18	68	15.85	
	贴膜工	3	—	3	0.70	
	五金工	19	76	95	22.14	
	铣型工	5	2	7	1.63	
	制作工	17	3	20	4.66	
人力资源部	管理人员	3	5	8	100	0.1
设备部	管理人员	4	—	4	100	0.05
实木	全车间	6	4	10	100	0.12
	包装工	1	1	2	20	
	打磨工	1	2	3	30	
	喷漆工	2	1	3	30	
	贴条工	2	—	2	20	
塑料家具制造	全车间	226	109	335	100	4.06
	管理人员	12	7	19	5.67	
	家具业操作工	141	45	186	55.52	
	门制工	22	13	35	10.45	
	清洁工	—	11	11	3.28	
	吸塑房工	29	22	51	15.23	
	装饰板工	22	11	33	9.85	
台面	全车间	134	121	255	100	3.09
	包装工	41	67	108	42.36	
	家居业操作工	—	1	1	0.39	
	家具行业操作工	93	52	145	56.86	
	其他辅助工种	—	1	1	0.39	
趟门	全车间	151	31	182	100	2.21
	包装工	31	12	43	23.63	
	家居业操作工	1	—	1	0.55	
	家具行业操作工	4	—	4	2.20	
	排钻工	—	1	1	0.55	
	下料工	55	3	58	31.87	
	装配工	60	15	75	41.21	

续表

车间	工种	调查人数 / 人			人数构成 /%	
		男	女	总计	各工种	各车间
贴纸贴皮车间	贴纸贴皮工	1	3	4	100	0.05
涂装	全车间	74	61	135	100	1.64
	包装工	1	—	1	0.74	
	打磨工	29	9	38	28.15	
	技术管理人员	6	1	7	5.19	
	喷漆工	7	3	10	7.41	
	其他辅助工种	2	3	5	3.70	
	下料工	—	4	4	2.96	
	修色工	29	41	70	51.85	
免漆	全车间	9	8	17	100	0.21
	包装工	1	1	2	11.76	
	雕刻工	2	—	2	11.76	
	后处理工	—	2	2	11.76	
	技术管理人员	—	2	2	11.76	
	套线工	3	—	3	17.65	
	贴皮 / 纸工	—	3	3	17.65	
	贴条工	3	—	3	17.65	
物流部	全部门	240	46	286	100	3.47
	搬运工	11	4	15	5.24	
	仓库理货员	106	12	118	41.26	
	叉车工	84	—	84	29.37	
	铲车工	1	1	2	0.70	
	管理人员	23	18	41	14.34	
	配套工	3	—	3	1.05	
	其他辅助工种	12	7	19	6.64	
	清洁工	—	3	3	1.05	
	下料工	—	1	1	0.35	
直属部门	全部门	157	50	207	100	2.51
	叉车工	42	—	42	20.29	
	打磨工	1	—	1	0.48	
	管理人员	112	48	160	77.30	
	开料工	—	1	1	0.48	
	铝材开料工	1	—	1	0.48	
	清洁工	1	1	2	0.97	
合计		5 906	2 335	8 241		100

表 3-4-23　家具制造业不同接触人群存在的危险因素或危险源

车间	工种	相似接触组（SEG）	危险因素与危险源				
			颈、肩和上背	肘、腕 / 手	足	膝和臀	下背
仓储	铲车工	包装搬运	9a，9b，9c，10a，10b，10d，11a，12，14a，15a	12，14a，15a，17b	6	6	6，9a，9b，9c
		叉车	9a，9c，10a，10b，14a	14a，15b，17b	6	6	6，9a，9c
发货	搬运工	搬运	9a，9c，10a，10b，14a	14a，17b	6	6	6
	其他辅助工种	搬运	9a，9b，9c，10a，10b，11a，11c，11d，11e，12，14a，15a，15b	12，14a，15a，15b，17b	6	6	6，9a，9b，9c，11a
柜门	封边工	封边	9a，10a，11a，14a	14a，17a，17b	6	6	6，9a，11a
	下料工	上下料	9a，9c，10a，10b，14a，15a	14a，15a	6	6	6，9a
柜门板	包装工	包装	9a，10a，14a	14a	6	6	6，9a
	门制工	手工安装	9a，10a，14a	14a，17a，17b	6	6，8a	6，9a
柜身	包装工	搬运	4，9a，9b，10a，11a，11b，14a，15a	12，14a，15a，17b	6	6	4，6，9a，9b
		包装	3，4，5，9a，9b，9c，10a，10b，11a，11b，11e，11f，11g，12，13，14a，14b，15a，16	3，12，13，14a，14b，15a，17b	6，7，8b，8c	6，8b，8c	4，5，6，8b，9a，9b，9c，11f
		检查	9a，9b，10a，14a	14a，15a，17b	6	6	6，9a，9b
	擦板工	清洁板件	9a，9b，9c，10a，10b，11a，12，14a，15a，16	12，14a，15a，15b，17b	6	6	6，9a，9b，9c
	封边工	封边	3，4，9a，9b，9c，10a，10b，11a，12，13，14a，15a	12，13，14a，15a，17b	6	6	3，4，6，9a，9b，9c
	家具业操作工	封边	9a，9b，9c，10a，10b，14a	14a，15a，17b	6，8c	6，8c	6，9a，9b
		排钻	2，3，4，9a，9b，9c，10a，13，14a，14b	2，13，14a，14b，15a，17b，17c	2，6	2，6	2，3，4，6，9a，9b，9c
		配套	9a，10a，14a	14a，17b	6，8a	6，8a	6，9a
		上下料	9a，9b，10a，14a	14a，15a，17b	6	6	6，9a，9b
		手工制造	4，9a，9b，9c，10a，11a，12，14a，15a，16	12，14a，15a，17b	6，7	6	4，6，9a，9b，9c
	开放柜工	放置板件	9a，10a，14a	14a，17a，17b	6	6	6，9a
		清洁板件	9a，10a，14a	14a	6	6	6，9a
	门制工	组装门柜	4，9a，9b，10a，14a	14a，15a，17b	6	6	4，6，9a，9b
	排钻工	检查	9a，9b，9c，10a，11a，12，14a，15a	12，14a，15a，17b	6	6	6，9a，9b
		排钻	4，9a，9b，10a，11a，14a，12，15a	12，14a，15a，17b	6	6	4，6，9a，9b
	配套工	配套	4，9a，9b，10a，11a，14a	12，14a，15a，17a，17b	6	6	4，6，9a，9b
	下料工	上下料	4，9a，9b，9c，10a，10b，11a，11e，12，14a，15a	12，14a，17a，17b	6	6	4，6，9a，9b，9c
行政管理部门	铲车工	叉车	9a，10a，10b，14a	14a，15a，15b，17b	6	6	6

续表

车间	工种	相似接触组（SEG）	危险因素与危险源				
			颈、肩和上背	肘、腕/手	足	膝和臀	下背
机加工	打孔工	搬运	10a，14a，15a	13，14a，15a	6	6	6
		擦胶	9a，10a，14a	14a，17a	6	6	6
		打孔	9a，9c，10a，14a，15a	14a，15a，17a	6，8a	6，8a	6，9a
		打磨	9a，10a，14a，15a	14a，15a，17b	6	6	6，9a
		切割	9a，10a，14a	14a，17b	6，8a	6，8a	6
	打磨工	打磨	4，9a，9b，10a，10b，11f，14a，15a，16	14a，15a，17a，17b	6	6	4，6，9a，9b，11f
	机加工	搬运	9a，10a，14a	14a	6	6	6
		出榫	9a，9c，10a，11a，12，14a，15a，16	12，13，14a，15a，17a，17b，17c	6，7	6	6，9a，9b，9c
		打磨	4，9a，9b，10a，12，14a，15a，16	12，14a，15a，17b	6	6	6，9a，9c
		开料	9a，9c，10a，10b，14a，15a	14a，15a，17a，17b	6，8a	6，8a	6，9a
		切割	9a，9c，10a，10b，14a，15a，16	14a，15a，17a，17b	6	6	6
		组装	9a，10a，14a，16	14a，14b，17a	6	6	9a
	其他辅助工种	检修	9a，9c，10a，10b，14a，15a，16	14a，15a，17b	6，8a	6	6，9a
		检验	4，9a，9c，10a，10b，11f，14a，15a，16	14a，15a，17a，17b	6	6	4，6，9a，11f
	下料工	搬运	9a，9c，10a，10b，11d，14a，15a，16	13，14a，14b，15a，17a，17b	2，6，8a	2，6，8a	2，6，9a，11a，11d
		切割	9a，10a，15a	15a	6	6	6，9a
		上下料	9a，9c，10a，10b，12，14a，15a	12，14a，15a，17a，17b	1，6，8a，8c	6，8a，8c	6，9a，9b
	修色工	清洁板件	9a，9c，10a，12，14a	12，14a，17a	6	6	6，9b
淋浴房	打磨工	打磨	9a，9c，10a，10b，11a，11g，12，14a，15a，16	12，14a，15a，17b	6	6	6，9a，9c
	开介工	切割	9a，9b，9c，10a，10b，11a，12，14a，15a	12，14a，15a，17b	6	6	6，9a，9b，9c
	贴膜工	贴膜	9a，10a，11a，12，14a，15a	12，14a，15a，17b	6	6	6，9a
	铣型工	铝材加工	9a，10a，14a	14a	6	6	6，9a
门板烤漆	成品工	烤板	9a，9b，9c，10a，10b，11a，12，14a，15a	12，14a，15a，17b	6	6	6，9a，9b，9c
	打磨工	打磨	9a，9b，9c，10a，11a，11e，12，14a，15a	12，14a，15a，15b，17b	6	6	6，9a，9b，9c
	喷漆工	补漆	9a，10a，14a	14a	6	6	6
		喷漆	9a，10a，11a，11g，12，14a，15a	12，14a，15a，15b，17b	6	6	6，9a
	制作工	搬运	9a，9c，10a，10b，11a，12，14a，15a	12，14a，15a，15b，17b	6	6	6，9a
		手工制造	9a，9b，9c，10a，10b，11a，12，14a，15a	12，14a，15a，15b，17b	6	6	6，9a，9b

续表

车间	工种	相似接触组（SEG）	危险因素与危险源				
			颈、肩和上背	肘、腕 / 手	足	膝和臀	下背
门扇	擦板工	清洁板件	9a，10a，14a	14a，17b	6，8a	6	6
	配料工	搬运	9a，9b，10a，10b，11a，12，14a	12，14a，17a，17b	6，8a	6	6，9a
		配送料	9a，10a，14a，15a	15a，17a	6	6	6，9a
	喷漆工	搬运	9a，10a，14a	14a	6，8a	6	6
门套	打磨工	打磨	9a，10a，12，14a	12，14a，17b	6，8a	6，8a	6
	护墙板工	封边	9a，14a	14a，17b	6，8a	6	6
		手工安装	9a，10a，14a	15b，17a，17b	6	6	6
	配料工	理料	9a，9b，9c，10a，10b，14a	14a，15a，15b，17a，17b	6	6	6，9a
	喷漆工	喷漆	9a，10a，10b，14a	14a	6，8a	6，8a	6，9a
	套线工	搬运	9a，10a，14a	14a，15a，17b	6，8a	6，8a	6
配套	功能件工	配套	9a，9b，10a，10b，11a，12，14a，15a	12，14a，15a，17b	6，7	6	6，9a，9b
	护墙板工	搬运	9a，10a	14a，15a，17b	6	6	6
		包装	9a，10a，14a	14a，17a，17b	6	6	6
		背板线	9a，10a，14a，16	14a，17b	6	6	6
	铝框工	铝材配套	9a，10a，13，16	13，14a，17a，17b	6	6	6
	配套工	板件配套	9a，10a，14a	14a	6	6	6，9a
	五金工	搬运	2，3，4，9a，9b，9c，10a，11a，11e，12，14a，15a	2，3，12，14a，15a，15b，17b	6	6	6，9a，9b
		切割	9a，9b，9c，10a，10b，11a，11e，12，14a，15a	12，14a，15a，17b	6	6	6，9a，9b，9c
		五金配套	9a，9b，9c，10a，10b，11a，11e，12，14a，15a	12，13，14a，15a，17a，17b，17c	6，7	6	6，9a，9b，9c
	下料工	上下料	9a，10a，14a	14a，17a，17b	6	6	6，9a
	制作工	搬运	9a，9c，10a，11a，11b	17b	6	6	6，9a，9c，11a，11b
台面	包装工	包装搬运	4，9a，9b，9c，10a，11a，10b，11c，11g，12，14a，15a	12，14a，15a，15b，17b	6	6	4，6，9a，9b，9c
	家具业操作工	补漆	9a，9b，9c，10a，10b，14a，15a	12，14a，15a，17b	6	6	6，9a，9b，9c
		打孔	9a，10a，14a	14a	6	6	6
		配检	9a，9b，9c，10a，10b，11a，12，14a，15a	12，14a，15a，15b，17b	6	6	6，9a，9b，9c
		切割	9a，10a，14a	14a，15a，15b，17b	6	6	6
		手工安装	2，9a，9b，9c，10a，10b，14a	2，12，14a，15a，17b	6	6	6，9a，9b，9c
		手工制造	9a，9b，10a，14a	14a	6	6	6，9a

续表

车间	工种	相似接触组（SEG）	危险因素与危险源				
			颈、肩和上背	肘、腕 / 手	足	膝和臀	下背
趟门	包覆工	包装	9a，9b，10a，14a	14a，15a，17b	6	6	6，9a，9b
	包装工	搬运	9a，9b，10a，11b，12，14a	12，14a，15a，17b	6	6	6，9a，9b
		包装	9a，9b，10a，11b，11g，14a	12，14a，15a，17b	6	6	6，9a，9b
	擦板工	板件清洁	9a，10a，14a	14a	6	6	6
	下料工	搬运	9a，9b，9c，10a，11a，11b，11g，12，14a，15a	12，14a，15a，15b，17b	6	6	6，9a，9b，9c
		切割	9a，9b，10a，14a	14a，15a，17b	6	6	6，9a，9b
		上下料	9a，9b，10a，14a	14a，15a，17b	6	6	6，9b
	装配工	组装	9a，9b，9c，10a，10b，11a，12，14a，15a	12，14a，15a，15b，17b	6	6	6，9a，9b，9c
涂装	打磨工	打磨	4，9a，9b，9c，10a，10b，11a，11b，12，14a，15a，16	12，14a，14b，15a，15b，17a，17b	6	6	4，6，9a，9b，11a，12
	喷漆工	喷漆	9a，9c，10a，14a，15a	14a，15a，17a，17b	6，8a	6，8a	6，9a，9b
	修色工	上架	9a，9c，10a，11a，14a	14a	6，8a	6，8a	6，9a，11a
	总装工	包装	9a，9c，10a，10b，15a，16	15a，17a	6	6	6，9a
		切割	9a，10a，15a	15a	6	6	6，9a
卫浴配套	包装工	包装	4，9a，9b，9c，10a，11a，12，14a，15a，15b	12，14a，15a，15b，17b	6	6	6，9a，9b，9c
		贴膜	9a，9b，9c，10a，11a，12，14a，15a	12，14a，15a，17b	6	6	6，9a，9b，9c
	机加工	切割	9a，9b，9c，10a，11a，14a	14a，15a，15b，17b	6	6	6，9a，9b，9c

注：表中数字代表不同的危险因素或危险源，具体为：2- 工作活动或工作物料空间受限；3- 工人或工作活动使用的工具和设备设计不当；4- 工作高度被错误调整；5- 工作座椅设计不舒适或不正确调整；6-（如果站立完成工作）没有可能的坐和休息的位置；7- 易使人疲劳的脚踏工作；8- 完成易疲劳的腿部工作，例如：a. 重复性攀梯、迈步工作，b. 重复性跳跃、持续蹲姿或跪姿工作，c. 经常性单腿支撑身体的工作；9- 完成重复性或持续性工作，背部：a. 轻微前屈，b. 严重前屈，c. 侧弯或轻微扭转，d. 严重扭转；10- 完成重复性或持续性工作，颈部：a. 前屈，b. 侧屈或轻微扭转，c. 严重扭转，d. 背屈（向后伸屈）；11- 腕 / 手提举负荷，须注意的重要因素：a. 重复性持续提举，b. 负重，c. 抓握困难的操作，d. 提举开始或终止时处于困难负荷位置，e. 超过前臂长度的提举，f. 膝高度以下的提举，g. 肩高度以上的提举；12- 完成重复、持续或不舒适的负荷搬运和推拉活动；13- 完成无支撑单臂前伸或侧伸的持续工作活动；14- 存在下列重复性活动：a. 相似工作活动，b. 舒适伸展距离的相似工作活动；15- 完成重复或持续性的手工活动，须注意的重要因素：a. 工作材料和工具的重量，b. 工作材料和工具的不舒适抓握；16- 对视觉能力有较高要求；17- 用手和前臂完成重复性工作，存在以下活动：a. 扭转工作，b. 用力工作，c. 腕 / 手不舒适姿势，d. 按键或敲键盘。

表 3-4-24 家具制造业不同接触人群 WMSDs 的接触危险等级和身体各部位的接触水平

车间	工种	相似接触组（SEG）	样本量/人	姿势负荷分值/分 背			颈			腿			肩			肘			腕/手			分项负荷分值/分 负荷/用力			抓握			活动范围			REBA 分值/分			危险等级		
				最小值	最大值	平均值	最小值	最大值	平均值	最小值	最大值	平均值	最小值	最大值	平均值	最小值	最大值	平均值	最小值	最大值	平均值	最小值	最大值	平均值	最小值	最大值	平均值	最小值	最大值	平均值	最小值	最大值	平均值	最小	最大	平均
仓储	铲车工	包装搬运	6	2	4	3.17	1	3	2	2	2	2	2	3	2.17	1	1	1	2	2	2	0	1	0.17	0	0	0	0	0	0	3	8	4.83	低	高	中等
		叉车	6	2	4	3	2	3	2.17	2	2	2	2	3	2.5	1	1	1	2	2	2	0	0	0	0	0	0	0	0	0	4	7	4.5	中等	中等	中等
发货	搬运工	搬运	4	3	3	3	2	2	2	2	2	2	2	3	2.25	1	1	1	2	2	2	0	0	0	0	0	0	0	0	0	4	4	4	中等	中等	中等
	其他辅助工种	搬运	3	3	4	3.67	2	3	2.33	2	2	2	2	2	2	1	1	1	2	2	2	0	2	0.67	0	1	0.33	0	1	0.33	4	9	6.67	中等	高	中等
柜门	封边工	封边	3	2	4	3	1	2	1.33	1	1	1	3	4	3.33	1	1	1	1	1	1	0	0	0	0	0	0	0	0	0	2	4	2.67	低	中等	低
	下料工	上下料	4	2	4	3	1	1	1	1	2	1.25	1	4	2.5	1	1	1	1	1	1	0	1	0.25	0	0	0	0	0	0	1	4	2.25	可忽略	中等	低
柜门板	包装工	包装	3	2	4	3	1	1	1	1	1	1	2	4	3.33	1	1	1	1	1	1	0	0	0	0	0	0	0	0	0	1	3	2	可忽略	低	低
	门制工	手工安装	4	2	4	2.75	1	1	1	1	2	1.25	2	3	2.75	1	1	1	1	1	1	0	1	0.25	0	1	0.25	0	1	0.25	1	6	3	可忽略	中等	低
柜身	包装工	搬运	1	3	3	3	1	1	1	2	2	2	2	2	2	1	1	1	2	2	2	2	2	2	0	0	0	0	0	0	6	6	6	中等	中等	中等
		包装	47	2	4	3.30	1	3	1.85	1	4	2.26	2	6	3.17	1	2	1.21	1	2	1.70	0	2	0.43	0	0	0	0	1	0.17	1	11	6.26	可忽略	很高	中等
		检查	1	4	4	4	2	2	2	4	4	4	3	3	3	2	2	2	2	2	2	0	0	0	0	0	0	0	0	0	10	10	10	高	高	高
	擦板工	清洁板件	6	2	4	3.17	1	3	2.17	2	3	2.17	2	5	2.83	1	2	1.33	1	2	1.83	0	2	0.5	0	0	0	0	1	0.17	4	8	6.17	中等	高	中等
	封边工	封边	30	2	5	3.23	1	3	1.97	1	4	2.03	1	4	2.33	1	2	1.03	1	2	1.83	0	1	0.23	0	0	0	0	1	0.27	2	9	5.47	低	高	中等
	家具业操作工	封边	6	1	3	2.33	1	2	1.5	1	3	2	2	3	2.67	1	1	1	1	2	1.17	0	1	0.17	0	0	0	0	1	0.67	2	5	4	低	中等	中等
		排钻	3	3	4	3.67	1	3	2	2	2	2	2	4	3	1	2	1.33	1	3	2	0	0	0	0	0	0	0	1	0.33	4	10	6.67	中等	高	中等
		配套	1	4	4	4	1	1	1	1	1	1	3	3	3	1	1	1	1	1	1	1	1	1	1	1	1	0	0	0	4	4	4	中等	中等	中等
		上下料	2	3	3	3	2	2	2	2	2	2	2	2	2	1	1	1	1	1	1	0	1	0.5	0	0	0	0	0	0	4	6	5	中等	中等	中等
		手工制造	5	2	4	3	1	2	1.6	1	3	2	1	4	2.2	1	2	1.4	1	2	1.6	0	0	0	0	0	0	0	1	0.4	3	7	4.6	低	中等	中等
	开放柜工	放置板件	1	3	3	3	1	1	1	1	1	1	4	4	4	1	1	1	1	1	1	0	0	0	0	0	0	0	0	0	2	2	2	低	低	低
		清洁板件	1	3	3	3	1	1	1	1	1	1	2	2	2	1	1	1	1	1	1	1	1	1	0	0	0	0	0	0	2	2	2	低	低	低
	门制工	组装门柜	1	4	4	4	2	2	2	4	4	4	3	3	3	1	1	1	2	2	2	0	0	0	0	0	0	0	0	0	8	8	8	高	高	高
	排钻工	检查	2	2	4	3	1	2	1.5	2	2	2	2	3	2.5	1	2	1.5	1	2	1.5	0	0	0	0	0	0	0	0	0	4	5	4.5	中等	中等	中等
		排钻	12	2	4	2.67	1	2	1.5	1	2	1.67	2	4	2.67	1	2	1.25	1	2	1.5	0	1	0.08	0	0	0	0	1	0.17	1	8	3.75	可忽略	高	中等
	配套工	配套	2	3	3	3	1	2	1.5	1	2	1.5	2	3	2.5	1	2	1.5	1	2	1.5	0	1	0.5	0	0	0	0	0	0	1	8	4.5	可忽略	高	中等
	下料工	上下料	10	2	5	3.5	1	2	1.6	1	2	1.8	2	5	3.2	1	2	1.4	1	2	1.2	0	3	0.9	0	1	0.1	0	0	0	1	10	5.8	可忽略	高	中等

续表

车间	工种	相似接触组（SEG）	样本量/人	姿势负荷分值/分 背 最小值	背 最大值	背 平均值	颈 最小值	颈 最大值	颈 平均值	腿 最小值	腿 最大值	腿 平均值	肩 最小值	肩 最大值	肩 平均值	肘 最小值	肘 最大值	肘 平均值	腕/手 最小值	腕/手 最大值	腕/手 平均值	分项负荷分值/分 负荷/用力 最小值	负荷/用力 最大值	负荷/用力 平均值	抓握 最小值	抓握 最大值	抓握 平均值	活动范围 最小值	活动范围 最大值	活动范围 平均值	REBA分值/分 最小值	REBA 最大值	REBA 平均值	危险等级 最小	危险等级 最大	危险等级 平均
行政管理部门	铲车工	叉车	2	2	2	2	2	2	2	1	2	1.5	1	4	2.5	1	2	1.5	1	1	1	0	1	0.5	0	0	0	0	1	0.5	3	4	3.5	低	中等	中等
机加工	打孔工	搬运	1	3	3	3	1	1	1	2	2	2	3	3	3	1	1	1	1	1	1	0	0	0	0	0	0	0	0	0	4	4	4	中等	中等	中等
		擦胶	1	2	2	2	2	2	2	1	1	1	1	1	1	1	1	1	1	1	1	0	0	0	0	0	0	0	0	0	2	2	2	低	低	低
		打孔	3	2	3	2.67	1	2	1.33	2	2	2	2	3	2.67	1	1	1	1	3	1.67	0	1	0.33	0	1	0.33	0	0	0	4	4	4	中等	中等	中等
		打磨	2	2	3	2.5	1	1	1	2	2	2	1	3	2	1	1	1	1	1	1	0	0	0	0	0	0	0	0	0	3	3	3	低	低	低
		切割	2	2	2	2	1	1	1	2	2	2	2	3	2.5	1	1	1	1	1	1	0	1	0.5	0	1	0.5	0	0	0	2	4	3	低	中等	低
	打磨工	打磨	5	2	3	2.4	1	2	1.6	1	2	1.2	1	5	2.6	1	2	1.2	1	3	1.4	0	0	0	0	0	0	0	0	0	1	5	2.6	可忽略	中等	低
	机加工	搬运	1	2	2	2	1	1	1	1	1	1	1	1	1	1	1	1	1	1	1	0	0	0	0	0	0	0	0	0	1	1	1	可忽略	可忽略	可忽略
		出榫	21	1	4	2.67	1	2	1.14	1	2	1.43	1	3	2.48	1	2	1.05	1	3	1.38	0	1	0.1	0	1	0.05	0	0	0	1	6	2.71	可忽略	中等	低
		打磨	6	2	4	3.17	1	2	1.5	1	2	1.5	1	3	2.5	1	1	1	1	2	1.17	0	1	0.33	0	1	0.17	0	1	0.17	2	6	4	低	中等	中等
		开料	4	2	4	3	1	2	1.25	1	2	1.5	1	3	2.5	1	1	1	1	3	1.75	0	0	0	0	1	0.25	0	0	0	1	4	3.25	可忽略	中等	低
		切割	3	3	4	3.33	1	2	1.33	1	1	1	1	3	2.33	1	1	1	1	2	1.33	0	0	0	0	0	0	0	1	0.33	2	4	2.67	低	中等	低
		组装	3	3	4	3.33	1	2	1.33	1	1	1	2	3	2.67	1	1	1	1	1	1	0	0	0	0	0	0	0	0	0	1	4	2.67	可忽略	中等	低
	其他辅助工种	检修	4	2	4	3	1	2	1.25	2	2	2	2	4	2.75	1	1	1	1	2	1.25	0	1	0.25	0	1	0.75	0	0	0	3	8	4.5	低	高	中等
		检验	5	2	4	3.2	1	2	1.6	2	2	2	2	2	2	1	1	1	1	2	1.2	0	0	0	0	0	0	0	0	0	2	6	4.4	低	中等	中等
	下料工	搬运	9	2	4	2.89	1	1	1	2	2	2	1	3	2.44	1	1	1	1	2	1.22	0	1	0.11	0	1	0.22	0	0	0	2	4	3.33	低	中等	低
		切割	2	3	4	3.5	1	1	1	2	2	2	2	3	2.5	1	1	1	1	2	1.5	0	0	0	0	0	0	0	0	0	3	4	3.5	低	中等	中等
		上下料	12	2	4	3.08	1	2	1.33	2	2	2	2	3	2.75	1	1	1	1	2	1.17	0	2	0.25	0	1	0.25	0	0	0	2	7	4.33	低	中等	中等
	修色工	清洁板件	2	3	4	3.5	1	1	1	1	1	1	2	3	2.5	1	1	1	1	1	1	0	0	0	0	0	0	0	0	0	2	2	2	低	低	低
淋浴房	打磨工	打磨	3	2	4	3	1	3	1.67	1	3	1.67	1	4	2.67	1	2	1.33	1	1	1	0	0	0	0	0	0	0	0	0	1	8	3.67	可忽略	高	中等
	开介工	切割	2	4	4	4	3	3	3	2	2	2	2	3	2.5	1	2	1.5	1	2	1.5	2	2	2	0	0	0	0	1	0.5	9	11	10	高	很高	高
	贴膜工	贴膜	2	2	3	2.5	1	2	1.5	2	2	2	3	3	3	2	2	2	1	1	1	1	2	1.5	0	0	0	0	0	0	4	8	6	中等	高	中等
	铣型工	铝材加工	2	2	3	2.5	1	1	1	1	2	1.5	2	3	2.5	1	1	1	1	2	1.5	0	0	0	0	0	0	0	1	0.5	1	4	2.5	可忽略	中等	低

续表

车间	工种	相似接触组（SEG）	样本量/人	姿势负荷分值/分																		分项负荷分值/分									REBA分值/分			危险等级		
				背			颈			腿			肩			肘			腕/手			负荷/用力			抓握			活动范围								
				最小值	最大值	平均值	最小值	最大值	平均值	最小值	最大值	平均值	最小值	最大值	平均值	最小值	最大值	平均值	最小值	最大值	平均值	最小值	最大值	平均值	最小值	最大值	平均值	最小值	最大值	平均值	最小值	最大值	平均值	最小	最大	平均
门板烤漆	成品工	烤板	3	2	4	3	2	2	2	2	2	2	2	4	3	1	2	1.33	1	2	1.67	0	0	0	0	0	0	0	0	0	4	6	4.67	中等	中等	中等
	打磨工	打磨	4	3	4	3.5	2	2	2	2	2	2	2	4	3	1	2	1.25	1	2	1.75	0	2	0.75	0	0	0	0	1	0.5	5	9	6.75	中等	高	中等
	喷漆工	补漆	1	3	3	3	2	2	2	2	2	2	2	2	2	2	2	2	1	1	1	0	0	0	0	0	0	0	0	0	4	4	4	中等	中等	中等
		喷漆	2	2	3	2.5	2	2	2	2	2	2	3	5	4	1	2	1.5	1	2	1.5	0	1	0.5	0	0	0	0	1	0.5	5	10	7.5	中等	高	高
	制作工	搬运	2	3	3	3	2	2	2	2	2	2	2	2	2	1	1	1	2	2	2	0	2	1	0	0	0	0	0	0	4	7	5.5	中等	中等	中等
		手工制造	4	3	4	3.5	2	3	2.5	2	2	2	2	3	2.75	1	2	1.75	1	2	1.25	0	2	1	0	0	0	0	0	0	5	9	7.5	中等	高	高
门扇	擦板工	清洁板件	2	4	4	4	1	1	1	2	2	2	3	3	3	1	2	1.5	1	1	1	0	0	0	0	0	0	0	0	0	4	5	4.5	中等	中等	中等
	配料工	搬运	4	2	4	3.25	1	3	1.75	1	1	1	2	4	3	1	1	1	1	2	1.5	0	1	0.5	0	0	0	0	0	0	2	6	3.75	低	中等	中等
		配送料	3	2	4	3	1	2	1.33	1	1	1	3	4	3.33	1	1	1	1	2	1.67	0	0	0	0	0	0	0	0	0	2	4	3	低	中等	低
	喷漆工	搬运	1	2	2	2	1	1	1	1	1	1	2	2	2	1	1	1	1	1	1	1	1	1	0	0	0	0	0	0	2	2	2	低	低	低
门套	打磨工	打磨	3	2	2	2	1	1	1	1	2	1.33	2	3	2.33	1	1	1	1	2	1.33	0	1	0.33	0	1	0.33	0	0	0	1	4	2.33	可忽略	中等	低
	护墙板工	封边	1	2	2	2	1	1	1	2	2	2	2	2	2	1	1	1	2	2	2	0	0	0	0	0	0	0	0	0	3	3	3	低	低	低
		手工安装	1	2	2	2	2	2	2	1	1	1	4	4	4	1	1	1	2	2	2	0	0	0	0	0	0	0	0	0	3	3	3	低	低	低
	配料工	理料	5	2	4	3.2	1	2	1.8	1	2	1.4	2	5	2.8	1	2	1.4	1	2	1.4	0	2	1	0	1	0.4	0	1	0.2	3	10	6.4	低	高	中等
	喷漆工	喷漆	3	3	4	3.33	1	2	1.33	1	2	1.33	2	4	3	1	1	1	1	2	1.33	0	0	0	0	0	0	0	0	0	1	6	3	可忽略	中等	低
	套线工	搬运	1	2	2	2	1	1	1	1	1	1	3	3	3	1	1	1	2	2	2	1	1	1	0	0	0	0	0	0	3	3	3	低	低	低
配套	功能件工	配套	6	2	4	3	1	3	2.17	1	2	1.83	2	3	2.5	1	2	1.33	1	3	2	0	2	0.83	0	0	0	0	0	0	4	8	5.33	中等	高	中等
	护墙板工	搬运	1	3	3	3	1	1	1	2	2	2	2	2	2	1	1	1	1	1	1	0	0	0	0	0	0	0	0	0	3	3	3	低	低	低
		包装	1	2	2	2	1	1	1	1	1	1	3	3	3	1	1	1	1	1	1	0	0	0	0	0	0	0	0	0	2	2	2	低	低	低
		背板线	1	2	2	2	1	1	1	1	1	1	2	2	2	1	1	1	1	1	1	1	1	1	0	0	0	1	1	1	3	3	3	低	低	低
	铝框工	铝材配套	2	3	4	3.5	1	1	1	1	1	1	4	5	4.5	1	1	1	1	1	1	0	0	0	0	0	0	0	1	0.5	3	7	5	低	低	低
	配套工	板件配套	1	4	4	4	1	1	1	1	1	1	4	4	4	1	1	1	1	1	1	0	0	0	0	0	0	0	0	0	3	3	3	低	低	低
	五金工	搬运	3	3	4	3.67	1	2	1.67	2	2	2	2	3	2.33	1	1	1	2	3	2.67	1	3	2	0	0	0	0	0	0	6	8	7.33	中等	高	中等
		切割	4	4	4	4	2	3	2.25	2	3	2.25	2	4	3	1	2	1.5	1	2	1.5	0	2	1	0	0	0	0	0	0	7	8	7.75	中等	高	高
		五金配套	15	2	4	3.27	1	3	1.73	1	2	1.73	2	5	2.87	1	2	1.07	1	2	1.6	0	1	0.13	0	1	0.07	0	1	0.07	2	10	5	低	高	中等
	下料工	上下料	3	2	3	2.33	1	1	1	1	1	1	2	3	2.67	1	1	1	1	1	1	0	0	0	0	0	0	0	1	0.33	2	2	2	低	低	低
	制作工	搬运	1	4	4	4	1	1	1	2	2	2	4	4	4	1	1	1	1	1	1	2	2	2	1	1	1	0	0	0	7	7	7	中等	中等	中等

续表

车间	工种	相似接触组（SEG）	样本量/人	姿势负荷分值/分 背 最小值	背 最大值	背 平均值	颈 最小值	颈 最大值	颈 平均值	腿 最小值	腿 最大值	腿 平均值	肩 最小值	肩 最大值	肩 平均值	肘 最小值	肘 最大值	肘 平均值	腕/手 最小值	腕/手 最大值	腕/手 平均值	分项负荷分值/分 负荷/用力 最小值	负荷/用力 最大值	负荷/用力 平均值	抓握 最小值	抓握 最大值	抓握 平均值	活动范围 最小值	活动范围 最大值	活动范围 平均值	REBA分值/分 最小值	REBA 最大值	REBA 平均值	危险等级 最小	危险等级 最大	危险等级 平均
台面	包装工	包装搬运	4	2	4	3	1	3	2	2	2	2	2	4	3	1	2	1.25	1	2	1.75	1	2	1.75	0	0	0	0	0	0	4	8	6.5	中等	高	中等
	家具业操作工	补漆	1	4	4	4	3	3	3	2	2	2	2	2	2	1	1	1	2	2	2	0	0	0	0	0	0	0	0	0	7	7	7	中等	中等	中等
		打孔	1	2	2	2	2	2	2	2	2	2	2	2	2	1	1	1	2	2	2	0	0	0	0	0	0	0	0	0	4	4	4	中等	中等	中等
		配检	2	4	4	4	3	3	3	2	2	2	2	3	2.5	1	1	1	2	2	2	1	2	1.5	0	0	0	0	0	0	8	9	8.5	高	高	高
		切割	1	2	2	2	2	2	2	2	2	2	4	4	4	2	2	2	1	1	1	1	1	1	0	0	0	0	0	0	4	4	4	中等	中等	中等
		手工安装	1	4	4	4	2	2	2	2	2	2	3	3	3	1	1	1	2	2	2	1	1	1	0	0	0	0	0	0	7	7	7	中等	中等	中等
		手工制造	1	3	3	3	2	2	2	2	2	2	2	2	2	1	1	1	2	2	2	0	0	0	0	0	0	0	0	0	4	4	4	中等	中等	中等
趟门	包覆工	包装	4	2	3	2.5	1	2	1.5	2	2	2	2	5	3	1	2	1.25	1	2	1.5	0	0	0	0	0	0	0	1	0.5	4	5	4.25	中等	中等	中等
	包装工	搬运	1	3	3	3	2	2	2	2	2	2	4	4	4	2	2	2	1	1	1	2	2	2	0	0	0	0	0	0	7	7	7	中等	中等	中等
		包装	3	3	4	3.33	2	2	2	2	3	2.33	2	4	3	1	2	1.33	1	2	1.33	2	2	2	0	1	0.33	0	0	0	7	9	8	中等	高	高
	擦板工	板件清洁	1	2	2	2	1	1	1	2	2	2	2	2	2	1	1	1	2	2	2	0	0	0	0	0	0	0	0	0	3	3	3	低	低	低
	下料工	搬运	1	4	4	4	3	3	3	4	4	4	6	6	6	2	2	2	1	1	1	2	2	2	1	1	1	1	1	1	13	13	13	很高	很高	很高
		切割	2	3	3	3	1	1	1	2	2	2	2	3	2.5	1	1	1	1	2	1.5	0	1	0.5	0	0	0	0	0	0	3	4	3.5	低	中等	中等
		上下料	2	3	4	3.5	2	2	2	2	2	2	2	4	3	1	2	1.5	1	1	1	0	1	0.5	0	0	0	0	0	0	4	7	5.5	中等	中等	中等
	装配工	组装	4	3	5	3.75	2	3	2.25	2	2	2	2	5	3	1	2	1.75	1	2	1.25	0	2	0.75	0	0	0	0	1	0.25	4	11	7	中等	很高	中等
涂装	打磨工	打磨	25	1	5	3.32	1	2	1.48	1	4	1.84	2	4	2.6	1	2	1.12	1	2	1.16	0	1	0.24	0	1	0.16	0	1	0.04	1	10	4.56	可忽略	高	中等
	喷漆工	喷漆	7	2	4	3	1	2	1.29	1	2	1.57	2	3	2.71	1	2	1.14	1	1	1	0	1	0.14	0	1	0.14	0	0	0	2	4	3.57	低	中等	中等
	修色工	上架	3	2	4	3	1	2	1.33	2	2	2	2	3	2.33	1	1	1	1	1	1	0	0	0	0	0	0	0	0	0	2	6	3.67	低	中等	中等
	总装工	包装	2	2	3	2.5	1	2	1.5	1	1	1	3	3	3	1	1	1	1	1	1	0	0	0	0	0	0	0	0	0	2	4	3	低	中等	低
		切割	1	2	2	2	1	1	1	2	2	2	2	2	2	1	1	1	1	1	1	0	0	0	0	0	0	0	0	0	2	2	2	低	低	低
卫浴配套	包装工	包装	7	2	4	3.14	1	2	1.71	2	3	2.14	2	3	2.43	1	2	1.14	1	2	1.86	0	2	1.14	0	0	0	0	0	0	3	9	6.14	低	高	中等
		贴膜	1	4	4	4	2	2	2	2	2	2	3	3	3	1	1	1	2	2	2	0	0	0	0	0	0	0	0	0	6	6	6	中等	中等	中等
	机加工	切割	2	3	3	3	2	3	2.5	2	2	2	2	3	2.5	1	1	1	1	2	1.5	0	2	1	0	0	0	0	0	0	4	8	6	中等	高	中等

表 3-4-25　家具制造业不同车间、工种人群身体九个部位 WMSDs 的发生数、发生率和 *OR*

车间	工种	人数/人	不分部位			颈			肩			上背			下背		
			n/人	发生率/%	*OR*（95%*CI*）	*n*/人	发生率/%	*OR*（95%*CI*）	*n*/人	发生率/%	*OR*（95%*CI*）	*n*/人	发生率/%	*OR*（95%*CI*）	*n*/人	发生率/%	*OR*（95%*CI*）
包装	包装工	11	1	9.1	—	0	0	—	0	0	—	0	0	—	0	0	—
	质检工	2	0	0	—	0	0	—	0	0	—	0	0	—	0	0	—
	合计	13	1	7.7	—	0	0	—	0	0	—	0	0	—	0	0	—
打磨	打磨工	3	0	0	—	0	0	—	0	0	—	0	0	—	0	0	—
复合	包装工	3	1	33.3	—	0	0	—	1	33.3	—	1	33.3	—	0	0	—
	擦板工	1	0	0	—	0	0	—	0	0	—	0	0	—	0	0	—
	打磨工	3	0	0	—	0	0	—	0	0	—	0	0	—	0	0	—
	雕刻工	2	0	0	—	0	0	—	0	0	—	0	0	—	0	0	—
	封边工	2	0	0	—	0	0	—	0	0	—	0	0	—	0	0	—
	后处理工	2	0	0	—	0	0	—	0	0	—	0	0	—	0	0	—
	喷漆工	3	0	0	—	0	0	—	0	0	—	0	0	—	0	0	—
	贴皮工	3	1	33.3	—	0	0	—	1	33.3	—	0	0	—	0	0	—
	下料工	2	1	50	—	0	0	—	1	50	—	0	0	—	0	0	—
	异形工	3	1	33.3	—	0	0	—	1	33.3	—	0	0	—	0	0	—
	制板工	4	1	25	—	0	0	—	1	25	—	0	0	—	0	0	—
	制作工	2	0	0	—	0	0	—	0	0	—	0	0	—	0	0	—
	合计	30	5	16.7	0.353*（0.135～0.923）	0	0	—	5	16.7	0.906（0.346～2.370）	1	3.3	0.257（0.035～1.888）	0	0	—
柜门板	包装工	17	1	5.9	—	0	0	—	1	5.9	—	0	0	—	0	0	—
	封边工	1	0	0	—	0	0	—	0	0	—	0	0	—	0	0	—
	门制工	68	7	10.3	0.203*（0.093～0.444）	3	4.4	—	5	7.4	0.359*（0.144～0.894）	1	1.5	—	2	2.9	—
	合计	86	8	9.3	0.181*（0.087～0.375）	3	3.5	—	6	7	0.340*（0.148～0.781）	1	1.2	—	2	2.3	—

续表

车间	工种	人数/人	不分部位			颈			肩			上背			下背		
			n/人	发生率/%	OR（95%CI）	n/人	发生率/%	OR（95%CI）	n/人	发生率/%	OR（95%CI）	n/人	发生率/%	OR（95%CI）	n/人	发生率/%	OR（95%CI）
柜身	包装工	146	38	26	0.621*（0.428～0.901）	22	15.1	0.597*（0.379～0.942）	14	9.6	0.480*（0.276～0.835）	13	8.9	0.729（0.411～1.292）	11	7.5	0.547（0.295～1.014）
	封边工	364	102	28	0.688*（0.545～0.868）	54	14.8	0.586*（0.437～0.785）	55	15.1	0.806（0.602～1.078）	41	11.3	0.947（0.681～1.317）	34	9.3	0.691*（0.483～0.988）
	机加工	1	0	0	—	0	0	—	0	0	—	0	0	—	0	0	—
	家居业操作工	492	137	27.8	0.682*（0.558～0.834）	69	14	0.549*（0.424～0.711）	61	12.4	0.641*（0.488～0.842）	45	9.1	0.751（0.550～1.026）	45	9.1	0.676*（0.495～0.923）
	家具行业操作工	3	0	0	—	0	0	—	0	0	—	0	0	—	0	0	—
	家具业操作工	130	16	12.3	0.248*（0.147～0.419）	8	6.2	0.221*（0.108～0.453）	6	4.6	0.219*（0.096～0.498）	6	4.6	0.361*（0.159～0.821）	5	3.8	0.268*（0.109～0.656）
	排钻工	184	52	28.3	0.696*（0.504～0.962）	30	16.3	0.655*（0.442～0.971）	27	14.7	0.779（0.516～1.175）	25	13.6	1.173（0.766～1.796）	23	12.5	0.959（0.617～1.490）
	下料工	140	39	27.9	0.682*（0.470～0.989）	20	14.3	0.561*（0.349～0.903）	18	12.9	0.668（0.406～1.098）	15	10.7	0.895（0.522～1.534）	22	15.7	1.251（0.791～1.979）
	制作工	2	0	0	—	0	0	—	0	0	—	0	0	—	0	0	—
	合计	1 462	384	26.3	0.629*（0.556～0.711）	203	13.9	0.542*（0.464～0.633）	181	12.4	0.64*（0.544～0.753）	145	9.9	0.821*（0.685～0.984）	140	9.6	0.711*（0.592～0.854）
机加工	打孔工	11	3	27.3	—	2	18.2	—	1	9.1	—	0	0	—	0	0	—
	打磨工	55	16	29.1	0.725（0.405～1.299）	6	10.9	0.412*（0.176～0.963）	5	9.1	0.453（0.180～1.137）	5	9.1	0.746（0.297～1.874）	3	5.5	—
	机加工	244	45	18.4	0.399*（0.288～0.553）	23	9.4	0.350*（0.227～0.539）	18	7.4	0.361*（0.223～0.585）	12	4.9	0.386*（0.215～0.692）	14	5.7	0.408*（0.237～0.702）
	家具业操作工	3	1	33.3	—	0	0	—	0	0	—	0	0	—	0	0	—
	其他辅助工种	289	51	17.6	0.378*（0.279～0.513）	27	9.3	0.347*（0.233～0.517）	26	9	0.448*（0.299～0.672）	9	3.1	0.240*（0.123～0.467）	15	5.2	0.367*（0.218～0.619）
	下料工	83	13	15.7	0.328*（0.181～0.594）	6	7.2	0.262*（0.114～0.602）	4	4.8	0.229*（0.084～0.626）	3	3.6	—	5	6	0.430（0.174～1.064）
	合计	685	129	18.8	0.41*（0.337～0.499）	64	9.3	0.347*（0.267～0.451）	54	7.9	0.388*（0.293～0.515）	29	4.2	0.330*（0.226～0.481）	37	5.4	0.383*（0.274～0.536）

续表

车间	工种	人数/人	不分部位			颈			肩			上背			下背		
			n/人	发生率/%	OR（95%CI）	n/人	发生率/%	OR（95%CI）	n/人	发生率/%	OR（95%CI）	n/人	发生率/%	OR（95%CI）	n/人	发生率/%	OR（95%CI）
加工	包覆工	3	0	0	—	0	0	—	0	0	—	0	0	—	0	0	—
	打孔工	1	0	0	—	0	0	—	0	0	—	0	0	—	0	0	—
	打磨工	10	0	0	—	0	0	—	0	0	—	0	0	—	0	0	—
	雕刻工	5	1	20	—	0	0	—	0	0	—	0	0	—	0	0	—
	封边工	8	1	12.5	—	0	0	—	0	0	—	0	0	—	0	0	—
	缝纫工	2	2	100	—	0	0	—	0	0	—	0	0	—	2	100	—
	贴皮工	2	0	0	—	0	0	—	0	0	—	0	0	—	0	0	—
	贴纸工	1	0	0	—	0	0	—	0	0	—	0	0	—	0	0	—
	下料工	15	4	26.7	—	1	6.7	—	3	20	—	1	6.7	—	1	6.7	—
	异形工	6	1	16.7	—	0	0	—	1	16.7	—	0	0	—	1	16.7	—
	制作工	11	2	18.2	—	1	9.1	—	2	18.2	—	1	9.1	—	0	0	—
	合计	64	11	17.2	0.367*（0.191～0.703）	2	3.1	—	6	9.4	0.469（0.202～1.089）	2	3.1	—	4	6.3	—
家具涂装	备理料工	203	55	27.1	0.656*（0.480～0.896）	32	15.8	0.629*（0.430～0.920）	21	10.3	0.523*（0.332～0.824）	16	7.9	0.638（0.382～1.067）	22	10.8	0.816（0.522～1.275）
	成品工	51	13	25.5	0.604（0.321～1.135）	9	17.6	0.721（0.350～1.483）	6	11.8	0.604（0.257～1.418）	8	15.7	1.388（0.651～2.959）	9	17.6	1.438（0.698～2.961）
	打磨工	134	39	29.1	0.725（0.498～1.055）	23	17.2	0.697（0.444～1.095）	15	11.2	0.571*（0.333～0.979）	10	7.5	0.601（0.315～1.148）	10	7.5	0.541（0.283～1.033）
	后段工	6	1	16.7	—	1	16.7	—	0	0	—	0	0	—	0	0	—
	护墙板工	7	1	14.3	—	0	0	—	1	14.3	—	1	14.3	—	0	0	—
	家具业操作工	59	21	35.6	0.976（0.572～1.665）	10	16.9	0.686（0.347～1.356）	9	15.3	0.815（0.400～1.660）	10	16.9	1.522（0.769～3.012）	8	13.6	1.053（0.499～2.224）
	喷漆工	177	46	26	0.620*（0.442～0.870）	17	9.6	0.357*（0.216～0.590）	18	10.2	0.513*（0.314～0.837）	17	9.6	0.792（0.479～1.310）	17	9.6	0.713（0.431～1.179）
	清洁工	14	1	7.1	—	0	0	—	0	0	—	1	7.1	—	0	0	—
	套板工	66	18	27.3	0.662（0.385～1.140）	9	13.6	0.531（0.263～1.074）	7	10.6	0.537（0.245～1.177）	5	7.6	0.611（0.245～1.523）	9	13.6	1.060（0.524～2.146）
	套线工	17	8	47.1	1.570（0.605～4.073）	4	23.5	—	3	17.6	—	3	17.6	—	3	17.6	—
	修色线工	18	6	33.3	0.883（0.331～2.355）	5	27.8	1.293（0.461～3.630）	5	27.8	1.742（0.620～4.892）	3	16.7	—	4	22.2	—
	总装工	35	12	34.3	0.922（0.458～1.855）	8	22.9	0.996（0.452～2.195）	8	22.9	1.342（0.609～2.958）	6	17.1	1.543（0.639～3.724）	4	11.4	0.866（0.305～2.457）
	合计	787	221	28.1	0.690*（0.588～0.81）	118	15	0.593*（0.485～0.725）	93	11.8	0.607*（0.486～0.758）	80	10.2	0.844（0.665～1.071）	86	10.9	0.823（0.653～1.037）

续表

车间	工种	人数/人	不分部位			颈			肩			上背			下背		
			n/人	发生率/%	OR(95%CI)	n/人	发生率/%	OR(95%CI)	n/人	发生率/%	OR(95%CI)	n/人	发生率/%	OR(95%CI)	n/人	发生率/%	OR(95%CI)
家具制造防火	包装工	40	8	20	0.442*(0.203～0.960)	4	10	0.374(0.133～1.052)	4	10	—	1	2.5	—	1	2.5	—
	封边工	52	15	28.8	0.716(0.392～1.306)	7	13.5	0.523(0.236～1.161)	8	15.4	0.824(0.387～1.753)	4	7.7	—	3	5.8	—
	开放柜工	13	5	38.5	1.104(0.361～3.377)	3	23.1	—	1	7.7	—	0	0	—	3	23.1	—
	开料工	38	14	36.8	1.030(0.532～1.993)	6	15.8	0.631(0.264～1.511)	8	21.1	1.208(0.553～2.639)	7	18.4	1.684(0.740～3.832)	4	10.5	—
	门制工	28	9	32.1	0.837(0.378～1.852)	3	10.7	—	3	10.7	—	2	7.1	—	3	10.7	—
	合计	171	51	29.8	0.751(0.540～1.045)	23	13.5	0.523*(0.336～0.813)	24	14	0.740(0.479～1.142)	14	8.2	0.665(0.384～1.152)	14	8.2	0.598(0.345～1.036)
门扇	封边工	61	5	8.2	0.158*(0.063～0.395)	2	3.3	—	3	4.9	—	2	3.3	—	2	3.3	—
	喷漆工	215	14	6.5	0.123*(0.071～0.212)	4	1.9	—	6	2.8	0.130*(0.058～0.293)	2	0.9	—	1	0.5	—
	其他辅助工种	1	0	0	—	0	0	—	0	0	—	0	0	—	0	0	—
	套线工	118	14	11.9	0.238*(0.136～0.416)	5	4.2	0.149*(0.061～0.365)	5	4.2	0.200*(0.082～0.490)	3	2.5	—	4	3.4	—
	制作工	1	0	0	—	0	0	—	0	0	—	0	0	—	0	0	—
	合计	396	33	8.3	0.161*(0.112～0.230)	11	2.8	0.096*(0.053～0.175)	14	3.5	0.166*(0.097～0.284)	7	1.8	0.134*(0.063～0.284)	7	1.8	0.121*(0.057～0.256)
木质家具制造	包覆工	22	7	31.8	0.824(0.336～2.023)	3	13.6	—	4	18.2	—	2	9.1	—	2	9.1	—
	包装工	489	148	30.3	0.767*(0.630～0.934)	74	15.1	0.600*(0.467～0.771)	65	13.3	0.694*(0.532～0.905)	60	12.3	1.043(0.791～1.375)	50	10.2	0.764(0.567～1.029)
	叉车工	2	0	0	—	0	0	—	0	0	—	0	0	—	0	0	—
	封边工	327	79	24.2	0.563*(0.436～0.727)	43	13.1	0.509*(0.368～0.704)	37	11.3	0.578*(0.409～0.817)	32	9.8	0.809(0.559～1.171)	37	11.3	0.856(0.605～1.211)
	后处理工	58	19	32.8	0.860(0.496～1.49)	9	15.5	0.618(0.303～1.260)	8	13.8	0.725(0.343～1.532)	10	17.2	1.554(0.784～3.079)	8	13.8	1.074(0.508～2.27)
	家具业操作工	330	114	34.5	0.932(0.740～1.173)	51	15.5	0.615*(0.455～0.832)	50	15.2	0.809(0.596～1.097)	35	10.6	0.885(0.620～1.263)	39	11.8	0.899(0.641～1.262)
	检修工	35	11	31.4	0.81(0.396～1.655)	7	20	0.841(0.367～1.928)	2	5.7	—	4	11.4	—	4	11.4	—
	开料工	287	72	25.1	0.591*(0.451～0.774)	36	12.5	0.482*(0.339～0.685)	40	13.9	0.734(0.524～1.029)	30	10.5	0.871(0.594～1.277)	30	10.5	0.783(0.534～1.148)
	铝材开料工	37	10	27	0.654(0.316～1.353)	5	13.5	0.525(0.204～1.349)	5	13.5	0.708(0.276～1.819)	2	5.4	—	5	13.5	1.049(0.408～2.697)
	门制工	24	7	29.2	0.727(0.301～1.755)	4	16.7	—	5	20.8	1.192(0.445～3.196)	2	8.3	—	2	8.3	—
	排钻工	321	112	34.9	0.947(0.750～1.195)	63	19.6	0.821(0.621～1.085)	62	19.3	1.084(0.818～1.436)	40	12.5	1.062(0.759～1.487)	37	11.5	0.874(0.618～1.237)

续表

车间	工种	人数/人	不分部位			颈			肩			上背			下背		
			n/人	发生率/%	OR(95%CI)	n/人	发生率/%	OR(95%CI)	n/人	发生率/%	OR(95%CI)	n/人	发生率/%	OR(95%CI)	n/人	发生率/%	OR(95%CI)
木质家具制造	配套工	45	16	35.6	0.974(0.528～1.796)	8	17.8	0.727(0.338～1.563)	5	11.1	0.566(0.223～1.436)	4	8.9	—	3	6.7	—
	清洁工	13	4	30.8	—	0	0	—	0	0	—	1	7.7	—	2	15.4	—
	下料工	3	1	33.3	—	0	0	—	0	0	—	0	0	—	1	33.3	—
	异形工	35	12	34.3	0.922(0.458～1.855)	8	22.9	0.996(0.452～2.195)	5	14.3	0.755(0.293～1.948)	8	22.9	2.210*(1.002～4.875)	6	17.1	1.388(0.575～3.349)
	制板工	48	8	16.7	0.353*(0.165～0.755)	1	2.1	—	0	0	—	1	2.1	—	3	6.3	—
	组装工	49	14	28.6	0.706(0.379～1.314)	9	18.4	0.757(0.367～1.562)	6	12.2	0.632(0.269～1.487)	4	8.2	—	3	6.1	—
	合计	2 125	634	29.8	0.751*(0.679～0.831)	321	15.1	0.598*(0.527～0.679)	294	13.8	0.727*(0.637～0.830)	235	11.1	0.927(0.800～1.075)	232	10.9	0.822*(0.709～0.953)
配套	家具业操作工	100	41	41	1.227(0.822～1.831)	19	19	0.789(0.478～1.303)	20	20	1.132(0.692～1.852)	11	11	0.922(0.491～1.730)	16	16	1.278(0.747～2.188)
	门制工	9	2	22.2	—	0	0	—	0	0	—	0	0	—	2	22.2	—
	下料工	1	0	0	—	0	0	—	0	0	—	0	0	—	0	0	—
	制作工	218	18	8.3	0.159*(0.098～0.258)	7	3.2	0.112*(0.053～0.238)	6	2.8	0.128*(0.057～0.289)	7	3.2	0.247*(0.116～0.526)	5	2.3	0.158*(0.065～0.384)
	合计	328	61	18.6	0.404*(0.305～0.535)	26	7.9	0.290*(0.194～0.434)	26	7.9	0.390*(0.260～0.584)	18	5.5	0.433*(0.268～0.699)	23	7	0.506*(0.330～0.776)
喷漆	沟修工	2	1	50	—	1	50	—	0	0	—	0	0	—	0	0	—
	喷漆工	10	0	0	—	0	0	—	0	0	—	0	0	—	0	0	—
	修色工	2	0	0	—	0	0	—	0	0	—	0	0	—	0	0	—
	合计	14	1	7.1	—	1	7.1	—	0	0	—	0	0	—	0	0	—
其他家具制造	包装工	23	3	13	—	1	4.3	—	1	4.3	—	0	0	—	1	4.3	—
	背板线材工	28	14	50	1.766(0.841～3.708)	10	35.7	1.868(0.861～4.052)	11	39.3	2.931*(1.371～6.267)	5	17.9	1.621(0.615～4.271)	3	10.7	—
	叉车工	1	0	0	—	0	0	—	0	0	—	0	0	—	0	0	—
	打磨工	8	2	25	—	0	0	—	1	12.5	—	0	0	—	0	0	—
	钢化工	6	0	0	—	0	0	—	0	0	—	0	0	—	0	0	—
	功能件工	88	29	33	0.868(0.556～1.356)	19	21.6	0.926(0.556～1.542)	18	20.5	1.165(0.692～1.960)	12	13.6	1.178(0.639～2.172)	13	14.8	1.163(0.644～2.101)
	家具业操作工	15	6	40	1.177(0.419～3.309)	1	6.7	—	1	6.7	—	1	6.7	—	2	13.3	—

续表

车间	工种	人数/人	不分部位			颈			肩			上背			下背		
			n/人	发生率/%	OR（95%CI）	n/人	发生率/%	OR（95%CI）	n/人	发生率/%	OR（95%CI）	n/人	发生率/%	OR（95%CI）	n/人	发生率/%	OR（95%CI）
其他家具制造	开介工	4	4	100	—	3	75	—	2	50	—	2	50	—	2	50	—
	开料工	11	2	18.2	—	2	18.2	—	2	18.2	—	2	18.2	—	2	18.2	—
	铝框工	12	1	8.3	—	0	0	—	1	8.3	—	0	0	—	0	0	—
	门制工	15	5	33.3	0.883（0.302～2.585）	2	13.3	—	1	6.7	—	2	13.3	—	0	0	—
	配套工	68	25	36.8	1.027（0.626～1.684）	10	14.7	0.580（0.296～1.136）	13	19.1	1.071（0.584～1.964）	13	19.1	1.763（0.961～3.236）	13	19.1	1.586（0.864～2.910）
	贴膜工	3	1	33.3	—	0	0	—	0	0	—	0	0	—	0	0	—
	五金工	95	26	27.4	0.666（0.423～1.047）	17	17.9	0.733（0.433～1.241）	11	11.6	0.593（0.316～1.114）	8	8.4	0.686（0.332～1.419）	7	7.4	0.534（0.247～1.155）
	铣型工	7	1	14.3	—	1	14.3	—	1	14.3	—	1	14.3	—	0	0	—
	制作工	20	6	30	0.757（0.291～1.972）	3	15	0.593（0.174～2.025）	6	30	1.941（0.745～5.057）	4	20	1.864（0.622～5.584）	3	15	1.184（0.347～4.045）
	合计	404	125	30.9	0.791*（0.638～0.980）	69	17.1	0.693*（0.533～0.901）	69	17.1	0.933（0.717～1.215）	50	12.4	1.053（0.779～1.424）	46	11.4	0.862（0.631～1.178）
实木	包装工	2	0	0	—	0	0	—	0	0	—	0	0	—	0	0	—
	打磨工	3	1	33.3	—	0	0	—	0	0	—	0	0	—	0	0	—
	喷漆工	3	2	66.7	—	1	33.3	—	1	33.3	—	0	0	—	0	0	—
	贴条工	2	0	0	—	0	0	—	0	0	—	0	0	—	0	0	—
	合计	10	3	30	—	1	10	—	1	10	—	0	0	—	0	0	—
塑料家具制造	家具业操作工	186	61	32.8	0.862（0.633～1.174）	38	20.4	0.863（0.603～1.236）	31	16.7	0.906（0.614～1.336）	20	10.8	0.899（0.563～1.435）	20	10.8	0.808（0.506～1.289）
	门制工	35	15	42.9	1.325（0.678～2.591）	7	20	0.841（0.367～1.928）	6	17.1	0.937（0.388～2.260）	5	14.3	1.243（0.481～3.209）	5	14.3	1.118（0.433～2.886）
	清洁工	11	6	54.5	2.119（0.646～6.948）	5	45.5	2.803（0.855～9.192）	5	45.5	3.775*（1.151～12.382）	2	18.2	—	1	9.1	—
	吸塑房工	51	20	39.2	1.140（0.649～2.003）	8	15.7	0.626（0.294～1.333）	9	17.6	0.971（0.472～1.998）	11	21.6	2.051*（1.050～4.008）	6	11.8	0.895（0.381～2.102）
	装饰板工	33	14	42.4	1.301（0.652～2.598）	6	18.2	0.747（0.308～1.811）	6	18.2	1.007（0.415～2.442）	5	15.2	1.332（0.513～3.456）	4	12.1	—
	合计	316	116	36.7	1.024（0.812～1.292）	64	20.3	0.854（0.647～1.128）	57	18	0.997（0.745～1.334）	43	13.6	1.175（0.847～1.629）	36	11.4	0.863（0.607～1.227）

续表

车间	工种	人数/人	不分部位			颈			肩			上背			下背		
			n/人	发生率/%	OR(95%CI)	n/人	发生率/%	OR(95%CI)	n/人	发生率/%	OR(95%CI)	n/人	发生率/%	OR(95%CI)	n/人	发生率/%	OR(95%CI)
台面	包装工	108	12	11.1	0.221*(0.121～0.403)	5	4.6	0.163*(0.066～0.400)	3	2.8	—	2	1.9	—	2	1.9	—
	家居业操作工	1	0	0	—	0	0	—	0	0	—	0	0	—	0	0	—
	家具行业操作工	145	36	24.8	0.583*(0.399～0.852)	20	13.8	0.538*(0.335～0.864)	13	9	0.446*(0.252～0.790)	6	4.1	0.322*(0.142～0.731)	10	6.9	0.497*(0.261～0.947)
	其他辅助工种	1	0	0	—	0	0	—	0	0	—	0	0	—	0	0	—
	合计	255	48	18.8	0.41*(0.299～0.563)	25	9.8	0.366*(0.242～0.554)	16	6.3	0.303*(0.182～0.504)	8	3.1	0.242*(0.119～0.491)	12	4.7	0.331*(0.185～0.593)
趟门	包装工	43	12	27.9	0.684(0.351～1.333)	10	23.3	1.019(0.502～2.070)	6	14	0.735(0.310～1.744)	5	11.6	0.981(0.385～2.497)	5	11.6	0.883(0.347～2.247)
	家居业操作工	1	0	0	—	0	0	—	0	0	—	0	0	—	0	0	—
	家具行业操作工	4	0	0	—	0	0	—	0	0	—	0	0	—	0	0	—
	排钻工	1	0	0	—	0	0	—	0	0	—	0	0	—	0	0	—
	下料工	58	10	17.2	0.368*(0.186～0.728)	4	6.9	—	6	10.3	0.523(0.224～1.219)	5	8.6	0.704(0.281～1.764)	4	6.9	—
	装配工	75	21	28	0.687(0.414～1.139)	11	14.7	0.578(0.304～1.098)	5	6.7	0.324*(0.131～0.804)	5	6.7	0.533(0.215～1.323)	11	14.7	1.153(0.607～2.191)
	合计	182	43	23.6	0.546*(0.387～0.770)	25	13.7	0.536*(0.351～0.819)	17	9.3	0.467*(0.283～0.771)	15	8.2	0.670(0.394～1.140)	20	11	0.828(0.519～1.322)
贴纸贴皮	贴纸贴皮工	4	0	0	—	0	0	—	0	0	—	0	0	—	0	0	—
涂装	包装工	1	1	100	—	0	0	—	0	0	—	0	0	—	1	100	—
	打磨工	38	7	18.4	0.399*(0.176～0.907)	2	5.3	—	3	7.9	—	0	0	—	2	5.3	—
	喷漆工	10	5	50	1.766(0.511～6.104)	1	10	—	2	20	—	0	0	—	0	0	—
	其他辅助工种	5	3	60	—	2	40	—	1	20	—	0	0	—	2	40	—
	下料工	4	3	75	—	0	0	—	0	0	—	0	0	—	1	25	—
	修色工	70	11	15.7	0.329*(0.173～0.627)	5	7.1	0.259*(0.104～0.644)	4	5.7	—	6	8.6	0.699(0.302～1.617)	2	2.9	—
	合计	128	30	23.4	0.541*(0.359～0.816)	10	7.8	0.285*(0.149～0.544)	10	7.8	0.384*(0.201～0.734)	6	4.7	0.367*(0.161～0.835)	8	6.3	0.447*(0.218～0.916)

续表

车间	工种	人数/人	不分部位			颈			肩			上背			下背		
			n/人	发生率/%	OR（95%CI）	n/人	发生率/%	OR（95%CI）	n/人	发生率/%	OR（95%CI）	n/人	发生率/%	OR（95%CI）	n/人	发生率/%	OR（95%CI）
无漆	包装工	2	2	100	—	0	0	—	0	0	—	0	0	—	0	0	—
	雕刻工	2	0	0	—	0	0	—	0	0	—	0	0	—	0	0	—
	后处理工	2	1	50	—	1	50	—	1	50	—	1	50	—	0	0	—
	套线工	3	0	0	—	0	0	—	0	0	—	0	0	—	0	0	—
	贴皮/纸工	3	0	0	—	0	0	—	0	0	—	0	0	—	0	0	—
	贴条工	3	0	0	—	0	0	—	0	0	—	0	0	—	0	0	—
	合计	15	3	20	—	1	6.7	—	1	6.7	—	1	6.7	—	0	0	—
物流部	搬运工	15	6	40	1.177（0.419～3.309）	3	20	—	2	13.3	—	1	6.7	—	2	13.3	—
	仓库理货员	118	29	24.6	0.576*（0.378～0.877）	13	11	0.416*（0.233～0.742）	9	7.6	0.374*（0.189～0.739）	8	6.8	0.542（0.264～1.114）	5	4.2	0.297*（0.121～0.729）
	叉车工	84	21	25	0.589*（0.359～0.967）	13	15.5	0.616（0.340～1.115）	11	13.1	0.683（0.362～1.290）	10	11.9	1.008（0.519～1.956）	5	6	0.425（0.172～1.051）
	铲车工	2	0	0	—	0	0	—	0	0	—	0	0	—	0	0	—
	配套工	3	0	0	—	0	0	—	0	0	—	0	0	—	0	0	—
	其他辅助工种	19	4	21.1	—	0	0	—	1	5.3	—	1	5.3	—	2	10.5	—
	清洁工	3	2	66.7	—	1	33.3	—	0	0	—	0	0	—	0	0	—
	下料工	1	0	0	—	0	0	—	0	0	—	0	0	—	0	0	—
	合计	245	62	25.3	0.598*（0.447～0.800）	30	12.2	0.469*（0.319～0.689）	23	9.4	0.469*（0.304～0.723）	20	8.2	0.663（0.418～1.051）	14	5.7	0.407*（0.237～0.700）
直属部门	叉车工	42	12	28.6	0.706（0.361～1.381）	8	19	0.791（0.366～1.711）	6	14.3	0.755（0.318～1.794）	6	14.3	1.243（0.523～2.956）	5	11.9	0.907（0.356～2.312）
	打磨工	1	1	100	—	1	100	—	0	0	—	0	0	—	0	0	—
	开料工	1	0	0	—	0	0	—	0	0	—	0	0	—	0	0	—
	铝材开料工	1	0	0	—	0	0	—	0	0	—	0	0	—	0	0	—
	清洁工	2	0	0	—	0	0	—	0	0	—	0	0	—	0	0	—
	合计	47	13	27.7	0.675（0.356～1.281）	9	19.1	0.797（0.385～1.651）	6	12.8	0.663（0.281～1.564）	6	12.8	1.091（0.462～2.575）	5	10.6	0.799（0.316～2.023）

续表

车间	工种	人数/人	肘			腕/手			腿			膝			足踝		
			n/人	发生率/%	*OR*（95%*CI*）	n/人	发生率/%	*OR*（95%*CI*）	n/人	发生率/%	*OR*（95%*CI*）	n/人	发生率/%	*OR*（95%*CI*）	n/人	发生率/%	*OR*（95%*CI*）
包装	包装工	11	0	0	—	0	0	—	1	9.1	—	0	0	—	0	0	—
	质检工	2	0	0	—	0	0	—	0	0	—	0	0	—	0	0	—
	合计	13	0	0	—	0	0	—	1	7.7	—	0	0	—	0	0	—
打磨	打磨工	3	0	0	—	0	0	—	0	0	—	0	0	—	0	0	—
复合	包装工	3	0	0	—	0	0	—	0	0	—	0	0	—	0	0	—
	擦板工	1	0	0	—	0	0	—	0	0	—	0	0	—	0	0	—
	打磨工	3	0	0	—	0	0	—	0	0	—	0	0	—	0	0	—
	雕刻工	2	0	0	—	0	0	—	0	0	—	0	0	—	0	0	—
	封边工	2	0	0	—	0	0	—	0	0	—	0	0	—	0	0	—
	后处理工	2	0	0	—	0	0	—	0	0	—	0	0	—	0	0	—
	喷漆工	3	0	0	—	0	0	—	0	0	—	0	0	—	0	0	—
	贴皮工	3	0	0	—	0	0	—	0	0	—	0	0	—	0	0	—
	下料工	2	0	0	—	0	0	—	0	0	—	0	0	—	1	50	—
	异形工	3	0	0	—	0	0	—	0	0	—	0	0	—	0	0	—
	制板工	4	0	0	—	0	0	—	0	0	—	0	0	—	0	0	—
	制作工	2	0	0	—	0	0	—	0	0	—	0	0	—	0	0	—
	合计	30	0	0	—	0	0	—	0	0	—	0	0	—	1	3.3	—
柜门板	包装工	17	0	0	—	0	0	—	0	0	—	0	0	—	0	0	—
	封边工	1	0	0	—	0	0	—	0	0	—	0	0	—	0	0	—
	门制工	68	1	1.5	—	1	1.5	—	2	2.9	—	1	1.5	—	1	1.5	—
	合计	86	1	1.2	—	1	1.2	—	2	2.3	—	1	1.2	—	1	1.2	—
柜身	包装工	146	9	6.2	1.265（0.641～2.497）	14	9.6	1.324（0.760～2.308）	11	7.5	0.951（0.512～1.765）	9	6.2	0.728（0.370～1.434）	15	10.3	1.056（0.617～1.809）
	封边工	364	36	9.9	2.113*（1.482～3.014）	51	14	2.034*（1.500～2.758）	31	8.5	1.087（0.747～1.581）	23	6.3	0.748（0.488～1.147）	47	12.9	1.367*（1.000～1.869）
	机加工	1	0	0	—	0	0	—	0	0	—	0	0	—	0	0	—
	家居业操作工	492	36	7.3	1.520*（1.071～2.158）	51	10.4	1.444*（1.071～1.947）	34	6.9	0.866（0.607～1.236）	42	8.5	1.035（0.749～1.430）	57	11.6	1.208（0.910～1.604）
	家具行业操作工	3	0	0	—	0	0	—	0	0	—	0	0	—	0	0	—

续表

车间	工种	人数/人	肘			腕/手			腿			膝			足踝		
			n/人	发生率/%	OR(95%CI)	n/人	发生率/%	OR(95%CI)	n/人	发生率/%	OR(95%CI)	n/人	发生率/%	OR(95%CI)	n/人	发生率/%	OR(95%CI)
柜身	家具业操作工	130	1	0.8	0.149(0.021～1.068)	2	1.5	—	3	2.3	—	2	1.5	—	4	3.1	—
	排钻工	184	17	9.2	1.960*(1.181～3.253)	23	12.5	1.783*(1.145～2.776)	20	10.9	1.423(0.890～2.276)	18	9.8	1.202(0.735～1.964)	22	12	1.252(0.798～1.963)
	下料工	140	11	7.9	1.642(0.882～3.058)	18	12.9	1.842*(1.117～3.037)	14	10	1.297(0.743～2.263)	13	9.3	1.135(0.639～2.017)	15	10.7	1.107(0.646～1.898)
	制作工	2	0	0	—	0	0	—	0	0	—	0	0	—	0	0	—
	合计	1 462	110	7.5	1.566*(1.266～1.938)	159	10.9	1.523*(1.272～1.823)	113	7.7	0.978(0.797～1.200)	107	7.3	0.875(0.710～1.078)	160	10.9	1.133(0.950～1.351)
机加工	打孔工	11	0	0	—	1	9.1	—	0	0	—	1	9.1	—	0	0	—
	打磨工	55	3	5.5	1.111(0.346～3.569)	3	5.5	—	3	5.5	—	2	3.6	—	2	3.6	—
	机加工	244	11	4.5	0.909(0.493～1.675)	14	5.7	0.760(0.441～1.310)	12	4.9	0.604(0.337～1.084)	15	6.1	0.726(0.429～1.230)	9	3.7	0.353*(0.181～0.689)
	家具业操作工	3	0	0	—	0	0	—	0	0	—	0	0	—	1	33.3	—
	其他辅助工种	289	10	3.5	0.690(0.365～1.304)	17	5.9	0.780(0.475～1.280)	12	4.2	0.506*(0.283～0.906)	14	4.8	0.564*(0.328～0.969)	16	5.5	0.540*(0.325～0.898)
	下料工	83	6	7.2	1.500(0.651～3.458)	4	4.8	—	2	2.4	—	4	4.8	—	4	4.8	—
	合计	685	30	4.4	0.882(0.605～1.285)	39	5.7	0.754(0.541～1.050)	29	4.2	0.516*(0.353～0.753)	36	5.3	0.615*(0.437～0.866)	32	4.7	0.452*(0.315～0.648)
加工	包覆工	3	0	0	—	0	0	—	0	0	—	0	0	—	0	0	—
	打孔工	1	0	0	—	0	0	—	0	0	—	0	0	—	0	0	—
	打磨工	10	0	0	—	0	0	—	0	0	—	0	0	—	0	0	—
	雕刻工	5	0	0	—	0	0	—	1	20	—	0	0	—	0	0	—
	封边工	8	0	0	—	0	0	—	0	0	—	1	12.5	—	0	0	—
	缝纫工	2	0	0	—	0	0	—	0	0	—	0	0	—	0	0	—
	贴皮工	2	0	0	—	0	0	—	0	0	—	0	0	—	0	0	—
	贴纸工	1	0	0	—	0	0	—	0	0	—	0	0	—	0	0	—
	下料工	15	1	6.7	—	1	6.7	—	1	6.7	—	1	6.7	—	1	6.7	—
	异形工	6	0	0	—	0	0	—	0	0	—	0	0	—	0	0	—
	制作工	11	0	0	—	0	0	—	2	18.2	—	0	0	—	1	9.1	—
	合计	64	1	1.6	0.306(0.042～2.211)	1	1.6	—	4	6.3	—	2	3.1	—	2	3.1	—

续表

车间	工种	人数/人	肘			腕/手			腿			膝			足踝		
			n/人	发生率/%	OR(95%CI)	n/人	发生率/%	OR(95%CI)	n/人	发生率/%	OR(95%CI)	n/人	发生率/%	OR(95%CI)	n/人	发生率/%	OR(95%CI)
家具涂装	备理料工	203	12	5.9	1.209(0.670～2.181)	22	10.8	1.517(0.969～2.375)	19	9.4	1.205(0.748～1.942)	20	9.9	1.212(0.760～1.933)	24	11.8	1.236(0.803～1.902)
	成品工	51	6	11.8	2.567*(1.090～6.044)	7	13.7	1.986(0.892～4.424)	7	13.7	1.857(0.834～4.135)	8	15.7	2.063(0.967～4.402)	8	15.7	1.716(0.805～3.660)
	打磨工	134	10	7.5	1.552(0.810～2.974)	19	14.2	2.063*(1.263～3.370)	7	5.2	0.643(0.299～1.381)	10	7.5	0.894(0.468～1.709)	21	15.7	1.714*(1.071～2.743)
	后段工	6	0	0	—	0	0	—	0	0	—	0	0	—	0	0	—
	护墙板工	7	0	0	—	1	14.3	—	0	0	—	0	0	—	0	0	—
	家具业操作工	59	6	10.2	2.179(0.933～5.092)	7	11.9	1.680(0.761～3.711)	4	6.8	—	7	11.9	1.492(0.676～3.294)	9	15.3	1.660(0.814～3.385)
	喷漆工	177	13	7.3	1.526(0.862～2.702)	21	11.9	1.680*(1.059～2.665)	16	9	1.160(0.691～1.948)	18	10.2	1.255(0.767～2.053)	25	14.1	1.517(0.989～2.327)
	清洁工	14	0	0	—	0	0	—	0	0	—	0	0	—	1	7.1	—
	套板工	66	7	10.6	2.284*(1.038～5.024)	5	7.6	1.023(0.410～2.553)	7	10.6	1.385(0.631～3.042)	5	7.6	0.909(0.364～2.268)	5	7.6	0.756(0.303～1.886)
	套线工	17	1	5.9	1.203(0.159～9.089)	3	17.6	—	2	11.8	—	1	5.9	—	4	23.5	—
	修色线工	18	3	16.7	3.850*(1.111～13.340)	4	22.2	—	4	22.2	—	3	16.7	—	4	22.2	—
	总装工	35	2	5.7	—	3	8.6	—	2	5.7	—	5	14.3	1.848(0.715～4.775)	4	11.4	—
	合计	787	60	7.6	1.589*(1.204～2.097)	92	11.7	1.653*(1.315～2.079)	68	8.6	1.104(0.853～1.429)	77	9.8	1.202(0.941～1.536)	105	13.3	1.420*(1.145～1.761)
家具制造防火	包装工	40	1	2.5	—	2	5	—	1	2.5	—	1	2.5	—	3	7.5	—
	封边工	52	7	13.5	2.995*(1.344～6.673)	7	13.5	1.942(0.873～4.32)	5	9.6	1.242(0.493～3.131)	5	9.6	1.179(0.468～2.972)	7	13.5	1.435(0.646～3.19)
	开放柜工	13	0	0	—	0	0	—	0	0	—	2	15.4	—	1	7.7	—
	开料工	38	2	5.3	—	4	10.5	—	4	10.5	—	6	15.8	2.079(0.867～4.986)	5	13.2	1.397(0.544～3.586)
	门制工	28	4	14.3	—	4	14.3	—	2	7.1	—	2	7.1	—	6	21.4	2.515*(1.017～6.217)
	合计	171	14	8.2	1.717(0.987～2.987)	17	9.9	1.378(0.831～2.286)	12	7	0.881(0.488～1.591)	16	9.4	1.144(0.681～1.923)	22	12.9	1.362(0.867～2.141)
门扇	封边工	61	1	1.6	—	2	3.3	—	2	3.3	—	1	1.6	—	2	3.3	—
	喷漆工	215	2	0.9	—	3	1.4	—	2	0.9	—	4	1.9	—	7	3.3	0.310*(0.146～0.660)
	其他辅助工种	1	0	0	—	0	0	—	0	0	—	0	0	—	0	0	—
	套线工	118	3	2.5	—	7	5.9	0.787(0.365～1.695)	4	3.4	—	3	2.5	—	3	2.5	—
	制作工	1	0	0	—	0	0	—	0	0	—	0	0	—	0	0	—
	合计	396	6	1.5	0.296*(0.132～0.666)	12	3	0.390*(0.219～0.696)	8	2	0.241*(0.119～0.487)	8	2	0.229*(0.113～0.463)	12	3	0.288*(0.162～0.513)

续表

车间	工种	人数/人	肘			腕/手			腿			膝			足踝		
			n/人	发生率/%	OR(95%CI)	n/人	发生率/%	OR(95%CI)	n/人	发生率/%	OR(95%CI)	n/人	发生率/%	OR(95%CI)	n/人	发生率/%	OR(95%CI)
木质家具制造车间	包覆工	22	4	18.2	4.278*(1.443～12.685)	3	13.6	1.971(0.582～6.675)	3	13.6	1.843(0.544～6.241)	3	13.6	1.751(0.517～5.929)	4	18.2	2.049(0.692～6.066)
	包装工	489	56	11.5	2.49*(1.86～3.333)	83	17	2.552*(1.994～3.267)	54	11	1.449*(1.083～1.939)	43	8.8	1.069(0.776～1.473)	70	14.3	1.541*(1.187～2.001)
	叉车工	2	0	0	—	0	0	—	0	0	—	0	0	—	0	0	—
	封边工	327	34	10.4	2.234*(1.55～3.22)	42	12.8	1.84*(1.32～2.564)	32	9.8	1.266(0.873～1.836)	28	8.6	1.038(0.7～1.538)	41	12.5	1.322(0.947～1.845)
	后处理工	58	9	15.5	3.536*(1.728～7.237)	8	13.8	1.997(0.943～4.227)	7	12.1	1.602(0.725～3.541)	8	13.8	1.774(0.838～3.754)	11	19	2.158*(1.116～4.173)
	家具业操作工	330	33	10	2.139*(1.477～3.097)	52	15.8	2.335*(1.722～3.167)	42	12.7	1.702*(1.222～2.37)	39	11.8	1.486*(1.056～2.09)	51	15.5	1.686*(1.243～2.288)
	检修工	35	1	2.9	—	4	11.4	—	2	5.7	—	2	5.7	—	3	8.6	—
	开料工	287	35	12.2	2.674*(1.858～3.849)	45	15.7	2.321*(1.675～3.216)	33	11.5	1.516*(1.048～2.193)	36	12.5	1.590*(1.114～2.270)	42	14.6	1.581*(1.133～2.207)
	铝材开料工	37	5	13.5	3.008*(1.167～7.751)	6	16.2	2.416*(1.005～5.808)	3	8.1	—	5	13.5	1.732(0.673～4.456)	5	13.5	1.441(0.560～3.706)
	门制工	24	3	12.5	—	4	16.7	—	2	8.3	—	2	8.3	—	2	8.3	—
	排钻工	321	34	10.6	2.281*(1.582～3.289)	46	14.3	2.088*(1.516～2.877)	36	11.2	1.474*(1.035～2.099)	33	10.3	1.270(0.880～1.833)	66	20.6	2.387*(1.808～3.152)
	配套工	45	2	4.4	—	6	13.3	1.921(0.811～4.551)	3	6.7	—	3	6.7	—	9	20	2.305*(1.107～4.798)
	清洁工	13	3	23.1	—	2	15.4	—	1	7.7	—	0	0	—	0	0	—
	下料工	3	0	0	—	0	0	—	0	0	—	0	0	—	0	0	—
	异形工	35	2	5.7	—	4	11.4	—	4	11.4	—	3	8.6	—	7	20	2.305*(1.004～5.290)
	制板工	48	1	2.1	—	2	4.2	—	0	0	—	2	4.2	—	3	6.3	—
	组装工	49	2	4.1	—	4	8.2	—	4	8.2	—	3	6.1	—	7	14.3	1.537(0.689～3.430)
	合计	2 125	224	10.5	2.268*(1.926～2.671)	311	14.6	2.140*(1.860～2.462)	226	10.6	1.389*(1.190～1.621)	210	9.9	1.216*(1.038～1.424)	321	15.1	1.641*(1.434～1.878)
配套	家具业操作工	100	7	7	1.449(0.669～3.139)	16	16	2.378*(1.386～4.079)	11	11	1.443(0.768～2.710)	8	8	0.964(0.467～1.992)	7	7	0.694(0.321～1.500)
	门制工	9	0	0	—	2	22.2	—	1	11.1	—	0	0	—	0	0	—
	下料工	1	0	0	—	0	0	—	0	0	—	0	0	—	0	0	—
	制作工	218	2	0.9	0.178*(0.044～0.718)	2	0.9	0.116*(0.029～0.468)	5	2.3	0.274*(0.113～0.667)	3	1.4	0.155*(0.049～0.485)	6	2.8	0.261*(0.116～0.589)
	合计	328	9	2.7	0.543(0.278～1.059)	20	6.1	0.811(0.513～1.282)	17	5.2	0.638(0.390～1.045)	11	3.4	0.385*(0.21～0.705)	13	4	0.381*(0.218～0.666)

续表

车间	工种	人数/人	肘			腕/手			腿			膝			足踝		
			n/人	发生率/%	OR（95%CI）	n/人	发生率/%	OR（95%CI）	n/人	发生率/%	OR（95%CI）	n/人	发生率/%	OR（95%CI）	n/人	发生率/%	OR（95%CI）
喷漆	沟修工	2	0	0	—	0	0	—	0	0	—	0	0	—	0	0	—
	喷漆工	10	0	0	—	0	0	—	0	0	—	0	0	—	0	0	—
	修色工	2	0	0	—	0	0	—	0	0	—	0	0	—	0	0	—
	合计	14	0	0	—	0	0	—	0	0	—	0	0	—	0	0	—
其他家具制造	包装工	23	1	4.3	—	1	4.3	—	0	0	—	2	8.7	—	1	4.3	—
	背板线材工	28	4	14.3	—	5	17.9	2.714*（1.029～7.158）	5	17.9	2.537（0.962～6.690）	4	14.3	—	2	7.1	—
	叉车工	1	0	0	—	0	0	—	0	0	—	0	0	—	0	0	—
	打磨工	8	0	0	—	0	0	—	0	0	—	1	12.5	—	1	12.5	—
	钢化工	6	0	0	—	0	0	—	0	0	—	0	0	—	0	0	—
	功能件工	88	11	12.5	2.750*（1.453～5.204）	11	12.5	1.783（0.944～3.368）	10	11.4	1.496（0.772～2.900）	12	13.6	1.751（0.949～3.231）	14	15.9	1.745（0.982～3.100）
	家具业操作工	15	2	13.3	—	2	13.3	—	3	20	—	1	6.7	—	3	20	—
	开介工	4	1	25	—	2	50	—	1	25	—	1	25	—	1	25	—
	开料工	11	0	0	—	0	0	—	0	0	—	0	0	—	0	0	—
	铝框工	12	0	0	—	0	0	—	0	0	—	0	0	—	0	0	—
	门制工	15	0	0	—	1	6.7	—	0	0	—	0	0	—	2	13.3	—
	配套工	68	12	17.6	4.125*（2.198～7.742）	7	10.3	1.433（0.653～3.143）	10	14.7	2.012*（1.025～3.951）	8	11.8	1.478（0.705～3.101）	14	20.6	2.391*（1.324～4.319）
	贴膜工	3	0	0	—	1	33.3	—	0	0	—	0	0	—	1	33.3	—
	五金工	95	4	4.2	—	7	7.4	0.993（0.458～2.151）	4	4.2	—	4	4.2	—	15	15.8	1.729（0.992～3.012）
	铣型工	7	0	0	—	0	0	—	0	0	—	0	0	—	1	14.3	—
	制作工	20	3	15	—	3	15	—	1	5	—	4	20	—	4	20	—
	合计	404	38	9.4	1.999*（1.415～2.823）	40	9.9	1.372（0.982～1.917）	34	8.4	1.073（0.750～1.535）	37	9.2	1.118（0.792～1.579）	59	14.6	1.577*（1.188～2.094）
实木	包装工	2	0	0	—	0	0	—	0	0	—	0	0	—	0	0	—
	打磨工	3	0	0	—	0	0	—	1	33.3	—	0	0	—	1	33.3	—
	喷漆工	3	0	0	—	0	0	—	0	0	—	0	0	—	1	33.3	—
	贴条工	2	0	0	—	0	0	—	0	0	—	0	0	—	0	0	—
	合计	10	0	0	—	0	0	—	1	10	—	0	0	—	2	20	—

续表

车间	工种	人数/人	肘			腕/手			腿			膝			足踝		
			n/人	发生率/%	OR(95%CI)	n/人	发生率/%	OR(95%CI)	n/人	发生率/%	OR(95%CI)	n/人	发生率/%	OR(95%CI)	n/人	发生率/%	OR(95%CI)
塑料家具制造	家具业操作工	186	18	9.7	2.063*(1.259～3.381)	35	18.8	2.894*(1.990～4.210)	25	13.4	1.812*(1.182～2.778)	19	10.2	1.261(0.781～2.037)	28	15.1	1.634*(1.088～2.455)
	门制工	35	7	20	4.813*(2.093～11.069)	4	11.4	—	5	14.3	1.945(0.753～5.026)	4	11.4	—	7	20	2.305*(1.004～5.290)
	清洁工	11	2	18.2	—	3	27.3	—	2	18.2	—	3	27.3	—	3	27.3	—
	吸塑房工	51	8	15.7	3.582*(1.676～7.657)	7	13.7	1.986(0.892～4.424)	5	9.8	1.269(0.503～3.202)	8	15.7	2.063(0.967～4.402)	8	15.7	1.716(0.805～3.660)
	装饰板工	33	5	15.2	3.438*(1.322～8.939)	5	15.2	2.229(0.858～5.789)	7	21.2	3.142*(1.360～7.260)	4	12.1	—	7	21.2	2.483*(1.075～5.734)
	合计	316	40	12.7	2.790*(1.980～3.931)	54	17.1	2.573*(1.903～3.479)	44	13.9	1.888*(1.363～2.616)	38	12	1.515*(1.072～2.141)	53	16.8	1.858*(1.374～2.513)
台面	包装工	108	3	2.8	—	7	6.5	0.865(0.401～1.867)	2	1.9	—	4	3.7	—	3	2.8	—
	家居业操作工	1	0	0	—	0	0	—	0	0	—	0	0	—	0	0	—
	家具行业操作工	145	2	1.4	—	10	6.9	0.925(0.485～1.766)	4	2.8	—	5	3.4	0.396*(0.162～0.969)	7	4.8	0.468(0.218～1.003)
	其他辅助工种	1	0	0	—	0	0	—	0	0	—	0	0	—	0	0	—
	合计	255	5	2	0.385*(0.158～0.937)	17	6.7	0.892(0.542～1.467)	6	2.4	0.281*(0.125～0.633)	9	3.5	0.406*(0.208～0.792)	10	3.9	0.376*(0.199～0.71)
趟门	包装工	43	5	11.6	2.533(0.993～6.462)	4	9.3	—	3	7	—	3	7	—	5	11.6	1.213(0.476～3.089)
	家居业操作工	1	0	0	—	0	0	—	0	0	—	0	0	—	0	0	—
	家具行业操作工	4	0	0	—	0	0	—	0	0	—	0	0	—	0	0	—
	排钻工	1	0	0	—	0	0	—	0	0	—	0	0	—	0	0	—
	下料工	58	2	3.4	—	6	10.3	1.440(0.617～3.363)	5	8.6	1.101(0.439～2.762)	2	3.4	—	4	6.9	—
	装配工	75	4	5.3	—	4	5.3	—	7	9.3	1.202(0.550～2.625)	3	4	—	3	4	—
	合计	182	11	6	1.238(0.669～2.292)	14	7.7	1.040(0.600～1.803)	15	8.2	1.048(0.615～1.786)	8	4.4	0.510(0.250～1.039)	12	6.6	0.651(0.361～1.173)
贴纸贴皮	贴纸贴皮工	4	0	0	—	0	0	—	0	0	—	0	0	—	0	0	—
涂装	包装工	1	0	0	—	0	0	—	0	0	—	0	0	—	0	0	—
	打磨工	38	1	2.6	—	2	5.3	—	1	2.6	—	1	2.6	—	1	2.6	—
	喷漆工	10	1	10	—	4	40	—	1	10	—	1	10	—	2	20	—

续表

车间	工种	人数/人	肘			腕/手			腿			膝			足踝		
			n/人	发生率/%	OR(95%CI)	n/人	发生率/%	OR(95%CI)	n/人	发生率/%	OR(95%CI)	n/人	发生率/%	OR(95%CI)	n/人	发生率/%	OR(95%CI)
涂装	其他辅助工种	5	1	20	—	0	0	—	1	20	—	1	20	—	1	20	—
	下料工	4	1	25	—	1	25	—	0	0	—	0	0	—	0	0	—
	修色工	70	1	1.4	—	5	7.1	0.960(0.385～2.391)	2	2.9	—	3	4.3	—	7	10	1.025(0.468～2.244)
	合计	128	5	3.9	0.783(0.319～1.923)	12	9.4	1.291(0.709～2.349)	5	3.9	0.474(0.193～1.162)	6	4.7	0.545(0.239～1.240)	11	8.6	0.867(0.466～1.614)
无漆	包装工	2	0	0	—	0	0	—	1	50	—	0	0	—	1	50	—
	雕刻工	2	0	0	—	0	0	—	0	0	—	0	0	—	0	0	—
	后处理工	2	0	0	—	0	0	—	0	0	—	0	0	—	0	0	—
	套线工	3	0	0	—	0	0	—	0	0	—	0	0	—	0	0	—
	贴皮/纸工	3	0	0	—	0	0	—	0	0	—	0	0	—	0	0	—
	贴条工	3	0	0	—	0	0	—	0	0	—	0	0	—	0	0	—
	合计	15	0	0	—	0	0	—	1	6.7	—	0	0	—	1	6.7	—
物流部	搬运工	15	1	6.7	—	2	13.3	—	1	6.7	—	1	6.7	—	2	13.3	—
	仓库理货员	118	5	4.2	0.852(0.346～2.096)	4	3.4	—	8	6.8	0.849(0.413～1.746)	6	5.1	0.594(0.261～1.354)	14	11.9	1.241(0.708～2.176)
	叉车工	84	6	7.1	1.481(0.643～3.413)	8	9.5	1.314(0.632～2.732)	5	6	0.739(0.298～1.830)	8	9.5	1.167(0.561～2.426)	8	9.5	0.971(0.467～2.018)
	铲车工	2	0	0	—	0	0	—	0	0	—	0	0	—	0	0	—
	配套工	3	0	0	—	0	0	—	0	0	—	0	0	—	0	0	—
	其他辅助工种	19	0	0	—	1	5.3	—	0	0	—	0	0	—	0	0	—
	清洁工	3	0	0	—	1	33.3	—	0	0	—	0	0	—	0	0	—
	下料工	1	0	0	—	0	0	—	0	0	—	0	0	—	0	0	—
	合计	245	12	4.9	0.991(0.551～1.782)	16	6.5	0.872(0.523～1.455)	14	5.7	0.707(0.410～1.218)	15	6.1	0.723(0.427～1.224)	24	9.8	1.001(0.654～1.533)
直属部门	叉车工	42	5	11.9	2.601*(1.018～6.645)	3	7.1	—	5	11.9	1.577(0.618～4.023)	4	9.5	—	5	11.9	1.246(0.489～3.177)
	打磨工	1	0	0	—	0	0	—	1	100	—	1	100	—	0	0	—
	开料工	1	0	0	—	0	0	—	0	0	—	0	0	—	0	0	—
	铝材开料工	1	0	0	—	0	0	—	0	0	—	0	0	—	0	0	—
	清洁工	2	0	0	—	0	0	—	0	0	—	0	0	—	0	0	—
	合计	47	5	10.6	2.292(0.903～5.817)	3	6.4	—	6	12.8	1.708(0.723～4.035)	5	10.6	1.320(0.521～3.345)	5	10.6	1.098(0.433～2.781)

注："—"为发生例数低于5人；"*"为 $P < 0.05$；"**"为 $P < 0.01$。

表 3-4-26 家具制造业人群身体九个部位 WMSDs 的平均发病工龄（几何平均数）和四分位数

部位	几何平均数 / 年	标准差 / 年	Q_1/ 年	Q_2/ 年	Q_3/ 年	Q_4/ 年	四分位数间距 / 年
颈	1.85	2.37	1	2	3	50	2
肩	1.89	2.36	1	2	3	41	2
上背	1.87	2.35	1	2	3	37	2
下背	1.81	2.32	1	2	3	40	2
肘	1.78	2.30	1	2	3	50	2
腕 / 手	1.73	2.27	1	1	3	24	2
腿	1.84	2.29	1	2	3	37	2
膝	1.86	2.30	1	2	3	35	2
足踝	1.72	2.28	1	2	3	28	2
任一部位	1.88	2.42	1	2	3	50	2

7. 房屋建筑业（E47）

（1）车间构成与调查人数：房屋建筑业共调查 1 475 人，其中男性 1 338 人（90.7%）、女性 137 人（9.3%），各车间及人数分布与构成见表 3-4-27。

（2）危害识别：通过现场视频资料将识别出的该行业可能存在的潜在危险因素或危险源列于表 3-4-28。不同车间工种相似接触人群针对身体不同组合部位可能存在的潜在危险因素或危险源各有差异，类似作业活动可能存在相似的危险因素或危险源。表中结果供参照使用。

表 3-4-27 房屋建筑业车间构成与调查人数

车间	工种	各车间和工种调查人数 / 人			人数构成 /%	
		男	女	总计	各工种	各车间
办公室	管理人员	23	2	25	100	1.69
储运部	全部门	73	24	97	100	6.58
	发货员	—	1	1	1.03	
	后勤人员	11	21	32	32.99	
	运维工	53	2	55	56.70	
	制成运维技工	8	—	8	8.25	
	装运运维技工	1	—	1	1.03	
电工班组	电工	32	—	32	100	2.17
防水工班组	防水工	9	4	13	100	0.88
钢筋班组	钢筋工	153	19	172	100	11.66
焊工班组	焊工	24	—	24	100	1.63
后勤保障部	后勤人员	121	19	140	100	9.49
项目部	水电安装工	1	—	1	100	0.07
混泥土班组	混泥土工	8	—	8	100	0.54

续表

车间	工种	各车间和工种调查人数 / 人			人数构成 /%	
		男	女	总计	各工种	各车间
脚手架班组	架子工	21	1	22	100	1.49
矿山部	全部门	52	—	52	100	3.52
	破碎工	10	—	10	19.23	
	其他工种	31	—	31	59.62	
	维修维护技术人员	11	—	11	21.15	
力工班组	力工	15	1	16	100	1.08
铝模班组	铝模工	2	—	2	100	0.14
木工班组	木工	296	10	306	100	20.75
幕墙工班组	幕墙工	79	—	79	100	5.35
普工班组	普工	15	4	19	100	1.29
人力资源部	管理人员	4	—	4	100	0.27
水暖工班组	水暖工	2	—	2	100	0.14
塔吊班组	塔吊工	2	3	5	100	0.34
砼工班组	砼工	68	6	74	100	5.02
瓦工班组	瓦工	62	1	63	100	4.27
项目部	全部门	131	11	142	100	9.63
	电工	11	—	11	7.75	
	钢筋工	31	3	34	23.94	
	管理人员	45	4	49	34.51	
	焊工	4	—	4	2.82	
	架子工	11	—	11	7.75	
	木工	17	1	18	12.67	
	升降机工	—	3	3	2.11	
	砼工	12	—	12	8.45	
制造部	全部门	140	5	145	100	9.83
	其他工种	8	—	8	5.52	
	烧成运维技工	29	—	29	20	
	维修维护技术人员	15	—	15	10.34	
	余热发电巡检工	9	2	11	7.59	
	原料运维技工	28	2	30	20.69	
	运维工	51	1	52	35.86	
质管部	全部门	5	27	32	100	2.17
	管理人员	2	15	17	53.12	
	控制员	1	11	12	37.5	
	调度员	2	—	2	6.25	
	物检员	—	1	1	3.13	
合计		1 338	137	1 475		100

表 3-4-28 房屋建筑业不同接触人群存在的危险因素或危险源

车间	工种	相似接触组（SEG）	危险因素与危险源				
			颈、肩和上背	肘、腕/手	足	膝和臀	下背
钢筋班组	钢筋工	搬运	9a，9b，10a，11b，11f，14a	3，12，13，14a，15a，17a，17b	1，2，3，6，8a，8b	2，6，7，8a，8b	4，6，8a，8b，9a，9b，11b，11f
		吊装	9a，10a，10b，14a	14a	1，6	1，6	6，9a
		钢筋加工	9a，10a，11b，12，14a，15a	12，14a，15a，17a，17b	1，2，6，8a，8b	2，6，8b	6，8b，9a，9b，11b，12
		焊接	9c，10a，14b，15a，16	14a，15a，17a	1，2，6，8b	2，6，8b	6，8b，9a
后勤保障部	技术管理人员	后勤	9a，10a，14a	14a，17b	6	6	6，9a
		做混泥土	9a，10a，10b，11b，14a	14a，17a，17b	1	—	—
混泥土班组	混泥土工	做混泥土	9a，9b，9c，10a，11a，11b，11c，11e，12，14a，14b，15a，15b	12，13，14a，14b，15a，15b，17a，17b	1，6，8a	6，8a	6，9a，9b，9c，12
脚手架班组	架子工	绑铁架	9a，10a，10b，11b，11c，14a，14b	12，13，14a，14b，15b，17a，17b	1，2，6，7，8a，8b	1，2，6，7，8a	6，8a，8b，9b
木工班组	木工	木工	9a，10a，10b，14a	14a，14b，17b	1，6，8a	1，6，8a	6，9a
塔吊班组	起重工	搬运	9a，10a，14a	14a	1，6	6	6，9a
		起重	9a，10a，14a，16	14a	—	—	—

注：表中数字代表不同的危险因素或危险源，具体为：1-工作场所路面不平、倾斜、光滑或无弹性；2-工作活动或工作物料空间受限；3-工人或工作活动使用的工具和设备设计不当。4-工作高度被错误调整。5-工作座椅设计不舒适或不正确调整；6-（如果站立完成工作）没有可能的坐和休息的位置；7-易使人疲劳的脚踏工作；8-完成易疲劳的腿部工作，例如：a.重复性攀梯、迈步工作，b.重复性跳跃、持续蹲姿或跪姿工作；c.经常性单腿支撑身体的工作；9-完成重复性或持续性工作，背部：a.轻微前屈，b.严重前屈，c.侧弯或轻微扭转，d.严重扭转，10-完成重复性或持续性工作，颈部：a.前屈，b.侧屈或轻微扭转；c.严重扭转；d.背屈（向后伸屈）；11-腕/手提举负荷，须注意的重要因素：a.重复性持续提举，b.负重，c.抓握困难的操作，d.提举开始或终止时处于困难负荷位置，e.超过前臂长度的提举，f.膝高度以下的提举，g.肩高度以上的提举；12-完成重复、持续或不舒适的负荷搬运和推拉活动；13-完成无支撑单臂前伸或侧伸的持续工作活动；14-存在下列重复性活动：a.相似工作活动；b.舒适伸展距离的相似工作活动；15-完成重复或持续性的手工活动，须注意的重要因素：a.工作材料和工具的重量，b.工作材料和工具的不舒适抓握；16-对视觉能力有较高要求；17-用手和前臂完成重复性工作，存在：a.扭转工作，b.用力工作，c.腕/手不舒适姿势，d.按键或敲键盘。

（3）接触评估：通过现场各车间工种相似接触人群有代表性作业活动的视频分析结果，将不同接触人群 WMSDs 的接触危险等级和身体各部位的接触水平列于表 3-4-29。该行业各车间工种相似接触人群的接触危险等级各有不同，基于 REBA 平均分值，11 个相似接触人群（SEG）的危险等级有 1 个很高危险（9.1%）、1 个高危险（9.1%）、7 个中等危险（63.6%）、2 个低危险（18.2%）。具有不同危险等级的 SEG 的接触危险均为背、颈、腿、肩、肘和腕 / 手六个部位的姿势负荷分值和负荷 / 用力、抓握与活动范围三个维度的分项负荷分值的综合结果。

（4）发生危险（*OR*）：表 3-4-30 列出了不同车间、不同工种人群身体九个部位 WMSDs 的发生数、发生率和 *OR*（源自横断面调查结果）。WMSDs 发生危险较高的车间工种人群和发生部位，如木工班木工的下背（*OR*=1.845），制造部运维工的肘（*OR*=2.995）、足踝（*OR*=2.196）。不同车间、工种人群 WMSDs 的危险部位各不相同，与其作业活动的职业特征有关。

（5）发病工龄：表 3-4-31 显示，身体任一部位 WMSDs 的平均发病工龄为 5.3 年，各部位 WMSDs 的平均发病工龄波动在 3.94 ～ 6.53 年。

8. 煤炭开采和洗选业（B06）

（1）车间构成与调查人数：煤炭开采和洗选业共调查人数 3 461 名。其中男性 3 159 名（91.3%）、女性 302 名（8.7%），各车间及人数分布与构成见表 3-4-32。

（2）危害识别：该行业未进行该项工作。

（3）接触评估：该行业未进行该项工作。

（4）发生危险（*OR*）：表 3-4-33 列出了不同车间、不同工种人群身体九个部位 WMSDs 的发生数、发生率和 *OR*（源自横断面调查结果）。WMSDs 发生危险较高的车间工种人群和发生部位，如采煤擢煤工的下背（*OR*=8.388），采煤支架工的下背、肩、上背和颈（*OR* 分别为 3.660、3.171、3.107、2.354）等，其他结果详见表 3-4-33。不同车间、工种人群 WMSDs 的危险部位各不相同，与其作业活动的职业特征有关。

（5）发病工龄：表 3-4-34 显示，身体任一部位 WMSDs 的平均发病工龄为 6.78 年，各部位 WMSDs 的平均发病工龄波动在 6.43 ～ 7.44 年。

9. 通用航空服务业（G562）

（1）车间构成与调查人数：通用航空服务业共调查 1 356 人，其中男性 300 人（22.1%）、女性 1 056 人（77.9%），各车间及人数分布与构成见表 3-4-35。

（2）危害识别：该行业未进行该项工作。

（3）接触评估：该行业未进行该项工作。

（4）发生危险（*OR*）：表 3-4-36 列出了不同部门、不同工种人群身体九个部位 WMSDs 的发生数、发生率和 *OR*（源自横断面调查结果）。WMSDs 发生危险较大的车间工种人群和发生部位，如乘务员的颈、肩、下背、上背、膝、足踝和腿部（*OR* 分别为 2.305、2.183、1.954、1.501、1.428、1.361 和 1.331），乘务长的膝部（*OR*=2.402）。不同工种人群 WMSDs 的危险部位各不相同，与其作业活动的职业特征有关。

表 3-4-29 房屋建筑业不同接触人群 WMSDs 的接触危险等级和身体各部位的接触水平

车间	工种	相似接触组（SEG）	样本量/分	姿势负荷分值/分																		分项负荷分值/分									REBA 分值/分			危险等级		
				背			颈			腿			肩			肘			腕/手			负荷/用力			抓握			活动范围								
				最小值	最大值	平均值	最小值	最大值	平均值	最小值	最大值	平均值	最小值	最大值	平均值	最小值	最大值	平均值	最小值	最大值	平均值	最小值	最大值	平均值	最小值	最大值	平均值	最小值	最大值	平均值	最小值	最大值	平均值	最小	最大	平均
钢筋班组	钢筋工	搬运	7	2	4	3	1	2	1.29	2	4	2.29	2	4	2.86	1	2	1.14	1	2	1.14	0	2	1	0	1	0.29	0	1	0.29	3	7	5.43	低	中等	中等
		吊装	1	4	4	4	1	1	1	2	2	2	4	4	4	1	1	1	1	1	1	1	1	1	0	0	0	1	1	1	7	7	7	中等	中等	中等
		钢筋加工	6	3	4	3.33	1	1	1	1	2	1.83	2	5	3.5	1	1	1	1	1	1	1	1	1	0	1	0.17	0	0	0	4	10	5.83	中等	高	中等
		焊接	1	4	4	4	2	2	2	2	2	2	5	5	5	1	1	1	1	1	1	0	0	0	0	0	0	1	1	1	11	11	11	很高	很高	很高
后勤保障部	技术管理人员	后勤	2	3	3	3	1	1	1	1	2	1.5	3	5	4	1	1	1	1	1	1	0	0	0	0	0	0	0	0	0	4	6	5	中等	中等	中等
		做混泥土	1	3	3	3	2	2	2	2	2	2	5	5	5	1	1	1	1	1	1	0	0	0	0	0	0	0	0	0	9	9	9	高	高	高
混泥土班组	混泥土工	做混泥土	3	3	4	3.67	1	2	1.33	2	3	2.67	2	5	3.67	1	1	1	1	2	1.33	0	1	0.33	0	1	0.33	0	1	0.33	5	10	7.33	中等	高	中等
脚手架班组	架子工	绑铁架	4	2	3	2.5	1	1	1	1	3	2.25	4	6	5	1	2	1.5	1	2	1.5	0	0	0	0	1	0.25	0	1	0.75	5	8	6.5	中等	高	中等
木工班组	木工	木工	3	3	4	3.67	1	1	1	2	2	2	2	5	3.67	1	1	1	1	1	1	0	1	0.33	0	1	0.33	0	1	0.33	3	9	6.33	低	高	中等
塔吊班组	起重工	搬运	1	3	3	3	1	1	1	2	2	2	2	2	2	1	1	1	1	1	1	0	0	0	0	0	0	0	0	0	3	3	3	低	低	低
		起重	1	2	2	2	1	1	1	2	2	2	2	2	2	1	1	1	1	1	1	0	0	0	0	0	0	1	1	1	3	3	3	低	低	低

表 3-4-30　房屋建筑业不同车间、工种人群身体九个部位 WMSDs 的发生数、发生率和 *OR*

车间	工种	人数/人	不分部位			颈			肩			上背			下背		
			n/人	发生率/%	*OR*（95%*CI*）	*n*/人	发生率/%	*OR*（95%*CI*）	*n*/人	发生率/%	*OR*（95%*CI*）	*n*/人	发生率/%	*OR*（95%*CI*）	*n*/人	发生率/%	*OR*（95%*CI*）
储运部	发货员	1	1	100	—	0	0	—	0	0	—	0	0	—	0	0	—
	运维工	55	11	20	0.442*（0.228～0.857）	3	5.5	—	6	10.9	0.555（0.237～1.297）	2	3.6	—	3	5.5	—
	制成运维技工	8	0	0	—	0	0	—	0	0	—	0	0	—	0	0	—
	装运运维技工	1	0	0	—	0	0	—	0	0	—	0	0	—	0	0	—
	合计	65	12	18.5	0.40*（0.214～0.749）	3	4.6	0.163*（0.051～0.520）	6	9.2	0.461（0.199～1.069）	2	3.1	0.237*（0.058～0.970）	3	4.6	0.325（0.102～1.037）
电工班组	电工	32	5	15.6	0.327*（0.126～0.850）	1	3.1	—	2	6.3	—	1	3.1	—	3	9.4	—
防水工班组	防水工	13	1	7.7	—	0	0	—	0	0	—	0	0	—	1	7.7	—
钢筋班组	钢筋工	172	41	23.8	0.553*（0.389～0.787）	8	4.7	0.164*（0.081～0.334）	15	8.7	0.433*（0.254～0.737）	10	5.8	0.460*（0.242～0.874）	20	11.6	0.883（0.552～1.412）
焊工班组	焊工	24	4	16.7	—	1	4.2	—	2	8.3	—	1	4.2	—	2	8.3	—
项目部	水电安装工	1	0	0	—	0	0	—	0	0	—	0	0	—	0	0	—
混泥土班组	混泥土工	8	2	25	—	0	0	—	0	0	—	0	0	—	2	25	—
脚手架班组	架子工	22	7	31.8	0.824（0.336～2.023）	4	18.2	—	3	13.6	—	1	4.5	—	3	13.6	—
矿山部	破碎工	10	1	10	—	0	0	—	1	10	—	0	0	—	0	0	—
	其他工种	31	6	19.4	0.424（0.174～1.034）	5	16.1	0.647（0.248～1.687）	5	16.1	0.871（0.334～2.271）	3	9.7	—	2	6.5	—
	维护人员	11	4	36.4	—	0	0	—	0	0	—	1	9.1	—	2	18.2	—
	合计	52	11	21.2	0.474*（0.243～0.923）	5	9.6	0.358*（0.142～0.901）	6	11.5	0.591（0.252～1.386）	4	7.7	—	4	7.7	—
力工班组	力工	16	2	12.5	—	0	0	—	0	0	—	0	0	—	2	12.5	—
铝模班组	铝模工	2	0	0	—	0	0	—	0	0	—	0	0	—	0	0	—
木工班组	木工	306	98	32	0.832（0.652～1.061）	35	11.4	0.434*（0.304～0.619）	50	16.3	0.885（0.651～1.203）	35	11.4	0.963（0.674～1.376）	66	21.6	1.845*（1.397～2.437）
幕墙工班组	幕墙工	79	2	2.5	—	1	1.3	—	1	1.3	—	1	1.3	—	2	2.5	—
普工班组	普工	19	9	47.4	1.590（0.646～3.916）	4	21.1	—	2	10.5	—	2	10.5	—	4	21.1	—
水暖工班组	水暖工	2	1	50	—	0	0	—	0	0	—	0	0	—	1	50	—
塔吊班组	塔吊工	5	3	60	—	2	40	—	1	20	—	0	0	—	1	20	—
砼工班组	砼工	74	0	0	—	0	0	—	0	0	—	0	0	—	0	0	—

续表

车间	工种	人数/人	不分部位			颈			肩			上背			下背		
			n/人	发生率/%	OR(95%CI)	n/人	发生率/%	OR(95%CI)	n/人	发生率/%	OR(95%CI)	n/人	发生率/%	OR(95%CI)	n/人	发生率/%	OR(95%CI)
瓦工班组	瓦工	63	5	7.9	0.152*(0.061～0.379)	4	6.3	—	1	1.6	—	1	1.6	—	0	0	—
项目部	电工	11	0	0	—	0	0	—	0	0	—	0	0	—	0	0	—
	钢筋工	34	8	23.5	0.543(0.246～1.201)	1	2.9	—	1	2.9	—	2	5.9	—	2	5.9	—
	焊工	4	4	100	—	0	0	—	0	0	—	1	25	—	1	25	—
	架子工	11	3	27.3	—	2	18.2	—	2	18.2	—	1	9.1	—	1	9.1	—
	木工	18	2	11.1	—	1	5.6	—	1	5.6	—	1	5.6	—	0	0	—
	升降机工	3	1	33.3	—	0	0	—	0	0	—	0	0	—	1	33.3	—
	砼工	12	2	16.7	—	1	8.3	—	0	0	—	1	8.3	—	0	0	—
	合计	93	20	21.5	0.484*(0.295～0.795)	5	5.4	0.191*(0.077～0.471)	4	4.3	—	6	6.5	0.514(0.224～1.178)	5	5.4	0.381*(0.154～0.940)
制造部	其他工种	8	3	37.5	—	2	25	—	2	25	—	2	25	—	2	25	—
	烧成运维技工	29	6	20.7	0.461(0.188～1.133)	5	17.2	0.701(0.267～1.839)	4	13.8	—	2	6.9	—	1	3.4	—
	维修维护技术人员	15	5	33.3	0.883(0.302～2.585)	4	26.7	—	3	20	—	2	13.3	—	1	6.7	—
	余热发电巡检工	11	3	27.3	—	1	9.1	—	0	0	—	2	18.2	—	0	0	—
	原料运维技工	30	5	16.7	0.353*(0.135～0.923)	2	6.7	—	1	3.3	—	3	10	—	2	6.7	—
	运维工	52	19	36.5	1.017(0.578～1.791)	7	13.5	0.523(0.236～1.161)	4	7.7	—	7	13.5	1.160(0.522～2.578)	9	17.3	1.405(0.683～2.888)
	合计	145	41	28.3	0.696(0.484～1.001)	21	14.5	0.570*(0.358～0.907)	14	9.7	0.484*(0.278～0.842)	18	12.4	1.057(0.643～1.738)	15	10.3	0.774(0.452～1.325)
质管部	控制员	12	3	25	—	2	16.7	—	1	8.3	—	2	16.7	—	1	8.3	—
	调度员	2	1	50	—	0	0	—	1	50	—	0	0	—	0	0	—
	物检员	1	1	100	—	1	100	—	0	0	—	0	0	—	0	0	—
	合计	15	5	33.3	0.883(0.302～2.585)	3	20	—	2	13.3	—	2	13.3	—	1	6.7	—

续表

部门	工种	人数/人	肘			腕/手			腿			膝			足踝		
			n/人	发生率/%	OR（95%CI）	n/人	发生率/%	OR（95%CI）	n/人	发生率/%	OR（95%CI）	n/人	发生率/%	OR（95%CI）	n/人	发生率/%	OR（95%CI）
储运部	发货员	1	0	0	—	0	0	—	0	0	—	1	100	—	1	100	—
	运维工	55	3	5.5	—	4	7.3	—	4	7.3	—	3	5.5	—	5	9.1	0.922（0.367～2.317）
	制成运维技工	8	0	0	—	0	0	—	0	0	—	0	0	—	0	0	—
	装运运维技工	1	0	0	—	0	0	—	0	0	—	0	0	—	0	0	—
	合计	65	3	4.6	—	4	6.2	—	4	6.2	—	4	6.2	—	6	9.2	0.938（0.404～2.178）
电工班组	电工	32	1	3.1	—	1	3.1	—	2	6.3	—	1	3.1	—	0	0	—
防水工班组	防水工	13	0	0	—	0	0	—	0	0	—	0	0	—	0	0	—
钢筋班组	钢筋工	172	5	2.9	0.576（0.236～1.408）	10	5.8	0.771（0.405～1.466）	5	2.9	0.349*（0.143～0.852）	5	2.9	0.332*（0.136～0.810）	5	2.9	0.276*（0.113～0.673）
焊工班组	焊工	24	1	4.2	—	1	4.2	—	1	4.2	—	1	4.2	—	1	4.2	—
项目部	水电安装工	1	0	0	—	0	0	—	0	0	—	0	0	—	0	0	—
混泥土班组	混泥土工	8	0	0	—	1	12.5	—	1	12.5	—	0	0	—	1	12.5	—
脚手架班组	架子工	22	2	9.1	—	0	0	—	1	4.5	—	1	4.5	—	0	0	—
矿山部	破碎工	10	1	10	—	0	0	—	1	10	—	0	0	—	0	0	—
	其他工种	31	1	3.2	—	2	6.5	—	2	6.5	—	2	6.5	—	3	9.7	—
	维修维护技术人员	11	1	9.1	—	0	0	—	1	9.1	—	0	0	—	0	0	—
	合计	52	3	5.8	—	2	3.8	—	4	7.7	—	2	3.8	—	3	5.8	—
力工班组	力工	16	0	0	—	0	0	—	0	0	—	0	0	—	0	0	—
铝模班组	铝模工	2	0	0	—	0	0	—	0	0	—	0	0	—	0	0	—
木工班组	木工	306	9	2.9	0.583（0.299～1.138）	37	12.1	1.717*（1.209～2.439）	8	2.6	0.313*（0.155～0.634）	6	2	0.222*（0.099～0.500）	15	4.9	0.475*（0.282～0.801）
幕墙工班组	幕墙工	79	0	0	—	1	1.3	—	0	0	—	0	0	—	1	1.3	—
普工班组	普工	19	1	5.3	—	3	15.8	—	3	15.8	—	2	10.5	—	0	0	—
水暖工班组	水暖工	2	0	0	—	0	0	—	0	0	—	0	0	—	0	0	—
塔吊班组	塔吊工	5	0	0	—	0	0	—	2	40	—	1	20	—	2	40	—

续表

部门	工种	人数/人	肘			腕/手			腿			膝			足踝		
			n/人	发生率/%	OR（95%CI）	n/人	发生率/%	OR（95%CI）	n/人	发生率/%	OR（95%CI）	n/人	发生率/%	OR（95%CI）	n/人	发生率/%	OR（95%CI）
砼工班组	砼工	74	0	0	—	0	0	—	0	0	—	0	0	—	0	0	—
瓦工班组	瓦工	63	1	1.6	—	0	0	—	1	1.6	—	1	1.6	—	1	1.6	—
项目部	电工	11	0	0	—	0	0	—	0	0	—	0	0	—	0	0	—
	钢筋工	34	3	8.8	—	2	5.9	—	0	0	—	1	2.9	—	1	2.9	—
	焊工	4	2	50	—	0	0	—	1	25	—	2	50	—	0	0	—
	架子工	11	1	9.1	—	2	18.2	—	0	0	—	0	0	—	0	0	—
	木工	18	1	5.6	—	2	11.1	—	1	5.6	—	1	5.6	—	1	5.6	—
	升降机工	3	0	0	—	0	0	—	0	0	—	0	0	—	0	0	—
	砼工	12	0	0	—	0	0	—	0	0	—	2	16.7	—	0	0	—
	合计	93	7	7.5	1.567（0.722～3.402）	6	6.5	0.861（0.375～1.975）	2	2.2	—	6	6.5	0.765（0.334～1.755）	2	2.2	—
制造部	其他工种	8	1	12.5	—	1	12.5	—	2	25	—	1	12.5	—	1	12.5	—
	烧成运维技工	29	2	6.9	—	2	6.9	—	2	6.9	—	1	3.4	—	2	6.9	—
	维修维护技术人员	15	1	6.7	—	2	13.3	—	3	20	—	2	13.3	—	4	26.7	—
	余热发电巡检工	11	2	18.2	—	0	0	—	1	9.1	—	1	9.1	—	0	0	—
	原料运维技工	30	2	6.7	—	2	6.7	—	3	10	—	0	0	—	2	6.7	—
	运维工	52	7	13.5	2.995*（1.344～6.673）	5	9.6	1.328（0.527～3.348）	5	9.6	1.242（0.493～3.131）	5	9.6	1.179（0.468～2.972）	10	19.2	2.196*（1.099～4.390）
	合计	145	15	10.3	2.221*（1.292～3.817）	12	8.3	1.126（0.621～2.042）	16	11	1.448（0.857～2.446）	10	6.9	0.821（0.430～1.566）	19	13.1	1.391（0.855～2.263）
质管部	控制员	12	1	8.3	—	1	8.3	—	1	8.3	—	1	8.3	—	1	8.3	—
	调度员	2	0	0	—	0	0	—	1	50	—	1	50	—	1	50	—
	物检员	1	0	0	—	0	0	—	0	0	—	0	0	—	0	0	—
	合计	15	1	6.7	—	1	6.7	—	2	13.3	—	2	13.3	—	2	13.3	—

注：“—”为发生例数低于 5 人；“*”为 $P < 0.05$；“**”为 $P < 0.01$。

表 3-4-31 房屋建筑业人群身体九个部位 WMSDs 的平均发病工龄（几何平均数）和四分位数

部位	几何平均数 / 年	标准差 / 年	Q_1/ 年	Q_2/ 年	Q_3/ 年	Q_4/ 年	四分位数间距 / 年
颈	6.12	2.85	3	5	15	40	12
肩	5.95	2.81	3	6	14	33	11
上背	4.56	2.60	2.75	5	9.25	33	6.5
下背	6.23	2.89	4	6	15	40	11
肘	3.94	2.55	2	5	7	20	5
腕 / 手	6.53	2.72	3	6	15	30	12
腿	5.50	2.77	3	5	12	38	9
膝	4.55	2.27	3.25	5	6	30	2.75
足踝	5.33	2.46	3	5	12	27	9
任一部位	5.30	2.90	2	5	12	40	10

表 3-4-32 煤炭开采和洗选业车间构成与调查人数

车间	工种	各车间和工种调查人数 / 人			人数构成 /%	
		男	女	总计	各工种	各车间
办公室	全体	218	100	318	100	9.19
	管理人员	218	99	317	99.69	
	煤炭开采和洗选业司机	—	1	1	0.31	
采煤部门	全部门	527	41	568	100	16.41
	把勾工	1	—	1	0.18	
	打眼工	4	3	7	1.23	
	电工	31	1	32	5.63	
	管理人员	14	—	14	2.46	
	擢煤工	9	—	9	1.58	
	检修工	30	—	30	5.28	
	煤炭开采和洗选业司机	157	25	182	32.04	
	普工	21	—	21	3.70	
	维修工	91	9	100	17.61	
	维修维护技术人员	1	—	1	0.18	
	移架工	65	—	65	11.44	
	支护工	69	3	72	12.68	
	支架工	34	—	34	5.99	
车队	全车队	105	—	105	100	3.03
	管理人员	8	—	8	7.62	
	司机	97	—	97	92.38	

续表

车间	工种	各车间和工种调查人数 / 人			人数构成 /%	
		男	女	总计	各工种	各车间
带式输送机	全车间	3	—	3	100	0.09
	检修工	1	—	1	33.33	
	巡检工	2	—	2	66.67	
党群工作部	管理人员	5	1	6	100	0.17
地测站	测量工	11	—	11	100	0.32
机电部门	全部门	524	66	590	100	17.05
	地面变电站值班员	3	7	10	1.70	
	风井运行工	1	—	1	0.17	
	高压运行工	2	—	2	0.34	
	管理人员	346	58	404	68.48	
	检修工	40	—	40	6.78	
	井下变电所值班员	13	—	13	2.20	
	煤炭开采和洗选业司机	15	—	15	2.54	
	排水工	54	1	55	9.32	
	普工	18	—	18	3.05	
	维修工	1	—	1	0.17	
	维修维护技术人员	31	—	31	5.25	
机修	全车间	17	—	17	100	0.49
	电工	8	—	8	47.06	
	焊工	5	—	5	29.41	
	钳工	4	—	4	23.53	
机运部门	全部门	542	19	561	100	16.21
	把勾工	146	—	146	26.02	
	地面变电站值班员	4	—	4	0.71	
	井底信号工	34	1	35	6.24	
	井下变电所值班员	5	—	5	0.89	
	煤炭开采和洗选业司机	134	9	143	25.49	
	水泵工	31	3	34	6.06	
	司机	5	1	6	1.07	
	维修工	120	3	123	21.93	
	维修维护技术人员	62	2	64	11.41	
	压风机房值班员	1	—	1	0.18	
纪检监察部	管理人员	2	1	3	100	0.09
经营办	管理人员	55	52	107	100	3.09

续表

车间	工种	各车间和工种调查人数 / 人			人数构成 /%	
		男	女	总计	各工种	各车间
掘进	全车间	536	3	539	100	15.57
	打眼工	27	—	27	5.01	
	电工	24	—	24	4.45	
	管理人员	11	—	11	2.04	
	锚喷工	12	—	12	2.23	
	煤炭开采和洗选业司机	121	2	123	22.82	
	普工	42	—	42	7.79	
	钳工	33	—	33	6.12	
	维修工	55	1	56	10.39	
	支护工	211	—	211	39.15	
生产指挥中心	管理人员	83	5	88	100	2.54
探水队	全队	9	—	9	100	0.26
	队长	2	—	2	22.22	
	普工	2	—	2	22.22	
	探放水工	2	—	2	22.22	
	钻探工	3	—	3	33.34	
通风部门	全部门	298	7	305	100	8.81
	管理人员	65	—	65	21.31	
	普工	7	1	8	2.62	
	通风工	195	4	199	65.25	
	通风设施工	27	—	27	8.85	
	仪器标校工	1	—	1	0.33	
	仪器发放工	3	2	5	1.64	
物资供应站	管理人员	17	6	23	100	0.67
运转	全车间	207	1	208	100	6.01
	电工	20	—	20	9.62	
	管理人员	10	—	10	4.81	
	煤炭开采和洗选业司机	84	—	84	40.38	
	普工	8	1	9	4.33	
	钳工	64	—	64	30.77	
	筛分工	4	—	4	1.92	
	维修维护技术人员	17	—	17	8.17	
合计		3 159	302	3 461		100

表 3-4-33 煤炭开采和洗选业不同车间、工种人群身体九个部位 WMSDs 的发生数、发生率和 *OR*

车间	工种	人数/人	不分部位			颈			肩			上背			下背		
			n/人	发生率/%	*OR*（95%*CI*）	*n*/人	发生率/%	*OR*（95%*CI*）	*n*/人	发生率/%	*OR*（95%*CI*）	*n*/人	发生率/%	*OR*（95%*CI*）	*n*/人	发生率/%	*OR*（95%*CI*）
办公室	煤炭开采和洗选业司机	1	0	0	—	0	0	—	0	0	—	0	0	—	0	0	—
采煤	把勾工	1	0	0	—	0	0	—	0	0	—	0	0	—	0	0	—
	打眼工	7	0	0	—	0	0	—	0	0	—	0	0	—	0	0	—
	电工	32	16	50	1.766（0.882～3.535）	7	21.9	0.942（0.407～2.181）	6	18.8	1.045（0.430～2.542）	3	9.4	—	6	18.8	1.549（0.636～3.770）
	擢煤工	9	5	55.6	2.208（0.593～8.228）	4	44.4	—	4	44.4	—	4	44.4	—	5	55.6	8.388*（2.250～31.275）
	检修工	30	14	46.7	1.545（0.753～3.169）	8	26.7	1.223（0.544～2.750）	11	36.7	2.622*（1.246～5.519）	10	33.3	3.729*（1.742～7.985）	7	23.3	2.042（0.875～4.768）
	煤炭开采和洗选业司机	182	81	44.5	1.416*（1.054～1.902）	53	29.1	1.382*（1.001～1.909）	41	22.5	1.317（0.927～1.871）	33	18.1	1.652*（1.128～2.420）	30	16.5	1.324（0.891～1.967）
	普工	21	8	38.1	1.087（0.450～2.625）	4	19	—	5	23.8	1.416（0.518～3.870）	3	14.3	—	4	19	—
	维修工	100	37	37	1.037（0.690～1.559）	25	25	1.121（0.711～1.767）	16	16	0.863（0.504～1.476）	14	14	1.214（0.688～2.142）	19	19	1.574（0.952～2.602）
	维修维护技术人员	1	1	100	—	1	100	—	0	0	—	0	0	—	1	100	—
	移架工	65	20	30.8	0.785（0.463～1.331）	16	24.6	1.098（0.623～1.934）	12	18.5	1.026（0.547～1.924）	12	18.5	1.689（0.900～3.169）	12	18.5	1.519（0.810～2.85）
	支护工	72	29	40.3	1.191（0.742～1.911）	17	23.6	1.039（0.602～1.793）	19	26.4	1.624（0.959～2.749）	18	25	2.486*（1.454～4.252）	14	19.4	1.620（0.901～2.912）
	支架工	34	21	61.8	2.853*（1.427～5.704）	14	41.2	2.354*（1.187～4.667）	14	41.2	3.171*（1.599～6.289）	10	29.4	3.107*（1.482～6.512）	12	35.3	3.660*（1.807～7.412）
	合计	554	232	41.9	1.273*（1.070～1.514）	149	26.9	1.237*（1.020～1.501）	128	23.1	1.361*（1.110～1.668）	107	19.3	1.785*（1.434～2.222）	110	19.9	1.663*（1.340～2.064）
车队	司机	97	22	22.7	0.518*（0.322～0.834）	16	16.5	0.664（0.388～1.137）	10	10.3	0.521（0.270～1.004）	8	8.2	0.670（0.324～1.384）	9	9.3	0.686（0.345～1.365）
带式输送机	检修工	1	1	100	—	1	100	—	0	0	—	0	0	—	0	0	—
	巡检工	2	1	50	—	1	50	—	1	50	—	0	0	—	0	0	—
	合计	3	2	66.7	—	2	66.7	—	1	33.3	—	0	0	—	0	0	—
地测站	测量工	11	5	45.5	1.472（0.449～4.826）	4	36.4	—	2	18.2	—	2	18.2	—	1	9.1	—
机电	地面变电站值班员	10	2	20	—	1	10	—	0	0	—	0	0	—	1	10	—
	风井运行工	1	1	100	—	0	0	—	1	100	—	1	100	—	0	0	—
	高压运行工	2	1	50	—	0	0	—	1	50	—	0	0	—	0	0	—
	检修工	40	10	25	0.589（0.288～1.206）	7	17.5	0.713（0.315～1.614）	7	17.5	0.961（0.424～2.176）	6	15	1.316（0.551～3.141）	5	12.5	0.959（0.375～2.452）
	井下变电所值班员	13	7	53.8	2.061（0.692～6.137）	2	15.4	—	3	23.1	—	3	23.1	—	3	23.1	—

续表

车间	工种	人数/人	不分部位			颈			肩			上背			下背		
			n/人	发生率/%	OR（95%CI）	n/人	发生率/%	OR（95%CI）	n/人	发生率/%	OR（95%CI）	n/人	发生率/%	OR（95%CI）	n/人	发生率/%	OR（95%CI）
机电	煤炭开采和洗选业司机	15	4	26.7	—	3	20	—	2	13.3	—	1	6.7	—	0	0	—
	排水工	55	19	34.5	0.932（0.534～1.627）	8	14.5	0.572（0.270～1.212）	6	10.9	0.555（0.237～1.297）	3	5.5	—	6	10.9	0.822（0.351～1.922）
	普工	18	2	11.1	—	2	11.1	—	2	11.1	—	2	11.1	—	1	5.6	—
	维修工	1	0	0	—	0	0	—	0	0	—	0	0	—	0	0	—
	维修维护技术人员	31	10	32.3	0.841（0.396～1.788）	7	22.6	0.981（0.422～2.280）	3	9.7	—	4	12.9	—	3	9.7	—
	合计	186	56	30.1	0.761（0.555～1.044）	30	16.1	0.647*（0.437～0.959）	25	13.4	0.703（0.460～1.074）	20	10.8	0.899（0.563～1.435）	19	10.2	0.763（0.473～1.230）
机修	电工	8	3	37.5	—	3	37.5	—	1	12.5	—	1	12.5	—	2	25	—
	焊工	5	0	0	—	0	0	—	0	0	—	0	0	—	0	0	—
	钳工	4	2	50	—	2	50	—	2	50	—	1	25	—	2	50	—
	合计	17	5	29.4	0.736（0.259～2.091）	5	29.4	1.401（0.493～3.981）	3	17.6	—	2	11.8	—	4	23.5	—
机运	把勾工	146	47	32.2	0.839（0.592～1.190）	31	21.2	0.907（0.608～1.352）	28	19.2	1.075（0.710～1.628）	25	17.1	1.541（0.998～2.380）	25	17.1	1.386（0.898～2.140）
	地面变电站值班员	4	3	75	—	1	25	—	1	25	—	1	25	—	3	75	—
	井底信号工	35	17	48.6	1.668（0.859～3.240）	10	28.6	1.345（0.645～2.804）	8	22.9	1.342（0.609～2.958）	5	14.3	1.243（0.481～3.209）	10	28.6	2.684*（1.286～5.600）
	井下变电所值班员	5	2	40	—	2	40	—	2	40	—	1	20	—	1	20	—
	煤炭开采和洗选业司机	143	54	37.8	1.072（0.763～1.507）	31	21.7	0.931（0.624～1.389）	27	18.9	1.054（0.691～1.607）	26	18.2	1.657*（1.079～2.545）	24	16.8	1.353（0.869～2.105）
	水泵工	34	14	41.2	1.236（0.624～2.450）	9	26.5	1.211（0.565～2.598）	6	17.6	0.971（0.402～2.348）	5	14.7	1.286（0.497～3.328）	4	11.8	—
	司机	6	1	16.7	—	0	0	—	0	0	—	0	0	—	0	0	—
	维修工	123	50	40.7	1.210（0.843～1.738）	27	22	0.946（0.616～1.453）	24	19.5	1.098（0.701～1.720）	22	17.9	1.624*（1.020～2.585）	27	22	1.887*（1.227～2.903）
	维修维护技术人员	64	22	34.4	0.925（0.551～1.552）	13	20.3	0.857（0.465～1.578）	13	20.3	1.155（0.627～2.128）	12	18.8	1.721（0.916～3.233）	11	17.2	1.393（0.726～2.673）
	压风机房值班员	1	0	0	—	0	0	—	0	0	—	0	0	—	0	0	—
	合计	561	210	37.4	1.057（0.887～1.260）	124	22.1	0.954（0.778～1.170）	109	19.4	1.092（0.881～1.354）	97	17.3	1.559*（1.243～1.955）	105	18.7	1.545*（1.241～1.924）
掘进	打眼工	27	12	44.4	1.413（0.661～3.022）	5	18.5	0.764（0.289～2.020）	5	18.5	1.029（0.389～2.721）	7	25.9	2.610*（1.101～6.185）	8	29.6	2.825*（1.234～6.466）
	电工	24	8	33.3	0.883（0.378～2.065）	3	12.5	—	2	8.3	—	2	8.3	—	2	8.3	—

续表

车间	工种	人数/人	不分部位 n/人	不分部位 发生率/%	不分部位 OR（95%CI）	颈 n/人	颈 发生率/%	颈 OR（95%CI）	肩 n/人	肩 发生率/%	肩 OR（95%CI）	上背 n/人	上背 发生率/%	上背 OR（95%CI）	下背 n/人	下背 发生率/%	下背 OR（95%CI）
掘进	锚喷工	12	6	50	1.766（0.569～5.479）	5	41.7	2.402（0.762～7.575）	3	25	—	4	33.3	—	4	33.3	—
	煤炭开采和洗选业司机	123	55	44.7	1.429（0.999～2.043）	35	28.5	1.338（0.902～1.985）	33	26.8	1.661*（1.111～2.483）	23	18.7	1.715*（1.086～2.709）	33	26.8	2.461*（1.645～3.682）
	普工	42	13	31	0.792（0.411～1.525）	9	21.4	0.917（0.438～1.919）	7	16.7	0.906（0.402～2.043）	5	11.9	1.008（0.395～2.569）	5	11.9	0.907（0.356～2.312）
	钳工	33	9	27.3	0.662（0.307～1.426）	4	12.1	—	5	15.2	0.809（0.312～2.098）	4	12.1	—	6	18.2	1.491（0.614～3.618）
	维修工	56	24	42.9	1.325（0.779～2.253）	16	28.6	1.345（0.752～2.406）	18	32.1	2.146*（1.222～3.768）	11	19.6	1.823（0.940～3.534）	13	23.2	2.029*（1.088～3.783）
	支护工	211	69	32.7	0.858（0.642～1.147）	39	18.5	0.763（0.537～1.083）	34	16.1	0.870（0.601～1.260）	35	16.6	1.483*（1.027～2.142）	37	17.5	1.427（0.996～2.044）
	合计	528	196	37.1	1.043（0.870～1.250）	116	22	0.947（0.767～1.169）	107	20.3	1.151（0.926～1.431）	91	17.2	1.553*（1.23～1.961）	108	20.5	1.726*（1.387～2.148）
探水队	队长	2	1	50	—	1	50	—	0	0	—	0	0	—	0	0	—
	普工	2	2	100	—	1	50	—	0	0	—	0	0	—	1	50	—
	探放水工	2	1	50	—	1	50	—	0	0	—	0	0	—	0	0	—
	钻探工	3	2	66.7	—	2	66.7	—	2	66.7	—	1	33.3	—	1	33.3	—
	合计	9	6	66.7	3.532（0.883～14.131）	5	55.6	4.204*（1.128～15.668）	2	22.2	—	1	11.1	—	2	22.2	—
通风	普工	8	4	50	—	3	37.5	—	3	37.5	—	1	12.5	—	0	0	—
	通风工	199	64	32.2	0.837（0.620～1.130）	33	16.6	0.669*（0.459～0.975）	25	12.6	0.651*（0.427～0.993）	23	11.6	0.975（0.629～1.512）	27	13.6	1.053（0.699～1.586）
	通风设施工	27	9	33.3	0.883（0.396～1.967）	5	18.5	0.764（0.289～2.020）	6	22.2	1.294（0.522～3.210）	4	14.8	—	5	18.5	1.525（0.577～4.034）
	仪器标校工	1	1	100	—	1	100	—	0	0	—	0	0	—	0	0	—
	仪器发放工	5	2	40	—	2	40	—	2	40	—	0	0	—	0	0	—
	合计	240	80	33.3	0.883（0.673～1.158）	44	18.3	0.755（0.543～1.050）	36	15	0.799（0.559～1.143）	28	11.7	0.985（0.661～1.467）	32	13.3	1.032（0.708～1.504）
运转	电工	20	12	60	2.649*（1.082～6.486）	7	35	1.811（0.722～4.544）	4	20	—	1	5	—	6	30	2.876*（1.103～7.497）
	煤炭开采和洗选业司机	84	26	31	0.792（0.498～1.260）	18	21.4	0.917（0.543～1.547）	17	20.2	1.149（0.673～1.961）	14	16.7	1.492（0.838～2.656）	10	11.9	0.907（0.467～1.760）
	普工	9	1	11.1	—	1	11.1	—	0	0	—	0	0	—	0	0	—
	钳工	64	35	54.7	2.132*（1.301～3.493）	21	32.8	1.642（0.973～2.772）	18	28.1	1.772*（1.025～3.063）	15	23.4	2.283*（1.277～4.083）	18	28.1	2.626*（1.518～4.542）
	筛分工	4	1	25	—	1	25	—	1	25	—	0	0	—	0	0	—
	维修维护技术人员	17	8	47.1	1.570（0.605～4.073）	3	17.6	—	6	35.3	2.471（0.913～6.690）	4	23.5	—	3	17.6	—
	合计	198	83	41.9	1.275（0.959～1.695）	51	25.8	1.167（0.846～1.610）	46	23.2	1.371（0.982～1.914）	34	17.2	1.546*（1.064～2.247）	37	18.7	1.542*（1.074～2.214）

续表

车间	工种	人数/人	肘			腕/手			腿			膝			足踝		
			n/人	发生率/%	OR（95%CI）	n/人	发生率/%	OR（95%CI）	n/人	发生率/%	OR（95%CI）	n/人	发生率/%	OR（95%CI）	n/人	发生率/%	OR（95%CI）
办公室	煤炭开采和洗选业司机	1	0	0	—	0	0	—	0	0	—	0	0	—	0	0	—
采煤	把勾工	1	0	0	—	0	0	—	0	0	—	0	0	—	0	0	—
	打眼工	7	0	0	—	0	0	—	0	0	—	0	0	—	0	0	—
	电工	32	1	3.1	—	4	12.5	—	6	18.8	2.693*（1.105～6.561）	5	15.6	2.053（0.789～5.344）	7	21.9	2.582*（1.114～5.984）
	摇煤工	9	2	22.2	—	2	22.2	—	2	22.2	—	2	22.2	—	1	11.1	—
	检修工	30	7	23.3	5.859*（2.503～13.716）	6	20	3.121*（1.272～7.657）	8	26.7	4.244*（1.884～9.562）	6	20	2.772*（1.130～6.799）	4	13.3	—
	煤炭开采和洗选业司机	182	27	14.8	3.353*（2.208～5.093）	27	14.8	2.175*（1.436～3.294）	34	18.7	2.681*（1.835～3.918）	33	18.1	2.455*（1.673～3.602）	31	17	1.893*（1.280～2.801）
	普工	21	2	9.5	—	3	14.3	—	3	14.3	—	3	14.3	—	3	14.3	—
	维修工	100	14	14	3.134*（1.770～5.550）	15	15	2.203*（1.266～3.832）	16	16	2.223*（1.296～3.812）	20	20	2.772*（1.690～4.547）	12	12	1.258（0.686～2.307）
	维修维护技术人员	1	1	100	—	1	100	—	0	0	—	0	0	—	0	0	—
	移架工	65	7	10.8	2.323*（1.055～5.114）	9	13.8	2.006（0.989～4.070）	11	16.9	2.378*（1.239～4.565）	14	21.5	3.043*（1.678～5.519）	10	15.4	1.677（0.852～3.300）
	支护工	72	11	15.3	3.471*（1.816～6.635）	11	15.3	2.251*（1.180～4.295）	10	13.9	1.883（0.962～3.686）	18	25	3.696*（2.158～6.329）	13	18.1	2.032*（1.111～3.717）
	支架工	34	5	14.7	3.319*（1.280～8.609）	9	26.5	4.494*（2.091～9.661）	7	20.6	3.026*（1.314～6.969）	8	23.5	3.411*（1.540～7.557）	12	35.3	5.03*（2.482～10.193）
	合计	554	77	13.9	3.108*（2.406～4.015）	87	15.7	2.326*（1.830～2.957）	97	17.5	2.477*（1.968～3.118）	109	19.7	2.716*（2.179～3.386）	93	16.8	1.86*（1.475～2.345）
车队	司机	97	6	6.2	1.269（0.553～2.912）	5	5.2	0.678（0.275～1.673）	4	4.1	0.502（0.184～1.369）	8	8.2	0.997（0.482～2.062）	6	6.2	0.608（0.265～1.392）
带式输送机	检修工	1	0	0	—	0	0	—	0	0	—	0	0	—	0	0	—
	巡检工	2	0	0	—	0	0	—	1	50	—	0	0	—	0	0	—
	合计	3	0	0	—	0	0	—	1	33.3	—	0	0	—	0	0	—
地测站	测量工	11	0	0	—	0	0	—	2	18.2	—	2	18.2	—	1	9.1	—
机电	地面变电站值班员	10	0	0	—	0	0	—	0	0	—	1	10	—	0	0	—
	风井运行工	1	0	0	—	0	0	—	1	100	—	1	100	—	0	0	—
	高压运行工	2	0	0	—	0	0	—	0	0	—	0	0	—	0	0	—
	检修工	40	5	12.5	2.750*（1.073～7.048）	6	15	2.203（0.922～5.263）	6	15	2.060（0.862～4.921）	6	15	1.956（0.819～4.672）	5	12.5	1.317（0.515～3.369）
	井下变电所值班员	13	1	7.7	—	1	7.7	—	4	30.8	—	6	46.2	9.503*（3.187～28.338）	3	23.1	—

续表

车间	工种	人数/人	肘			腕/手			腿			膝			足踝		
			n/人	发生率/%	OR（95%CI）	n/人	发生率/%	OR（95%CI）	n/人	发生率/%	OR（95%CI）	n/人	发生率/%	OR（95%CI）	n/人	发生率/%	OR（95%CI）
机电	煤炭开采和洗选业司机	15	0	0	—	0	0	—	0	0	—	1	6.7	—	1	6.7	—
	排水工	55	1	1.8	—	2	3.6	—	5	9.1	1.167（0.464～2.934）	10	18.2	2.464*（1.238～4.906）	7	12.7	1.345（0.607～2.980）
	普工	18	0	0	—	0	0	—	0	0	—	0	0	—	0	0	—
	维修工	1	0	0	—	0	0	—	0	0	—	0	0	—	0	0	—
	维修维护技术人员	31	1	3.2	—	4	12.9	—	4	12.9	—	6	19.4	2.661*（1.089～6.504）	2	6.5	—
	合计	186	8	4.3	0.865（0.424～1.766）	13	7	0.938（0.531～1.656）	20	10.8	1.406（0.879～2.248）	31	16.7	2.217*（1.498～3.280）	18	9.7	0.988（0.605～1.613）
机修	电工	8	0	0	—	1	12.5	—	0	0	—	1	12.5	—	0	0	—
	焊工	5	0	0	—	0	0	—	0	0	—	0	0	—	0	0	—
	钳工	4	2	50	—	2	50	—	2	50	—	2	50	—	2	50	—
	合计	17	2	11.8	—	3	17.6	—	2	11.8	—	3	17.6	—	2	11.8	—
机运	把勾工	146	18	12.3	2.707*（1.640～4.468）	20	13.7	1.982*（1.230～3.194）	25	17.1	2.412*（1.559～3.731）	22	15.1	1.967*（1.243～3.112）	18	12.3	1.297（0.789～2.133）
	地面变电站值班员	4	1	25	—	1	25	—	1	25	—	2	50	—	1	25	—
	井底信号工	35	7	20	4.813*（2.093～11.069）	6	17.1	2.583*（1.069～6.240）	6	17.1	2.415*（1.000～5.833）	6	17.1	2.294（0.950～5.540）	5	14.3	1.537（0.595～3.970）
	井下变电所值班员	5	1	20	—	1	20	—	1	20	—	1	20	—	1	20	—
	煤炭开采和洗选业司机	143	15	10.5	2.256*（1.312～3.879）	20	14	2.030*（1.259～3.274）	17	11.9	1.575（0.945～2.626）	24	16.8	2.236*（1.434～3.485）	18	12.6	1.328（0.807～2.186）
	水泵工	34	3	8.8	—	6	17.6	2.675*（1.104～6.479）	7	20.6	3.026*（1.314～6.969）	7	20.6	2.874*（1.248～6.618）	3	8.8	—
	司机	6	0	0	—	0	0	—	1	16.7	—	1	16.7	—	1	16.7	—
	维修工	123	19	15.4	3.517*（2.140～5.780）	18	14.6	2.14*（1.291～3.547）	18	14.6	2.001*（1.208～3.315）	22	17.9	2.415*（1.515～3.849）	21	17.1	1.899*（1.182～3.050）
	维修维护技术人员	64	9	14.1	3.15*（1.548～6.408）	9	14.1	2.043*（1.006～4.149）	9	14.1	1.910（0.941～3.878）	11	17.2	2.301*（1.198～4.421）	10	15.6	1.708（0.867～3.364）
	压风机房值班员	1	0	0	—	0	0	—	0	0	—	0	0	—	0	0	—
	合计	561	73	13	2.88*（2.218～3.739）	81	14.4	2.107*（1.647～2.695）	85	15.2	2.084*（1.637～2.653）	96	17.1	2.289*（1.818～2.882）	78	13.9	1.489*（1.163～1.907）
掘进	打眼工	27	5	18.5	4.375*（1.650～11.598）	7	25.9	4.369*（1.842～10.364）	5	18.5	2.653*（1.002～7.024）	6	22.2	3.168*（1.275～7.87）	5	18.5	2.096（0.792～5.546）
	电工	24	1	4.2	—	2	8.3	—	2	8.3	—	3	12.5	—	3	12.5	—

续表

车间	工种	人数/人	肘			腕/手			腿			膝			足踝		
			n/人	发生率/%	OR(95%CI)	n/人	发生率/%	OR(95%CI)	n/人	发生率/%	OR(95%CI)	n/人	发生率/%	OR(95%CI)	n/人	发生率/%	OR(95%CI)
掘进	锚喷工	12	2	16.7	—	2	16.7	—	2	16.7	—	4	33.3	—	2	16.7	—
	煤炭开采和洗选业司机	123	12	9.8	2.081*(1.140～3.799)	24	19.5	3.026*(1.926～4.754)	21	17.1	2.403*(1.495～3.864)	26	21.1	2.972*(1.917～4.607)	24	19.5	2.236*(1.425～3.508)
	普工	42	3	7.1	—	5	11.9	1.687(0.661～4.304)	6	14.3	1.945(0.817～4.629)	2	4.8	—	5	11.9	1.246(0.489～3.177)
	钳工	33	3	9.1	—	3	9.1	—	2	6.1	—	5	15.2	1.980(0.763～5.141)	4	12.1	—
	维修工	56	7	12.5	2.750*(1.240～6.100)	10	17.9	2.714*(1.364～5.398)	8	14.3	1.945(0.917～4.125)	11	19.6	2.710*(1.397～5.258)	10	17.9	2.005*(1.009～3.985)
	支护工	211	23	10.9	2.355*(1.514～3.663)	26	12.3	1.754*(1.156～2.661)	34	16.1	2.242*(1.543～3.258)	32	15.2	1.982*(1.352～2.905)	21	10	1.019(0.646～1.606)
	合计	528	56	10.6	2.284*(1.708～3.054)	79	15	2.196*(1.711～2.819)	80	15.2	2.084*(1.626～2.671)	89	16.9	2.248*(1.772～2.852)	74	14	1.503*(1.166～1.937)
探水队	队长	2	0	0	—	0	0	—	0	0	—	1	50	—	1	50	—
	普工	2	1	50	—	1	50	—	0	0	—	0	0	—	0	0	—
	探放水工	2	0	0	—	0	0	—	0	0	—	0	0	—	0	0	—
	钻探工	3	1	33.3	—	1	33.3	—	1	33.3	—	1	33.3	—	1	33.3	—
	合计	9	2	22.2	—	—	22.2	—	1	11.1	—	2	22.2	—	2	22.2	—
通风	普工	8	0	0	—	0	0	—	1	12.5	—	1	12.5	—	1	12.5	—
	通风工	199	11	5.5	1.126(0.609～2.081)	18	9	1.241(0.76～2.025)	26	13.1	1.754*(1.155～2.665)	28	14.1	1.815*(1.21～2.722)	24	12.1	1.265(0.822～1.947)
	通风设施工	27	2	7.4	—	3	11.1	—	3	11.1	—	2	7.4	—	3	11.1	—
	仪器标校工	1	0	0	—	0	0	—	0	0	—	1	100	—	1	100	—
	仪器发放工	5	0	0	—	0	0	—	0	0	—	1	20	—	0	0	—
	合计	240	13	5.4	1.102(0.626～1.94)	21	8.8	1.197(0.761～1.884)	30	12.5	1.667*(1.130～2.460)	33	13.8	1.767*(1.216～2.568)	29	12.1	1.267(0.855～1.878)
运转	电工	20	3	15	—	4	20	—	3	15	—	6	30	4.751*(1.821～12.394)	5	25	3.074*(1.115～8.475)
	煤炭开采和洗选业司机	84	7	8.3	1.750(0.803～3.812)	8	9.5	1.314(0.632～2.732)	10	11.9	1.577(0.812～3.064)	17	20.2	2.813*(1.645～4.811)	11	13.1	1.390(0.735～2.629)
	普工	9	0	0	—	0	0	—	0	0	—	0	0	—	0	0	—
	钳工	64	11	17.2	3.995*(2.075～7.693)	8	12.5	1.783(0.847～3.753)	11	17.2	2.422*(1.260～4.654)	13	20.3	2.826*(1.531～5.216)	12	18.8	2.128*(1.132～3.999)
	筛分工	4	0	0	—	0	0	—	0	0	—	0	0	—	0	0	—
	维修维护技术人员	17	1	5.9	—	1	5.9	0.780(0.103～5.889)	4	23.5	3.591*(1.168～11.037)	4	23.5	—	1	5.9	—
	合计	198	22	11.1	2.406*(1.531～3.780)	21	10.6	1.481(0.937～2.342)	28	14.1	1.922*(1.281～2.884)	40	20.2	2.807*(1.971～3.998)	29	14.6	1.582*(1.061～2.358)

注："—"为发生例数低于5人；"*"为 $P < 0.05$；"**"为 $P < 0.01$。

表 3-4-34 煤炭开采和洗选业人群身体九个部位 WMSDs 的平均发病工龄（几何平均数）和四分位数

部位	几何平均数 / 年	标准差 / 年	Q_1/ 年	Q_2/ 年	Q_3/ 年	Q_4/ 年	四分位数间距 / 年
颈	6.65	2.69	4	9	13	42	9
肩	6.43	2.75	4	9	12	42	8
上背	6.95	2.62	5	9.5	12.75	42	7.75
下背	7.05	2.59	5	9	13	42	8
肘	7.44	2.62	5	10	15	36	10
腕 / 手	7.05	2.76	5	9	14	40	9
腿	7.24	2.53	5	9	13	40	8
膝	7.35	2.53	5	9	13	42	8
足踝	6.70	2.66	4	8	13	40	9
任一部位	6.78	2.70	4	9	13	42	9

表 3-4-35 通用航空服务业车间构成与调查人数

车间	工种	调查人数 / 人			人数构成 /%	
		男	女	总计	各工种	各车间
保卫部	安全员	159	—	159	100	11.73
客舱服务部	全部人员	141	1 056	1 197	100	88.27
	乘务员	133	971	1 104	92.23	
	乘务长	6	67	73	6.10	
	客舱经理	1	18	19	1.59	
	学员	1	—	1	0.08	
合计		300	1 056	1 356		100

表 3-4-36　通用航空服务业工种人群身体九个部位 WMSDs 的发生数、发生率和 *OR*

部门	工种	人数/人	不分部位			颈			肩			上背			下背		
			n/人	发生率%	*OR*（95%*CI*）	*n*/人	发生率%	*OR*（95%*CI*）	*n*/人	发生率%	*OR*（95%*CI*）	*n*/人	发生率%	*OR*（95%*CI*）	*n*/人	发生率%	*OR*（95%*CI*）
客舱服务部	乘务员	1 104	610	55.3	2.181*（1.925～2.471）	449	40.7	2.305*（2.028～2.620）	359	32.5	2.183*（1.907～2.499）	185	16.8	1.501*（1.268～1.776）	249	22.6	1.954*（1.679～2.275）
	乘务长	73	36	49.3	1.719*（1.085～2.724）	21	28.8	1.358（0.816～2.259）	13	17.8	0.981（0.538～1.790）	6	8.2	0.668（0.289～1.543）	8	11.0	0.826（0.395～1.725）
	客舱经理	19	6	31.6	0.815（0.310～2.146）	4	21.1	0.897（0.297～2.705）	2	10.5	—	3	15.8	—	1	5.3	—
	学员	1	1	100	—	1	100	—	0	0	—	0	0	—	0	0	—
	合计	1 197	653	54.6	2.120*（1.880～2.391）	475	39.7	2.213*（1.954～2.506）	374	31.2	2.058*（1.804～2.348）	194	16.2	1.442*（1.223～1.700）	258	21.6	1.844*（1.589～2.140）

部门	工种	人数/人	肘			腕/手			腿			膝			足踝		
			n/人	发生率%	*OR*（95%*CI*）	*n*/人	发生率%	*OR*（95%*CI*）	*n*/人	发生率%	*OR*（95%*CI*）	*n*/人	发生率%	*OR*（95%*CI*）	*n*/人	发生率%	*OR*（95%*CI*）
客舱服务部	乘务员	1 104	50	4.5	0.913（0.679～1.229）	96	8.7	1.189（0.953～1.484）	113	10.2	1.331*（1.082～1.637）	126	11.4	1.428*（1.172～1.740）	142	12.9	1.361*（1.128～1.641）
	乘务长	73	1	1.4	—	2	2.7	—	5	6.8	0.858（0.345～2.133）	13	17.8	2.402*（1.314～4.392）	10	13.7	1.464（0.749～2.862）
	客舱经理	19	0	0	—	0	0	—	0	0	—	2	10.5	—	0	0	—
	学员	1	0	0	—	0	0	—	0	0	—	0	0	—	0	0	—
	合计	1 197	51	4.3	0.857（0.639～1.150）	98	8.2	1.113（0.894～1.385）	118	9.9	1.276*（1.042～1.563）	141	11.8	1.480*（1.226～1.787）	152	12.7	1.341*（1.118～1.608）

注：“—”为发生例数低于 5 人；“*”为 $P < 0.05$。

（5）发病工龄：表 3-4-37 显示，身体任一部位 WMSDs 的平均发病工龄为 4.68 年，各部位 WMSDs 的平均发病工龄波动在 3.81 ～ 5.53 年。

表 3-4-37 通用航空服务业人群身体九个部位 WMSDs 的平均发病工龄（几何平均数）和四分位数

部位	几何平均数 / 年	标准差 / 年	Q_1/ 年	Q_2/ 年	Q_3/ 年	Q_4/ 年	四分位数间距 / 年
颈	4.84	2.55	3	5	10	50	7
肩	4.94	2.62	3	5	10	50	7
上背	5.53	2.63	3	6	11	50	8
下背	4.88	2.51	3	5	9	35	6
肘	4.32	2.85	2	4	10	34	8
腕 / 手	5.09	2.70	3	5	10	50	7
腿	4.09	2.75	2	4.5	8.75	50	6.75
膝	4.97	2.66	3	5	10	32	7
足踝	3.81	2.71	2	4	8	50	6
任一部位	4.68	2.64	3	5	10	50	7

10. 汽车修理与维护业（O8111）

（1）车间构成与调查人数：汽车修理与维护业共调查 650 人，其中男性 633 人（97.4%）、女性 17 人（2.6%），各车间及人数分布与构成见表 3-4-38。

表 3-4-38 汽车修理与维护业车间构成与调查人数

车间	工种	调查人数 / 人			人数构成 /%	
		男	女	总计	各工种	各车间
钣金	全车间	125	2	127	100	19.54
	钣金工	121	2	123	96.85	
	喷漆工	4	—	4	3.15	
办公室	管理人员	24	12	36	100	5.54
财务部	管理人员	2	3	5	100	0.77
车辆维修部	全部门	10	—	10	100	1.54
	钣金工	3	—	3	30.00	
	机电工	5	—	5	50.00	
	喷漆工	2	—	2	20.00	
机电	全车间	118	—	118	100	18.15
	机电工	111	—	111	94.07	
	机修工	7	—	7	5.93	
机修	全车间	149	—	149	100	22.92
	钣金工	5	—	5	3.36	
	管理人员	1	—	1	0.67	
	机修工	141	—	141	94.63	
	喷漆工	2	—	2	1.34	
清洗	清洗工	2	—	2	100	0.31
售后服务部	全部门	86	—	86	100	13.23
	钣金工	13	—	13	15.12	
	管理人员	11	—	11	12.79	

续表

车间	工种	调查人数/人			人数构成/%	
		男	女	总计	各工种	各车间
售后服务部	机修工	41	—	41	47.67	
	喷漆工	21	—	21	24.42	
油漆	喷漆工	117	—	117	100	18
合计		633	17	650		100

(2) 危害识别:通过现场视频资料将识别出的该行业可能存在的潜在危险因素或危险源列于表 3-4-39。不同车间工种相似接触人群针对身体不同组合部位可能存在的潜在危险因素或危险源各有差异,类似作业活动可能存在相似的危险因素或危险源。结果供参照使用。

(3) 接触评估:通过现场各车间工种相似接触人群有代表性作业活动的视频分析结果,将不同接触人群 WMSDs 的接触危险等级和身体各部位的接触水平列于表 3-4-40。该行业各车间工种相似接触人群的接触危险等级各有不同,基于 REBA 平均分值,12 个相似接触人群(SEG)的危险等级有 8 个高危险(66.7%)、3 个中等危险(25.0%)、1 个低危险(8.3%)。具有不同危险等级的 SEG 的接触危险均为背、颈、腿、肩、肘和腕/手六个部位的姿势负荷分值和负荷/用力、抓握与活动范围三个维度的分项负荷分值的综合结果。

(4) 发生危险(*OR*):表 3-4-41 列出了不同车间、不同工种人群身体九个部位 WMSDs 的发生数、发生率和 *OR*(源自横断面调查结果)。WMSDs 发生危险较高的车间工种人群和发生部位,如售后服务部机修工的下背、上背和腕/手(*OR* 分别为 3.116、3.086 和 2.570),售后服务部喷漆工的膝、足踝和腕/手(*OR* 分别为 5.543、4.611 和 3.901)。不同车间、工种人群 WMSDs 的危险部位各不相同,与其作业活动的职业特征有关。

(5) 发病工龄:表 3-4-42 显示,身体任一部位 WMSDs 的平均发病工龄为 6.19 年,各部位 WMSDs 的平均发病工龄波动在 5.72 ~ 7.49 年。

11. 汽车制造业(C36)

(1) 车间构成与调查人数:汽车制造业共调查 21 572 人,其中男性 20 077 人(93.07%)、女性 1 495 人(6.93%),各车间及人数分布与构成见表 3-4-43。

(2) 危害识别:通过现场视频资料将识别出的该行业可能存在的潜在危险因素或危险源列于表 3-4-44。不同车间工种相似接触人群针对身体不同组合部位可能存在的潜在危险因素或危险源各有差异,类似作业活动可能存在相似的危险因素或危险源。结果供参照使用。

(3) 接触评估:通过现场各车间工种相似接触人群有代表性作业活动的视频分析结果,将不同接触人群 WMSDs 的接触危险等级和身体各部位的接触水平列于表 3-4-45。该行业各车间工种相似接触人群的接触危险等级各有不同,基于 REBA 平均分值,129 个相似接触人群(SEG)的危险等级有 2 个很高危险(1.6%)、41 个高危险(31.8%)、72 个中等危险(55.8%)、14 个低危险(10.9%)。具有不同危险等级的 SEG 的接触危险均为背、颈、腿、肩、肘和腕/手六个部位的姿势负荷分值和负荷/用力、抓握与活动范围三个维度的分项负荷分值的综合结果。

表 3-4-39 汽车修理与维护业不同接触人群存在的危险因素或危险源

车间	工种	相似接触组（SEG）	危险因素与危险源				
			颈、肩和上背	肘、腕 / 手	足	膝和臀	下背
钣金车间	返修工	钣金	4，9a，9b，9c，9d，10a，10b，10c，11c，11f，14a，14b，15a，15b，16	14a，14b，15a，15b，17a，17b，17c	6，8b	6，8b	4，6，8b，9a，9b，9c，9d，11c
		机修	2，4，9a，9b，9c，9d，10a，10b，10c，11a，11b，11c，11d，11e，11f，11g，12，13，14a，14b，15a，15b，16	2，12，13，14a，14b，15a，15b，17a，17b，17c，17d	2，6，8a，8b	1，2，6，8a，8b，8c	2，4，6，8a，8b，9a，9b，9c，9d，11b，11c，11d，12
机电车间	机电工	机修	2，4，9a，9b，9c，9d，10a，10b，10c，10d，11a，11b，11c，11d，11e，11f，11g，12，13，14a，14b，15a，15b，16	2，12，13，14a，14b，15a，15b，17a，17b，17c，17d	2，6，8a，8b	2，6，8a，8b，8c	2，4，6，8a，8b，9a，9b，9c，11c，12
机修车间	返修工	机修	4，9a，9b，9c，10a，10b，11a，11g，13，14a，15a，15b	13，14a，15a，15b，17a，17b，17c	8a，8b	8a，8b	4，8a，8b，9a，9b，9c
	机修工	机修	2，4，9a，9b，9c，10a，10b，11a，11b，11e，11g，14a，14b，16	2，12，13，14a，15a，15b，17a，17b	6，8a	6，8a	9a，9b，9c
售后服务部	技术管理人员	机修	9a，9c，10a，10b，11a，11b，11c，11e，14a，15a	14a，15a，15b，17a，17b，17c	8b	8b	8b，9a，11c
		抛光	9a，10a，10b，11c，14a，15a，15b	14a，15a，15b，17a，17b，17c	—	—	9a，11c
		喷漆	4，9b，9c，10a，10b，13，14a，15b	13，14a，15b，17a，17b，17c	8b	8b	4，8b，9b，9c
油漆车间	喷漆工	补漆	4，9a，9b，9c，10a，10b，13，14a，14b，16	13，14a，17a，17b	6，8b	6，8b	4，8b，9a，9b，9c
		打磨	4，9a，9b，9c，9d，10a，10b，11a，11b，11c，11e，11g，12，13，14a，14b，15a，15b，16	2，12，12，12，13，14a，15a，15a，15b，15b，17a，17b，17b，17c，17c	6，8a，8b	6，8a，8b	4，6，8a，8b，9a，9b，9c，9d，11c
		抛光	2，4，9a，9b，9c，10a，10b，11a，11b，11g，13，14a，14b，15a，15b，16	2，12，13，14a，14b，15a，15b，17b，17c	2，6，8a，8b	2，6，8a，8b	2，4，6，8a，8b，9a，9b，9c
		喷漆	2，4，9a，9b，9c，9d，10a，10b，10c，11a，11b，11c，11d，11e，11g，13，14a，14b，15a，15b，16	2，12，13，13，13，14a，14a，14b，14b，15a，15a，15b，17a，17b，17c	2，6，8a，8b，8c	6，8a，8b，8c	2，4，6，8a，8b，9a，9b，9c，9d，11c

注：表中数字代表不同的危险因素或危险源，具体为：2- 工作活动或工作物料空间受限。4- 工作高度被错误调整。5- 工作座椅设计不舒适或不正确调整。6-（如果站立完成工作）没有可能的坐和休息的位置。8- 完成易疲劳的腿部工作，例如：a. 重复性攀梯、迈步工作；b. 重复性跳跃、持续蹲姿或跪姿工作；c. 经常性单腿支撑身体的工作。9- 完成重复性或持续性工作，背部：a. 轻微前屈；b. 严重前屈；c. 侧弯或轻微扭转；d. 严重扭转。10- 完成重复性或持续性工作，颈部：a. 前屈；b. 侧屈或轻微扭转；c. 严重扭转；d. 背屈（向后伸屈）。11- 腕 / 手提举负荷，须注意的重要因素：a. 重复性持续提举；b. 负重；c. 抓握困难的操作；d. 提举开始或终止时处于困难负荷位置；e. 超过前臂长度的提举；f. 膝高度以下的提举；g. 肩高度以上的提举。12- 完成重复、持续或不舒适的负荷搬运和推拉活动。13- 完成无支撑单臂前伸或侧伸的持续工作活动。14- 存在下列重复性活动：a. 相似工作活动；b. 舒适伸展距离的相似工作活动。15- 完成重复或持续性的手工活动，须注意的重要因素：a. 工作材料和工具的重量；b. 工作材料和工具的不舒适抓握。16- 对视觉能力有较高要求。17- 用手和前臂完成重复性工作，存在：a. 扭转工作；b. 用力工作；c. 腕 / 手不舒适姿势；d. 按键或敲键盘。

表 3-4-40　汽车修理与维护业不同接触人群 WMSDs 的接触危险等级和身体各部位的接触水平

车间	工种	相似接触组（SEG）	样本量/人	姿势负荷分值/分																		分项负荷分值/分									REBA 分值/分			危险等级		
				背			颈			腿			肩			肘			腕			负荷/用力			抓握			活动范围								
				最小值	最大值	平均值	最小值	最大值	平均值	最小值	最大值	平均值	最小值	最大值	平均值	最小值	最大值	平均值	最小值	最大值	平均值	最小值	最大值	平均值	最小值	最大值	平均值	最小值	最大值	平均值	最小值	最大值	平均值	最小	最大	平均
钣金车间	返修工	钣金	7	1	5	3.57	2	3	2.86	2	3	2.57	3	5	3.86	1	2	1.43	1	3	2.29	0	1	0.43	0	0	0	0	2	1	4	12	9.14	中等	很高	高
		机修	38	1	5	3.61	1	3	2.61	1	4	2.68	1	6	3.53	1	2	1.39	1	3	2.55	0	3	0.68	0	1	0.16	0	2	0.68	4	12	8.84	中等	很高	高
机电车间	机电工	机修	59	1	5	3.27	1	3	2.32	1	4	2.63	2	6	4.12	1	2	1.68	1	3	2.10	0	2	0.59	0	3	0.17	0	2	0.69	4	13	8.49	中等	很高	高
机修车间	返修工	机修	2	3	4	3.5	2	3	2.50	1	3	2	3	5	4	1	2	1.50	2	2	2	0	2	1	0	0	0	1	1	1	8	9	8.5	高	高	高
	机修工	机修	15	1	5	3.13	1	3	2.40	2	3	2.93	1	5	3.87	1	2	1.87	1	3	2.40	0	1	0.13	0	0	0	0	2	0.60	5	12	8.47	中等	很高	高
售后服务部	技术管理人员	机修	2	1	3	2	1	2	1.50	2	3	2.5	3	4	3.50	1	1	1	1	1	1	1	1	1	0	0	0	0	1	0.50	4	7	5.50	中等	中等	中等
		抛光	1	1	1	1	2	2	2	2	2	2	3	3	3	1	1	1	1	1	1	0	0	0	0	0	0	1	1	1	3	3	3	低	低	低
		喷漆	1	4	4	4	2	2	2	1	1	1	3	3	3	1	1	1	2	2	2	1	1	1	0	0	0	1	1	1	7	7	7	中等	中等	中等
油漆车间	喷漆工	补漆	4	2	5	3.25	2	3	2.50	1	3	2	2	2	2	2	2	2	1	2	1.75	0	1	0.50	0	0	0	0	1	0.75	5	9	6.75	中等	高	中等
		打磨	15	1	5	3.67	1	3	2.47	1	4	2.67	1	5	3.13	1	2	1.60	1	3	1.80	0	2	0.53	0	0	0	0	2	0.93	5	11	8.47	中等	很高	高
		抛光	4	3	5	4	2	3	2.25	1	4	2.75	2	3	2.75	1	2	1.50	2	3	2.25	0	2	0.75	0	1	0.25	0	2	1.25	7	12	9.50	中等	很高	高
		喷漆	26	2	5	3.54	1	3	2.23	1	4	2.38	1	6	3.38	1	2	1.73	1	3	2.23	0	2	0.31	0	1	0.04	0	2	1.04	5	12	8.27	中等	很高	高

表 3-4-41　汽车修理与维护业不同车间、工种人群身体九个部位 WMSDs 的发生数、发生率和 *OR*

部门	工种	人数/人	不分部位 n/人	不分部位 发生率%	不分部位 OR（95%CI）	颈 n/人	颈 发生率%	颈 OR（95%CI）	肩 n/人	肩 发生率%	肩 OR（95%CI）	上背 n/人	上背 发生率%	上背 OR（95%CI）	下背 n/人	下背 发生率%	下背 OR（95%CI）
钣金车间	钣金工	123	42	34.1	0.916（0.630～1.332）	18	14.6	0.577*（0.349～0.953）	10	8.1	0.401*（0.210～0.767）	9	7.3	0.589（0.298～1.164）	19	15.4	1.226（0.749～2.006）
	喷漆工	4	2	50	—	1	25	—	0	0	—	0	0	—	1	25	—
	合计	127	44	34.6	0.936（0.648～1.352）	19	15	0.592*（0.363～0.966）	10	7.9	0.387*（0.203～0.740）	9	7.1	0.569（0.288～1.123）	20	15.7	1.254（0.775～2.028）
车辆维修部	钣金工	3	0	0	—	0	0	—	0	0	—	0	0	—	0	0	—
	机电工	5	2	40	—	2	40	—	1	20	—	0	0	—	1	20	—
	喷漆工	2	0	0	—	0	0	—	0	0	—	0	0	—	0	0	—
机电车间	机电工	111	28	25.2	0.596*（0.388～0.916）	10	9	0.333*（0.174～0.639）	9	8.1	0.400*（0.202～0.792）	4	3.6	—	8	7.2	0.521（0.253～1.072）
	机修工	7	2	28.6	—	2	28.6	—	1	14.3	—	1	14.3	—	0	0	—
	合计	118	30	25.4	0.602*（0.397～0.913）	12	10.2	0.381*（0.209～0.693）	10	8.5	0.419*（0.219～0.802）	5	4.2	0.330*（0.134～0.81）	8	6.8	0.488（0.238～1.002）
机修车间	钣金工	5	1	20	—	0	0	—	0	0	—	0	0	—	1	20	—
	机修工	141	42	29.8	0.749（0.521～1.077）	20	14.2	0.556*（0.346～0.894）	23	16.3	0.883（0.563～1.384）	18	12.8	1.091（0.663～1.795）	18	12.8	0.982（0.597～1.616）
	喷漆工	2	0	0	—	0	0	—	0	0	—	0	0	—	0	0	—
	合计	148	43	29.1	0.723（0.506～1.033）	20	13.5	0.525*（0.327～0.843）	23	15.5	0.833（0.533～1.303）	18	12.2	1.033（0.629～1.697）	19	12.8	0.988（0.608～1.605）
清洗车间	清洗工	2	1	50	—	0	0	—	0	0	—	0	0	—	0	0	—
售后服务部	钣金工	13	5	38.5	1.104（0.361～3.377）	3	23.1	—	3	23.1	—	3	23.1	—	4	30.8	—
	机修工	41	19	46.3	1.525（0.824～2.821）	10	24.4	1.085（0.531～2.216）	9	22	1.274（0.607～2.673）	12	29.3	3.086*（1.571～6.063）	13	31.7	3.116*（1.610～6.03）
	喷漆工	21	11	52.4	1.943（0.824～4.579）	3	14.3	—	4	19	—	5	23.8	2.331（0.852～6.374）	2	9.5	—
	合计	75	35	46.7	1.545（0.980～2.436）	16	21.3	0.912（0.524～1.588）	16	21.3	1.228（0.705～2.138）	20	26.7	2.712*（1.620～4.540）	19	25.3	2.277*（1.349～3.843）
油漆车间	喷漆工	117	32	27.4	0.665*（0.442～1.000）	15	12.8	0.495*（0.287～0.853）	10	8.5	0.423*（0.221～0.810）	11	9.4	0.774（0.415～1.444）	18	15.4	1.220（0.736～2.022）

续表

部门	工种	人数/人	肘 n/人	肘 发生率%	肘 OR（95%CI）	腕/手 n/人	腕/手 发生率%	腕/手 OR（95%CI）	腿 n/人	腿 发生率%	腿 OR（95%CI）	膝 n/人	膝 发生率%	膝 OR（95%CI）	足踝 n/人	足踝 发生率%	足踝 OR（95%CI）
钣金车间	钣金工	123	3	2.4	—	8	6.5	0.868（0.422～1.784）	5	4.1	0.495（0.202～1.215）	6	4.9	0.569（0.250～1.296）	13	10.6	1.090（0.611～1.944）
	喷漆工	4	1	25	—	2	50	—	0	0	—	0	0	—	0	0	—
	合计	127	4	3.1	—	10	7.9	1.067（0.557～2.043）	5	3.9	0.478（0.195～1.172）	6	4.7	0.550（0.242～1.252）	13	10.2	1.052（0.591～1.874）
车辆维修部	钣金工	3	0	0	—	0	0	—	0	0	—	0	0	—	0	0	—
	机电工	5	0	0	—	0	0	—	0	0	—	0	0	—	1	20	—
	喷漆工	2	0	0	—	0	0	—	0	0	—	0	0	—	0	0	—
机电车间	机电工	111	3	2.7	—	7	6.3	0.840（0.389～1.812）	6	5.4	0.667（0.292～1.523）	5	4.5	0.523（0.213～1.286）	6	5.4	0.527（0.231～1.203）
	机修工	7	0	0	—	0	0	—	0	0	—	0	0	—	0	0	—
	合计	118	3	2.5		7	5.9	0.787（0.365～1.695）	6	5.1	0.625（0.274～1.425）	5	4.2	0.491（0.200～1.206）	6	5.1	0.494（0.217～1.126）
机修车间	钣金工	5	0	0	—	0	0	—	0	0	—	0	0	—	0	0	—
	机修工	141	7	5	1.006（0.468～2.162）	14	9.9	1.376（0.789～2.401）	11	7.8	0.988（0.532～1.836）	12	8.5	1.031（0.568～1.870）	17	12.1	1.264（0.758～2.107）
	喷漆工	2	0	0	—	0	0	—	0	0	—	0	0	—	0	0	—
	合计	148	7	4.7	0.956（0.445～2.052）	14	9.5	1.304（0.748～2.272）	11	7.4	0.937（0.505～1.739）	12	8.1	0.978（0.540～1.772）	17	11.5	1.197（0.719～1.992）
清洗车间	清洗工	2	0	0	—	0	0	—	0	0	—	1	50	—	0	0	—
售后服务部	钣金工	13	0	0	—	3	23.1	—	3	23.1	—	2	15.4	—	3	23.1	—
	机修工	41	4	9.8	—	7	17.1	2.570*（1.136～5.816）	5	12.2	1.621（0.634～4.142）	5	12.2	1.540（0.603～3.934）	5	12.2	1.281（0.502～3.271）
	喷漆工	21	2	9.5	—	5	23.8	3.901*（1.425～10.676）	4	19	—	7	33.3	5.543*（2.231～13.769）	7	33.3	4.611*（1.857～11.45）
	合计	75	6	8	1.674（0.724～3.873）	15	20	3.121*（1.764～5.521）	12	16	2.223*（1.194～4.138）	14	18.7	2.544*（1.417～4.566）	15	20	2.305*（1.304～4.073）
油漆车间	喷漆工	117	7	6	1.225（0.568～2.643）	6	5.1	0.675（0.296～1.540）	9	7.7	0.973（0.491～1.928）	7	6	0.706（0.328～1.520）	14	12	1.253（0.714～2.198）

注：“—”为发生例数低于5人；“*”为 $P < 0.05$。

表 3-4-42 汽车修理与维护业人群身体九个部位 WMSDs 的平均发病工龄（几何平均数）和四分位数

部位	几何平均数 / 年	标准差 / 年	Q_1/ 年	Q_2/ 年	Q_3/ 年	Q_4/ 年	四分位数间距 / 年
颈	6.26	2.46	4	8	10	38	6
肩	5.72	2.51	3.25	7	10	33	6.75
上背	6.16	2.38	4	8	11	20	7
下背	7.13	2.32	4	9	12	38	8
肘	7.08	2.17	5.5	9	12	20	6.5
腕 / 手	6.32	2.55	3	9	12	25	9
腿	6.79	2.09	5	9	11	19	6
膝	7.49	2.17	5	9	12	25	7
足踝	6.23	2.42	4	9	12	25	8
任一部位	6.19	2.48	4	8	12	38	8

表 3-4-43 汽车制造业车间构成与调查人数

车间	工种	各车间和工种调查人数 / 人			人数构成 /%	
		男	女	总计	各工种	各车间
液力变矩器制造	全车间	35	18	53	100	0.25
	车工	11	—	11	20.75	
	铆工	1	2	3	5.66	
	装配工	23	16	39	73.59	
离合器双质量飞轮制造	全车间	14	—	14	100	0.06
	下料工	4	—	4	28.57	
	装配工	10	—	10	71.43	
安技环保办	管理人员	1	—	1	100	0
办公室	全部门	339	139	478	100	2.22
	底盘装配工	3	—	3	0.63	
	管理人员	336	139	475	99.37	
办公室 / 其他	管理人员	205	23	228	100	1.06
备料部	全部门	89	16	105	100	0.49
	备理料工	65	15	80	76.19	
	技术管理人员	24	1	25	23.81	
财务部	管理人员	4	22	26	100	0.12
采购部	全部门	53	19	72	100	0.33
	管理人员	33	14	47	65.28	
	技术人员	20	5	25	34.72	
仓储部	后勤人员	22	7	29	100	0.14
测试	全车间	4	1	5	100	0.02
	操作工	2	—	2	40	
	技术人员	2	1	3	60	
车身	全车间	886	68	954	100	4.42
	车工	12	1	13	1.36	
	打磨工	32	1	33	3.46	
	电工	4	—	4	0.42	
	电焊工	70	—	70	7.34	

续表

车间	工种	各车间和工种调查人数 / 人			人数构成 /%	
		男	女	总计	各工种	各车间
车身	管理人员	4	1	5	0.52	
	焊工	308	4	312	32.7	
	技术人员	74	24	98	10.27	
	铆工	3	1	4	0.42	
	密封工	4	—	4	0.42	
	抛丸工	3	2	5	0.52	
	喷漆工	47	1	48	5.03	
	钳工	13	—	13	1.36	
	整理工	44	—	44	4.61	
	装配工	268	33	301	31.55	
成型	全车间	469	17	486	100	2.25
	包装工	1	1	2	0.41	
	成型工	125	1	126	25.93	
	底盘装配工	1	—	1	0.21	
	技术人员	47	2	49	10.08	
	检查工	202	4	206	42.39	
	检验工	1	4	5	1.03	
	毛边整修工	—	3	3	0.62	
	喷漆工	91	2	93	19.14	
	其他工种	1	—	1	0.21	
冲压	全车间	808	23	831	100	3.85
	钣金工	8	—	8	0.96	
	操作工	136	3	139	16.73	
	车工	6	2	8	0.96	
	冲压工	250	8	258	31.05	
	焊工	5	—	5	0.6	
	技术人员	214	5	219	26.35	
	检查工	1	—	1	0.12	
	检验工	93	—	93	11.19	
	模修工	17	—	17	2.05	
	其他工种	1	—	1	0.12	
	钳工	18	2	20	2.41	
	物流人员	51	—	51	6.14	
	下料工	5	3	8	0.96	
	装配工	3	—	3	0.36	
发动机工厂装配	全车间	867	63	930	100	4.31
	操作工	54	6	60	6.45	
	冲压工	5	2	7	0.75	
	打磨工	14	3	17	1.83	
	底盘装配工	241	16	257	27.63	
	焊工	15	—	15	1.61	

续表

车间	工种	各车间和工种调查人数 / 人			人数构成 /%	
		男	女	总计	各工种	各车间
发动机工厂装配	机加工	171	10	181	19.46	
	技术管理人员	4	—	4	0.43	
	技术人员	5	1	6	0.65	
	加工	1	—	1	0.11	
	其他工种	42	7	49	5.27	
	钳工	5	1	6	0.65	
	物流人员	1	—	1	0.11	
	铣工	—	3	3	0.32	
	装配工	305	13	318	34.19	
	钻工	4	1	5	0.54	
工程	全车间	18	—	18	100	0.08
	保温工	7	—	7	38.89	
	管工	3	—	3	16.66	
	焊工	1	—	1	5.56	
	其他工种	6	—	6	33.33	
	司机	1	—	1	5.56	
管理	管理人员	—	1	1	100	0
焊装	全车间	3 586	45	3 631	100	16.83
	钣金工	15	—	15	0.41	
	操作工	2	—	2	0.05	
	车工	4	—	4	0.11	
	冲压工	34	2	36	0.99	
	打磨工	84	2	86	2.37	
	电焊工	1 079	2	1 081	29.77	
	焊工	878	9	887	24.43	
	机加工	1	—	1	0.03	
	机修工	6	—	6	0.17	
	技术人员	428	18	446	12.28	
	检查工	190	2	192	5.29	
	抛丸工	8	—	8	0.22	
	喷漆工	50	—	50	1.38	
	钳工	1	—	1	0.03	
	镗工	1	—	1	0.03	
	物流人员	374	8	382	10.52	
	下料工	1	—	1	0.03	
	装配工	2	—	2	0.05	
	组立工	426	2	428	11.79	
	钻工	2	—	2	0.05	
后勤保障部	后勤人员	79	24	103	100	0.48

续表

车间	工种	各车间和工种调查人数 / 人			人数构成 /%	
		男	女	总计	各工种	各车间
技术中心	全中心	69	15	84	100	0.39
	管理人员	1	—	1	1.19	
	技术人员	68	15	83	98.81	
加工	技术人员	16	—	16	100	0.07
经营企划部	管理人员	3	3	6	100	0.03
炼化	全车间	66	17	83	100	0.38
	操作工	46	8	54	65.06	
	电工	13	2	15	18.07	
	分析工	5	6	11	13.25	
	维修维护技术人员	2	1	3	3.62	
流程管理部	技术人员	9	—	9	100	0.04
配管制造	全车间	25	14	39	100	0.18
	包装工	6	—	6	15.39	
	焊工	11	1	12	30.77	
	技术人员	2	1	3	7.69	
	配管工	6	12	18	46.15	
热表	全车间	1	1	2	100	0.01
	车工	1	—	1	50	
	热处理工	—	1	1	50	
人力资源部	管理人员	1	3	4	100	0.02
设备部	全部门	50	1	51	100	0.24
	电工	18	—	18	35.29	
	技术管理人员	1	—	1	1.96	
	维修维护技术人员	31	1	32	62.75	
生产部维护组	技术人员	27	2	29	100	0.13
生产部装配组	技术人员	64	—	64	100	0.3
生产运行部	全部门	440	47	487	100	2.26
	车工	6	6	12	2.46	
	打码工	5	—	5	1.02	
	打磨工	3	—	3	0.62	
	底盘装配工	1	—	1	0.21	
	电工	7	2	9	1.85	
	管理人员	53	16	69	14.17	
	焊工	175	1	176	36.14	
	技术管理人员	168	21	189	38.81	
	铆工	6	—	6	1.23	
	喷漆工	3	1	4	0.82	
	钳工	12	—	12	2.46	
	组立工	1	—	1	0.21	
试制	技术人员	1	—	1	100	0

续表

车间	工种	各车间和工种调查人数 / 人			人数构成 /%	
		男	女	总计	各工种	各车间
塑料	全车间	6	15	21	100	0.1
	操作工	2	14	16	76.19	
	电工	4	—	4	19.05	
	其他工种	—	1	1	4.76	
设计	管理人员	14	1	15	100	0.07
涂装	全车间	2 220	92	2 312	100	10.72
	擦拭工	29	1	30	1.3	
	操作工	46	2	48	2.08	
	打磨工	57	3	60	2.59	
	电工	7	1	8	0.35	
	机电工	6	—	6	0.26	
	机修工	12	—	12	0.52	
	技术人员	114	4	118	5.10	
	检查工	439	3	442	19.12	
	毛边整修工	16	2	18	0.78	
	密封工	254	—	254	10.98	
	喷漆工	573	8	581	25.13	
	喷漆前处理工	77	12	89	3.85	
	其他工种	9	—	9	0.39	
	钳工	16	—	16	0.69	
	司机	3	—	3	0.13	
	涂胶工	351	47	398	17.21	
	涂装工	124	1	125	5.41	
	研磨工	21	6	27	1.17	
	预装工	2	—	2	0.09	
	整理工	49	—	49	2.12	
	注蜡工	5	1	6	0.26	
	装配工	10	1	11	0.47	
维修	全车间	104	1	105	100	0.49
	保全工	1	—	1	0.95	
	技术管理人员	5	—	5	4.76	
	其他工种	19	1	20	19.05	
	维修维护技术人员	79	—	79	75.24	
物流部	全部门	490	82	572	100	2.65
	车工	151	2	153	26.75	
	管理人员	46	10	56	9.79	
	后勤人员	59	26	85	14.86	
	机加工	16	1	17	2.97	
	技术管理人员	6	1	7	1.23	
	技术人员	170	42	212	37.06	
	拖车员	40	—	40	6.99	
	物流人员	2	—	2	0.35	

续表

车间	工种	各车间和工种调查人数 / 人			人数构成 /%	
		男	女	总计	各工种	各车间
销售服务部	管理人员	76	25	101	100	0.47
新能源事业部	全部门	59	11	70	100	0.32
	管理人员	41	7	48	68.57	
	技术人员	18	4	22	31.43	
原动力科	其他工种	6	2	8	100	0.04
战略运营部	管理人员	5	8	13	100	0.06
蒸着区	全车间	3	3	6	100	0.03
	喷漆工	1	—	1	16.67	
	其他工种	1	2	3	50	
	物流人员	1	1	2	33.33	
制动器制造	全车间	40	24	64	100	0.30
	搬运工	8	—	8	12.5	
	技术管理人员	8	—	8	12.5	
	技术人员	1	—	1	1.56	
	接着工	6	1	7	10.94	
	熔接工	11	8	19	29.69	
	涂布工	—	3	3	4.69	
	洗净工	1	8	9	14.06	
	研磨工	3	1	4	6.25	
	组立工	2	3	5	7.81	
制造部	全部门	3	2	5	100	0.02
	管理人员	2	2	4	80	
	副部长	1	—	1	20	
质量部	全部门	246	47	293	100	1.36
	测试工	2	—	2	0.68	
	管理人员	—	1	1	0.34	
	技术管理人员	31	2	33	11.26	
	技术人员	213	44	257	87.72	
铸造	全车间	174	17	191	100	0.89
	备理料工	13	—	13	6.80	
	操作工	16	6	22	11.52	
	除边工	—	2	2	1.05	
	打磨工	5	—	5	2.62	
	回砂工	2	—	2	1.05	
	技术管理人员	13	3	16	8.38	
	模修工	29	—	29	15.18	
	喷砂工	2	2	4	2.09	
	清砂工	2	—	2	1.05	
	砂袋工	1	—	1	0.52	
	压铸工	89	—	89	46.6	
	制芯工	2	4	6	3.14	

续表

车间	工种	各车间和工种调查人数 / 人			人数构成 /%	
		男	女	总计	各工种	各车间
装备动力部	技术人员	97	—	97	100	0.45
总装线	全车间	2	—	2	100	0.01
	底盘线	1	—	1	50	
	内饰线	1	—	1	50	
总装	全车间	8 281	576	8 857	100	41.06
	钣金工	1	—	1	0.01	
	操作工	152	130	282	3.18	
	测试工	19	40	59	0.67	
	车工	3	2	5	0.06	
	冲压工	5	—	5	0.06	
	底盘装配工	3 399	60	3 459	39.06	
	电工	2	—	2	0.02	
	管理人员	3	—	3	0.03	
	焊工	47	5	52	0.59	
	技术人员	124	27	151	1.71	
	检测工	—	1	1	0.01	
	检验工	3	3	6	0.07	
	铆工	5	—	5	0.06	
	密封工	3	—	3	0.03	
	喷漆工	16	—	16	0.18	
	其他工种 1	49	7	56	0.63	
	其他工种 2	3	—	3	0.03	
	钳工	6	1	7	0.08	
	司机	15	—	15	0.17	
	涂装工	17	—	17	0.19	
	物流人员	1 123	33	1 156	13.05	
	铣工	2	—	2	0.02	
	下料工	5	—	5	0.06	
	整理工	18	—	18	0.2	
	终线装配工	28	1	29	0.33	
	注蜡工	7	—	7	0.08	
	装配工 1	3 223	266	3 489	39.39	
	装配工 2	3	—	3	0.03	
合计		20 077	1 495	21 572		100

注：注蜡工包含喷蜡工，装配工包含发动机、底盘、BA、SPS、天窗、终线、分装、返修、内饰装配工，其他工种包含巡检工、重修工、板修工、维修工、检验工、驾驶员、机修工、整理工、小修工、划孔、数控操作工、物流工、包装工、配管工、蒸着工、污水处理工，备理料工包含配料工、理料工、备料工、备料人员。

表 3-4-44 汽车制造业不同接触人群存在的危险因素或危险源

车间	工种	相似接触组（SEG）	危险因素与危险源				
			颈、肩和上背	肘、腕 / 手	足	膝和臀	下背
车身车间	电焊工	打磨	4，9a，9b，9c，10a，10b，11a，11b，11c，12，13，14a，15a，15b，16	2，12，13，14a，14b，15a，15b，17a，17b，17c	6，8a，8b	6，8a，8b	4，6，8a，8b，9a，9b，9c，11c
		吊装	9a，10a，11a，11b，11d，11g，14a	2，15a，15b，17b，17c	6，8a	6，8a	6
		焊接	4，9a，9b，9c，10a，10b，10d，11a，11b，11c，11d，11e，11f，11g，12，13，14a，14b，15a，15b，16	2，3，12，13，14a，14b，15a，15b，17a，17b，17c，17d	2，6，7，8a，8b	2，6，7，8a，8b	4，6，8a，8b，9a，9b，9c，11a，11b，11c，11d，11e，11f，11g，12
		检查	9a，9c，10a，10b，11b，11e，12，13，14a，15a，15b	12，13，14a，15a，15b，17b，17c	6	6	6，9a，9c，11b，11e
		涂胶	9a，10a，10b，11c，14a，15a	14a，15a，17a，17b，17c	—	—	9a，11c
	密封工	涂胶	2，9a，9b，9c，10a，10b，11a，11b，11c，13，14a，15a，15b	2，13，14a，15a，15b，17a，17b，17c	2，6	2，6	2，6，9a，9b，9c，11a，11b，11c
	整理工	焊接	2，9a，9b，9c，10a，10b，11a，11b，11c，11d，11f，13，14a，14b，15a，15b，16	2，13，14a，14b，15a，15b，17a，17b，17c	1，2，6，8b	1，2，6，8b	1，2，6，8b，9a，9b，9c，11a，11b，11c，11d
		整理	4，5，9a，9b，9c，9d，10a，10b，10c，10d，11a，11b，11c，11d，11e，11f，11g，12，13，14a，14b，15a，15b，16	12，13，14a，14b，15a，15b，17a，17b，17c	6，8a，8b	6，8a，8b	4，5，6，8a，8b，9a，9b，9c，9d，11a，11b，11c
		装配	9a，9c，10a，10b，11a，11b，11c，11f，14a，15a，16	12，14a，14b，15a，15b，17b	6，8a，8c	6，8a，8c	6，8a，9a
	装配工	打磨	9a，10a，14a	2	6	6	6，9a
		吊装	9a，10a，14b	—	6	6	6
		检测	9a，10a，14a	—	—	—	—
		检查返工	9a，10a，14b	—	6	6	2，6，9a，9c
		零件安装	2，9a，9b，9c，10a，10b，10d，14a	2，17b	2，6	2，6	2，6，9a，9b
		铆接	9a，9b，10a，14a	—	6	6	6，9a
		密封件	9a，10a，14a	—	6	6	6，9a
		内饰件	2，9a，9b，10a，14a，14b	2，17a	2，6	2，6	2，6，9a，9b
		配件安装	9a，9c，10a，10b，10d，14a，14b，16	2，15a，17a	2，6	6	2，6，9a，9c
		上料	9a，10a，14a	—	6	6	6，9a
		调整	9a，10a，14a	—	2，6	2，6	2，6，9a
		线束管路	9a，9c，10a，10b，11b，14a	15a，17a，17b	2，6，8a，8b	2，6，8b	6，9a，9c，11b
		装配	9a，10a，10d，14a	2	2，6	2，6	2，6

续表

车间	工种	相似接触组（SEG）	危险因素与危险源				
			颈、肩和上背	肘、腕/手	足	膝和臀	下背
成型车间	质检工	检测	2，3，9a，10a，11f，12，14a，15a，15b	2，3，12，14a，15a，15b，17a，17b，17c	2，3，6，8a	2，3，6，8a	2，3，6，8a，9a，11f，12
冲压车间	冲压工	打磨	9b，10a，14a	14a，17b，17c	6	6	6，9b
		上下料	9a，10a，11a，11b，14a，15a，15b	14a，15a，15b，17a，17b，17c	6	6	6，9a，11a，11b
	技术管理人员	上下料	2，3，9a，10a，11a，11b，11e，11f，12，14a，15a，15b	2，3，12，14a，15a，15b，17b，17c	2，3，6，8a	2，3，6，8a	2，3，6，8a，9a，11a，11b，11e，11f，12
	其他辅助工种	搬运	9b，9c，10a，10b	15a，17a，17b	6，8a	6，8a	6，8a，9b，9c，11b
		钣金	9a，9c，10a，10b	15a，17a，17b	6	6	6，9a，9c
		叉车	9a，9c，10a，10b，16	17a	—	—	—
		成品装框	9a，9c，10a，10c，15a	15a	6	6	6，9a，9c
		冲压	9a，9b，9c，10a，10b，11a，12，14a，15a	12，14a，15a，17b	6	6	6，9a，9b，9c
		打磨	9a，10a，10b，11c，14a，15a，15b	14a，15a，15b，17a，17b，17c	—	—	9a
		点修补	9a，10a，10b	15a，17a	6，8a	6，8a	6，8a，9a，9c
		吊装	9a，9c，10a，10b，10d，11c，14a，15a，16	2，14a，15a，15b，17c	6，8a	6，8a	6，9a，9c
		钢板检查	9a，9c，10a，10b，16	14a，17a	6	6	6，9a，9c
		间接辅助	2，9a，9c，10a，10b，11a，11b，11c，11e，11f，14a，16	2，13，14b，15a，15b，17a，17b，17d	2，6，8b	2，6，8b	2，6，8b，9a，9c
		检查	4，9a，9c，10a，10b，14a，15a	14a，15a，17a	—	—	4，9a，9c
		紧固件	9a，9c，10a，10b，16	17a	6，8a	6，8a	6，8a，9a，9c
		理货	9a，9c，10a，10b，13，14a，15b	2，13，14b，15b，17a，17b	8a，8c	8a，8c	9a，9c
		零件分装	4，9a，9c，10a，10b，11a，11b，11c，11d，11g，12，14a，15a，16	2，12，13，14a，14b，15a，15b，17b，17c	6，8a	6，8a	4，8a，9a，9c，11a，11b
		模具保养	4，9a，9b，9c，10a，10b，11a，11b，11c，11e，11f，14a，14b，16	2，13，14a，14b，15a，15b，17a，17b，17c	2，6，8a，8b，8c	2，6，8a，8b，8c	4，6，8a，8b，9a，9b，9c
		配件安装	9a，10a	15a，17a，17b	—	—	9a
		上料	9a，9c，10a，10b，14b	14b，17a	—	—	—
		调整	9a，9c，10a，10b	15a，17a	6	6	9a，9c

续表

车间	工种	相似接触组（SEG）	危险因素与危险源				
			颈、肩和上背	肘、腕/手	足	膝和臀	下背
发动机装配	冲压工	冲压	5，9a，10a，12，13，14a，15a，15b	12，13，14a，15a，15b，17a，17c，17d	—	—	5，9a，12
	其他辅助工种	机加车工	2，3，9a，10a，11a，11g，12，14a，15a，15b	2，3，12，14a，15a，15b，17a，17b，17c，17d	2，3，6，8a	2，3，6，8a	2，3，6，8a，9a，11a，11g，12
		调整	2，3，9a，10a，11a，11b，11g，12，14a，15a，15b	2，3，12，14a，15a，15b，17a，17b，17c	2，3，6，8a	2，3，6，8a	2，3，6，8a，9a，11a，11b，11g，12
	装配工	吊装	9b，9c，10a，10b，11a，11b，11e，11f，11g，12，14a，15a，15b	12，14a，15a，15b，17a，17b，17c	6	6	6，9b，9c，11a，11b，11e，11f，11g，12
		检测	9a，10a，11a，11b，11g，12，14a，15a，15b	12，14a，15a，15b，17a，17b，17c	6，8a	6，8a	6，8a，9a，11a
		检查	3，4，5，9a，9b，9c，9d，10a，10b，10c，11a，11b，11c，11d，11e，11g，12，13，14a，14b，15a，15b，16	3，12，13，14a，14b，15a，15b，17a，17b，17c，17d	2，6，8a	2，6，8a	2，4，5，6，8a，9a，9b，9c，11a，11b，11c，11d，11e，11g，12
		紧固件	3，9a，9c，10a，10b，11a，11b，11g，12，13，14a，15a，15b	3，12，13，14a，15a，15b，17a，17b，17c	6	6	6，9a，9c，11a，11b，11g
		零件安装	3，4，5，9a，9b，9c，9d，10a，10b，10c，11a，11b，11c，11d，11e，11f，11g，12，13，14a，14b，15a，15b，16	2，3，12，13，14a，14b，15a，15b，17a，17b，17c，17d	2，6，8a	2，6，7，8a	6，2，4，5，8a，9a，9b，9c，9d，11a，11b，11c，11d，11e，11f，11g，12
		零件分装	9a，11a，11b，11c，11d，11g，12，14a，15a	12，14a，15a，17b	6	6	6，9a，11a，11b，11c，11d，11g，12
		清洁	9b，9d，10a，10b，10c	17a，17b，17c	6	6	6，9b，9d
		清洗	9a，10c，11a，11b，12，14b	12，17a	6，8c	6，8c	6，8c，9a，11a，11b，12
		设备加料	4，9a，9b，9c，9d，10a，10c，11a，11b，11c，11d，11e，11g，12，13，14a，14b，15a，15b	3，12，13，14a，14b，15a，15b，17a，17b	2，6	2，6	2，4，6，9a，9b，9c，9d，11a，11b，11c，11d，11e，11g，12
		调整	9a，10a，11a，11b，11g，14a，15a	12，14a，15a，15b，17b，17c	6	6	6
		装配	2，4，9a，9b，9c，10a，10b，11a，11b，11c，11d，11e，11g，12，13，14a，14b，15a，15b	2，12，13，14a，14b，15a，15b，17a，17b，17c，17d	2，6	2，6	2，4，6，9a，9b，9c，11a，11b，11c，11d，11e，11g，12
	钻工	排钻	2，3，9a，9b，10a，11a，11b，11f，11g，12，14a，15a，15b	2，3，12，14a，15a，15b，17a，17b，17c，17d	2，3，6，8a	2，3，6，8a	2，3，6，8a，9a，9b，11a，11b，11f，11g，12

续表

车间	工种	相似接触组（SEG）	危险因素与危险源				
			颈、肩和上背	肘、腕/手	足	膝和臀	下背
焊装车间	冲压工	冲压	3，9a，10a，11a，11b，11f，12，14a，15a，15b	3，12，14a，15a，15b，17b，17c	3，6，8a	3，6，8a	3，6，8a，9a，11a，11b，11f，12
	打磨工	打粗	2，3，9a，10a，11a，11b，11f，12，14a，15a，15b	2，3，12，14a，15a，15b，17b，17c	2，3，6，8a	2，3，6，8a	2，3，6，8a，9a，11a，11b，11f，12
	电焊工	焊接	2，3，4，9a，9b，9c，10a，10b，11a，11b，11c，14a，15a，15b，16	2，3，14a，15a，15b，17a，17b，17c，17d	2，3，6，8a，8b	2，3，6，8a，8b	2，3，4，6，8a，8b，9a，9b，9c，11a，11b，11c
	铆接工	铆接	9b，9d，10a，14b，15a	14b，15a，17a，17b	6，8b	2，6，8b	2，6，9b，9d
	喷漆工	补漆	9a，9c，10a，10b	17a	6，8b	6，8b	6，8b，9a，9c
		喷漆	9a，9c，10a，10c	14a，17a	6，8b	6，8b	6
	其他辅助工种	擦蜡	9a，9c，10a，10b，14a	14a，17a	6	6	6，9a，9c
		打磨	9a，9c，10a，10b，16	14a，15a，17a，17b	6	6	6，9a，9c
		点修补	9a，9c，10a，10b，10d，14a	17a	6	6	6，9a，9c
		间接辅助	9a，9c，10a，10b，11g	14a，15a，17a，17b	6，7，8b	6，7，8a，8b	6，9a，9c
		检查	9a，9c，10a，10b，16	17b	6，8a	6，8a	6，9a，9c
		零件安装	9a，9c，10a，10b，11b，11g，15a，16	14a，15a，17a，17b	6	6	6，9a，9c，11b，11g
		铆接	9a，9c	14a，15a，17a	6	6	6，9a，9c
		密封件	9a，9c，10a，10b，16	14a，15a，17a，17b	6	6	6，9a，9c
		配件安装	9a，9c，10a，10b，11b，11g，15a，16	14a，15a，17a，17b	6，8a，8b	6，8a，8b	6，8a，8b，9a，9c，11b，11g
		清洁	9a，9c，10a，10b，16	14a，15a，17a，17b	6，8a，8b	6，8a，8b	6，9a，9c
		上料	9a，9c，10a，10b，11a，11b，11g，15a	14b，15a，17a，17b	6	6	6，9a，9c，11a，11b，11g
		上下料	9a，9c	14a，15a，17a，17b	6，8a	6，8a	6，8a，9a，9c
		调整	9a，10a	14a，15a，17a，17b	6，8a，8b	6，8a，8b	6，8a，8b，9a，9c
		涂胶	9a，9c，10a，10b，16	15a，17a，17b	6	6	6，9a，9c
		装配	9a，9c，10a，10b	15a，17a，17b	6	6	6，9a，9c
离合器双质量飞轮车间	下料工	上下料	2，3，9a，9c，10a，11a，11b，11f，12，14a，15a，15b	2，3，12，14a，15a，15b，17b，17c	2，3，6，8a	2，3，6，8a	2，3，6，8a，9a，9c，11a，11b，11f，12
	装配工	装配	2，3，9a，9c，10a，11a，11b，11g，12，14a，15a，15b	2，3，12，14a，15a，15b，17b，17c	2，3，6，8a	2，3，6，8a	2，3，6，8a，9a，9c，11a，11b，11g，12

续表

车间	工种	相似接触组（SEG）	危险因素与危险源				
			颈、肩和上背	肘、腕/手	足	膝和臀	下背
涂装车间	打磨工	打磨	2，9a，9c，10a，10b，13，14a，14b，15b	2，13，14a，14b，15b，17a，17b，17c	2，6	2，6	2，6，9a，9c
	电焊工	焊接	9a，9b，9c，10a，10b，10d，11g，13	13，17a，17b，17c	6	6	6，9a，9b，9c，11g
	密封工	密封	9a，9b，10a，13，15b	13，15b，17a，17b，17c	6	6	6，9a，9b
	喷漆工	油漆	15b	13，14a，15a，15b，17a，17b，17c	6，7，8a	6，7，8a	6，8a
	涂蜡工	打蜡	9a，9c，10a，10b，10d，11g，13	13，17a，17c	6	6	6，9a，9c，11g
	整理工	检查	9a，9b，9c，10a，10b，13，15b	13，15b，17a，17b，17c	6	6	6，9a，9b，9c
		整理	9a，9c，10a，10b，11a，13，14a，15a，15b	13，14a，15a，15b，17a，17b，17c	6	6	6，9a，9c，11a
液力变矩器车间	铆接工	铆接	2，3，9a，10a，11a，11b，11e，12，14a，15a，15b	2，3，12，14a，15a，15b，17b，17c	3，6，8a	3，6，8a	3，6，8a，11a，11b，11e
	清洗工	清洗	2，3，9a，10a，11a，11b，11f，11g，12，14a，15a，15b	2，3，12，14a，15a，15b，17b，17c	2，3，6，8a	2，3，6，8a	2，3，6，8a，9a，11a，11b，11f，11g，12
	装配工	零件安装	2，3，9a，10a，11a，11b，11c，11e，11f，11g，12，13，14a，15a，15b，16	2，3，12，13，14a，15a，15b，17a，17b，17c，17d	2，3，6，8a	2，3，6，8a	2，3，6，8a，9a，11a，11b，11c，11e，11f，11g，12
		上下料	2，3，9a，10a，11a，11b，11f，12，14a，15a，15b	2，3，12，14a，15a，15b，17b，17c	2，3，6，8a	2，3，6，8a	2，3，6，8a，9a，11a，11b，11f，12
原料备料部	铲车工	叉车	9a，10a，11b，14a	17b	2	2	9a，11b，11f
	技术管理人员	搬运	9a，10a，11b，14a，15a	17b	6	6	6，9a
		零件分装	9a，10a，11b，14a，15a	17b	6	6	6，9a
质量控制部门	技术管理人员	检测	9a，9c，10a，10b，11a，11b，11c，11d，11e，11g，14a，16	15a，15b，17a，17b，17c	8a	8a	9a，9c
铸造车间	打磨工	打磨	2，3，9a，10a，11a，11b，11f，12，14a，15a，15b	2，3，12，14a，15a，15b，17a，17b，17c	2，3，6，8a	2，3，6，8a	2，3，6，8a，9a，11a，11b，11f，12
	回砂工	回砂	3，9b，10a，11a，11b，11d，11e，11f，11g，12，14a，15a，15b	3，12，14a，15a，15b，17b，17c	3，6，8a	3，6，8a	3，6，8a，9b，11a，11b，11d，11e，11f，11g，12
总装车间	冲压工	冲压	9a，10a，14a	17c	2，6	2，6	6，9a
		打粗	9a，10a，14a	—	2	2	9a

续表

车间	工种	相似接触组（SEG）	危险因素与危险源				
			颈、肩和上背	肘、腕/手	足	膝和臀	下背
总装车间	打磨工	打粗	3，4，9b，10a，11a，11b，11e，11f，12，14a，15a，15b	3，12，14a，15a，15b，17a，17b，17c	2，3，6，8a	2，3，6，8a	3，4，6，8a，9b，11a，11b，11e，11f，12
	电焊工	焊接	2，3，4，9a，9b，10a，11a，11b，11c，11d，11e，11f，11g，12，13，14a，15a，15b，16	2，3，12，13，14a，15a，15b，17a，17b，17c，17d	2，3，6，8a，8b	2，3，6，8a，8b	2，3，4，6，8a，8b，9a，9b，11a，11b，11c，11d，11e，11f，11g，12
		涂胶	3，4，9b，10a，11a，11b，11c，11e，12，14a，15a，15b	3，12，14a，15a，15b，17a，17b，17c，17d	3，6，8a	3，6，8a	3，4，6，8a，9b，11a，11b，11c，11d，11e，12
	铆接工	铆接	2，3，4，9a，10a，11a，11b，11c，11e，11f，11g，12，13，14a，15a，15b，16	2，3，12，13，14a，15a，15b，17a，17b，17c，17d	2，3，6，8a	2，3，6，8a	2，3，4，6，8a，9a，11a，11b，11c，11e，11f，11g，12
	其他辅助工种	机加车工	9a，10a，14a	—	2	—	9a
		间接辅助	9a，10a，14a	—	6	6	6，9a
		检测	9a，10a，14a	—	2	2	9a
		零件安装	9a，9c，10a，10b	17a	6，8b	6，8b	6，8b，9a，9c
	质检工	检测	2，3，9a，10a，11b，12，14a，15a，15b	2，3，12，14a，15a，15b，17a，17b，17c	2，3，6，7	2，3，6	2，3，6，9a，12
	装配工	插接件	2，9a，9b，9c，10a，10b，11a，11b，11c，11d，11g，13，14a，14b，16	2，13，14a，14b，15a，15b，17a，17b，17c	2，6，8a，8b	2，6，8a，8b	2，6，8b，9a，9b，9c
		车辆信息	2，9a，9c，10a，10b，14a	2，14b，17c	6	6	6，9c
		吊装	9b，10a	2，13，14b，15b，17b	2	—	2
		加液	2，9a，9b，9c，10a，10b，11a，11b，11c，11g，13，14a，15a，15b	2，12，13，14a，15a，15b，17a，17b，17c	6	6	2，6，9a，9b，9c，11a，11b，11c，11g
		检测	2，9a，9b，9c，9d，10a，10b，11a，11b，13，14a，14b，15a，15b，16	2，13，14a，14b，15a，15b，17a，17b，17c，17d	2，6	2，6，7，8a	2，6，9a，9b，9c，9d，11a，11b
		检查	9a，9c，10a，10b，16	14a，15a，17a	6，8a	6，7，8a	6，8a，9a，9c
		紧固件	2，3，4，5，9a，9b，9c，9d，10a，10b，10c，10d，11a，11b，11c，11d，11e，11f，11g，12，13，14a，14b，15a，15b，16	2，3，12，13，14a，14b，15a，15b，17a，17b，17c	2，6，8a	2，6，8a	2，4，5，6，8a，9a，9b，9c，9d，11a，11b，11c，11e，11f，11g
		零件安装	2，3，4，5，9a，9b，10a，10b，10d，11a，11b，11c，11d，11e，11f，11g，12，13，14a，14b，15a，15b，16	2，3，12，13，14a，14b，15a，15b，17a，17b，17c，17d	2，6，7，8a，8b，8c	2，6，7，8a，8b，8c	2，4，5，6，8a，8b，9a，9b，9c，11a，11b，11c，11d，11f，11g

续表

车间	工种	相似接触组（SEG）	危险因素与危险源				
			颈、肩和上背	肘、腕/手	足	膝和臀	下背
总装车间	装配工	零件分装	2，9a，9b，9c，10a，10b，11c，12，13，14a，14b，15a，15b，16	2，12，13，14a，14b，15a，15b，17a，17b，17c	2，6，8a	2，6，8a	2，6，9a，9b，9c，11c，12
		铆接	2，3，5，9a，10a，11a，11b，12，14a，15a，15b	2，3，12，14a，15a，15b，17b，17c	2，3	2，3	2，3，5，9a，11a，11b，12
		密封件	2，9a，9b，9c，10a，10b，10d，11a，11b，11c，11d，11e，11g，13，14a，14b，15a，15b，16	2，13，14a，14b，15a，15b，17a，17b，17c	2，6，8a	2，6，8a	2，6，8a，9a，9b，9c，11c
		内饰件	2，9a，9b，9c，10a，10b，10c，10d，11a，11b，11c，11g，13，14a，14b，15a，15b，16	2，13，14a，14b，15a，15b，17a，17b，17c	6，7，8a，8c	6，7，8a，8c	2，6，8a，8c，9a，9b，9c，11b，11c，11g
		配件安装	2，3，4，5，9a，9b，9c，9d，10a，10b，10c，10d，11a，11b，11c，11d，11e，11f，11g，12，13，14a，14b，15a，15b，16	3，14a，15a，17a，17b，17c	1，2，3，6，7，8a，8b	1，2，3，6，7，8a，8b	1，2，3，4，5，6，8a，8b，9a，9b，9c，9d，11a，11b，11c，11d，11f，11g，12
		调整	2，4，9a，9b，9c，10a，10b，10d，11a，11b，11c，11g，13，14a，14b，15a，15b，16	2，3，13，14a，14b，15a，15b，17a，17b，17c	1，2，6	1，2，6	1，2，4，6，9a，9b，9c，11a，11b，11g
		贴标	9a，9b，9c，10a，10b，11a，11b，11c，11d，11g，14a，15b，16	2，14a，15a，15b，17b，17c	6，8a	6，8a	6，9b，9c
		贴膜	9a，9c，10a，10b，11c，14a，15a，15b	14a，15a，15b，17a，17b，17c	—	—	9a，9c，11c
		涂胶	9a，9c，10a，10b，16	17a	6，7，8a	6，7，8a	6，9a，9c
		线束管路	2，4，5，9a，9b，9c，10a，10b，10d，11a，11b，11c，11d，11e，11f，11g，13，14a，14b，15a，15b，16	2，13，14a，14b，15a，15b，17a，17b，17c	2，6，8a，8b，8c	2，6，8a，8b，8c	2，4，5，6，8a，8b，9a，9b，9c，11b，11c
		装配	2，4，9a，9b，9c，10a，10b，10d，11a，11b，11c，11d，11e，11f，11g，13，14a，14b，15a，15b，16	2，12，13，14a，14b，15a，15b，17a，17b，17c	1，2，6，8a，8b	1，2，6，8a，8b	2，4，6，8a，8b，9a，9b，9c，11b，11c，11f，11g

注：数字代表不同的危险因素或危险源，具体为：1- 工作场所路面不平、倾斜、光滑或无弹性。2- 工作活动或工作物料空间受限。3- 工人或工作活动使用的工具和设备设计不当。4- 工作高度被错误调整。5- 工作座椅设计不舒适或不正确调整。6-（如果站立完成工作）没有可能的坐和休息的位置。7- 易使人疲劳的脚踏工作。8- 完成易疲劳的腿部工作，例如：a. 重复性攀梯、迈步工作；b. 重复性跳跃、持续蹲姿或跪姿工作；c. 经常性单腿支撑身体的工作。9- 完成重复性或持续性工作，背部：a. 轻微前屈；b. 严重前屈；c. 侧弯或轻微扭转；d. 严重扭转。10- 完成重复性或持续性工作，颈部：a. 前屈；b. 侧屈或轻微扭转；c. 严重扭转；d. 背屈（向后伸屈）。11- 腕/手部提举负荷，须注意的重要因素：a. 重复性持续提举；b. 负重；c. 抓握困难的操作；d. 提举开始或终止时处于困难负荷位置；e. 超过前臂长度的提举；f. 膝高度以下的提举；g. 肩高度以上的提举。12- 完成重复、持续或不舒适的负荷搬运和推拉活动。13- 完成无支撑单臂前伸或侧伸的持续工作活动。14- 存在下列重复性活动：a. 相似工作活动；b. 舒适伸展距离的相似工作活动。15- 完成重复或持续性的手工活动，须注意的重要因素：a. 工作材料和工具的重量；b. 工作材料和工具的不舒适抓握。16- 对视觉能力有较高要求。17- 用手和前臂完成重复性工作，存在：a. 扭转工作；b. 用力工作；c. 腕/手部不舒适姿势；d. 按键或敲键盘。

表 3-4-45 汽车制造业不同接触人群 WMSDs 的接触危险等级和身体各部位的接触水平

车间	工种	相似接触组（SEG）	样本量/人	姿势负荷分值/分																		分项负荷分值/分									REBA分值/分			危险等级		
				背			颈			腿			肩			肘			腕/手			负荷/用力			抓握			活动范围								
				最小值	最大值	平均值	最小值	最大值	平均值	最小值	最大值	平均值	最小值	最大值	平均值	最小值	最大值	平均值	最小值	最大值	平均值	最小值	最大值	平均值	最小值	最大值	平均值	最小值	最大值	平均值	最小值	最大值	平均值	最小	最大	平均
车身	电焊工	打磨	5	1	4	2	2	2	2	1	3	2.2	3	5	3.6	1	2	1.4	1	3	2	0	2	0.8	0	0	0	0	1	0.8	4	7	5	中等	中等	中等
		吊装	1	3	3	3	2	2	2	3	3	3	6	6	6	2	2	2	2	2	2	1	1	1	0	0	0	0	0	0	11	11	11	很高	很高	很高
		焊接	53	1	4	2.11	1	3	2	1	3	2.25	1	6	3.6	1	2	1.26	1	3	2.08	0	3	1.17	0	1	0.15	0	1	0.45	2	12	6.17	低	很高	中等
		检查	1	2	2	2	1	1	1	1	1	1	3	3	3	2	2	2	1	1	1	0	0	0	0	0	0	0	0	0	3	3	3	低	低	低
		涂胶	1	1	1	1	2	2	2	2	2	2	3	3	3	1	1	1	2	2	2	1	1	1	0	0	0	1	1	1	4	4	4	中等	中等	中等
	密封工	涂胶	2	2	4	3	3	3	3	1	1	1	1	3	2	1	1	1	1	2	1.5	0	0	0	0	0	0	0	0	0	3	6	4.5	低	中等	中等
	整理工	焊接	2	3	4	3.5	2	3	2.5	1	1	1	3	4	3.5	1	2	1.5	2	3	2.5	0	1	0.5	0	0	0	0	1	0.5	5	8	6.5	中等	高	中等
		整理	17	1	4	2.94	1	3	2.12	1	3	2	1	5	3.47	1	2	1.47	1	2	1.88	0	2	0.65	0	0	0	0	1	0.24	2	9	6.18	低	高	中等
		装配	2	3	4	3.5	2	2	2	3	3	3	2	3	2.5	1	1	1	2	2	2	0	1	0.5	0	1	0.5	1	2	1.5	9	9	9	高	高	高
	装配工	打磨	1	3	3	3	2	2	2	1	1	1	4	4	4	2	2	2	2	2	2	0	0	0	0	0	0	1	1	1	5	5	5	中等	中等	中等
		吊装	1	3	3	3	2	2	2	1	1	1	4	4	4	2	2	2	1	1	1	2	2	2	0	0	0	1	1	1	7	7	7	中等	中等	中等
		检测	1	2	2	2	2	2	2	1	1	1	3	3	3	2	2	2	2	2	2	0	0	0	0	0	0	1	1	1	5	5	5	中等	中等	中等
		检查返工	1	3	3	3	2	2	2	1	1	1	3	3	3	2	2	2	2	2	2	0	0	0	0	0	0	1	1	1	6	6	6	中等	中等	中等
		零件安装	15	2	5	3.33	2	3	2.13	1	3	1.73	3	5	3.4	2	2	2	2	2	2	0	2	0.2	0	0	0	1	1	1	5	11	7.53	中等	很高	高
		铆接	3	2	3	2.67	1	2	1.67	1	1	1	3	4	3.67	2	2	2	2	2	2	0	2	0.67	0	0	0	1	1	1	4	8	6	中等	高	中等
		密封件	1	3	3	3	2	2	2	1	1	1	4	4	4	2	2	2	2	2	2	1	1	1	0	0	0	1	1	1	6	6	6	中等	中等	中等
		内饰件	18	2	5	3.11	1	3	2	1	3	1.44	3	4	3.22	2	2	2	2	2	2	0	2	0.17	0	0	0	1	1	1	4	10	6.83	中等	高	中等
		配件安装	7	2	4	3	2	3	2.29	1	2	1.14	3	6	4.14	2	2	2	2	2	2	0	2	0.57	0	0	0	1	1	1	5	10	7.29	中等	高	中等
		上料	1	3	3	3	2	2	2	1	1	1	3	3	3	2	2	2	2	2	2	0	0	0	0	0	0	1	1	1	6	6	6	中等	中等	中等
		调整	3	2	4	3	2	3	2.33	1	3	1.67	3	5	3.67	2	2	2	2	2	2	0	1	0.33	0	0	0	1	1	1	5	10	7.67	中等	高	高
		线束管路	3	2	3	2.33	1	2	1.33	1	2	1.67	3	3	3	1	2	1.33	2	2	2	0	0	0	0	0	0	0	1	0.33	3	6	4	低	中等	中等
		装配	2	2	4	3	2	2	2	1	2	1.5	3	4	3.5	2	2	2	2	2	2	0	0	0	0	0	0	1	1	1	4	9	6.5	中等	高	中等

续表

车间	工种	相似接触组（SEG）	样本量/人	姿势负荷分值/分																		分项负荷分值/分									REBA分值/分			危险等级		
				背			颈			腿			肩			肘			腕/手			负荷/用力			抓握			活动范围								
				最小值	最大值	平均值	最小值	最大值	平均值	最小值	最大值	平均值	最小值	最大值	平均值	最小值	最大值	平均值	最小值	最大值	平均值	最小值	最大值	平均值	最小值	最大值	平均值	最小值	最大值	平均值	最小值	最大值	平均值	最小	最大	平均
成型	质检工	检测	1	1	1	1	2	2	2	1	1	1	1	1	1	1	1	1	2	2	2	0	0	0	0	0	0	1	1	1	2	2	2	低	低	低
冲压	冲压工	打磨	1	3	3	3	1	1	1	1	1	1	3	3	3	1	1	1	1	1	1	0	0	0	0	0	0	1	1	1	3	3	3	低	低	低
		上下料	1	2	2	2	2	2	2	1	1	1	3	3	3	1	1	1	2	2	2	1	1	1	0	0	0	0	0	0	4	4	4	中等	中等	中等
	技术管理人员	上下料	1	2	2	2	1	1	1	1	1	1	1	1	1	1	1	1	2	2	2	0	0	0	0	0	0	1	1	1	3	3	3	低	低	低
	其他辅助工种	搬运	1	4	4	4	3	3	3	2	2	2	3	3	3	2	2	2	3	3	3	1	1	1	0	0	0	0	0	0	10	10	10	高	高	高
		钣金	1	4	4	4	3	3	3	2	2	2	3	3	3	2	2	2	3	3	3	0	0	0	0	0	0	0	0	0	9	9	9	高	高	高
		叉车	1	2	2	2	2	2	2	3	3	3	3	3	3	2	2	2	3	3	3	0	0	0	0	0	0	1	1	1	8	8	8	高	高	高
		成品装框	1	2	2	2	2	2	2	2	2	2	3	3	3	2	2	2	3	3	3	0	0	0	0	0	0	0	0	0	6	6	6	中等	中等	中等
		冲压	1	4	4	4	3	3	3	2	2	2	2	2	2	1	1	1	2	2	2	2	2	2	0	0	0	0	0	0	9	9	9	高	高	高
		打磨	1	1	1	1	3	3	3	2	2	2	3	3	3	1	1	1	3	3	3	1	1	1	0	0	0	1	1	1	5	5	5	中等	中等	中等
		点修补	1	4	4	4	3	3	3	2	2	2	3	3	3	2	2	2	3	3	3	0	0	0	0	0	0	0	0	0	9	9	9	高	高	高
		吊装	2	2	2	2	1	3	2	2	3	2.5	2	3	2.5	1	1	1	1	3	2	0	1	0.5	0	0	0	0	1	0.5	3	8	5.5	低	高	中等
		钢板检查	1	3	3	3	2	2	2	2	2	2	3	3	3	2	2	2	3	3	3	0	0	0	0	0	0	0	0	0	7	7	7	中等	中等	中等
		间接辅助	2	1	3	2	2	3	2.5	3	3	3	2	5	3.5	1	1	1	1	3	2	1	1	1	0	0	0	1	1	1	4	11	7.5	中等	很高	高
		检查	1	4	4	4	3	3	3	3	3	3	3	3	3	1	1	1	2	2	2	1	1	1	0	0	0	0	0	0	9	9	9	高	高	高
		紧固件	1	4	4	4	3	3	3	2	2	2	3	3	3	2	2	2	2	2	2	0	0	0	0	0	0	0	0	0	9	9	9	高	高	高
		理货	1	3	3	3	2	2	2	3	3	3	3	3	3	1	1	1	2	2	2	1	1	1	0	0	0	2	2	2	9	9	9	高	高	高
		零件分装	2	1	3	2	1	2	1.5	3	3	3	4	5	4.5	2	2	2	2	2	2	0	2	1	0	1	0.5	0	1	0.5	7	7	7	中等	中等	中等
		模具保养	6	3	4	3.67	2	3	2.5	2	3	2.83	3	4	3.5	1	2	1.17	2	3	2.33	0	2	1	0	0	0	0	2	0.83	6	10	9.17	中等	高	高
		配件安装	1	4	4	4	3	3	3	2	2	2	3	3	3	2	2	2	3	3	3	1	1	1	0	0	0	0	0	0	10	10	10	高	高	高
		上料	1	3	3	3	2	2	2	3	3	3	2	2	2	1	1	1	3	3	3	0	0	0	0	0	0	1	1	1	7	7	7	中等	中等	中等
		调整	1	3	3	3	2	2	2	2	2	2	3	3	3	2	2	2	3	3	3	0	0	0	0	0	0	0	0	0	7	7	7	中等	中等	中等

续表

车间	工种	相似接触组（SEG）	样本量/人	姿势负荷分值/分 背 最小值	背 最大值	背 平均值	颈 最小值	颈 最大值	颈 平均值	腿 最小值	腿 最大值	腿 平均值	肩 最小值	肩 最大值	肩 平均值	肘 最小值	肘 最大值	肘 平均值	腕/手 最小值	腕/手 最大值	腕/手 平均值	分项负荷分值/分 负荷/用力 最小值	负荷/用力 最大值	负荷/用力 平均值	抓握 最小值	抓握 最大值	抓握 平均值	活动范围 最小值	活动范围 最大值	活动范围 平均值	REBA分值/分 最小值	REBA 最大值	REBA 平均值	危险等级 最小	危险等级 最大	危险等级 平均
发动机装配	冲压工	冲压	1	1	1	1	1	1	1	3	3	3	1	1	1	1	1	1	2	2	2	0	0	0	0	0	0	2	2	2	5	5	5	中等	中等	中等
	其他辅助工种	机加车工	1	2	2	2	2	2	2	1	1	1	1	1	1	1	1	1	2	2	2	0	0	0	0	0	0	1	1	1	4	4	4	中等	中等	中等
		调整	1	1	1	1	1	1	1	1	1	1	4	4	4	1	1	1	2	2	2	0	0	0	0	0	0	1	1	1	2	2	2	低	低	低
	装配工	吊装	2	2	4	3	1	2	1.5	1	1	1	2	2	2	1	2	1.5	1	2	1.5	0	0	0	0	0	0	0	0	0	2	4	3	低	中等	低
		检测	3	2	3	2.33	2	2	2	1	1	1	2	4	3	1	2	1.67	1	2	1.67	0	0	0	0	0	0	1	1	1	4	5	4.67	中等	中等	中等
		检查	13	1	4	2.46	1	3	2	1	3	1.15	0	5	2.69	1	2	1.54	1	3	1.69	0	0	0	0	0	0	0	2	1	2	9	5.15	低	高	中等
		紧固件	9	1	3	2.33	1	3	1.67	1	1	1	3	5	3.56	1	2	1.56	1	3	2.11	0	1	0.33	0	0	0	0	1	0.89	3	9	5.22	低	高	中等
		零件安装	68	1	5	2.66	1	3	2.04	1	1	1	1	5	3.25	1	2	1.44	1	3	2.03	0	1	0.15	0	1	0.03	0	2	1.1	1	10	5.13	可忽略	高	中等
		零件分装	1	2	2	2	1	1	1	1	1	1	3	3	3	1	1	1	2	2	2	0	0	0	0	0	0	0	0	0	2	2	2	低	低	低
		清洁	1	4	4	4	2	2	2	1	1	1	6	6	6	2	2	2	2	2	2	0	0	0	0	0	0	2	2	2	11	11	11	很高	很高	很高
		清洗	1	3	3	3	1	1	1	1	1	1	4	4	4	2	2	2	2	2	2	0	0	0	0	0	0	1	1	1	4	4	4	中等	中等	中等
		设备加料	4	3	3	3	2	3	2.25	1	1	1	3	5	4.25	1	2	1.75	1	2	1.5	0	0	0	0	0	0	0	1	0.5	4	6	4.75	中等	中等	中等
		调整	3	3	3	3	2	2	2	1	1	1	4	4	4	2	2	2	2	2	2	0	1	0.33	0	0	0	1	2	1.33	5	6	5.67	中等	中等	中等
		装配	47	1	4	2.51	1	3	2.15	1	3	1.04	1	5	3.34	1	2	1.62	1	3	2.13	0	1	0.15	0	1	0.02	0	2	1.17	2	10	5.38	低	高	中等
	钻工	排钻	2	1	2	1.5	1	1	1	1	1	1	2	3	2.5	1	2	1.5	2	2	2	0	0	0	0	0	0	1	2	1.5	2	6	4	低	中等	中等
焊装	冲压工	冲压	1	2	2	2	1	1	1	1	1	1	1	1	1	2	2	2	2	2	2	2	2	2	3	3	3	1	1	1	6	6	6	中等	中等	中等
	打磨工	打粗	1	2	2	2	2	2	2	1	1	1	1	1	1	2	2	2	2	2	2	0	0	0	0	0	0	1	1	1	4	4	4	中等	中等	中等
	电焊工	焊接	8	2	5	3.75	2	3	2.38	1	3	2	2	5	3.125	1	2	1.75	1	3	2.63	0	1	0.25	0	0	0	0	1	0.25	5	10	7.5	中等	高	高
	铆接工	铆接	5	4	5	4.6	2	3	2.6	2	2	2	2	2	2	1	1	1	2	3	2.4	0	0	0	0	0	0	0	0	0	6	8	7.2	中等	高	中等
	喷漆工	补漆	2	4	4	4	2	3	2.5	2	2	2	3	3	3	2	2	2	1	3	2	0	0	0	0	0	0	0	0	0	7	9	8	中等	高	高
		喷漆	2	2	5	3.5	1	3	2	2	2	2	3	3	3	1	2	1.5	1	3	2	0	0	0	0	0	0	0	0	0	3	10	6.5	低	高	中等

续表

车间	工种	相似接触组（SEG）	样本量/人	姿势负荷分值/分																		分项负荷分值/分									REBA分值/分			危险等级		
				背			颈			腿			肩			肘			腕/手			负荷/用力			抓握			活动范围								
				最小值	最大值	平均值	最小值	最大值	平均值	最小值	最大值	平均值	最小值	最大值	平均值	最小值	最大值	平均值	最小值	最大值	平均值	最小值	最大值	平均值	最小值	最大值	平均值	最小值	最大值	平均值	最小值	最大值	平均值	最小	最大	平均
焊装	其他辅助工种	擦蜡	2	3	4	3.5	2	3	2.5	2	2	2	3	4	3.5	2	2	2	3	3	3	0	0	0	0	0	0	0	0	0	7	9	8	中等	高	高
		打磨	4	3	4	3.5	3	3	3	2	2	2	3	4	3.25	2	2	2	3	3	3	0	1	0.25	0	0	0	0	0	0	8	10	8.75	高	高	高
		点修补	2	2	4	3	2	3	2.5	1	2	1.5	3	4	3.5	2	2	2	2	3	2.5	0	0	0	0	0	0	0	1	0.5	4	9	6.5	中等	高	中等
		间接辅助	3	3	4	3.33	3	3	3	2	2	2	3	5	4	2	2	2	3	3	3	0	0	0	0	0	0	0	0	0	7	9	8	中等	高	高
		检查	2	3	4	3.5	2	3	2.5	2	2	2	3	3	3	2	2	2	3	3	3	0	1	0.5	0	0	0	0	0	0	8	9	8.5	高	高	高
		零件安装	3	4	5	4.67	3	3	3	2	2	2	3	5	3.67	2	2	2	3	3	3	0	1	0.67	0	0	0	0	0	0	9	10	9.67	高	高	高
		铆接	1	2	2	2	1	1	1	2	2	2	3	3	3	1	1	1	2	2	2	0	0	0	0	0	0	0	0	0	3	3	3	低	低	低
		密封件	1	4	4	4	3	3	3	2	2	2	3	3	3	2	2	2	2	2	2	0	0	0	0	0	0	0	0	0	9	9	9	高	高	高
		配件安装	7	2	5	3.71	2	3	2.71	2	3	2.14	3	4	3.14	1	2	1.86	2	3	2.71	0	1	0.29	0	0	0	0	0	0	6	10	8.43	中等	高	高
		清洁	5	3	4	3.8	2	3	2.8	1	2	1.8	3	4	3.2	2	2	2	2	3	2.8	0	0	0	0	0	0	0	0	0	7	9	8.4	中等	高	高
		上料	2	3	3	3	3	3	3	2	2	2	3	5	4	2	2	2	3	3	3	1	2	1.5	0	0	0	0	0	0	9	9	9	高	高	高
		上下料	1	3	3	3	3	3	3	2	2	2	4	4	4	2	2	2	3	3	3	1	1	1	0	0	0	0	0	0	9	9	9	高	高	高
		调整	9	3	4	3.78	2	3	2.44	2	3	2.11	2	4	3.11	2	2	2	2	3	2.78	0	1	0.33	0	0	0	0	0	0	5	10	8.44	中等	高	高
		涂胶	1	3	3	3	3	3	3	2	2	2	3	3	3	2	2	2	3	3	3	0	0	0	0	0	0	0	0	0	8	8	8	高	高	高
		装配	1	5	5	5	3	3	3	3	3	3	3	3	3	2	2	2	3	3	3	0	0	0	0	0	0	0	0	0	10	10	10	高	高	高
离合器双质量飞轮	下料工	上下料	1	1	1	1	2	2	2	1	1	1	1	1	1	1	1	1	2	2	2	0	0	0	0	0	0	1	1	1	2	2	2	低	低	低
	装配工	装配	1	1	1	1	2	2	2	1	1	1	1	1	1	1	1	1	2	2	2	0	0	0	0	0	0	1	1	1	2	2	2	低	低	低
涂装	打磨工	打磨	4	2	5	3.75	2	2	2	1	3	1.5	2	5	3.5	1	1	1	1	3	2	0	0	0	0	0	0	0	2	0.75	4	10	7	中等	高	中等
	电焊工	焊接	1	5	5	5	2	2	2	1	1	1	3	3	3	2	2	2	2	2	2	0	0	0	0	0	0	0	0	0	8	8	8	高	高	高
	密封工	密封	2	2	3	2.5	2	2	2	2	3	2.5	2	2	2	1	2	1.5	1	1	1	0	0	0	0	0	0	0	0	0	4	6	5	中等	中等	中等
	喷漆工	油漆	3	2	3	2.67	2	2	2	1	1	1	3	4	3.67	2	2	2	2	3	2.33	0	0	0	0	0	0	0	0	0	4	5	4.33	中等	中等	中等
	涂蜡工	打蜡	2	2	3	2.5	2	2	2	1	1	1	3	5	4	1	2	1.5	1	3	2	0	0	0	0	0	0	0	0	0	3	4	3.5	低	中等	中等
	整理工	检查	2	2	5	3.5	1	3	2	1	1	1	3	4	3.5	2	2	2	1	2	1.5	0	0	0	0	0	0	0	0	0	2	9	5.5	低	高	中等
		整理	2	4	4	4	2	3	2.5	1	1	1	2	3	2.5	1	2	1.5	1	2	1.5	0	0	0	0	0	0	0	0	0	4	8	6	中等	高	中等

续表

车间	工种	相似接触组（SEG）	样本量/人	姿势负荷分值/分																		分项负荷分值/分									REBA分值/分			危险等级		
				背			颈			腿			肩			肘			腕/手			负荷/用力			抓握			活动范围								
				最小值	最大值	平均值	最小值	最大值	平均值	最小值	最大值	平均值	最小值	最大值	平均值	最小值	最大值	平均值	最小值	最大值	平均值	最小值	最大值	平均值	最小值	最大值	平均值	最小值	最大值	平均值	最小值	最大值	平均值	最小	最大	平均
液力变矩器	铆接工	铆接	1	2	2	2	1	1	1	1	1	1	2	2	2	1	1	1	2	2	2	0	0	0	0	0	0	1	1	1	3	3	3	低	低	低
	清洗工	清洗	1	2	2	2	2	2	2	1	1	1	1	1	1	2	2	2	3	3	3	0	0	0	0	0	0	1	1	1	4	4	4	中等	中等	中等
	装配工	零件安装	4	1	2	1.5	1	2	1.5	1	1	1	1	2	1.25	1	2	1.25	1	3	2	0	0	0	0	0	0	1	1	1	2	4	2.75	低	中等	低
		上下料	1	1	1	1	2	2	2	1	1	1	1	1	1	1	1	1	2	2	2	0	0	0	0	0	0	1	1	1	2	2	2	低	低	低
原料备料部	铲车工	叉车	1	3	3	3	2	2	2	1	1	1	3	3	3	2	2	2	2	2	2	3	3	3	0	0	0	1	1	1	10	10	10	高	高	高
	技术管理人员	搬运	2	3	3	3	2	2	2	1	1	1	3	4	3.5	2	2	2	2	2	2	3	3	3	0	0	0	1	1	1	9	10	9.5	高	高	高
		零件分装	1	3	3	3	2	2	2	1	1	1	4	4	4	2	2	2	2	2	2	3	3	3	0	0	0	1	1	1	9	9	9	高	高	高
质量控制部门	技术管理人员	检测	1	3	3	3	2	2	2	3	3	3	5	5	5	2	2	2	3	3	3	2	2	2	0	0	0	1	1	1	10	10	10	高	高	高
铸造	打磨工	打磨	1	2	2	2	2	2	2	1	1	1	2	2	2	2	2	2	2	2	2	0	0	0	0	0	0	1	1	1	4	4	4	中等	中等	中等
	回砂工	回砂	1	2	2	2	1	1	1	2	2	2	3	3	3	2	2	2	2	2	2	2	2	2	0	0	0	1	1	1	7	7	7	中等	中等	中等
总装	冲压工	冲压	3	3	3	3	1	2	1.33	1	1	1	3	3	3	1	2	1.67	1	2	1.33	0	0	0	0	0	0	1	1	1	3	6	4.33	低	中等	中等
		打粗	1	3	3	3	2	2	2	1	1	1	3	3	3	2	2	2	1	1	1	0	0	0	0	0	0	1	1	1	5	5	5	中等	中等	中等
	打磨工	打粗	1	3	3	3	2	2	2	1	1	1	2	2	2	2	2	2	3	3	3	1	1	1	0	0	0	1	1	1	6	6	6	中等	中等	中等
	电焊工	焊接	8	2	4	3	1	2	1.625	1	2	1.125	1	4	2.875	1	2	1.75	1	3	2.25	0	1	0.38	0	0	0	1	1	1	2	10	6	低	高	中等
		涂胶	1	2	2	2	2	2	2	1	1	1	2	2	2	1	1	1	3	3	3	1	1	1	0	0	0	1	1	1	5	5	5	中等	中等	中等
	铆接工	铆接	2	2	2	2	1	2	1.5	1	1	1	1	4	2.5	1	2	1.5	2	3	2.5	0	0	0	0	0	0	1	1	1	4	5	4.5	中等	中等	中等
	其他辅助工种	机加车工	1	3	3	3	2	2	2	1	1	1	3	3	3	2	2	2	2	2	2	0	0	0	0	0	0	1	1	1	6	6	6	中等	中等	中等
		间接辅助	1	2	2	2	1	1	1	1	1	1	5	5	5	2	2	2	2	2	2	0	0	0	0	0	0	1	1	1	4	4	4	中等	中等	中等
		检测	1	3	3	3	2	2	2	1	1	1	3	3	3	2	2	2	2	2	2	0	0	0	0	0	0	1	1	1	6	6	6	中等	中等	中等
		零件安装	1	4	4	4	3	3	3	3	3	3	3	3	3	2	2	2	3	3	3	0	0	0	0	0	0	0	0	0	10	10	10	高	高	高
	质检工	检测	2	2	2	2	2	2	2	1	1	1	1	1	1	1	1	1	2	3	2.5	0	0	0	0	0	0	2	2	2	5	5	5	中等	中等	中等

续表

车间	工种	相似接触组（SEG）	样本量/人	姿势负荷分值/分																		分项负荷分值/分									REBA分值/分			危险等级		
				背			颈			腿			肩			肘			腕/手			负荷/用力			抓握			活动范围								
				最小值	最大值	平均值	最小值	最大值	平均值	最小值	最大值	平均值	最小值	最大值	平均值	最小值	最大值	平均值	最小值	最大值	平均值	最小值	最大值	平均值	最小值	最大值	平均值	最小值	最大值	平均值	最小值	最大值	平均值	最小	最大	平均
总装	装配工	插接件	6	2	4	2.83	1	3	2.17	2	3	2.5	3	5	3.67	1	2	1.83	2	3	2.83	0	1	0.17	0	0	0	0	1	0.33	4	9	7.33	中等	高	中等
		车辆信息	2	2	3	2.5	1	2	1.5	1	1	1	3	4	3.5	1	2	1.5	1	2	1.5	0	0	0	0	0	0	1	1	1	3	4	3.5	低	中等	中等
		吊装	1	4	4	4	2	2	2	1	1	1	4	4	4	2	2	2	1	1	1	0	0	0	0	0	0	1	1	1	5	5	5	中等	中等	中等
		加液	5	3	4	3.6	1	3	2	1	2	1.2	2	5	3.2	1	2	1.2	2	3	2.6	0	1	0.4	0	0	0	0	1	0.2	2	11	5.6	低	很高	中等
		检测	11	2	5	3.36	2	3	2.45	1	2	1.45	2	4	3.18	1	2	1.82	1	3	2.45	0	1	0.18	0	0	0	0	1	0.36	3	11	6.82	低	很高	中等
		检查	2	3	4	3.5	2	3	2.5	2	2	2	3	3	3	2	2	2	3	3	3	0	0	0	0	0	0	0	0	0	7	9	8	中等	高	高
		紧固件	33	1	5	2.61	1	3	2.24	1	3	1.36	2	6	3.58	1	2	1.55	1	3	2.33	0	2	0.39	0	0	0	0	1	0.48	1	11	6	可忽略	很高	中等
		零件安装	72	1	5	2.6	1	3	2.35	1	4	1.97	2	6	4.07	1	2	1.47	1	3	2.14	0	3	0.74	0	1	0.06	0	2	0.64	3	13	6.96	低	很高	中等
		零件分装	12	1	5	3.08	1	3	2.5	1	3	1.92	3	5	4	1	2	1.83	1	3	2.58	0	1	0.33	0	0	0	0	1	0.58	4	11	7.42	中等	很高	中等
		铆接	1	1	1	1	1	1	1	1	1	1	2	2	2	1	1	1	2	2	2	0	0	0	0	0	0	2	2	2	3	3	3	低	低	低
		密封件	12	1	5	2.83	1	3	2.42	1	3	2	1	5	3.75	1	2	1.58	1	3	2.08	0	1	0.5	0	0	0	0	1	0.75	3	11	6.92	低	很高	中等
		内饰件	11	2	5	3.73	2	3	2.91	1	3	1.55	3	6	4.18	1	2	1.73	2	3	2.73	0	1	0.64	0	0	0	0	1	0.18	6	11	8.55	中等	很高	高
		配件安装	209	1	5	3.27	1	3	2.4	1	3	1.63	1	6	3.46	1	2	1.81	1	3	2.34	0	1	0.19	0	1	0.05	0	2	0.5	1	12	7.12	可忽略	很高	中等
		调整	15	2	5	3.47	2	3	2.67	1	2	1.47	3	6	3.93	1	2	1.93	2	3	2.6	0	1	0.27	0	3	0.2	0	1	0.6	4	11	7.93	中等	很高	高
		贴标	4	1	5	2.75	1	3	1.75	2	3	2.25	3	5	4	1	2	1.75	2	3	2.5	0	1	0.25	0	0	0	0	1	0.25	3	8	6.25	低	高	中等
		贴膜	1	3	3	3	2	2	2	3	3	3	2	2	2	1	1	1	3	3	3	1	1	1	0	0	0	1	1	1	8	8	8	高	高	高
		涂胶	2	4	4	4	3	3	3	2	2	2	3	3	3	2	2	2	3	3	3	0	0	0	0	0	0	0	0	0	9	9	9	高	高	高
		线束管路	35	1	5	3.86	1	3	2.54	1	3	1.74	1	5	3.71	1	2	1.8	1	3	2.51	0	2	0.2	0	1	0.11	0	2	0.8	3	12	8.09	低	很高	高
		装配	51	1	5	3	1	3	2.35	1	3	2.1	2	6	3.76	1	2	1.39	1	3	2.14	0	2	0.57	0	1	0.02	0	1	0.67	2	11	7.25	低	很高	中等

（4）发生危险（*OR*）：表 3-4-46 列出了不同车间、不同工种人群身体九个部位 WMSDs 的发生数、发生率和 *OR*（源自横断面调查结果）。WMSDs 发生危险较高的车间工种人群和发生部位，如液力变矩器制造车工的肘、腕 / 手、上背、颈、腿、肩和下背（*OR* 分别为 23.101、21.846、19.888、15.134、14.006、12.079 和 8.053），总装整理工的腕 / 手、膝、下背、足踝、上背和颈（*OR* 分别为 7.944、5.543、5.368、4.611、2.868 和 2.690），其他结果详见表 3-4-46。不同车间、工种人群 WMSDs 的危险部位各不相同，与其作业活动的职业特征有关。

（5）发病工龄：表 3-4-47 显示，身体任一部位 WMSDs 的平均发病工龄为 2.91 年，各部位 WMSDs 的平均发病工龄波动在 2.35 ～ 3.35 年。

12. 生物药品制造业（C2761）

（1）部门构成与调查人数：生物药品制造业共调查 243 人，其中男性 109 人（44.9%）、女性 134 人（55.1%），各部门及人数分布与构成见表 3-4-48。

（2）危害识别：该行业未进行该项工作。

（3）接触评估：该行业未进行该项工作。

（4）发生危险（*OR*）：表 3-4-49 列出了不同部门、不同工种人群身体九个部位 WMSDs 的发生数、发生率和 *OR*（源自横断面调查结果）。表中显示了 WMSDs 发生危险较高的部门工种人群和发生部位，如罐装工的颈、足踝、腿、上背、下背、肩、腕 / 手和膝部（*OR* 分别为 4.398、3.952、3.552、3.456、2.876、2.816、2.802 和 2.217），检查工的足踝部（*OR*=4.192），配方工的足踝、腕 / 手、腿、下背、膝、上背和颈部（*OR* 分别为 5.967、4.161、3.183、3.179、3.024、2.983 和 2.915），消毒工的足踝、颈和下背部（*OR* 分别为 3.398、2.883 和 2.472）。不同工种人群 WMSDs 的危险部位各不相同，与其作业活动的职业特征有关。

（5）发病工龄：表 3-4-50 显示，身体任一部位 WMSDs 的平均发病工龄为 4.14 年，各部位 WMSDs 的平均发病工龄波动在 3.22 ～ 4.38 年。

13. 精炼石油产品制造业（C251）

（1）车间构成与调查人数：精炼石油产品制造业共调查 150 人，其中男性 143 人（95.3%）、女性 7 人（4.7%），各车间及人数分布与构成见表 3-4-51。

（2）危害识别：该行业未进行该项工作。

（3）接触评估：该行业未进行该项工作。

（4）发生危险（*OR*）：表 3-4-52 列出了不同车间、不同工种人群身体九个部位 WMSDs 的发生数、发生率和 *OR*（源自横断面调查结果）。由于调查的样本量有限，分部位 WMSDs 的发生数均低于 5 例，没有计算 *OR*。从不分部位 WMSDs 的调查结果来看，WMSDs 发生数超过 5 例的仅有管工和钳工，结果并未表现出超额危险，有待进一步扩大样本调查。

（5）发病工龄：表 3-4-53 显示，身体任一部位 WMSDs 的平均发病工龄为 11.88 年，各部位 WMSDs 的平均发病工龄波动在 11.07 ～ 25.29 年。

表 3-4-46 汽车制造业不同车间、工种人群身体九个部位 WMSDs 的发生数、发生率和 *OR*

车间	工种	人数/人	不分部位			颈			肩			上背			下背		
			n/人	发生率/%	*OR*(95%*CI*)	*n*/人	发生率/%	*OR*(95%*CI*)	*n*/人	发生率/%	*OR*(95%*CI*)	*n*/人	发生率/%	*OR*(95%*CI*)	*n*/人	发生率/%	*OR*(95%*CI*)
液力变矩器制造	车工	11	9	81.8	7.948*(1.716～36.805)	9	81.8	15.134*(3.268～70.092)	8	72.7	12.079*(3.202～45.573)	8	72.7	19.888*(5.269～75.064)	6	54.5	8.053*(2.454～26.423)
	铆工	3	3	100	—	3	100	—	2	66.7	—	1	33.3	—	1	33.3	—
	装配工	39	24	61.5	2.826*(1.481～5.393)	19	48.7	3.195*(1.702～5.996)	15	38.5	2.831*(1.482～5.407)	10	25.6	2.572*(1.250～5.290)	16	41	4.668*(2.460～8.858)
	合计	53	36	67.9	3.740*(2.098～6.667)	31	58.5	4.739*(2.739～8.199)	25	47.2	4.044*(2.353～6.950)	19	35.8	4.168*(2.370～7.329)	23	43.4	5.145*(2.980～8.883)
离合器双质量飞轮制造	下料工	4	3	75	—	1	25	—	0	0	—	0	0	—	1	25	—
	装配工	10	5	50	1.766(0.511～6.104)	3	30	—	3	30	—	2	20	—	4	40	—
	合计	14	8	57.1	2.355(0.817～6.792)	4	28.6	—	3	21.4	—	2	14.3	—	5	35.7	3.728*(1.248～11.14)
办公室	底盘装配工	3	1	33.3	—	1	33.3	—	1	33.3	—	0	0	—	0	0	—
备料部	备理料工	80	17	21.3	0.477*(0.279～0.816)	12	15	0.593(0.320～1.097)	10	12.5	0.647(0.333～1.257)	8	10	0.829(0.398～1.725)	6	7.5	0.544(0.236～1.252)
测试	操作工	2	1	50	—	0	0	—	0	0	—	0	0	—	0	0	—
车身	车工	13	5	38.5	1.104(0.361～3.377)	4	30.8	—	3	23.1	—	3	23.1	—	5	38.5	4.194*(1.370～12.838)
	打磨工	33	20	60.6	2.717*(1.350～5.468)	14	42.4	2.478*(1.241～4.949)	9	27.3	1.699(0.788～3.661)	9	27.3	2.797*(1.297～6.031)	9	27.3	2.516*(1.167～5.424)
	电工	4	2	50	—	2	50	—	0	0	—	0	0	—	2	50	—
	电焊工	70	30	42.9	1.325(0.824～2.131)	16	22.9	0.996(0.569～1.743)	15	21.4	1.235(0.696～2.190)	16	22.9	2.210*(1.261～3.873)	8	11.4	0.866(0.414～1.812)
	焊工	312	133	42.6	1.312*(1.045～1.648)	70	22.4	0.973(0.743～1.274)	57	18.3	1.013(0.757～1.356)	45	14.4	1.257(0.912～1.733)	52	16.7	1.342(0.991～1.817)
	铆工	4	2	50	—	1	25	—	1	25	—	1	25	—	1	25	—
	密封工	4	2	50	—	1	25	—	1	25	—	1	25	—	0	0	—
	抛丸工	5	1	20	—	0	0	—	1	20	—	0	0	—	1	20	—
	喷漆工	48	25	52.1	1.920*(1.088～3.387)	18	37.5	2.018*(1.123～3.626)	12	25	1.510(0.784～2.907)	10	20.8	1.963(0.976～3.949)	10	20.8	1.766(0.878～3.552)
	钳工	13	7	53.8	2.061(0.692～6.137)	3	23.1	—	5	38.5	2.831(0.925～8.663)	4	30.8	—	1	7.7	—
	整理工	44	32	72.7	4.710*(2.423～9.155)	21	47.7	3.071*(1.697～5.558)	20	45.5	3.775*(2.081～6.847)	16	36.4	4.262*(2.300～7.899)	19	43.2	5.100*(2.801～9.285)
	装配工	301	177	58.8	2.521*(1.997～3.182)	98	32.6	1.624*(1.271～2.075)	92	30.6	1.994*(1.553～2.561)	93	30.9	3.335*(2.594～4.288)	80	26.6	2.429*(1.869～3.156)
	合计	851	436	51.2	1.856*(1.613～2.135)	248	29.1	1.383*(1.185～1.614)	216	25.4	1.541*(1.311～1.812)	198	23.3	2.261*(1.909～2.679)	188	22.1	1.903*(1.603～2.259)

续表

车间	工种	人数/人	不分部位			颈			肩			上背			下背		
			n/人	发生率/%	OR(95%CI)	n/人	发生率/%	OR(95%CI)	n/人	发生率/%	OR(95%CI)	n/人	发生率/%	OR(95%CI)	n/人	发生率/%	OR(95%CI)
成型	包装工	2	0	0	—	0	0	—	0	0	—	0	0	—	0	0	—
	成型工	126	37	29.4	0.734(0.499～1.079)	19	15.1	0.597*(0.366～0.975)	15	11.9	0.612(0.356～1.052)	12	9.5	0.785(0.432～1.427)	6	4.8	0.336*(0.148～0.764)
	底盘装配工	1	0	0	—	0	0	—	0	0	—	0	0	—	0	0	—
	检查工	206	72	35	0.949(0.711～1.267)	41	19.9	0.836(0.592～1.18)	26	12.6	0.654*(0.432～0.99)	23	11.2	0.937(0.605～1.451)	24	11.7	0.885(0.576～1.36)
	检验工	5	3	60	—	0	0	—	0	0	—	1	20	—	0	0	—
	毛边整修工	3	1	33.3	—	0	0	—	0	0	—	0	0	—	0	0	—
	喷漆工	93	26	28	0.685(0.435～1.079)	17	18.3	0.752(0.444～1.275)	15	16.1	0.871(0.5～1.517)	11	11.8	1(0.531～1.882)	13	14	1.09(0.605～1.964)
	其他工种	1	0	0	—	0	0	—	0	0	—	0	0	—	0	0	—
	合计	437	139	31.8	0.824(0.671～1.012)	77	17.6	0.719*(0.560～0.923)	56	12.8	0.666*(0.501～0.885)	47	10.8	0.899(0.661～1.224)	43	9.8	0.732(0.532～1.008)
冲压	钣金工	8	4	50	—	2	25	—	3	37.5	—	1	12.5	—	2	25	—
	操作工	139	55	39.6	1.156(0.821～1.628)	25	18	0.738(0.478～1.14)	24	17.3	0.945(0.607～1.471)	20	14.4	1.253(0.777～2.019)	22	15.8	1.262(0.798～1.997)
	车工	8	3	37.5	—	2	25	—	1	12.5	—	1	12.5	—	2	25	—
	冲压工	258	121	46.9	1.560*(1.218～1.998)	75	29.1	1.378*(1.049～1.810)	60	23.3	1.373*(1.024～1.840)	52	20.2	1.883*(1.381～2.567)	57	22.1	1.903*(1.411～2.567)
	焊工	5	2	40	—	1	20	—	0	0	—	0	0	—	0	0	—
	检查工	1	0	0	—	0	0	—	0	0	—	0	0	—	0	0	—
	检验工	93	40	43	1.333(0.883～2.013)	28	30.1	1.449(0.928～2.262)	22	23.7	1.404(0.868～2.271)	11	11.8	1.000(0.531～1.882)	14	15.1	1.189(0.672～2.105)
	模修工	17	6	35.3	0.963(0.356～2.606)	2	11.8	—	2	11.8	—	2	11.8	—	3	17.6	—
	其他工种	1	1	100	—	0	0	—	1	100	—	0	0	—	0	0	—
	钳工	20	15	75	5.299*(1.924～14.591)	12	60	5.045*(2.060～12.356)	7	35	2.439(0.972～6.121)	5	25	2.486(0.902～6.852)	3	15	—
	物流人员	51	24	47.1	1.570(0.905～2.725)	12	23.5	1.035(0.541～1.980)	10	19.6	1.105(0.553～2.210)	6	11.8	0.994(0.423～2.335)	6	11.8	0.895(0.381～2.102)
	下料工	8	3	37.5	—	1	12.5	—	2	25	—	1	12.5	—	1	12.5	—
	装配工	3	1	33.3	—	0	0	—	0	0	—	1	33.3	—	0	0	—
	合计	612	275	44.9	1.441*(1.223～1.698)	160	26.1	1.190(0.988～1.433)	132	21.6	1.246*(1.021～1.520)	100	16.3	1.457*(1.167～1.819)	110	18	1.470*(1.187～1.821)

续表

车间	工种	人数/人	不分部位			颈			肩			上背			下背		
			n/人	发生率/%	OR（95%CI）	n/人	发生率/%	OR（95%CI）	n/人	发生率/%	OR（95%CI）	n/人	发生率/%	OR（95%CI）	n/人	发生率/%	OR（95%CI）
发动机工厂装配	操作工	60	34	56.7	2.310*（1.384～3.855）	14	23.3	1.024（0.562～1.866）	11	18.3	1.017（0.528～1.959）	12	20	1.864（0.988～3.518）	23	38.3	4.171*（2.471～7.040）
	冲压工	7	1	14.3	—	1	14.3	—	1	14.3	—	1	14.3	—	0	0	—
	打磨工	17	6	35.3	0.963（0.356～2.606）	6	35.3	1.834（0.678～4.964）	4	23.5	—	1	5.9	—	1	5.9	—
	底盘装配工	257	127	49.4	1.725*（1.347～2.210）	85	33.1	1.662*（1.277～2.164）	63	24.5	1.471*（1.102～1.963）	41	16	1.416*（1.009～1.987）	40	15.6	1.237（0.879～1.741）
	焊工	15	7	46.7	1.545（0.560～4.264）	3	20	—	3	20	—	2	13.3	—	4	26.7	—
	机加工	181	82	45.3	1.463*（1.089～1.966）	53	29.3	1.392*（1.007～1.923）	33	18.2	1.01（0.690～1.478）	31	17.1	1.541*（1.042～2.279）	29	16	1.280（0.857～1.912）
	加工	1	1	100	—	1	100	—	0	0	—	1	100	—	0	0	—
	其他工种	49	23	46.9	1.562（0.890～2.741）	16	32.7	1.631（0.896～2.968）	13	26.5	1.636（0.866～3.091）	12	24.5	2.419*（1.258～4.651）	18	36.7	3.896*（2.174～6.983）
	钳工	6	0	0	—	0	0	—	0	0	—	0	0	—	0	0	—
	物流人员	1	1	100	—	1	100	—	1	100	—	1	100	—	1	100	—
	铣工	3	2	66.7	—	2	66.7	—	2	66.7	—	2	66.7	—	2	66.7	—
	装配工	318	181	56.9	2.333*（1.862～2.923）	111	34.9	1.803*（1.425～2.280）	97	30.5	1.988*（1.558～2.537）	67	21.1	1.991*（1.511～2.623）	79	24.8	2.218*（1.709～2.878）
	钻工	5	4	80	—	3	60	—	1	20	—	0	0	—	3	60	—
	合计	920	469	51	1.837*（1.605～2.103）	296	32.2	1.595*（1.379～1.845）	229	24.9	1.501*（1.282～1.757）	171	18.6	1.703*（1.428～2.031）	200	21.7	1.864*（1.578～2.202）
工程	保温工	7	0	0	—	0	0	—	0	0	—	0	0	—	0	0	—
	管工	3	0	0	—	0	0	—	0	0	—	0	0	—	0	0	—
	焊工	1	1	100	—	1	100	—	0	0	—	0	0	—	1	100	—
	其他工种	6	1	16.7	—	0	0	—	1	16.7	—	0	0	—	0	0	—
	司机	1	0	0	—	0	0	—	0	0	—	0	0	—	0	0	—
	合计	18	2	11.1	—	1	5.6	—	1	5.6	—	0	0	—	1	5.6	—
焊装	钣金工	15	7	46.7	1.545（0.560～4.264）	3	20	—	2	13.3	—	3	20	—	4	26.7	—
	操作工	2	0	0	—	0	0	—	0	0	—	0	0	—	0	0	—
	车工	4	1	25	—	0	0	—	0	0	—	0	0	—	1	25	—
	冲压工	36	15	41.7	1.262（0.650～2.451）	10	27.8	1.293（0.623～2.685）	6	16.7	0.906（0.377～2.180）	4	11.1	—	9	25	2.237*（1.050～4.767）

续表

车间	工种	人数/人	不分部位			颈			肩			上背			下背		
			n/人	发生率/%	OR（95%CI）	n/人	发生率/%	OR（95%CI）	n/人	发生率/%	OR（95%CI）	n/人	发生率/%	OR（95%CI）	n/人	发生率/%	OR（95%CI）
焊装	打磨工	86	38	44.2	1.398（0.912～2.144）	26	30.2	1.457（0.918～2.314）	19	22.1	1.285（0.770～2.144）	13	15.1	1.328（0.734～2.403）	8	9.3	0.688（0.332～1.427）
	电焊工	1 081	463	42.8	1.323*（1.166～1.502）	259	24	1.060（0.915～1.228）	200	18.5	1.028（0.875～1.208）	154	14.2	1.239*（1.035～1.484）	150	13.9	1.081（0.902～1.296）
	焊工	887	378	42.6	1.312*（1.142～1.507）	176	19.8	0.832*（0.701～0.987）	150	16.9	0.922（0.768～1.106）	132	14.9	1.304*（1.074～1.583）	156	17.6	1.432*（1.194～1.718）
	机加工	1	1	100	—	1	100	—	0	0	—	0	0	—	0	0	—
	机修工	6	2	33.3	—	2	33.3	—	0	0	—	0	0	—	0	0	—
	检查工	192	49	25.5	0.605*（0.436～0.839）	30	15.6	0.623*（0.421～0.922）	19	9.9	0.497*（0.309～0.800）	13	6.8	0.542*（0.308～0.955）	15	7.8	0.569*（0.335～0.967）
	抛丸工	8	2	25	—	2	25	—	0	0	—	0	0	—	1	12.5	—
	喷漆工	50	21	42	1.279（0.728～2.246）	12	24	1.062（0.554～2.035）	12	24	1.430（0.746～2.742）	11	22	2.103*（1.074～4.117）	9	18	1.473（0.714～3.037）
	钳工	1	1	100	—	0	0	—	0	0	—	0	0	—	1	100	—
	镗工	1	0	0	—	0	0	—	0	0	—	0	0	—	0	0	—
	物流人员	382	144	37.7	1.069（0.866～1.320）	76	19.9	0.835（0.647～1.078）	69	18.1	0.999（0.766～1.302）	37	9.7	0.800（0.567～1.129）	56	14.7	1.153（0.864～1.539）
	下料工	1	1	100	—	0	0	—	1	100	—	0	0	—	0	0	—
	装配工	2	0	0	—	0	0	—	0	0	—	0	0	—	0	0	—
	组立工	428	181	42.3	1.294*（1.064～1.574）	100	23.4	1.025（0.816～1.288）	85	19.9	1.123（0.881～1.431）	59	13.8	1.192（0.900～1.579）	58	13.6	1.052（0.793～1.395）
	钻工	2	1	50	—	0	0	—	0	0	—	1	50	—	1	50	—
	合计	3 185	1 305	41	1.226*（1.131～1.329）	697	21.9	0.942（0.856～1.036）	563	17.7	0.973（0.877～1.079）	427	13.4	1.155*（1.027～1.299）	469	14.7	1.159*（1.035～1.298）
炼化	操作工	54	24	44.4	1.413（0.825～2.420）	16	29.6	1.416（0.788～2.544）	13	24.1	1.436（0.768～2.685）	8	14.8	1.297（0.611～2.754）	9	16.7	1.342（0.655～2.751）
	电工	15	7	46.7	1.545（0.560～4.264）	7	46.7	2.943*（1.066～8.124）	5	33.3	2.265（0.773～6.634）	5	33.3	3.729*（1.273～10.927）	5	33.3	3.355*（1.145～9.83）
	分析工	11	4	36.4	—	3	27.3	—	1	9.1	—	1	9.1	—	2	18.2	—
	维护人员	3	2	66.7	—	1	33.3	—	0	0	—	1	33.3	—	1	33.3	—
	合计	83	37	44.6	1.421（0.920～2.195）	27	32.5	1.621*（1.022～2.571）	19	22.9	1.345（0.804～2.250）	15	18.1	1.645（0.938～2.886）	17	20.5	1.728*（1.011～2.954）

续表

车间	工种	人数/人	不分部位			颈			肩			上背			下背		
			n/人	发生率/%	OR（95%CI）	n/人	发生率/%	OR（95%CI）	n/人	发生率/%	OR（95%CI）	n/人	发生率/%	OR（95%CI）	n/人	发生率/%	OR（95%CI）
配管制造	包装工	6	1	16.7	—	1	16.7	—	0	0	—	0	0	—	0	0	—
	焊工	12	5	41.7	1.262（0.400～3.979）	4	33.3	—	2	16.7	—	1	8.3	—	1	8.3	—
	配管工	18	4	22.2	—	3	16.7	—	1	5.6	—	2	11.1	—	1	5.6	—
	合计	36	10	27.8	0.679（0.327～1.410）	8	22.2	0.961（0.437～2.111）	3	8.3	—	3	8.3	—	2	5.6	—
热表车间	车工	1	1	100	—	0	0	—	0	0	—	1	100	—	1	100	—
	热处理工	1	1	100	—	0	0	—	1	100	—	1	100	—	1	100	—
	合计	2	2	100	—	0	0	—	1	50	—	2	100	—	2	100	—
设备部	电工	18	8	44.4	1.413（0.557～3.583）	6	33.3	1.682（0.631～4.486）	4	22.2	—	3	16.7	—	1	5.6	—
	维护人员	32	17	53.1	2.002（0.999～4.013）	9	28.1	1.316（0.608～2.848）	5	15.6	0.839（0.323～2.181）	3	9.4	—	12	37.5	4.026*（1.964～8.254）
	合计	50	25	50	1.766*（1.013～3.079）	15	30	1.441（0.786～2.643）	9	18	0.994（0.482～2.049）	6	12	1.017（0.433～2.391）	13	26	2.358*（1.25～4.447）
生产运行部	车工	12	8	66.7	3.532*（1.063～11.737）	4	33.3	—	5	41.7	3.235*（1.026～10.204）	2	16.7	—	5	41.7	4.793*（1.519～15.123）
	打码工	5	2	40	—	1	20	—	2	40	—	1	20	—	0	0	—
	打磨工	3	3	100	—	3	100	—	3	100	—	2	66.7	—	2	66.7	—
	底盘装配工	1	0	0	—	0	0	—	0	0	—	0	0	—	0	0	—
	电工	9	3	33.3	—	2	22.2	—	1	11.1	—	2	22.2	—	0	0	—
	焊工	176	76	43.2	1.342（0.993～1.813）	31	17.6	0.719（0.487～1.062）	32	18.2	1.007（0.684～1.482）	28	15.9	1.411（0.938～2.122）	25	14.2	1.111（0.725～1.703）
	铆工	6	3	50	—	3	50	—	1	16.7	—	1	16.7	—	2	33.3	—
	喷漆工	4	1	25	—	0	0	—	0	0	—	0	0	—	0	0	—
	钳工	12	4	33.3	—	2	16.7	—	1	8.3	—	1	8.3	—	2	16.7	—
	组立工	1	0	0	—	0	0	—	0	0	—	0	0	—	0	0	—
	合计	229	100	43.7	1.369*（1.051～1.783）	46	20.1	0.845（0.610～1.171）	45	19.7	1.108（0.797～1.541）	37	16.2	1.437*（1.006～2.053）	36	15.7	1.252（0.873～1.795）
塑料	操作工	16	10	62.5	2.944*（1.069～8.107）	5	31.3	1.529（0.531～4.405）	7	43.8	3.523*（1.310～9.471）	4	25	—	6	37.5	4.026*（1.461～11.095）
	电工	4	2	50	—	1	25	—	0	0	—	1	25	—	1	25	—
	其他工种	1	0	0	—	0	0	—	0	0	—	0	0	—	0	0	—
	合计	21	12	57.1	2.355（0.991～5.594）	6	28.6	1.345（0.521～3.470）	7	33.3	2.265（0.913～5.619）	5	23.8	2.331（0.852～6.374）	7	33.3	3.355*（1.352～8.327）

续表

车间	工种	人数/人	不分部位			颈			肩			上背			下背		
			n/人	发生率/%	OR(95%CI)	n/人	发生率/%	OR(95%CI)	n/人	发生率/%	OR(95%CI)	n/人	发生率/%	OR(95%CI)	n/人	发生率/%	OR(95%CI)
涂装	擦拭工	30	12	40	1.177(0.566～2.446)	6	20	0.841(0.343～2.060)	5	16.7	0.906(0.346～2.370)	4	13.3	—	4	13.3	—
	操作工	48	15	31.3	0.803(0.436～1.480)	4	8.3	—	3	6.3	—	3	6.3	—	3	6.3	—
	打磨工	60	28	46.7	1.545(0.929～2.570)	9	15	0.593(0.292～1.206)	13	21.7	1.253(0.677～2.320)	6	10	0.829(0.356～1.931)	4	6.7	—
	电工	8	1	12.5	—	1	12.5	—	1	12.5	—	0	0	—	0	0	—
	机电工	6	2	33.3	—	1	16.7	—	1	16.7	—	1	16.7	—	1	16.7	—
	机修工	12	4	33.3	—	1	8.3	—	2	16.7	—	0	0	—	0	0	—
	检查工	442	151	34.2	0.917(0.750～1.121)	75	17	0.687*(0.534～0.884)	67	15.2	0.809(0.621～1.054)	50	11.3	0.951(0.704～1.284)	58	13.1	1.014(0.765～1.344)
	毛边整修工	18	5	27.8	0.679(0.242～1.906)	3	16.7	—	2	11.1	—	2	11.1	—	2	11.1	—
	密封工	254	106	41.7	1.265(0.983～1.628)	50	19.7	0.824(0.603～1.126)	35	13.8	0.724(0.505～1.038)	26	10.2	0.850(0.564～1.281)	35	13.8	1.072(0.747～1.538)
	喷漆工	581	212	36.5	1.015(0.853～1.207)	116	20	0.839(0.681～1.033)	100	17.2	0.942(0.755～1.175)	75	12.9	1.105(0.861～1.418)	78	13.4	1.041(0.815～1.330)
	喷漆前处理工	89	31	34.8	0.944(0.609～1.463)	16	18	0.737(0.428～1.268)	13	14.6	0.775(0.429～1.399)	11	12.4	1.052(0.558～1.983)	16	18	1.471(0.854～2.534)
	其他工种	9	4	44.4	—	2	22.2	—	2	22.2	—	3	33.3	—	2	22.2	—
	钳工	16	3	18.8	—	2	12.5	—	2	12.5	—	3	18.8	—	2	12.5	—
	司机	3	2	66.7	—	1	33.3	—	1	33.3	—	1	33.3	—	2	66.7	—
	涂胶工	398	161	40.5	1.200(0.979～1.472)	92	23.1	1.011(0.797～1.282)	77	19.3	1.087(0.844～1.401)	62	15.6	1.376*(1.043～1.815)	63	15.8	1.262(0.959～1.661)
	涂装工	125	48	38.4	1.101(0.766～1.582)	25	20	0.841(0.541～1.307)	16	12.8	0.665(0.393～1.126)	11	8.8	0.720(0.387～1.341)	21	16.8	1.355(0.845～2.173)
	研磨工	27	16	59.3	2.569*(1.191～5.541)	9	33.3	1.682(0.755～3.749)	8	29.6	1.907(0.834～4.363)	4	14.8	—	6	22.2	1.917(0.772～4.758)
	预装工	2	1	50	—	0	0	—	0	0	—	0	0	—	1	50	—
	整理工	49	34	69.4	4.003*(2.178～7.358)	21	42.9	2.522*(1.430～4.449)	21	42.9	3.397*(1.925～5.994)	18	36.7	4.330*(2.415～7.763)	24	49	6.442*(3.669～11.311)
	注蜡工	6	1	16.7	—	0	0	—	0	0	—	0	0	—	0	0	—
	装配工	11	4	36.4	—	3	27.3	—	1	9.1	—	2	18.2	—	2	18.2	—
	合计	2 194	841	38.3	1.098(0.999～1.207)	437	19.9	0.836*(0.746～0.937)	370	16.9	0.919(0.813～1.038)	282	12.9	1.100(0.958～1.263)	324	14.8	1.163*(1.021～1.325)

续表

车间	工种	人数/人	不分部位			颈			肩			上背			下背		
			n/人	发生率/%	OR（95%CI）	n/人	发生率/%	OR（95%CI）	n/人	发生率/%	OR（95%CI）	n/人	发生率/%	OR（95%CI）	n/人	发生率/%	OR（95%CI）
维修	保全工	1	0	0	—	0	0	—	0	0	—	0	0	—	0	0	—
	其他工种	20	6	30	0.757（0.291～1.972）	2	10	—	2	10	—	1	5	—	2	10	—
	维修维护技术人员	79	27	34.2	0.917（0.575～1.462）	11	13.9	0.544（0.287～1.030）	11	13.9	0.733（0.387～1.389）	5	6.3	0.504（0.203～1.249）	6	7.6	0.552（0.240～1.271）
	合计	100	33	33	0.870（0.572～1.322）	13	13	0.503*（0.280～0.902）	13	13	0.677（0.377～1.215）	6	6	0.476（0.208～1.089）	8	8	0.584（0.283～1.205）
物流部	车工	153	44	28.8	0.713（0.501～1.014）	30	19.6	0.82（0.549～1.225）	19	12.4	0.642（0.396～1.041）	26	17	1.527（0.997～2.338）	15	9.8	0.729（0.427～1.246）
	机加工	17	5	29.4	0.736（0.259～2.091）	4	23.5	—	3	17.6	—	1	5.9	—	2	11.8	—
	拖车员	40	9	22.5	0.513（0.244～1.079）	1	2.5	—	4	10	—	0	0	—	3	7.5	—
	物流人员	2	2	100	—	1	50	—	2	100	—	0	0	—	1	50	—
	合计	212	60	28.3	0.697*（0.516～0.942）	36	17	0.688*（0.479～0.987）	28	13.2	0.689（0.462～1.029）	27	12.7	1.088（0.723～1.636）	21	9.9	0.738（0.469～1.162）
原动力科	其他工种	8	4	50	—	4	50	—	4	50	—	1	12.5	—	1	12.5	—
蒸着区	喷漆工	1	0	0	—	0	0	—	0	0	—	0	0	—	0	0	—
	其他工种	3	0	0	—	0	0	—	0	0	—	0	0	—	0	0	—
	物流人员	2	0	0	—	0	0	—	0	0	—	0	0	—	0	0	—
	合计	6	0	0	—	0	0	—	0	0	—	0	0	—	0	0	—
制动器制造	搬运工	8	4	50	—	2	25	—	3	37.5	—	3	37.5	—	3	37.5	—
	接着工	7	3	42.9	—	3	42.9	—	2	28.6	—	2	28.6	—	2	28.6	—
	熔接工	19	13	68.4	3.827*（1.453～10.077）	6	31.6	1.552（0.589～4.088）	5	26.3	1.618（0.582～4.497）	4	21.1	—	8	42.1	4.880*（1.959～12.154）
	涂布工	3	1	33.3	—	1	33.3	—	1	33.3	—	1	33.3	—	1	33.3	—
	洗净工	9	5	55.6	2.208（0.593～8.228）	3	33.3	—	3	33.3	—	4	44.4	—	4	44.4	—
	研磨工	4	3	75	—	0	0	—	1	25	—	1	25	—	1	25	—
	组立工	5	4	80	—	3	60	—	3	60	—	2	40	—	3	60	—
	合计	55	33	60	2.649*（1.542～4.550）	18	32.7	1.636（0.930～2.879）	18	32.7	2.204*（1.252～3.879）	17	30.9	3.336*（1.877～5.928）	22	40	4.474*（2.601～7.696）

续表

车间	工种	人数/人	不分部位			颈			肩			上背			下背		
			n/人	发生率/%	OR(95%CI)	n/人	发生率/%	OR(95%CI)	n/人	发生率/%	OR(95%CI)	n/人	发生率/%	OR(95%CI)	n/人	发生率/%	OR(95%CI)
质量部	测试工	2	2	100	—	0	0	—	2	100	—	0	0	—	0	0	—
铸造	备理料工	13	6	46.2	1.514(0.508～4.508)	4	30.8	—	3	23.1	—	2	15.4	—	3	23.1	—
	操作工	22	8	36.4	1.009(0.423～2.407)	4	18.2	—	1	4.5	—	0	0	—	4	18.2	—
	除边工	2	0	0	—	0	0	—	0	0	—	0	0	—	0	0	—
	打磨工	5	5	100	—	0	0	—	0	0	—	5	100	—	0	0	—
	回砂工	2	2	100	—	0	0	—	0	0	—	2	100	—	2	100	—
	模修工	29	8	27.6	0.673(0.298～1.521)	4	13.8	—	6	20.7	1.182(0.481～2.907)	2	6.9	—	1	3.4	—
	喷砂工	4	3	75	—	3	75	—	0	0	—	0	0	—	0	0	—
	清砂工	2	2	100	—	2	100	—	2	100	—	2	100	—	1	50	—
	砂袋工	1	0	0	—	0	0	—	0	0	—	0	0	—	0	0	—
	压铸工	89	37	41.6	1.257(0.823～1.920)	28	31.5	1.544(0.985～2.421)	20	22.5	1.313(0.796～2.165)	12	13.5	1.162(0.631～2.141)	17	19.1	1.584(0.931～2.695)
	制芯工	6	5	83.3	8.831*(1.031～75.619)	1	16.7	—	5	83.3	22.648*(2.644～193.971)	5	83.3	37.289*(4.353～319.44)	3	50	6.710*(1.353～33.279)
	合计	175	76	43.4	1.356*(1.003～1.833)	46	26.3	1.199(0.854～1.684)	37	21.1	1.214(0.842～1.751)	30	17.1	1.543*(1.037～2.296)	31	17.7	1.445(0.976～2.139)
总装线	底盘线	1	0	0	—	0	0	—	0	0	—	0	0	—	0	0	—
	内饰线	1	1	100	—	1	100	—	0	0	—	1	100	—	0	0	—
	合计	2	1	50	—	1	50	—	0	0	—	1	50	—	0	0	—
总装	钣金工	1	0	0	—	0	0	—	0	0	—	0	0	—	0	0	—
	操作工	282	112	39.7	1.164(0.914～1.482)	75	26.6	1.218(0.932～1.592)	72	25.5	1.553*(1.183～2.039)	45	16	1.416*(1.024～1.958)	42	14.9	1.174(0.842～1.637)
	测试工	59	25	42.4	1.299(0.774～2.180)	16	27.1	1.251(0.703～2.225)	16	27.1	1.685(0.947～2.998)	7	11.9	1.004(0.455～2.215)	7	11.9	0.903(0.409～1.992)
	车工	5	2	40	—	1	20	—	1	20	—	1	20	—	1	20	—
	冲压工	5	0	0	—	0	0	—	0	0	—	0	0	—	0	0	—
	底盘装配工	3 459	1 444	41.7	1.266*(1.171～1.369)	793	22.9	1(0.913～1.095)	711	20.6	1.172*(1.065～1.290)	508	14.7	1.284*(1.149～1.435)	535	15.5	1.228*(1.102～1.368)

续表

车间	工种	人数/人	不分部位			颈			肩			上背			下背		
			n/人	发生率/%	OR（95%CI）	n/人	发生率/%	OR（95%CI）	n/人	发生率/%	OR（95%CI）	n/人	发生率/%	OR（95%CI）	n/人	发生率/%	OR（95%CI）
总装	电工	2	1	50	—	1	50	—	1	50	—	1	50	—	1	50	—
	焊工	52	28	53.8	2.061*（1.193～3.560）	20	38.5	2.102*（1.200～3.682）	20	38.5	2.831*（1.616～4.960）	15	28.8	3.023*（1.654～5.524）	20	38.5	4.194*（2.392～7.353）
	检测工 1	1	0	0	—	0	0	—	0	0	—	0	0	—	0	0	—
	检验工 2	6	5	83.3	8.831*（1.031～75.619）	3	50	—	4	66.7	—	1	16.7	—	4	66.7	—
	铆工	5	3	60	—	2	40	—	1	20	—	1	20	—	2	40	—
	密封工	3	2	66.7	—	1	33.3	—	2	66.7	—	0	0	—	1	33.3	—
	喷漆工	16	7	43.8	1.374（0.511～3.692）	5	31.3	1.529（0.531～4.405）	4	25	—	3	18.8	—	3	18.8	—
	其他工种 1	56	23	41.1	1.231（0.722～2.099）	14	25	1.121（0.611～2.056）	12	21.4	1.235（0.651～2.343）	14	25	2.486*（1.354～4.565）	13	23.2	2.029*（1.088～3.783）
	其他工种 2	3	0	0	—	0	0	—	0	0	—	0	0	—	0	0	—
	钳工	7	3	42.9	—	2	28.6	—	2	28.6	—	1	14.3	—	1	14.3	—
	司机	15	10	66.7	3.532*（1.206～10.341）	6	40	2.242（0.797～6.305）	4	26.7	—	5	33.3	3.729*（1.273～10.927）	3	20	—
	涂装工	17	3	17.6	—	2	11.8	—	2	11.8	—	1	5.9	—	2	11.8	—
	物流人员	1 156	431	37.3	1.050（0.926～1.19）	237	20.5	0.867（0.746～1.007）	204	17.6	0.971（0.828～1.138）	156	13.5	1.163（0.973～1.390）	200	17.3	1.404*（1.193～1.652）
	铣工	2	1	50	—	1	50	—	0	0	—	0	0	—	1	50	—
	下料工	5	3	60	—	3	60	—	2	40	—	2	40	—	0	0	—
	整理工	18	12	66.7	3.532*（1.325～9.418）	8	44.4	2.690*（1.061～6.823）	5	27.8	1.742（0.620～4.892）	5	27.8	2.868*（1.021～8.058）	8	44.4	5.368*（2.115～13.624）
	终线装配工	29	16	55.2	2.174*（1.045～4.524）	11	37.9	2.055（0.969～4.357）	9	31	2.038（0.927～4.483）	6	20.7	1.946（0.791～4.788）	8	27.6	2.556*（1.130～5.782）
	注蜡工	7	3	42.9	—	2	28.6	—	1	14.3	—	0	0	—	0	0	—
	装配工 1	3 489	1 493	42.8	1.321*（1.222～1.428）	787	22.6	0.980（0.895～1.074）	668	19.1	1.073（0.973～1.183）	537	15.4	1.357*（1.217～1.513）	576	16.5	1.327*（1.194～1.475）
	装配工 2	3	0	0	—	0	0	—	0	0	—	0	0	—	0	0	—
	总计	8 703	3 627	41.7	1.262*（1.191～1.337）	1 990	22.9	0.997（0.932～1.066）	1 741	20	1.133*（1.054～1.218）	1 309	15	1.320*（1.215～1.434）	1428	16.4	1.317*（1.216～1.427）

续表

车间	工种	人数/人	肘			腕/手			腿			膝			足踝		
			n/人	发生率/%	OR(95%CI)	n/人	发生率/%	OR(95%CI)	n/人	发生率/%	OR(95%CI)	n/人	发生率/%	OR(95%CI)	n/人	发生率/%	OR(95%CI)
液力变矩器制造	车工	11	6	54.5	23.101*(7.027～75.938)	7	63.6	21.846*(6.381～74.786)	6	54.5	14.006*(4.266～45.989)	0	0	—	2	18.2	2.049(0.442～9.496)
	铆工	3	0	0	—	0	0	—	0	0	—	0	0	—	0	0	—
	装配工	39	6	15.4	3.5*(1.460～8.390)	10	25.6	4.305*(2.09～8.865)	8	20.5	3.012*(1.38～6.573)	3	7.7	0.924(0.284～3.006)	11	28.2	3.623*(1.798～7.298)
	合计	53	12	22.6	5.634*(2.944～10.783)	17	32.1	5.895*(3.296～10.542)	14	26.4	4.19*(2.266～7.748)	3	5.7	0.665(0.207～2.136)	13	24.5	2.997*(1.598～5.621)
离合器双质量飞轮制造	下料工	4	0	0	—	0	0	—	0	0	—	0	0	—	1	25	—
	装配工	10	2	20	—	5	50	12.484*(3.606～43.214)	2	20	—	2	20	—	4	40	—
	合计	14	2	14.3	—	5	35.7	6.935*(2.319～20.743)	2	14.3	—	2	14.3	—	5	35.7	5.123*(1.714～15.315)
办公室	底盘装配工	3	0	0	—	0	0	—	1	33.3	—	0	0	—	0	0	—
备料部	备理料工	80	6	7.5	1.561(0.676～3.603)	8	10	1.387(0.666～2.89)	7	8.8	1.119(0.514～2.438)	9	11.3	1.405(0.7～2.821)	9	11.3	1.169(0.583～2.346)
测试	操作工	2	0	0	—	0	0	—	1	50	—	1	50	—	0	0	—
车身	车工	13	0	0	—	0	0	—	1	7.7	—	1	7.7	—	1	7.7	—
	打磨工	33	6	18.2	4.278*(1.759～10.406)	7	21.2	3.361*(1.454～7.768)	7	21.2	3.142*(1.360～7.260)	8	24.2	3.548*(1.596～7.889)	4	12.1	—
	电工	4	1	25	—	1	25	—	2	50	—	1	25	—	1	25	—
	电焊工	70	5	7.1	1.481(0.594～3.693)	10	14.3	2.081*(1.061～4.080)	6	8.6	1.094(0.472～2.534)	12	17.1	2.294*(1.227～4.287)	13	18.6	2.103*(1.148～3.854)
	焊工	312	21	6.7	1.389(0.884～2.181)	59	18.9	2.911*(2.173～3.900)	19	6.1	0.757(0.473～1.210)	27	8.7	1.050(0.703～1.567)	46	14.7	1.595*(1.159～2.195)
	铆工	4	0	0	—	1	25	—	1	25	—	0	0	—	1	25	—
	密封工	4	0	0	—	0	0	—	0	0	—	0	0	—	0	0	—
	抛丸工	5	0	0	—	0	0	—	0	0	—	0	0	—	0	0	—
	喷漆工	48	10	20.8	5.066*(2.511～10.223)	8	16.7	2.497*(1.165～5.353)	8	16.7	2.334*(1.089～5.002)	11	22.9	3.296*(1.676～6.484)	13	27.1	3.425*(1.806～6.494)
	钳工	13	0	0	—	1	7.7	—	1	7.7	—	3	23.1	—	4	30.8	—
	整理工	44	14	31.8	8.984*(4.735～17.044)	19	43.2	9.488*(5.203～17.304)	13	29.5	4.895*(2.552～9.39)	16	36.4	6.335*(3.414～11.754)	17	38.6	5.806*(3.154～10.687)
	装配工	301	43	14.3	3.208*(2.296～4.482)	92	30.6	5.495*(4.255～7.096)	68	22.6	3.406*(2.576～4.503)	59	19.6	2.703*(2.017～3.622)	83	27.6	3.511*(2.705～4.557)
	合计	851	100	11.8	2.563*(2.044～3.213)	198	23.3	3.785*(3.179～4.507)	126	14.8	2.028*(1.657～2.481)	138	16.2	2.146*(1.766～2.608)	183	21.5	2.526*(2.119～3.011)

续表

车间	工种	人数/人	肘			腕/手			腿			膝			足踝		
			n/人	发生率/%	*OR*(95%*CI*)	n/人	发生率/%	*OR*(95%*CI*)	n/人	发生率/%	*OR*(95%*CI*)	n/人	发生率/%	*OR*(95%*CI*)	n/人	发生率/%	*OR*(95%*CI*)
成型	包装工	2	0	0	—	0	0	—	0	0	—	0	0	—	0	0	—
	成型工	126	1	0.8	0.154(0.021～1.104)	9	7.1	0.960(0.485～1.898)	10	7.9	1.006(0.525～1.927)	9	7.1	0.853(0.432～1.686)	15	11.9	1.246(0.724～2.144)
	底盘装配工	1	0	0	—	0	0	—	0	0	—	0	0	—	0	0	—
	检查工	206	9	4.4	0.879(0.448～1.724)	20	9.7	1.342(0.841～2.14)	17	8.3	1.050(0.636～1.733)	19	9.2	1.126(0.699～1.814)	34	16.5	1.823*(1.255～2.648)
	检验工	5	0	0	—	2	40	—	0	0	—	0	0	—	0	0	—
	毛边整修工	3	0	0	—	1	33.3	—	0	0	—	0	0	—	0	0	—
	喷漆工	93	3	3.2	0.642(0.203～2.035)	6	6.5	0.861(0.375～1.975)	6	6.5	0.805(0.351～1.847)	9	9.7	1.188(0.595～2.371)	11	11.8	1.237(0.657～2.329)
	其他工种	1	0	0	—	0	0	—	0	0	—	0	0	—	0	0	—
	合计	437	13	3	0.590(0.337～1.032)	38	8.7	1.189(0.846～1.671)	33	7.6	0.953(0.664～1.368)	37	8.5	1.026(0.728～1.447)	60	13.7	1.468*(1.110～1.942)
冲压	钣金工	8	3	37.5	—	2	25	—	2	25	—	3	37.5	—	4	50	—
	操作工	139	8	5.8	1.176(0.573～2.414)	18	12.9	1.857*(1.126～3.063)	18	12.9	1.736*(1.053～2.862)	17	12.2	1.545(0.926～2.578)	25	18	2.022*(1.305～3.132)
	车工	8	1	12.5	—	2	25	—	2	25	—	1	12.5	—	1	12.5	—
	冲压工	258	37	14.3	3.223*(2.251～4.615)	48	18.6	2.853*(2.068～3.936)	44	17.1	2.4*(1.722～3.345)	39	15.1	1.974*(1.395～2.794)	57	22.1	2.615*(1.935～3.533)
	焊工	5	0	0	—	0	0	—	0	0	—	0	0	—	1	20	—
	检查工	1	0	0	—	0	0	—	0	0	—	0	0	—	0	0	—
	检验工	93	8	8.6	1.812(0.873～3.76)	12	12.9	1.849*(1.004～3.405)	5	5.4	0.663(0.269～1.637)	5	5.4	0.63(0.255～1.555)	16	17.2	1.916*(1.114～3.295)
	模修工	17	1	5.9	—	1	5.9	—	0	0	—	1	5.9	—	1	5.9	—
	其他工种	1	0	0	—	0	0	—	0	0	—	0	0	—	0	0	—
	钳工	20	2	10	—	3	15	—	4	20	—	6	30	4.751*(1.821～12.394)	9	45	7.545*(3.119～18.25)
	物流人员	51	1	2	—	3	5.9	—	2	3.9	—	3	5.9	—	12	23.5	2.838*(1.481～5.437)
	下料工	8	1	12.5	—	1	12.5	—	1	12.5	—	2	25	—	1	12.5	—
	装配工	3	0	0	—	1	33.3	—	0	0	—	1	33.3	—	0	0	—
	合计	612	62	10.1	2.170*(1.645～2.862)	91	14.9	2.180*(1.725～2.755)	78	12.7	1.705*(1.331～2.184)	78	12.7	1.619*(1.264～2.073)	127	20.8	2.415*(1.966～2.966)

续表

车间	工种	人数/人	肘			腕/手			腿			膝			足踝		
			n/人	发生率/%	OR（95%CI）	n/人	发生率/%	OR（95%CI）	n/人	发生率/%	OR（95%CI）	n/人	发生率/%	OR（95%CI）	n/人	发生率/%	OR（95%CI）
发动机工厂装配	操作工	60	5	8.3	1.750（0.698～4.390）	14	23.3	3.799*（2.080～6.940）	10	16.7	2.334*（1.179～4.619）	8	13.3	1.706（0.808～3.603）	15	25	3.074*（1.708～5.533）
	冲压工	7	1	14.3	—	1	14.3	—	0	0	—	0	0	—	1	14.3	—
	打磨工	17	0	0	—	3	17.6	—	4	23.5	—	0	0	—	0	0	—
	底盘装配工	257	14	5.4	1.109（0.643～1.914）	31	12.1	1.712*（1.168～2.509）	30	11.7	1.543*（1.048～2.273）	37	14.4	1.865*（1.308～2.660）	67	26.1	3.252*（2.444～4.327）
	焊工	15	2	13.3	—	2	13.3	—	2	13.3	—	2	13.3	—	2	13.3	—
	机加工	181	15	8.3	1.740*（1.018～2.973）	25	13.8	2.001*（1.304～3.071）	25	13.8	1.870*（1.219～2.869）	22	12.2	1.534（0.977～2.408）	39	21.5	2.533*（1.767～3.631）
	加工	1	0	0	—	0	0	—	0	0	—	0	0	—	0	0	—
	其他工种	49	6	12.2	2.686*（1.138～6.339）	12	24.5	4.049*（2.103～7.796）	4	8.2	—	4	8.2	—	5	10.2	1.048（0.415～2.649）
	钳工	6	0	0	—	0	0	—	0	0	—	0	0	—	0	0	—
	物流人员	1	1	100	—	1	100	—	1	100	—	1	100	—	1	100	—
	铣工	3	2	66.7	—	0	0	—	0	0	—	0	0	—	0	0	—
	装配工	318	32	10.1	2.154*（1.479～3.136）	60	18.9	2.903*（2.172～3.880）	47	14.8	2.024*（1.473～2.780）	66	20.8	2.904*（2.196～3.841）	102	32.1	4.355*（3.412～5.558）
	钻工	5	0	0	—	1	20	—	2	40	—	1	20	—	0	0	—
	合计	920	78	8.5	1.783*（1.392～2.285）	150	16.3	2.432*（2.013～2.939）	125	13.6	1.835*（1.501～2.244）	141	15.3	2.007*（1.656～2.432）	232	25.2	3.11*（2.645～3.656）
工程	保温工	7	0	0	—	0	0	—	0	0	—	0	0	—	0	0	—
	管工	3	0	0	—	0	0	—	0	0	—	0	0	—	0	0	—
	焊工	1	0	0	—	0	0	—	0	0	—	0	0	—	0	0	—
	其他工种	6	0	0	—	0	0	—	1	16.7	—	0	0	—	0	0	—
	司机	1	0	0	—	0	0	—	0	0	—	0	0	—	0	0	—
	合计	18	0	0	—	0	0	—	1	5.6	—	0	0	—	0	0	—

续表

车间	工种	人数/人	肘			腕/手			腿			膝			足踝		
			n/人	发生率/%	OR(95%CI)	n/人	发生率/%	OR(95%CI)	n/人	发生率/%	OR(95%CI)	n/人	发生率/%	OR(95%CI)	n/人	发生率/%	OR(95%CI)
焊装	钣金工	15	2	13.3	—	2	13.3	—	3	20	—	3	20	—	4	26.7	—
	操作工	2	0	0	—	0	0	—	0	0	—	0	0	—	0	0	—
	车工	4	0	0	—	0	0	—	0	0	—	0	0	—	0	0	—
	冲压工	36	4	11.1	—	7	19.4	3.013*(1.316～6.900)	5	13.9	1.883(0.730～4.855)	6	16.7	2.217(0.920～5.341)	9	25	3.074*(1.442～6.554)
	打磨工	86	7	8.1	1.706(0.784～3.714)	15	17.4	2.637*(1.504～4.624)	7	8.1	1.034(0.476～2.247)	9	10.5	1.296(0.648～2.594)	9	10.5	1.078(0.539～2.157)
	电焊工	1081	56	5.2	1.052(0.793～1.396)	142	13.1	1.888*(1.560～2.285)	111	10.3	1.336*(1.085～1.646)	135	12.5	1.582*(1.304～1.919)	254	23.5	2.832*(2.427～3.305)
	焊工	887	83	9.4	1.987*(1.560～2.532)	159	17.9	2.727*(2.264～3.285)	97	10.9	1.433*(1.147～1.790)	107	12.1	1.521*(1.229～1.883)	192	21.6	2.548*(2.145～3.026)
	机加工	1	0	0	—	0	0	—	0	0	—	0	0	—	1	100	—
	机修工	6	1	16.7	—	0	0	—	0	0	—	0	0	—	0	0	—
	检查工	192	4	2.1	—	8	4.2	0.543(0.267～1.106)	9	4.7	0.574(0.293～1.125)	9	4.7	0.545(0.278～1.068)	16	8.3	0.838(0.500～1.404)
	抛丸工	8	0	0	—	1	12.5	—	0	0	—	0	0	—	0	0	—
	喷漆工	50	6	12	2.625*(1.114～6.187)	11	22	3.521*(1.796～6.902)	7	14	1.900(0.852～4.237)	11	22	3.127*(1.596～6.127)	15	30	3.952*(2.151～7.260)
	钳工	1	0	0	—	0	0	—	0	0	—	0	0	—	0	0	—
	镗工	1	0	0	—	0	0	—	0	0	—	0	0	—	0	0	—
	物流人员	382	21	5.5	1.120(0.715～1.754)	30	7.9	1.064(0.728～1.555)	19	5	0.611*(0.383～0.974)	28	7.3	0.877(0.593～1.296)	53	13.9	1.486*(1.104～2.000)
	下料工	1	0	0	—	0	0	—	0	0	—	0	0	—	0	0	—
	装配工	2	0	0	—	0	0	—	0	0	—	0	0	—	0	0	—
	组立工	428	22	5.1	1.043(0.673～1.616)	69	16.1	2.399*(1.836～3.135)	40	9.3	1.203(0.862～1.678)	50	11.7	1.466*(1.083～1.985)	101	23.6	2.848*(2.258～3.592)
	钻工	2	0	0	—	0	0	—	0	0	—	0	0	—	0	0	—
	合计	3 185	206	6.5	1.331*(1.127～1.571)	444	13.9	2.022*(1.787～2.288)	298	9.4	1.205*(1.049～1.384)	358	11.2	1.404*(1.233～1.598)	654	20.5	2.383*(2.141～2.652)
炼化	操作工	54	4	7.4	—	4	7.4	—	4	7.4	—	7	13	1.651(0.744～3.663)	4	7.4	—
	电工	15	2	13.3	—	3	20	—	2	13.3	—	3	20	—	1	6.7	—
	分析工	11	0	0	—	0	0	—	0	0	—	0	0	—	0	0	—
	维修维护技术人员	3	0	0	—	0	0	—	0	0	—	0	0	—	0	0	—
	合计	83	6	7.2	1.500(0.651～3.458)	7	8.4	1.150(0.528～2.503)	6	7.2	0.909(0.395～2.092)	10	12	1.519(0.782～2.952)	5	6	0.591(0.239～1.463)

续表

车间	工种	人数/人	肘			腕/手			腿			膝			足踝		
			n/人	发生率/%	OR(95%CI)	n/人	发生率/%	OR(95%CI)	n/人	发生率/%	OR(95%CI)	n/人	发生率/%	OR(95%CI)	n/人	发生率/%	OR(95%CI)
配管制造	包装工	6	0	0	—	0	0	—	0	0	—	0	0	—	0	0	—
	焊工	12	2	16.7	—	3	25	—	1	8.3	—	1	8.3	—	2	16.7	—
	配管工	18	1	5.6	—	1	5.6	—	1	5.6	—	1	5.6	—	2	11.1	—
	合计	36	3	8.3	—	4	11.1	—	2	5.6	—	2	5.6	—	4	11.1	—
热表	车工	1	0	0	—	0	0	—	1	100	—	0	0	—	0	0	—
	热处理工	1	0	0	—	0	0	—	1	100	—	0	0	—	0	0	—
	合计	2	0	0	—	0	0	—	2	100	—	0	0	—	0	0	—
设备部	电工	18	0	0	—	0	0	—	0	0	—	4	22.2	—	1	5.6	—
	维护人员	32	3	9.4	—	2	6.3	—	3	9.4	—	1	3.1	—	2	6.3	—
	合计	50	3	6	—	2	4	—	3	6	—	5	10	1.232(0.488～3.112)	3	6	—
生产运行部	车工	12	1	8.3	—	1	8.3	—	1	8.3	—	1	8.3	—	0	0	—
	打码工	5	0	0	—	2	40	—	0	0	—	0	0	—	1	20	—
	打磨工	3	2	66.7	—	3	100	—	2	66.7	—	3	100	—	3	100	—
	底盘装配工	1	0	0	—	0	0	—	0	0	—	0	0	—	0	0	—
	电工	9	1	11.1	—	1	11.1	—	0	0	—	1	11.1	—	2	22.2	—
	焊工	176	26	14.8	3.337*(2.181～5.106)	43	24.4	4.036*(2.840～5.735)	16	9.1	1.167(0.695～1.960)	23	13.1	1.667*(1.070～2.598)	40	22.7	2.712*(1.895～3.88)
	铆工	6	2	33.3	—	1	16.7	—	1	16.7	—	1	16.7	—	0	0	—
	喷漆工	4	0	0	—	1	25	—	0	0	—	0	0	—	0	0	—
	钳工	12	2	16.7	—	2	16.7	—	2	16.7	—	2	16.7	—	1	8.3	—
	组立工	1	0	0	—	0	0	—	0	0	—	0	0	—	0	0	—
	合计	229	34	14.8	3.357*(2.308～4.882)	54	23.6	3.852*(2.815～5.271)	22	9.6	1.240(0.795～1.935)	31	13.5	1.736*(1.182～2.551)	47	20.5	2.381*(1.717～3.302)
塑料	操作工	16	3	18.8	4.443*(1.262～15.639)	3	18.8	—	5	31.3	5.305*(1.839～15.304)	2	12.5	—	1	6.3	—
	电工	4	1	25	—	0	0	—	0	0	—	2	50	—	0	0	—
	其他工种	1	0	0	—	0	0	—	0	0	—	0	0	—	0	0	—
	合计	21	4	19	4.530*(1.519～13.510)	3	14.3	2.081(0.612～7.080)	5	23.8	3.647*(1.333～9.980)	4	19	—	1	4.8	—

续表

车间	工种	人数/人	肘			腕/手			腿			膝			足踝		
			n/人	发生率/%	OR(95%CI)	n/人	发生率/%	OR(95%CI)	n/人	发生率/%	OR(95%CI)	n/人	发生率/%	OR(95%CI)	n/人	发生率/%	OR(95%CI)
涂装	擦拭工	30	4	13.3	—	6	20	3.121*(1.272～7.657)	4	13.3	—	6	20	2.772*(1.130～6.799)	6	20	2.305(0.940～5.652)
	操作工	48	0	0	—	4	8.3	—	4	8.3	—	5	10.4	1.289(0.509～3.263)	8	16.7	1.844(0.861～3.95)
	打磨工	60	6	10	2.139(0.916～4.994)	11	18.3	2.802*(1.451～5.410)	9	15	2.060*(1.011～4.199)	8	13.3	1.706(0.808～3.603)	16	26.7	3.353*(1.885～5.963)
	电工	8	0	0	—	0	0	—	0	0	—	0	0	—	0	0	—
	机电工	6	0	0	—	0	0	—	0	0	—	1	16.7	—	0	0	—
	机修工	12	2	16.7	—	1	8.3	—	2	16.7	—	1	8.3	—	3	25	—
	检查工	442	24	5.4	1.105(0.726～1.683)	38	8.6	1.174(0.835～1.650)	43	9.7	1.258(0.911～1.736)	54	12.2	1.543*(1.151～2.068)	72	16.3	1.795*(1.384～2.329)
	毛边整修工	18	1	5.6	—	2	11.1	—	1	5.6	—	1	5.6	—	1	5.6	—
	密封工	254	15	5.9	1.208(0.712～2.050)	51	20.1	3.136*(2.288～4.299)	22	8.7	1.107(0.711～1.724)	38	15	1.950*(1.372～2.772)	50	19.7	2.260*(1.648～3.099)
	喷漆工	581	34	5.9	1.197(0.837～1.711)	83	14.3	2.081*(1.632～2.654)	44	7.6	0.956(0.697～1.310)	74	12.7	1.618*(1.256～2.085)	88	15.1	1.646*(1.301～2.083)
	喷漆前处理工	89	6	6.7	1.392(0.605～3.202)	6	6.7	0.902(0.393～2.072)	6	6.7	0.844(0.367～1.939)	8	9	1.095(0.528～2.271)	12	13.5	1.437(0.780～2.649)
	其他工种	9	1	11.1	—	1	11.1	—	0	0	—	0	0	—	1	11.1	—
	钳工	16	2	12.5	—	2	12.5	—	1	6.3	—	1	6.3	—	1	6.3	—
	司机	3	0	0	—	1	33.3	—	0	0	—	0	0	—	0	0	—
	涂胶工	398	39	9.8	2.091*(1.486～2.943)	70	17.6	2.664*(2.038～3.483)	46	11.6	1.525*(1.113～2.090)	54	13.6	1.740*(1.295～2.337)	89	22.4	2.656*(2.080～3.391)
	涂装工	125	6	4.8	0.971(0.426～2.215)	11	8.8	1.205(0.646～2.247)	8	6.4	0.798(0.389～1.639)	12	9.6	1.177(0.647～2.143)	23	18.4	2.079*(1.317～3.283)
	研磨工	27	0	0	—	3	11.1	—	2	7.4	—	5	18.5	2.520(0.952～6.671)	8	29.6	3.883*(1.696～8.892)
	预装工	2	0	0	—	0	0	—	0	0	—	0	0	—	0	0	—
	整理工	49	7	14.3	3.208*(1.434～7.175)	13	26.5	4.508*(2.381～8.535)	12	24.5	3.785*(1.966～7.286)	16	32.7	5.375*(2.947～9.804)	12	24.5	2.991*(1.555～5.754)
	注蜡工	6	0	0	—	1	16.7	—	0	0	—	1	16.7	—	1	16.7	—
	装配工	11	1	9.1	—	2	18.2	—	2	18.2	—	1	9.1	—	1	9.1	—
	合计	2 194	148	6.7	1.393*(1.154～1.682)	306	13.9	2.023*(1.757～2.329)	206	9.4	1.209*(1.031～1.418)	286	13	1.662*(1.442～1.916)	392	17.9	2.006*(1.768～2.276)

续表

车间	工种	人数/人	肘			腕/手			腿			膝			足踝		
			n/人	发生率/%	OR（95%CI）	n/人	发生率/%	OR（95%CI）	n/人	发生率/%	OR（95%CI）	n/人	发生率/%	OR（95%CI）	n/人	发生率/%	OR（95%CI）
维修	保全工	1	0	0	—	0	0	—	0	0	—	0	0	—	0	0	—
	其他工种	20	1	5	—	0	0	—	1	5	—	2	10	—	1	5	—
	维护人员	79	0	0	—	1	1.3	—	2	2.5	—	6	7.6	0.911（0.395～2.1）	9	11.4	1.186（0.591～2.381）
	合计	100	1	1	—	1	1	—	3	3	—	8	8	0.964（0.467～1.992）	10	10	1.025（0.532～1.976）
物流部	车工	153	12	7.8	1.638（0.903～2.972）	15	9.8	1.357（0.793～2.323）	13	8.5	1.084（0.611～1.922）	14	9.2	1.117（0.642～1.944）	15	9.8	1.002（0.586～1.714）
	机加工	17	1	5.9	—	0	0	—	2	11.8	—	1	5.9	—	1	5.9	—
	拖车员	40	2	5	—	1	2.5	—	1	2.5	—	1	2.5	—	1	2.5	—
	物流人员	2	0	0	—	0	0	—	0	0	—	0	0	—	0	0	—
	合计	212	15	7.1	1.466（0.861～2.496）	16	7.5	1.019（0.609～1.705）	16	7.5	0.953（0.570～1.594）	16	7.5	0.905（0.541～1.513）	17	8	0.804（0.488～1.325）
原动力科	其他工种	8	1	12.5	—	1	12.5	—	1	12.5	—	0	0	—	1	12.5	—
蒸着区	喷漆工	1	0	0	—	0	0	—	0	0	—	0	0	—	0	0	—
	其他工种	3	0	0	—	0	0	—	0	0	—	0	0	—	0	0	—
	物流人员	2	0	0	—	0	0	—	0	0	—	0	0	—	0	0	—
	合计	6	0	0	—	0	0	—	0	0	—	0	0	—	0	0	—
制动器制造	搬运工	8	1	12.5	—	2	25	—	1	12.5	—	0	0	—	3	37.5	—
	接着工	7	1	14.3	—	1	14.3	—	1	14.3	—	2	28.6	—	2	28.6	—
	熔接工	19	5	26.3	6.875*（2.467～19.159）	9	47.4	11.235*（4.552～27.729）	5	26.3	4.168*（1.498～11.600）	4	21.1	2.956（0.979～8.926）	8	42.1	6.707*（2.692～16.712）
	涂布工	3	0	0	—	0	0	—	0	0	—	0	0	—	1	33.3	—
	洗净工	9	4	44.4	—	3	33.3	—	3	33.3	—	5	55.6	13.858*（3.715～51.700）	3	33.3	—
	研磨工	4	0	0	—	2	50	—	0	0	—	1	25	—	1	25	—
	组立工	5	1	20	—	4	80	—	2	40	—	1	20	—	3	60	—
	合计	55	12	21.8	5.372*（2.816～10.247）	21	38.2	7.711*（4.454～13.349）	12	21.8	3.257*（1.711～6.200）	13	23.6	3.432*（1.835～6.417）	21	38.2	5.696*（3.294～9.850）

续表

车间	工种	人数/人	肘			腕/手			腿			膝			足踝		
			n/人	发生率/%	*OR*（95%*CI*）	*n*/人	发生率/%	*OR*（95%*CI*）	*n*/人	发生率/%	*OR*（95%*CI*）	*n*/人	发生率/%	*OR*（95%*CI*）	*n*/人	发生率/%	*OR*（95%*CI*）
质量部	测试工	2	0	0	—	0	0	—	0	0	—	0	0	—	0	0	—
铸造	备理料工	13	0	0	—	0	0	—	0	0	—	0	0	—	2	15.4	—
	操作工	22	0	0	—	4	18.2	—	3	13.6	—	2	9.1	—	1	4.5	—
	除边工	2	0	0	—	0	0	—	0	0	—	0	0	—	0	0	—
	打磨工	5	0	0	—	5	100	—	0	0	—	0	0	—	0	0	—
	回砂工	2	1	50	—	0	0	—	0	0	—	0	0	—	0	0	—
	模修工	29	0	0	—	1	3.4	—	2	6.9	—	0	0	—	4	13.8	—
	喷砂工	4	0	0	—	1	25	—	0	0	—	0	0	—	0	0	—
	清砂工	2	0	0	—	0	0	—	0	0	—	0	0	—	0	0	—
	砂袋工	1	0	0	—	0	0	—	0	0	—	0	0	—	0	0	—
	压铸工	89	6	6.7	1.392（0.605～3.202）	12	13.5	1.946*（1.055～3.591）	10	11.2	1.477（0.762～2.862）	10	11.2	1.403（0.724～2.718）	16	18	2.021*（1.172～3.485）
	制芯工	6	0	0	—	0	0	—	0	0	—	0	0	—	0	0	—
	合计	175	7	4	0.802（0.375～1.717）	23	13.1	1.889*（1.211～2.946）	15	8.6	1.094（0.641～1.866）	12	6.9	0.816（0.452～1.472）	23	13.1	1.395（0.896～2.173）
总装线	底盘线	1	0	0	—	0	0	—	0	0	—	0	0	—	0	0	—
	内饰线	1	0	0	—	1	100	—	0	0	—	1	100	—	0	0	—
	合计	2	0	0	—	1	50	—	0	0	—	1	50	—	0	0	—
总装	钣金工	1	0	0	—	0	0	—	0	0	—	0	0	—	0	0	—
	操作工	282	21	7.4	1.549（0.985～2.437）	47	16.7	2.497*（1.811～3.443）	30	10.6	1.389（0.945～2.041）	39	13.8	1.779*（1.260～2.512）	54	19.1	2.184*（1.612～2.958）
	测试工	59	5	8.5	1.782（0.710～4.473）	12	20.3	3.187*（1.684～6.032）	6	10.2	1.321（0.566～3.082）	10	16.9	2.263*（1.142～4.483）	10	16.9	1.882（0.951～3.726）
	车工	5	0	0	—	1	20	—	1	20	—	1	20	—	0	0	—
	冲压工	5	0	0	—	0	0	—	0	0	—	0	0	—	0	0	—
	底盘装配工	3 459	253	7.3	1.519*（1.301～1.774）	627	18.1	2.764*（2.469～3.094）	348	10.1	1.306*（1.145～1.489）	438	12.7	1.607*（1.423～1.815）	657	19	2.162*（1.944～2.404）
	电工	2	0	0	—	0	0	—	0	0	—	0	0	—	1	50	—

续表

车间	工种	人数/人	肘			腕/手			腿			膝			足踝		
			n/人	发生率/%	OR（95%CI）	n/人	发生率/%	OR（95%CI）	n/人	发生率/%	OR（95%CI）	n/人	发生率/%	OR（95%CI）	n/人	发生率/%	OR（95%CI）
总装	焊工	52	10	19.2	4.584*（2.287～9.186）	16	30.8	5.548*（3.065～10.042）	14	26.9	4.300*（2.321～7.968）	15	28.8	4.495*（2.457～8.222）	8	15.4	1.677（0.787～3.572）
	检测工 1	1	0	0	—	0	0	—	0	0	—	0	0	—	0	0	—
	检验工 2	6	0	0	—	3	50	—	1	16.7	—	1	16.7	—	0	0	—
	铆工	5	1	20	—	2	40	—	2	40	—	1	20	—	1	20	—
	密封工	3	0	0	—	1	33.3	—	0	0	—	1	33.3	—	0	0	—
	喷漆工	16	1	6.3	—	3	18.8	—	3	18.8	—	3	18.8	—	5	31.3	4.192*（1.454～12.088）
	其他工种 1	56	5	8.9	1.887（0.750～4.748）	8	14.3	2.081（0.981～4.414）	8	14.3	1.945（0.917～4.125）	9	16.1	2.123*（1.037～4.346）	14	25	3.074*（1.673～5.647）
	其他工种 2	3	0	0	—	0	0	—	0	0	—	0	0	—	0	0	—
	钳工	7	1	14.3	—	3	42.9	—	0	0	—	1	14.3	—	2	28.6	—
	司机	15	6	40	12.834*（4.551～36.19）	6	40	8.322*（2.955～23.44）	6	40	7.781*（2.763～21.913）	7	46.7	9.701*（3.510～26.815）	7	46.7	8.069*（2.920～22.296）
	涂装工	17	1	5.9	—	2	11.8	—	1	5.9	—	2	11.8	—	2	11.8	—
	物流人员	1 156	55	4.8	0.962（0.724～1.279）	117	10.1	1.406*（1.146～1.725）	79	6.8	0.856（0.674～1.087）	87	7.5	0.902（0.717～1.134）	154	13.3	1.417*（1.182～1.699）
	铣工	2	0	0	—	1	50	—	0	0	—	1	50	—	0	0	—
	下料工	5	1	20	—	2	40	—	3	60	—	2	40	—	1	20	—
	整理工	18	4	22.2	—	7	38.9	7.944*（3.071～20.549）	3	16.7	—	6	33.3	5.543*（2.075～14.805）	6	33.3	4.611*（1.727～12.311）
	终线装配工	29	6	20.7	5.022*（2.036～12.386）	4	13.8	—	5	17.2	2.432（0.926～6.390）	5	17.2	2.31（0.879～6.069）	6	20.7	2.406（0.977～5.922）
	注蜡工	7	1	14.3	—	1	14.3	—	1	14.3	—	0	0	—	2	28.6	—
	装配工 1	3 489	324	9.3	1.971*（1.707～2.276）	701	20.1	3.139*（2.812～3.504）	439	12.6	1.680*（1.487～1.898）	463	13.3	1.696*（1.505～1.911）	694	19.9	2.290*（2.062～2.543）
	装配工 2	3	0	0	—	0	0	—	0	0	—	0	0	—	0	0	—
	合计	8 703	695	8	1.671*（1.487～1.878）	1 564	18	2.735*（2.498～2.994）	950	10.9	1.430*（1.297～1.576）	1 092	12.5	1.591*（1.449～1.747）	1 624	18.7	2.116*（1.947～2.300）

注：注蜡工包含喷蜡工，装配工包含发动机、底盘、BA、SPS、天窗、终线、分装、返修、内饰装配，其他工种包含巡检工、重修工、板修工、维修工、检验工、驾驶员、机修工、整理工、小修工、划孔、数控操作工、物流工、包装工、配管工、蒸着工、污水处理工，备理料工包含配料工、理料工、备料工、备料人员。“—”为发生例数低于 5 人；“*”为 $P < 0.05$。

表 3-4-47 汽车制造业人群身体九个部位 WMSDs 的平均发病工龄（几何平均数）和四分位数

部位	几何平均数 / 年	标准差 / 年	Q_1/ 年	Q_2/ 年	Q_3/ 年	Q_4/ 年	四分位数间距 / 年
颈	3.18	5.28	1	3	8	50	7
肩	3.10	2.79	1	3	7	46	6
上背	2.98	2.80	1	3	7	46	6
下背	3.35	2.86	1	4	8	46	7
肘	2.69	2.88	1	3	6	42	5
腕 / 手	2.35	2.89	1	2	6	42	5
腿	2.88	2.87	1	3	6	46	5
膝	2.98	2.81	1	3	7	46	6
足踝	2.82	2.86	1	3	7	38	6
任一部位	2.91	1.98	1	3	7	50	6

表 3-4-48 生物药品制造业车间构成与调查人数

车间	工种	各车间和工种调查人数 / 人			人数构成 /%	
		男	女	总计	各工种	各车间
AP 部门	全部门	80	52	132	100	54.32
	称重工	1	1	2	1.52	
	灌装工	44	16	60	45.45	
	检查工	8	8	16	12.12	
	配方工	10	18	28	21.21	
	消毒工	17	9	26	19.7	
QC 部门	技术管理人员	7	16	23	100	9.47
耐用器械组装	操作工	22	66	88	100	36.21
合计		109	134	243		100

表 3-4-49 生物药品制造业不同部门、工种人群身体九个部位 WMSDs 的发生数、发生率和 *OR*

部门	工种	人数/人	不分部位			颈			肩			上背			下背		
			n/人	发生率/%	*OR*(95%*CI*)	*n*/人	发生率/%	*OR*(95%*CI*)	*n*/人	发生率/%	*OR*(95%*CI*)	*n*/人	发生率/%	*OR*(95%*CI*)	*n*/人	发生率/%	*OR*(95%*CI*)
AP 部门	称重工	2	1	50	—	1	50	—	0	0	—	1	50	—	0	0	—
	灌装工	60	46	76.7	5.803*(3.186～10.569)	34	56.7	4.398*(2.634～7.343)	23	38.3	2.816*(1.67～4.75)	19	31.7	3.456*(2～5.973)	18	30	2.876*(1.651～5.01)
	检查工	16	8	50	1.766(0.662～4.709)	5	31.3	1.529(0.531～4.405)	6	37.5	2.718(0.987～7.487)	3	18.8	—	2	12.5	—
	配方工	28	19	67.9	3.729*(1.685～8.25)	13	46.4	2.915*(1.385～6.135)	8	28.6	1.812(0.797～4.12)	8	28.6	2.983*(1.311～6.787)	9	32.1	3.179*(1.435～7.041)
	消毒工	26	19	73.1	4.794*(2.013～11.414)	12	46.2	2.883*(1.332～6.241)	5	19.2	1.078(0.406～2.862)	6	23.1	2.237(0.897～5.581)	7	26.9	2.472*(1.037～5.891)
	合计	132	93	70.5	4.212*(2.892～6.134)	65	49.2	3.263*(2.313～4.604)	42	31.8	2.114*(1.461～3.059)	37	28	2.905*(1.978～4.266)	36	27.3	2.516*(1.708～3.706)
耐用器械组装	操作工	88	50	56.8	2.324*(1.521～3.55)	35	39.8	2.221*(1.446～3.412)	29	33	2.226*(1.423～3.481)	22	25	2.486*(1.529～4.042)	13	14.8	1.163(0.644～2.101)

部门	工种	人数/人	肘			腕/手			腿			膝			足踝		
			n/人	发生率/%	*OR*(95%*CI*)	*n*/人	发生率/%	*OR*(95%*CI*)	*n*/人	发生率/%	*OR*(95%*CI*)	*n*/人	发生率/%	*OR*(95%*CI*)	*n*/人	发生率/%	*OR*(95%*CI*)
AP 部门	称重工	2	0	0	—	0	0	—	1	50	—	1	50	—	1	50	—
	灌装工	60	3	5	—	11	18.3	2.802*(1.451～5.41)	14	23.3	3.552*(1.945～6.487)	10	16.7	2.217*(1.120～4.387)	18	30	3.952*(2.267～6.890)
	检查工	16	2	12.5	—	1	6.3	—	2	12.5	—	0	0	—	5	31.3	4.192*(1.454～12.088)
	配方工	28	1	3.6	—	7	25	4.161*(1.763～9.818)	6	21.4	3.183*(1.287～7.872)	6	21.4	3.024*(1.223～7.478)	11	39.3	5.967*(2.788～12.773)
	消毒工	26	1	3.8	—	3	11.5	—	3	11.5	—	2	7.7	—	7	26.9	3.398*(1.425～8.102)
	合计	132	7	5.3	—	22	16.7	2.497*(1.571～3.969)	26	19.7	2.863*(1.854～4.422)	19	14.4	1.864*(1.141～3.045)	42	31.8	4.304*(2.968～6.242)
耐用器械组装	操作工	88	6	6.8	1.409(0.612～3.243)	8	9.1	1.248(0.601～2.591)	8	9.1	1.167(0.562～2.422)	8	9.1	1.109(0.534～2.301)	7	8	0.797(0.367～1.730)

注：“—”为发生例数低于 5 人；“*”为 $P < 0.05$。

表 3-4-50 生物药品制造业人群身体九个部位 WMSDs 的平均发病工龄（几何平均数）和四分位数

部位	几何平均数 / 年	标准差 / 年	Q_1/ 年	Q_2/ 年	Q_3/ 年	Q_4/ 年	四分位数间距 / 年
颈	4.03	2.38	2	5	6.25	14	4.25
肩	4.26	2.31	2	5	8	13	6
上背	4.38	2.42	3.5	6	8.5	13	5
下背	3.84	2.49	2	5	6	14	4
肘	3.83	2.33	2	5	6	13	4
腕 / 手	3.93	2.08	2.25	5	6	11	3.75
腿	3.96	2.19	3	5	6	14	3
膝	3.70	2.15	2	5	6	11	4
足踝	3.22	2.29	2	5	6	11	4
任一部位	4.14	2.31	2.5	5	6.5	14	4

表 3-4-51 精炼石油产品制造业车间构成与调查人数

车间	工种	各车间和工种调查人数 / 人			人数构成 /%	
		男	女	总计	各工种	各车间
工程	全员	133	5	138	100	92
	保温工	9	2	11	7.97	
	管工	42	—	42	30.43	
	焊工	24	1	25	18.12	
	架子工	1	—	1	0.72	
	力工	9	—	9	6.52	
	其他工种	19	—	19	13.77	
	起重工	13	—	13	9.42	
	钳工	13	—	13	9.42	
	司机	3	—	3	2.17	
	涂装工	—	2	2	1.45	
炼化	全员	10	1	11	100	7.33
	操作工	3	1	4	36.36	
	其他工种	6	—	6	54.55	
	维修维护技术人员	1	—	1	9.09	
塑料	操作工	—	1	1	100	0.67
合计		143	7	150		100

表 3-4-52　精炼石油产品制造业不同车间、工种人群身体九个部位 WMSDs 的发生数、发生率和 *OR*

车间	工种	人数/人	不分部位			颈			肩			上背			下背		
			n/人	发生率/%	*OR*（95%*CI*）	*n*/人	发生率/%	*OR*（95%*CI*）	*n*/人	发生率/%	*OR*（95%*CI*）	*n*/人	发生率/%	*OR*（95%*CI*）	*n*/人	发生率/%	*OR*（95%*CI*）
工程	保温工	11	2	18.2	—	1	9.1	—	1	9.1	—	0	0	—	1	9.1	—
	管工	42	5	11.9	0.239*（0.094 ~ 0.609）	2	4.8	—	1	2.4	—	0	0	—	3	7.1	—
	焊工	25	3	12	—	2	8	—	1	4	—	2	8	—	1	4	—
	架子工	1	0	0	—	0	0	—	0	0	—	0	0	—	0	0	—
	力工	9	0	0	—	0	0	—	0	0	—	0	0	—	0	0	—
	其他工种	19	2	10.5	—	1	5.3	—	0	0	—	0	0	—	1	5.3	—
	起重工	13	2	15.4	—	1	7.7	—	0	0	—	0	0	—	0	0	—
	钳工	13	5	38.5	1.104（0.361 ~ 3.377）	2	15.4	—	1	7.7	—	0	0	—	2	15.4	—
	司机	3	0	0	—	0	0	—	0	0	—	0	0	—	0	0	—
	涂装工	2	1	50	—	1	50	—	1	50	—	1	50	—	1	50	—
	合计	138	20	14.5	0.299*（0.186 ~ 0.481）	10	7.2	0.263*（0.138 ~ 0.501）	5	3.6	0.170*（0.070 ~ 0.416）	3	2.2	—	9	6.5	0.468*（0.238 ~ 0.922）
炼化	操作工	4	2	50	—	2	50	—	2	50	—	1	25	—	1	25	—
	其他工种	6	0	0	—	0	0	—	0	0	—	0	0	—	0	0	—
	维修维护技术人员	1	0	0	—	0	0	—	0	0	—	0	0	—	0	0	—
	合计	11	2	18.2	—	2	18.2	—	2	18.2	—	1	9.1	—	1	9.1	—
塑料	操作工	1	0	0	—	0	0	—	0	0	—	0	0	—	0	0	—

续表

车间	工种	人数/人	肘			腕/手			腿			膝			足踝		
			n/人	发生率/%	OR（95%CI）	n/人	发生率/%	OR（95%CI）	n/人	发生率/%	OR（95%CI）	n/人	发生率/%	OR（95%CI）	n/人	发生率/%	OR（95%CI）
工程	保温工	11	0	0	—	0	0	—	0	0	—	0	0	—	0	0	—
	管工	42	0	0	—	2	4.8	—	2	4.8	—	0	0	—	0	0	—
	焊工	25	1	4	—	2	8	—	1	4	—	2	8	—	1	4	—
	架子工	1	0	0	—	0	0	—	0	0	—	0	0	—	0	0	—
	力工	9	0	0	—	0	0	—	0	0	—	0	0	—	0	0	—
	其他工种	19	0	0	—	0	0	—	0	0	—	0	0	—	0	0	—
	起重工	13	0	0	—	1	7.7	—	0	0	—	0	0	—	0	0	—
	钳工	13	0	0	—	0	0	—	1	7.7	—	2	15.4	—	1	7.7	—
	司机	3	0	0	—	0	0	—	0	0	—	0	0	—	0	0	—
	涂装工	2	1	50	—	1	50	—	0	0	—	0	0	—	0	0	—
	合计	138	2	1.4	—	6	4.3	0.567（0.249～1.289）	4	2.9	—	4	2.9	—	2	1.4	—
炼化	操作工	4	1	25	—	1	25	—	2	50	—	1	25	—	1	25	—
	其他工种	6	0	0	—	0	0	—	0	0	—	0	0	—	0	0	—
	维修维护技术人员	1	0	0	—	0	0	—	0	0	—	0	0	—	0	0	—
	合计	11	1	9.1	—	1	9.1	—	2	18.2	—	1	9.1	—	1	9.1	—
塑料	操作工	1	0	0	—	0	0	—	0	0	—	0	0	—	0	0	—

注："—"为发生例数低于5人；"*"为 $P < 0.05$。

表 3-4-53 精炼石油产品制造业人群身体九个部位 WMSDs 的平均发病工龄（几何平均数）和四分位数

部位	几何平均数 / 年	标准差 / 年	Q_1/ 年	Q_2/ 年	Q_3/ 年	Q_4/ 年	四分位数间距 / 年
颈	11.07	2.48	9.75	12.5	21.25	35	11.5
肩	18.55	1.56	12.5	21	26	35	13.5
上背	17.65	1.92	17.25	21.5	25.25	35	8
下背	14.29	2.31	9.25	20.5	27.25	35	18
肘	25.29	1.26	21.5	22	28.5	35	7
腕 / 手	19.53	1.88	15.5	22	33	36	17.5
腿	13.71	1.70	9.25	11	19.5	35	10.25
膝	13.69	1.91	8	13	22	35	14
足踝	18.33	1.85	15	22	28.5	35	13.5
任一部位	11.88	2.48	8.25	12.5	25	36	16.75

14. 蔬菜种植业（大棚）（A014）

（1）车间构成与调查人数：蔬菜种植业（大棚）共调查 243 人，其中男性 154 人（63.4%）、女性 89 人（36.6%），各车间及人数分布与构成见表 3-4-54。

表 3-4-54 蔬菜种植业（大棚）车间构成与调查人数

车间	工种	各车间和工种调查人数 / 人			人数构成 /%	
		男	女	总计	各工种	各车间
蔬菜种植业（大棚）	大棚工	154	89	243	100	100

（2）危害识别：该行业未进行该项工作。

（3）接触评估：该行业未进行该项工作。

（4）发生危险（*OR*）：表 3-4-55 列出了大棚工人群身体九个部位 WMSDs 的发生数、发生率和 *OR*（源自横断面调查结果）。表中列出了大棚作业人员各部位 WMSDs 发生危险，膝和下背部是 WMSDs 主要发生部位，*OR* 分别为 3.398 和 3.232，与大棚作业活动有关。

（5）发病工龄：表 3-4-56 显示，身体任一部位 WMSDs 的平均发病工龄为 16.19 年，各部位 WMSDs 的平均发病工龄波动在 13.97 ～ 26.81 年。

15. 水泥、石灰和石膏制造业（C301）

（1）部门构成与调查人数：水泥、石灰和石膏制造业共调查 193 人，其中男性 169 人（87.6%）、女性 24 人（12.4%），各部门及人数分布与构成见表 3-4-57。

（2）危害识别：该行业未进行该项工作。

（3）接触评估：该行业未进行该项工作。

（4）发生危险（*OR*）：表 3-4-58 列出了不同部门、不同工种人群身体九个部位 WMSDs 的发生数、发生率和 *OR*（源自横断面调查结果）。由于调查的样本例数较少，未得出各工种作业人群 WMSDs 发生的超额危险。

（5）发病工龄：表 3-4-59 显示，身体任一部位 WMSDs 的平均发病工龄为 2.80 年，各部位 WMSDs 的平均发病工龄波动在 2.63 ～ 3.27 年。

表 3-4-55 蔬菜的种植（大棚）大棚作业人群身体九个部位 WMSDs 的发生数、发生率和 *OR*

部门	工种	人数/人	不分部位			颈			肩			上背			下背		
			n/人	发生率/%	*OR*（95%*CI*）	*n*/人	发生率/%	*OR*（95%*CI*）	*n*/人	发生率/%	*OR*（95%*CI*）	*n*/人	发生率/%	*OR*（95%*CI*）	*n*/人	发生率/%	*OR*（95%*CI*）
蔬菜种植业（大棚）	大棚工	243	147	60.5	2.705*（2.085～3.509）	51	21	0.893（0.654～1.220）	43	17.7	0.974（0.698～1.359）	16	6.6	0.526*（0.316～0.876）	79	32.5	3.232*（2.457～4.252）

部门	工种	人数/人	肘			腕/手			腿			膝			足踝		
			n/人	发生率/%	*OR*（95%*CI*）	*n*/人	发生率/%	*OR*（95%*CI*）	*n*/人	发生率/%	*OR*（95%*CI*）	*n*/人	发生率/%	*OR*（95%*CI*）	*n*/人	发生率/%	*OR*（95%*CI*）
蔬菜种植业（大棚）	大棚工	243	5	2.1	0.404*（0.166～0.984）	16	6.6	0.880（0.527～1.469）	30	12.3	1.644*（1.115～2.425）	57	23.5	3.398*（2.506～4.608）	13	5.3	0.521*（0.297～0.914）

注：“*”为 $P < 0.05$。

表 3-4-56 蔬菜种植业（大棚）人群身体九个部位 WMSDs 的平均发病工龄（几何平均数）和四分位数

部位	几何平均数 / 年	标准差 / 年	Q_1/ 年	Q_2/ 年	Q_3/ 年	Q_4/ 年	四分位数间距 / 年
颈	14.41	2.19	8	18	25	43	17
肩	13.97	2.15	8	13	25	45	17
上背	26.81	1.43	23.25	27.5	35	45	11.75
下背	14.64	2.24	9	20	25	42	16
肘	20.48	1.46	20	24	25	30	5
腕 / 手	18.86	2.36	16.5	25	30	36	13.5
腿	18.38	2.10	11.5	23.5	30	50	18.5
膝	17.20	1.91	11	20	30	42	19
足踝	23.33	1.39	20	25	30	35	10
任一部位	16.19	2.17	10	20	30	50	20

表 3-4-57 水泥、石灰和石膏制造业部门构成与调查人数

部门	工种	调查人数 / 人			人数构成 /%	
		男	女	总计	各工种	各车间
安全环保部	技术管理人员	4	—	4	100	2.07
财务部	技术管理人员	2	3	5	100	2.59
储运部	全部门	30	2	32	100	16.58
	技术管理人员	1	—	1	3.13	
	司磅员	—	1	1	3.13	
	维修维护技术人员	29	1	30	93.75	
骨料混凝土部	技术管理人员	7	1	8	100	4.15
机电部	技术管理人员	16	4	20	100	10.36
技术质量部	全部门	3	7	10	100	5.18
	技术管理人员	1	1	2	20	
	控制员	1	2	3	30	
	调度员	1	—	1	10	
	物检员	—	4	4	40	
矿山部	全部门	45	1	46	100	23.83
	技术管理人员	5	1	6	13.04	
	驾驶员	26	—	26	56.52	
	维修工	8	—	8	17.39	
	巡检工	6	—	6	13.04	
制造部	全部门	62	6	68	100	35.23
	技术管理人员	2	2	4	5.88	
	维修维护技术人员	60	4	64	94.12	
合计		169	24	193		100

表 3-4-58 水泥、石灰和石膏制造业不同部门、工种人群身体九个部位 WMSDs 的发生数、发生率和 *OR*

部门	工种	人数/人	不分部位			颈			肩			上背			下背		
			n/人	发生率 %	*OR*（95%*CI*）	*n*/人	发生率 %	*OR*（95%*CI*）	*n*/人	发生率 %	*OR*（95%*CI*）	*n*/人	发生率 %	*OR*（95%*CI*）	*n*/人	发生率 %	*OR*（95%*CI*）
储运部	司磅员	1	1	100	—	1	100	—	1	100	—	1	100	—	1	100	—
	维护人员	30	8	26.7	0.642（0.286～1.443）	6	20	0.841（0.343～2.06）	4	13.3	—	3	10	—	5	16.7	1.342（0.513～3.511）
	合计	31	9	29	0.723（0.333～1.572）	7	22.6	0.981（0.422～2.280）	5	16.1	0.871（0.334～2.271）	4	12.9	—	6	19.4	1.611（0.660～3.934）
技术质量部	控制员	3	0	0	—	0	0	—	0	0	—	0	0	—	0	0	—
	调度员	1	1	100	—	1	100	—	0	0	—	0	0	—	0	0	—
	物检员	4	0	0	—	0	0	—	0	0	—	0	0	—	0	0	—
	合计	8	1	12.5	—	1	12.5	—	0	0	—	0	0	—	0	0	—
矿山部	驾驶员	26	4	15.4	—	3	11.5	—	3	11.5	—	3	11.5	—	3	11.5	—
	维修工	8	3	37.5	—	0	0	—	1	12.5	—	2	25	—	0	0	—
	巡检工	6	3	50	—	2	33.3	—	1	16.7	—	1	16.7	—	1	16.7	—
	合计	40	10	25	0.589（0.288～1.206）	5	12.5	0.480（0.188～1.227）	5	12.5	0.647（0.253～1.654）	6	15	1.316（0.551～3.141）	4	10	—
制造部	维修维护技术人员	64	14	21.9	0.495*（0.273～0.897）	10	15.6	0.623（0.317～1.225）	5	7.8	0.384*（0.154～0.958）	3	4.7	—	6	9.4	0.694（0.299～1.611）

续表

部门	工种	人数/人	肘			腕/手			腿			膝			足踝		
			n/人	发生率%	OR（95%CI）	n/人	发生率%	OR（95%CI）	n/人	发生率%	OR（95%CI）	n/人	发生率%	OR（95%CI）	n/人	发生率%	OR（95%CI）
储运部	司磅员	1	1	100	—	1	100	—	1	100	—	1	100	—	1	100	—
	维护人员	30	3	10	—	3	10	—	4	13.3	—	2	6.7	—	2	6.7	—
	合计	31	4	12.9	—	4	12.9	—	5	16.1	2.245（0.860 ~ 5.861）	3	9.7	—	3	9.7	—
技术质量部	控制员	3	0	0	—	0	0	—	0	0	—	0	0	—	0	0	—
	调度员	1	0	0	—	0	0	—	0	0	—	0	0	—	0	0	—
	物检员	4	0	0	—	0	0	—	0	0	—	0	0	—	0	0	—
	合计	8	0	0	—	0	0	—	0	0	—	0	0	—	0	0	—
矿山部	驾驶员	26	2	7.7	—	2	7.7	—	3	11.5	—	4	15.4	—	2	7.7	—
	维修工	8	0	0	—	0	0	—	1	12.5	—	1	12.5	—	1	12.5	—
	巡检工	6	0	0	—	1	16.7	—	2	33.3	—	1	16.7	—	0	0	—
	合计	40	2	5	—	3	7.5	—	6	15	2.060（0.862 ~ 4.921）	6	15	1.956（0.819 ~ 4.672）	3	7.5	—
制造部	维护人员	64	4	6.3	—	1	1.6	—	2	3.1	—	1	1.6	—	1	1.6	—

注：“—”为发生例数低于5人；“*”为 $P < 0.05$。

表 3-4-59　水泥、石灰和石膏制造业人群身体九个部位 WMSDs 的平均发病工龄（几何平均数）和四分位数

部位	几何平均数 / 年	标准差 / 年	Q_1/ 年	Q_2/ 年	Q_3/ 年	Q_4/ 年	四分位数间距 / 年
颈	2.70	1.53	2	3	3	10	1
肩	2.89	1.55	2	3	3	10	1
上背	2.95	1.33	3	3	3	6	0
下背	3.05	1.49	2.75	3	3	10	0.25
肘	2.96	1.33	3	3	3	6	0
腕 / 手	3.27	1.72	2	3	3.75	10	1.75
腿	2.68	1.39	2	3	3	6	1
膝	2.63	1.40	2	2.5	3	6	1
足踝	2.95	1.40	2.5	3	3	6	0.5
任一部位	2.80	1.55	2	3	3	10	1

16. 铁路运输设备制造业（C371）

（1）车间构成与调查人数：铁路运输设备制造业共调查 965 人，其中男性 810 人（83.9%）、女性 155 人（16.1%），各车间及人数分布与构成见表 3-4-60。

（2）危害识别：该行业未进行该项工作。

（3）接触评估：该行业未进行该项工作。

（4）发生危险（*OR*）：表 3-4-61 列出了不同车间、不同工种人群身体九个部位 WMSDs 的发生数、发生率和 *OR*（源自横断面调查结果）。表中显示了 WMSDs 发生危险较高的车间工种人群和发生部位，如不锈钢电焊工的下背（*OR*=3.158），铝合金电焊工的下背（*OR*=1.927），碳钢电焊工的腕 / 手（*OR*=2.570），复材糊制工的腕 / 手（*OR*=2.774），涂装打磨工的腕 / 手（*OR*=4.801）。由此可见，该行业作业工人的腕 / 手和背部是 WMSDs 的主要危险部位，与其作业活动的职业特征有关。

（5）发病工龄：表 3-4-62 显示，身体任一部位 WMSDs 的平均发病工龄为 9.05 年，各部位 WMSDs 的平均发病工龄波动在 8.39 ～ 10.07 年。

表 3-4-60　铁路运输设备制造业车间构成与调查人数

车间	工种	调查人数 / 人			人数构成 /%	
		男	女	总计	各工种	各车间
备料	全车间	27	1	28	100	2.9
	操作工	7	—	7	25.00	
	打磨工	5	—	5	17.86	
	钳工	3	—	3	10.71	
	切割工（含激光切割）	12	1	13	46.43	

续表

车间	工种	调查人数 / 人			人数构成 /%	
		男	女	总计	各工种	各车间
不锈钢	全车间	39	9	48	100	4.97
	电焊工	17	8	25	52.08	
	铆接工	22	—	22	45.83	
	质检工	—	1	1	2.08	
传感器	全车间	5	1	6	100	0.62
	操作工	2	—	2	33.33	
	检测工	1	—	1	16.67	
	装配工	2	1	3	50.00	
复材产品室	全车间	16	3	19	100	1.97
	技术岗	13	3	16	84.21	
	钳工	3	—	3	15.79	
复材	全车间	51	21	72	100	7.46
	打磨工	1	—	1	1.39	
	电焊工	1	—	1	1.39	
	管理人员	5	—	5	6.94	
	糊制工	13	20	33	45.83	
	钳工	12	—	12	16.67	
	切割工	13	—	13	18.06	
	涂胶工	—	1	1	1.39	
	粘接工	4	—	4	5.56	
	装配工	2	—	2	2.78	
干燥器	全车间	3	1	4	100	0.41
	电焊工	—	1	1	25	
	检测工	1	—	1	25	
	钳工	2	—	2	50	
后勤服务中心	辅助人员	3	1	4	100	0.41
机电	全车间	2	1	3	100	0.31
	电焊工	—	1	1	33.33	
	检测工	1	—	1	33.33	
	涂胶工	1	—	1	33.33	
检测试验计量室中心实验室	检测工	3	1	4	100	0.41

续表

车间	工种	调查人数 / 人			人数构成 /%	
		男	女	总计	各工种	各车间
减振器	全车间	7	—	7	100	0.73
	打磨工	1	—	1	14.29	
	电焊工	4	—	4	57.14	
	清洗工	2	—	2	28.57	
制动	全车间	35	1	36	100	3.73
	打磨工	6	—	6	16.67	
	电焊工	10	—	10	27.78	
	铆接工	10	—	10	27.78	
	钳工	4	—	4	11.11	
	涂胶工	5	1	6	16.67	
绝缘车间	全车间	13	6	19	100	1.97
	机加工	7	1	8	42.11	
	绝缘工	1	2	3	15.79	
	钳工	1	—	1	5.26	
	压制工	4	3	7	36.84	
铝合金车间	全车间	291	12	303	100	31.4
	打磨工	4	—	4	1.32	
	电焊工	116	5	121	39.93	
	铆接工	1	—	1	0.33	
	起重工	—	5	5	1.65	
	钳工	150	—	150	49.5	
	数控工	11	—	11	3.63	
	铣工	1	—	1	0.33	
	下料工	6	2	8	2.64	
	质检工	2	—	2	0.66	
美德克斯变压器生产	全车间	6	—	6	100	0.62
	电焊工	4	—	4	66.67	
	浸漆工	2	—	2	33.33	
碳钢	全车间	89	7	96	100	9.95
	电焊工	38	3	41	42.71	
	铆接工	44	—	44	45.83	
	起重工	2	4	6	6.25	

续表

车间	工种	调查人数/人			人数构成/%	
		男	女	总计	各工种	各车间
碳钢	钳工	3	—	3	3.13	
	旋压工	2	—	2	2.08	
通风冷却事业部	全部门	36	25	61	100	6.32
	操作工	2	—	2	3.28	
	车工	2	—	2	3.28	
	打磨工	4	—	4	6.56	
	检测工	6	10	16	26.23	
	钳工	19	14	33	54.1	
	清洗工	1	—	1	1.64	
	退火工	—	1	1	1.64	
	质检工	1	—	1	1.64	
	组装工	1	—	1	1.64	
涂料产品室	全车间	20	3	23	100	2.38
	管理人员	5	—	5	21.74	
	技术岗	15	3	18	78.26	
涂料	全车间	16	4	20	100	2.07
	包装工	5	—	5	25.00	
	铲车工	1	—	1	5.00	
	打磨工	3	—	3	15.00	
	管理人员	—	4	4	20.00	
	配料工	3	—	3	15.00	
	调色工	4	—	4	20.00	
涂装产品室	全车间	12	13	25	100	2.59
	管理人员	6	5	11	44.00	
	技术岗	6	2	8	32.00	
	质检工	—	6	6	24.00	
涂装	全车间	102	41	143	100	14.82
	搬运工	3	—	3	2.10	
	操作工	1	—	1	0.70	
	铲车工	5	—	5	3.50	
	打磨工	18	—	18	12.59	
	辅助人员	1	—	1	0.70	

续表

车间	工种	调查人数 / 人			人数构成 /%	
		男	女	总计	各工种	各车间
涂装	管理人员	7	6	13	9.09	
	回修工	3	16	19	13.29	
	腻子工	11	2	13	9.09	
	喷漆工	51	—	51	35.66	
	屏蔽工	—	16	16	11.19	
	调漆工	1	1	2	1.40	
	涂胶工	1	—	1	0.70	
新材料项目管理部	全部门	5	—	5	100	0.52
	辅助人员	1	—	1	20.00	
	管理人员	4	—	4	80.00	
制动部件	全车间	17	—	17	100	1.76
	车工	1	—	1	5.88	
	铆接工	1	—	1	5.88	
	钳工	2	—	2	11.76	
	清洗工	10	—	10	58.82	
	铣工	1	—	1	5.88	
	装配工	2	—	2	11.76	
铸造	全车间	12	4	16	100	1.66
	打磨工	1	1	2	12.50	
	电焊工	1	—	1	6.25	
	辅助人员	1	—	1	6.25	
	起重工	—	3	3	18.75	
	钳工	1	—	1	6.25	
	熔炼工	2	—	2	12.50	
	造型工	1	—	1	6.25	
	质检工	1	—	1	6.25	
	铸造工	4	—	4	25.00	
合计		810	155	965		100

注：管理人员包括库管、主管、主办、生产调度人员以及计划员、垃圾分类员、收发员、主任。辅助人员包括维修工、电工、回收工。

表 3-4-61 铁路运输设备制造业不同车间、工种人群身体九个部位 WMSDs 的发生数、发生率和 *OR*

车间	工种	人数/人	不分部位			颈			肩			上背			下背		
			n/人	发生率%	*OR*（95%*CI*）	*n*/人	发生率%	*OR*（95%*CI*）	*n*/人	发生率%	*OR*（95%*CI*）	*n*/人	发生率%	*OR*（95%*CI*）	*n*/人	发生率%	*OR*（95%*CI*）
备料	操作工	7	3	42.9	—	1	14.3	—	0	0	—	1	14.3	—	3	42.9	—
	打磨工	5	3	60	—	0	0	—	1	20	—	0	0	—	1	20	—
	钳工	3	3	100	—	2	66.7	—	1	33.3	—	1	33.3	—	1	33.3	—
	切割工（含激光切割）	13	4	30.8	—	3	23.1	—	2	15.4	—	0	0	—	2	15.4	—
	合计	28	13	46.4	1.531（0.728～3.221）	6	21.4	0.917（0.371～2.264）	4	14.3	0.755（0.262～2.178）	2	7.1	0.574（0.136～2.421）	7	25	2.237（0.949～5.272）
不锈钢	电焊工	25	11	44	1.388（0.630～3.060）	7	28	1.308（0.546～3.135）	8	32	2.132（0.919～4.947）	4	16	—	8	32	3.158*（1.360～7.331）
	铆接工	22	10	45.5	1.472（0.635～3.410）	4	18.2	—	5	22.7	1.332（0.491～3.615）	3	13.6	—	2	9.1	—
	质检工	1	1	100	—	0	0	—	1	100	—	0	0	—	0	0	—
	合计	48	22	45.8	1.495（0.846～2.641）	11	22.9	1.000（0.509～1.963）	14	29.2	1.865（0.999～3.482）	7	14.6	1.273（0.570～2.844）	10	20.8	1.766（0.878～3.552）
传感器	操作工	2	0	0	—	0	0	—	0	0	—	0	0	—	0	0	—
	检测工	1	0	0	—	0	0	—	0	0	—	0	0	—	0	0	—
	装配工	3	0	0	—	0	0	—	0	0	—	0	0	—	0	0	—
	合计	6	0	0	—	0	0	—	0	0	—	0	0	—	0	0	—
复材产品室	钳工	3	0	0	—	0	0	—	0	0	—	0	0	—	0	0	—
复材	打磨工	1	0	0	—	0	0	—	0	0	—	0	0	—	0	0	—
	电焊工	1	0	0	—	0	0	—	0	0	—	0	0	—	0	0	—
	糊制工	33	14	42.4	1.301（0.652～2.598）	9	27.3	1.261（0.585～2.716）	6	18.2	1.007（0.415～2.442）	4	12.1	—	8	24.2	2.147（0.967～4.769）
	钳工	12	1	8.3	—	1	8.3	—	1	8.3	—	0	0	—	1	8.3	—
	切割工	13	5	38.5	1.104（0.361～3.377）	2	15.4	—	3	23.1	—	1	7.7	—	1	7.7	—
	涂胶工	1	1	100	—	0	0	—	0	0	—	0	0	—	1	100	—
	粘接工	4	1	25	—	1	25	—	1	25	—	0	0	—	0	0	—
	装配工	2	1	50	—	1	50	—	0	0	—	0	0	—	0	0	—
	合计	67	23	34.3	0.923（0.557～1.531）	14	20.9	0.888（0.492～1.603）	11	16.4	0.890（0.465～1.702）	5	7.5	0.601（0.241～1.498）	11	16.4	1.318（0.689～2.522）

续表

车间	工种	人数/人	不分部位			颈			肩			上背			下背		
			n/人	发生率%	OR（95%CI）	n/人	发生率%	OR（95%CI）	n/人	发生率%	OR（95%CI）	n/人	发生率%	OR（95%CI）	n/人	发生率%	OR（95%CI）
干燥器	电焊工	1	1	100	—	1	100	—	0	0	—	0	0	—	1	100	—
	检测工	1	1	100	—	0	0	—	1	100	—	1	100	—	1	100	—
	钳工	2	2	100	—	1	50	—	1	50	—	0	0	—	0	0	—
	合计	4	4	100	—	2	50	—	2	50	—	1	25	—	2	50	—
后勤服务中心	辅助人员	4	2	50	—	0	0	—	1	25	—	0	0	—	1	25	—
机电	电焊工	1	0	0	—	0	0	—	0	0	—	0	0	—	0	0	—
	检测工	1	0	0	—	0	0	—	0	0	—	0	0	—	0	0	—
	涂胶工	1	0	0	—	0	0	—	0	0	—	0	0	—	0	0	—
	合计	3	0	0	—	0	0	—	0	0	—	0	0	—	0	0	—
检测试验计量室中心实验室	检测工	4	1	25	—	1	25	—	1	25	—	1	25	—	1	25	—
减振器	打磨工	1	0	0	—	0	0	—	0	0	—	0	0	—	0	0	—
	电焊工	4	1	25	—	0	0	—	0	0	—	1	25	—	1	25	—
	清洗工	2	0	0	—	0	0	—	0	0	—	0	0	—	0	0	—
	合计	7	1	14.3	—	0	0	—	0	0	—	1	14.3	—	1	14.3	—
制动	打磨工	6	2	33.3	—	0	0	—	0	0	—	0	0	—	1	16.7	—
	电焊工	10	5	50	1.766（0.511～6.104）	4	40	—	2	20	—	3	30	—	3	30	—
	铆接工	10	4	40	—	1	10	—	0	0	—	1	10	—	3	30	—
	钳工	4	1	25	—	0	0	—	0	0	—	1	25	—	1	25	—
	涂胶工	6	2	33.3	—	0	0	—	1	16.7	—	1	16.7	—	1	16.7	—
	合计	36	14	38.9	1.124（0.574～2.199）	5	13.9	0.542（0.211～1.395）	3	8.3	—	6	16.7	1.492（0.620～3.592）	9	25	2.237*（1.050～4.767）
绝缘	机加工	8	2	25	—	2	25	—	1	12.5	—	1	12.5	—	1	12.5	—
	绝缘工	3	1	33.3	—	0	0	—	0	0	—	0	0	—	1	33.3	—
	钳工	1	0	0	—	0	0	—	0	0	—	0	0	—	0	0	—
	压制工	7	2	28.6	—	1	14.3	—	2	28.6	—	1	14.3	—	1	14.3	—
	合计	19	5	26.3	0.631（0.227～1.753）	3	15.8	—	3	15.8	—	2	10.5	—	3	15.8	—

续表

车间	工种	人数/人	不分部位			颈			肩			上背			下背		
			n/人	发生率%	OR（95%CI）	n/人	发生率%	OR（95%CI）	n/人	发生率%	OR（95%CI）	n/人	发生率%	OR（95%CI）	n/人	发生率%	OR（95%CI）
铝合金	打磨工	4	3	75	—	2	50	—	1	25	—	1	25	—	1	25	—
	电焊工	121	43	35.5	0.974（0.670～1.416）	19	15.7	0.626（0.383～1.024）	13	10.7	0.545*（0.306～0.971）	9	7.4	0.599（0.303～1.184）	27	22.3	1.927*（1.251～2.967）
	铆接工	1	0	0	—	0	0	—	0	0	—	0	0	—	0	0	—
	起重工	5	3	60	—	2	40	—	1	20	—	0	0	—	0	0	—
	钳工	150	49	32.7	0.857（0.608～1.208）	19	12.7	0.488*（0.301～0.791）	16	10.7	0.541*（0.321～0.911）	10	6.7	0.533（0.280～1.015）	25	16.7	1.342（0.870～2.069）
	数控工	11	3	27.3	—	0	0	—	1	9.1	—	0	0	—	2	18.2	—
	铣工	1	1	100	—	0	0	—	0	0	—	0	0	—	0	0	—
	下料工	8	4	50	—	2	25	—	2	25	—	1	12.5	—	3	37.5	—
	质检工	2	1	50	—	0	0	—	0	0	—	0	0	—	1	50	—
	合计	303	107	35.3	0.964（0.759～1.224）	44	14.5	0.571*（0.413～0.789）	34	11.2	0.573*（0.400～0.821）	21	6.9	0.555*（0.355～0.868）	59	19.5	1.623*（1.215～2.169）
变压器生产	电焊工	4	2	50	—	0	0	—	0	0	—	0	0	—	2	50	—
	浸漆工	2	1	50	—	1	50	—	1	50	—	1	50	—	1	50	—
	合计	6	3	50	—	1	16.7	—	1	16.7	—	1	16.7	—	3	50	—
碳钢	电焊工	41	17	41.5	1.251（0.671～2.332）	11	26.8	1.233（0.617～2.464）	7	17.1	0.933（0.413～2.108）	5	12.2	1.036（0.406～2.645）	8	19.5	1.627（0.750～3.530）
	铆接工	44	11	25	0.589（0.297～1.167）	5	11.4	0.431（0.17～1.095）	4	9.1	—	3	6.8	—	7	15.9	1.27（0.565～2.854）
	起重工	6	2	33.3	—	2	33.3	—	0	0	—	0	0	—	1	16.7	—
	钳工	3	1	33.3	—	0	0	—	0	0	—	0	0	—	1	33.3	—
	旋压工	2	0	0	—	0	0	—	0	0	—	0	0	—	0	0	—
	合计	96	31	32.3	0.842（0.548～1.294）	18	18.8	0.776（0.464～1.298）	11	11.5	0.586（0.312～1.100）	8	8.3	0.678（0.328～1.401）	17	17.7	1.444（0.852～2.446）
通风冷却事业部	操作工	2	1	50	—	1	50	—	1	50	—	0	0	—	1	50	—
	车工	2	1	50	—	1	50	—	1	50	—	1	50	—	1	50	—
	打磨工	4	2	50	—	0	0	—	0	0	—	0	0	—	2	50	—
	检测工	16	7	43.8	1.374（0.511～3.692）	4	25	—	4	25	—	4	25	—	4	25	—

续表

车间	工种	人数/人	不分部位			颈			肩			上背			下背		
			n/人	发生率%	OR（95%CI）	n/人	发生率%	OR（95%CI）	n/人	发生率%	OR（95%CI）	n/人	发生率%	OR（95%CI）	n/人	发生率%	OR（95%CI）
通风冷却事业部	钳工	33	8	24.2	0.565（0.255～1.254）	6	18.2	0.747（0.308～1.811）	3	9.1	—	3	9.1	—	4	12.1	—
	清洗工	1	0	0	—	0	0	—	0	0	—	0	0	—	0	0	—
	退火工	1	1	100	—	0	0	—	0	0	—	1	100	—	1	100	—
	质检工	1	1	100	—	1	100	—	1	100	—	1	100	—	1	100	—
	组装工	1	0	0	—	0	0	—	0	0	—	0	0	—	0	0	—
	合计	61	21	34.4	0.927（0.546～1.574）	13	21.3	0.911（0.493～1.684）	10	16.4	0.888（0.450～1.752）	10	16.4	1.462（0.740～2.887）	14	23	1.999*（1.098～3.640）
涂料	包装工	5	0	0	—	0	0	—	0	0	—	0	0	—	0	0	—
	铲车工	1	0	0	—	0	0	—	0	0	—	0	0	—	0	0	—
	打磨工	3	1	33.3	—	1	33.3	—	1	33.3	—	1	33.3	—	1	33.3	—
	配料工	3	1	33.3	—	0	0	—	0	0	—	0	0	—	1	33.3	—
	调色工	4	2	50	—	0	0	—	0	0	—	0	0	—	2	50	—
	合计	16	4	25	—	1	6.3	—	1	6.3	—	1	6.3	—	4	25	—
涂装产品室	质检工	6	4	66.7	—	2	33.3	—	1	16.7	—	1	16.7	—	3	50	—
涂装	搬运工	3	1	33.3	—	0	0	—	1	33.3	—	0	0	—	0	0	—
	操作工	1	0	0	—	0	0	—	0	0	—	0	0	—	0	0	—
	铲车工	5	0	0	—	0	0	—	0	0	—	0	0	—	0	0	—
	打磨工	18	6	33.3	0.883（0.331～2.355）	0	0	—	0	0	—	0	0	—	1	5.6	—
	辅助人员	1	1	100	—	1	100	—	0	0	—	0	0	—	0	0	—
	回修工	19	7	36.8	1.03（0.405～2.618）	3	15.8	—	4	21.1	—	4	21.1	—	3	15.8	—
	腻子工	13	3	23.1	—	1	7.7	—	2	15.4	—	1	7.7	—	1	7.7	—
	喷漆工	51	13	25.5	0.604（0.321～1.135）	4	7.8	—	5	9.8	0.492（0.195～1.240）	1	2	—	4	7.8	—
	屏蔽工	16	4	25	—	2	12.5	—	2	12.5	—	2	12.5	—	1	6.3	—
	调漆工	2	0	0	—	0	0	—	0	0	—	0	0	—	0	0	—
	涂胶工	1	0	0	—	0	0	—	0	0	—	0	0	—	0	0	—
	合计	130	35	26.9	0.651*（0.441～0.961）	11	8.5	0.311*（0.167～0.578）	14	10.8	0.547*（0.313～0.954）	8	6.2	0.489（0.239～1.002）	10	7.7	0.559（0.293～1.068）

续表

车间	工种	人数/人	不分部位			颈			肩			上背			下背		
			n/人	发生率%	*OR*（95%*CI*）	*n*/人	发生率%	*OR*（95%*CI*）	*n*/人	发生率%	*OR*（95%*CI*）	*n*/人	发生率%	*OR*（95%*CI*）	*n*/人	发生率%	*OR*（95%*CI*）
新材料项目管理部	辅助人员	1	1	100	—	1	100	—	1	100	—	0	0	—	0	0	—
制动部件	车工	1	1	100	—	1	100	—	0	0	—	0	0	—	0	0	—
	铆接工	1	1	100	—	0	0	—	0	0	—	0	0	—	0	0	—
	钳工	2	0	0	—	0	0	—	0	0	—	0	0	—	0	0	—
	清洗工	10	3	30	—	3	30	—	3	30	—	1	10	—	1	10	—
	铣工	1	0	0	—	0	0	—	0	0	—	0	0	—	0	0	—
	装配工	2	0	0	—	0	0	—	0	0	—	0	0	—	0	0	—
	合计	17	5	29.4	0.736（0.259～2.091）	4	23.5	—	3	17.6	—	1	5.9	—	1	5.9	—
铸造	打磨工	2	2	100	—	0	0	—	0	0	—	0	0	—	1	50	—
	电焊工	1	1	100	—	0	0	—	0	0	—	0	0	—	1	100	—
	辅助人员	1	0	0	—	0	0	—	0	0	—	0	0	—	0	0	—
	起重工	3	2	66.7	—	2	66.7	—	1	33.3	—	2	66.7	—	2	66.7	—
	钳工	1	0	0	—	0	0	—	0	0	—	0	0	—	0	0	—
	熔炼工	2	1	50	—	0	0	—	0	0	—	0	0	—	1	50	—
	造型工	1	1	100	—	0	0	—	0	0	—	0	0	—	1	100	—
	质检工	1	0	0	—	0	0	—	0	0	—	0	0	—	0	0	—
	铸造工	4	1	25	—	0	0	—	0	0	—	0	0	—	0	0	—
	合计	16	8	50	1.766（0.662～4.709）	2	12.5	—	1	6.3	—	2	12.5	—	6	37.5	4.026*（1.461～11.095）

续表

车间	工种	人数/人	肘			腕/手			腿			膝			足踝		
			n/人	发生率%	OR（95%CI）	n/人	发生率%	OR（95%CI）	n/人	发生率%	OR（95%CI）	n/人	发生率%	OR（95%CI）	n/人	发生率%	OR（95%CI）
备料	操作工	7	0	0	—	2	28.6	—	0	0	—	0	0	—	0	0	—
	打磨工	5	0	0	—	0	0	—	0	0	—	0	0	—	1	20	—
	钳工	3	0	0	—	0	0	—	0	0	—	0	0	—	0	0	—
	切割工（含激光切割）	13	0	0	—	1	7.7	—	0	0	—	1	7.7	—	2	15.4	—
	合计	28	0	0	—	3	10.7	—	0	0	—	1	3.6	—	3	10.7	—
不锈钢	电焊工	25	1	4	—	3	12	—	2	8	—	2	8	—	0	0	—
	铆接工	22	2	9.1	—	4	18.2	—	2	9.1	—	4	18.2	—	3	13.6	—
	质检工	1	0	0	—	0	0	—	0	0	—	0	0	—	0	0	—
	合计	48	3	6.3	—	7	14.6	2.131（0.953～4.765）	4	8.3	—	6	12.5	1.584（0.672～3.736）	3	6.3	—
传感器	操作工	2	0	0	—	0	0	—	0	0	—	0	0	—	0	0	—
	检测工	1	0	0	—	0	0	—	0	0	—	0	0	—	0	0	—
	装配工	3	0	0	—	0	0	—	0	0	—	0	0	—	0	0	—
	合计	6	0	0	—	0	0	—	0	0	—	0	0	—	0	0	—
复材产品室	钳工	3	0	0	—	0	0	—	0	0	—	0	0	—	0	0	—
复材	打磨工	1	0	0	—	0	0	—	0	0	—	0	0	—	0	0	—
	电焊工	1	0	0	—	0	0	—	0	0	—	0	0	—	0	0	—
	糊制工	33	4	12.1	—	6	18.2	2.774*（1.142～6.739）	4	12.1	—	3	9.1	—	5	15.2	1.647（0.635～4.275）
	钳工	12	0	0	—	1	8.3	—	0	0	—	0	0	—	1	8.3	—
	切割工	13	0	0	—	0	0	—	1	7.7	—	1	7.7	—	1	7.7	—
	涂胶工	1	0	0	—	0	0	—	0	0	—	0	0	—	0	0	—
	粘接工	4	0	0	—	0	0	—	0	0	—	0	0	—	0	0	—
	装配工	2	0	0	—	0	0	—	0	0	—	1	50	—	1	50	—
	合计	67	4	6	—	7	10.4	1.456（0.663～3.196）	5	7.5	0.941（0.377～2.347）	5	7.5	0.894（0.358～2.229）	8	11.9	1.250（0.596～2.623）

续表

车间	工种	人数/人	肘			腕/手			腿			膝			足踝		
			n/人	发生率%	OR(95%CI)	n/人	发生率%	OR(95%CI)	n/人	发生率%	OR(95%CI)	n/人	发生率%	OR(95%CI)	n/人	发生率%	OR(95%CI)
干燥器	电焊工	1	0	0	—	0	0	—	0	0	—	0	0	—	0	0	—
	检测工	1	0	0	—	0	0	—	0	0	—	1	100	—	1	100	—
	钳工	2	0	0	—	0	0	—	0	0	—	1	50	—	0	0	—
	合计	4	0	0	—	0	0	—	0	0	—	2	50	—	1	25	—
后勤服务中心	辅助人员	4	0	0	—	0	0	—	0	0	—	0	0	—	0	0	—
机电	电焊工	1	0	0	—	0	0	—	0	0	—	0	0	—	0	0	—
	检测工	1	0	0	—	0	0	—	0	0	—	0	0	—	0	0	—
	涂胶工	1	0	0	—	0	0	—	0	0	—	0	0	—	0	0	—
	合计	3	0	0	—	0	0	—	0	0	—	0	0	—	0	0	—
检测试验计量室中心实验室	检测工	4	0	0	—	1	25	—	1	25	—	1	25	—	0	0	—
减振器	打磨工	1	0	0	—	0	0	—	0	0	—	0	0	—	0	0	—
	电焊工	4	0	0	—	1	25	—	0	0	—	0	0	—	0	0	—
	清洗工	2	0	0	—	0	0	—	0	0	—	0	0	—	0	0	—
	合计	7	0	0	—	1	14.3	—	0	0	—	0	0	—	0	0	—
制动	打磨工	6	0	0	—	1	16.7	—	0	0	—	1	16.7	—	0	0	—
	电焊工	10	0	0	—	0	0	—	1	10	—	1	10	—	0	0	—
	铆接工	10	2	20	—	0	0	—	0	0	—	1	10	—	0	0	—
	钳工	4	0	0	—	1	25	—	0	0	—	0	0	—	1	25	—
	涂胶工	6	0	0	—	0	0	—	0	0	—	0	0	—	0	0	—
	合计	36	2	5.6	—	2	5.6	—	1	2.8	—	3	8.3	—	1	2.8	—

续表

车间	工种	人数/人	肘 n/人	肘 发生率%	肘 OR（95%CI）	腕/手 n/人	腕/手 发生率%	腕/手 OR（95%CI）	腿 n/人	腿 发生率%	腿 OR（95%CI）	膝 n/人	膝 发生率%	膝 OR（95%CI）	足踝 n/人	足踝 发生率%	足踝 OR（95%CI）
绝缘	机加工	8	1	12.5	—	1	12.5	—	0	0	—	1	12.5	—	1	12.5	—
	绝缘工	3	0	0	—	0	0	—	0	0	—	0	0	—	0	0	—
	钳工	1	0	0	—	0	0	—	0	0	—	0	0	—	0	0	—
	压制工	7	1	14.3	—	1	14.3	—	0	0	—	1	14.3	—	1	14.3	—
	合计	19	2	10.5	—	2	10.5	—	0	0	—	2	10.5	—	2	10.5	—
铝合金	打磨工	4	0	0	—	1	25	—	1	25	—	1	25	—	2	50	—
	电焊工	121	4	3.3	—	11	9.1	1.248（0.669～2.329）	6	5	0.609（0.267～1.388）	11	9.1	1.109（0.594～2.069）	6	5	0.481（0.211～1.096）
	铆接工	1	0	0	—	0	0	—	0	0	—	0	0	—	0	0	—
	起重工	5	0	0	—	0	0	—	0	0	—	0	0	—	1	20	—
	钳工	150	5	3.3	0.664（0.271～1.626）	12	8	1.086（0.599～1.968）	9	6	0.745（0.378～1.467）	10	6.7	0.792（0.415～1.510）	8	5.3	0.520（0.254～1.063）
	数控工	11	0	0	—	0	0	—	0	0	—	0	0	—	1	9.1	—
	铣工	1	0	0	—	1	100	—	0	0	—	0	0	—	0	0	—
	下料工	8	1	12.5	—	1	12.5	—	2	25	—	2	25	—	2	25	—
	质检工	2	0	0	—	0	0	—	0	0	—	0	0	—	0	0	—
	合计	303	10	3.3	0.657（0.348～1.241）	26	8.6	1.172（0.779～1.763）	18	5.9	0.737（0.455～1.193）	24	7.9	0.954（0.625～1.456）	20	6.6	0.652（0.412～1.031）
变压器生产	电焊工	4	0	0	—	0	0	—	0	0	—	0	0	—	0	0	—
	浸漆工	2	0	0	—	0	0	—	0	0	—	0	0	—	0	0	—
	合计	6	0	0	—	0	0	—	0	0	—	0	0	—	0	0	—
碳钢	电焊工	41	3	7.3	—	7	17.1	2.570*（1.136～5.816）	4	9.8	—	4	9.8	—	4	9.8	—
	铆接工	44	4	9.1	—	1	2.3	—	0	0	—	2	4.5	—	0	0	—
	起重工	6	0	0	—	0	0	—	1	16.7	—	1	16.7	—	1	16.7	—
	钳工	3	1	33.3	—	0	0	—	0	0	—	0	0	—	0	0	—
	旋压工	2	0	0	—	0	0	—	0	0	—	0	0	—	0	0	—
	合计	96	8	8.3	1.750（0.844～3.628）	8	8.3	1.135（0.548～2.349）	5	5.2	0.641（0.260～1.581）	7	7.3	0.872（0.403～1.888）	5	5.2	0.507（0.206～1.250）

续表

车间	工种	人数/人	肘			腕/手			腿			膝			足踝		
			n/人	发生率%	OR（95%CI）	n/人	发生率%	OR（95%CI）	n/人	发生率%	OR（95%CI）	n/人	发生率%	OR（95%CI）	n/人	发生率%	OR（95%CI）
通风冷却事业部	操作工	2	0	0	—	0	0	—	0	0	—	0	0	—	0	0	—
	车工	2	1	50	—	1	50	—	1	50	—	1	50	—	1	50	—
	打磨工	4	0	0	—	0	0	—	0	0	—	0	0	—	1	25	—
	检测工	16	3	18.8	—	3	18.8	—	4	25	—	3	18.8	—	4	25	—
	钳工	33	1	3	—	1	3	—	0	0	—	0	0	—	1	3	—
	清洗工	1	0	0	—	0	0	—	0	0	—	0	0	—	0	0	—
	退火工	1	0	0	—	0	0	—	0	0	—	0	0	—	0	0	—
	质检工	1	0	0	—	0	0	—	0	0	—	1	100	—	0	0	—
	组装工	1	0	0	—	0	0	—	0	0	—	0	0	—	0	0	—
	合计	61	5	8.2	1.719（0.686～4.309）	5	8.2	1.115（0.445～2.791）	5	8.2	1.042（0.416～2.608）	5	8.2	0.990（0.396～2.478）	7	11.5	1.195（0.542～2.633）
涂料	包装工	5	0	0	—	0	0	—	0	0	—	0	0	—	0	0	—
	铲车工	1	0	0	—	0	0	—	0	0	—	0	0	—	0	0	—
	打磨工	3	0	0	—	0	0	—	0	0	—	1	33.3	—	0	0	—
	配料工	3	0	0	—	0	0	—	0	0	—	0	0	—	0	0	—
	调色工	4	0	0	—	0	0	—	1	25	—	0	0	—	0	0	—
	合计	16	0	0	—	0	0	—	1	6.3	—	1	6.3	—	0	0	—
涂装产品室	质检工	6	1	16.7	—	0	0	—	0	0	—	1	16.7	—	0	0	—
涂装	搬运工	3	0	0	—	0	0	—	0	0	—	0	0	—	0	0	—
	操作工	1	0	0	—	0	0	—	0	0	—	0	0	—	0	0	—
	铲车工	5	0	0	—	0	0	—	0	0	—	0	0	—	0	0	—
	打磨工	18	1	5.6	—	5	27.8	4.801*（1.707～13.501）	2	11.1	—	0	0	—	0	0	—
	辅助人员	1	0	0	—	1	100	—	1	100	—	1	100	—	1	100	—
	回修工	19	0	0	—	2	10.5	—	1	5.3	—	4	21.1	—	2	10.5	—
	腻子工	13	0	0	—	1	7.7	—	0	0	—	0	0	—	0	0	—
	喷漆工	51	3	5.9	—	3	5.9	—	1	2	—	2	3.9	—	1	2	—

续表

车间	工种	人数/人	肘			腕/手			腿			膝			足踝		
			n/人	发生率%	OR(95%CI)	n/人	发生率%	OR(95%CI)	n/人	发生率%	OR(95%CI)	n/人	发生率%	OR(95%CI)	n/人	发生率%	OR(95%CI)
涂装	屏蔽工	16	1	6.3	—	1	6.3	—	1	6.3	—	1	6.3	—	1	6.3	—
	调漆工	2	0	0	—	0	0	—	0	0	—	0	0	—	0	0	—
	涂胶工	1	0	0	—	0	0	—	0	0	—	0	0	—	0	0	—
	合计	130	5	3.8	0.770(0.314～1.890)	13	10	1.387(0.778～2.471)	6	4.6	0.565(0.248～1.286)	8	6.2	0.727(0.354～1.492)	5	3.8	0.369*(0.151～0.904)
新材料项目管理部	辅助人员	1	0	0	—	0	0	—	0	0	—	0	0	—	0	0	—
制动部件	车工	1	0	0	—	0	0	—	0	0	—	0	0	—	0	0	—
	铆接工	1	0	0	—	1	100	—	0	0	—	0	0	—	0	0	—
	钳工	2	0	0	—	0	0	—	0	0	—	0	0	—	0	0	—
	清洗工	10	3	30	—	2	20	—	2	20	—	2	20	—	2	20	—
	铣工	1	0	0	—	0	0	—	0	0	—	0	0	—	0	0	—
	装配工	2	0	0	—	0	0	—	0	0	—	0	0	—	0	0	—
	合计	17	3	17.6	—	3	17.6	—	2	11.8	—	2	11.8	—	2	11.8	—
铸造	打磨工	2	0	0	—	0	0	—	0	0	—	1	50	—	1	50	—
	电焊工	1	0	0	—	0	0	—	0	0	—	0	0	—	0	0	—
	辅助人员	1	0	0	—	0	0	—	0	0	—	0	0	—	0	0	—
	起重工	3	0	0	—	1	33.3	—	1	33.3	—	0	0	—	0	0	—
	钳工	1	0	0	—	0	0	—	0	0	—	0	0	—	0	0	—
	熔炼工	2	0	0	—	1	50	—	0	0	—	0	0	—	0	0	—
	造型工	1	0	0	—	0	0	—	0	0	—	0	0	—	0	0	—
	质检工	1	0	0	—	0	0	—	0	0	—	0	0	—	0	0	—
	铸造工	4	0	0	—	0	0	—	1	25	—	0	0	—	0	0	—
	合计	16	0	0	—	2	12.5	—	2	12.5	—	1	6.3	—	1	6.3	—

注：辅助人员包含电工、压风机工、售后工、维修工、回收工。“—”为发生例数低于5人；“*”为 $P < 0.05$。

表 3-4-62 铁路运输设备制造业人群身体九个部位 WMSDs 的平均发病工龄（几何平均数）和四分位数

部位	几何平均数 / 年	标准差 / 年	Q_1/ 年	Q_2/ 年	Q_3/ 年	Q_4/ 年	四分位数间距 / 年
颈	8.72	2.03	6.5	11	13	39	6.5
肩	9.52	2.04	8	12	14	39	6
上背	9.27	2.05	7	11.5	14	39	7
下背	9.29	1.97	7	11	14	39	7
肘	9.45	2.20	6.5	11	13.5	39	7
腕 / 手	8.77	2.11	6	11	14	39	8
腿	9.09	1.89	7	11.5	14	30	7
膝	10.07	1.82	8	11	14	39	6
足踝	8.39	2.08	4	10	13	39	9
任一部位	9.05	1.99	7	11	13.25	39	6.25

17. 玩具制造业（C245）

（1）车间构成与调查人数：玩具制造业共调查 333 人，其中男性 119 人（35.7%）、女性 214 人（64.3%），各车间及人数分布与构成见表 3-4-63。

表 3-4-63 玩具制造业车间构成与调查人数

车间	工种	调查人数 / 人			人数构成 /%	
		男	女	总计	各工种	各车间
办公室	管理人员	3	18	21	100	6.31
生产加工部	全部门	116	196	312	100	93.69
	包装工	20	51	71	22.76	
	裁床工	6	2	8	2.56	
	车手脚工	4	31	35	11.22	
	车梳工	36	78	114	36.54	
	车衣工	4	11	15	4.81	
	搪胶工	35	11	46	14.74	
	注塑工	11	12	23	7.37	
合计		119	214	333		100

（2）危害识别：该行业未进行该项工作。

（3）接触评估：该行业未进行该项工作。

（4）发生危险（*OR*）：表 3-4-64 列出了不同车间、不同工种人群身体九个部位 WMSDs 的发生数、发生率和 *OR*（源自横断面调查结果）。表中显示了 WMSDs 发生危险较高的车间工种人群和发生部位，如车手脚工的腕 / 手、肘、下背、腿、膝、上背、颈、肩和足踝部（*OR* 分别为 10.513、6.664、4.474、4.040、3.838、3.418、2.832、2.363 和 2.305），车梳工的腕 / 手、肘、肩、上背、颈、下背、足踝、膝和腿部（*OR* 分别为 5.999、5.688、3.936、3.442、3.247、3.225、2.862、2.802 和 1.768），车衣工的腕 / 手、上背部（*OR* 分别 6.242 和 3.729），搪胶工的腕 / 手、肘、腿、膝、足踝、肩、上背、颈和下背部（*OR* 分别为 21.296、21.001、8.213、7.802、6.489、6.437、6.265、4.372 和 4.314）。由此可见，玩具制造业 WMSDs 的发生危险几乎在不同工种人群的各个部位普遍存在，且发生危险较高，不同工种略有不同，与其作业活动的职业特征有关。

表 3-4-64　玩具制造业不同车间、工种人群身体九个部位 WMSDs 的发生数、发生率和 *OR*

车间	工种	人数/人	不分部位 n/人	不分部位 发生率/%	不分部位 OR（95%CI）	颈 n/人	颈 发生率/%	颈 OR（95%CI）	肩 n/人	肩 发生率/%	肩 OR（95%CI）	上背 n/人	上背 发生率/%	上背 OR（95%CI）	下背 n/人	下背 发生率/%	下背 OR（95%CI）
生产加工部	包装工	71	17	23.9	0.556*（0.322～0.960）	7	9.9	0.368*（0.168～0.804）	10	14.1	0.743（0.380～1.453）	3	4.2	—	8	11.3	0.852（0.407～1.782）
	裁床工	8	3	37.5	—	1	12.5	—	2	25	—	3	37.5	—	2	25	—
	车手脚工	35	22	62.9	2.989*（1.504～5.940）	16	45.7	2.832*（1.454～5.515）	12	34.3	2.363*（1.174～4.757）	11	31.4	3.418*（1.670～6.994）	14	40	4.474*（2.270～8.819）
	车梳工	114	72	63.2	3.028*（2.065～4.439）	56	49.1	3.247*（2.243～4.701）	53	46.5	3.936*（2.715～5.706）	36	31.6	3.442*（2.309～5.131）	37	32.5	3.225*（2.170～4.792）
	车衣工	15	6	40	1.177（0.419～3.309）	4	26.7	—	5	33.3	2.265（0.773～6.634）	5	33.3	3.729*（1.273～10.927）	4	26.7	—
	搪胶工	46	31	67.4	3.650*（1.968～6.770）	26	56.5	4.372*（2.436～7.845）	27	58.7	6.437*（3.572～11.600）	21	45.7	6.265*（3.497～11.225）	18	39.1	4.314*（2.380～7.820）
	注塑工	23	9	39.1	1.135（0.491～2.625）	4	17.4	—	3	13	—	4	17.4	—	6	26.1	2.368（0.932～6.016）
	合计	312	160	51.3	1.859*（1.484～2.329）	114	36.5	1.936*（1.531～2.448）	112	35.9	2.537*（2.003～3.214）	83	26.6	2.703*（2.089～3.498）	89	28.5	2.678*（2.081～3.446）

车间	工种	人数/人	肘 n/人	肘 发生率/%	肘 OR（95%CI）	腕/手 n/人	腕/手 发生率/%	腕/手 OR（95%CI）	腿 n/人	腿 发生率/%	腿 OR（95%CI）	膝 n/人	膝 发生率/%	膝 OR（95%CI）	足踝 n/人	足踝 发生率/%	足踝 OR（95%CI）
生产加工部	包装工	71	2	2.8	—	2	2.8	—	2	2.8	—	3	4.2	—	1	1.4	—
	裁床工	8	3	37.5	—	3	37.5	—	2	25	—	2	25	—	2	25	—
	车手脚工	35	9	25.7	6.664*（3.107～14.293）	16	45.7	10.513*（5.385～20.523）	9	25.7	4.040*（1.887～8.650）	9	25.7	3.838*（1.793～8.216）	7	20	2.305*（1.004～5.290）
	车梳工	114	26	22.8	5.688*（3.641～8.886）	37	32.5	5.999*（4.027～8.937）	15	13.2	1.768*（1.023～3.057）	23	20.2	2.802*（1.764～4.450）	27	23.7	2.862*（1.850～4.428）
	车衣工	15	4	26.7	—	5	33.3	6.242*（2.128～18.307）	4	26.7	—	3	20	—	4	26.7	—
	搪胶工	46	24	52.2	21.001*（11.699～37.699）	29	63	21.296*（11.652～38.922）	19	41.3	8.213*（4.548～14.832）	19	41.3	7.802*（4.321～14.088）	19	41.3	6.489*（3.596～11.710）
	注塑工	23	3	13	—	4	17.4	—	4	17.4	—	4	17.4	—	4	17.4	—
	合计	312	71	22.8	5.671*（4.292～7.494）	96	30.8	5.548*（4.316～7.131）	55	17.6	2.498*（1.851～3.370）	63	20.2	2.805*（2.110～3.729）	64	20.5	2.380*（1.795～3.156）

注：“—”为发生例数低于 5 人；“*”为 $P < 0.05$。

（5）发病工龄：表 3-4-65 显示，身体任一部位 WMSDs 的平均发病工龄为 2.42 年，各部位 WMSDs 的平均发病工龄波动在 2.32 ～ 3.25 年。

表 3-4-65　玩具制造业人群身体九个部位 WMSDs 的平均发病工龄（几何平均数）和四分位数

部位	几何平均数 / 年	标准差 / 年	Q_1/ 年	Q_2/ 年	Q_3/ 年	Q_4/ 年	四分位数间距 / 年
颈	2.36	2.25	1	2	4	16	3
肩	2.32	2.28	1	2	4.25	16	3.25
上背	2.61	2.21	1	3	4.5	13	3.5
下背	2.75	2.21	1	3	5	13	4
肘	2.67	2.28	1	3	5	13	4
腕 / 手	2.43	2.25	1	2.5	4.25	13	3.25
腿	3.19	2.21	2	3	6	13	4
膝	2.84	2.17	1.5	3	5	13	3.5
足踝	3.25	2.18	2	3	6	13	4
任一部位	2.42	2.28	1	2	5	16	4

18. 卫生行业（Q83）

（1）科室构成与调查人数：卫生行业共调查人数 6 930 人，其中男性 916 人（13.2%）、女性 6 014 人（86.8%），各科室及人数分布与构成见表 3-4-66。

（2）危害识别：通过现场视频资料将识别出的该行业可能存在的潜在危险因素或危险源列于表 3-4-67。不同科室工种相似接触人群针对身体不同组合部位可能存在的潜在危险因素或危险源各有差异，类似作业活动可能存在相似的危险因素或危险源。表中结果供参照使用。

（3）接触评估：根据现场各科室工种相似接触人群有代表性作业活动的视频分析结果，将不同接触人群 WMSDs 的接触危险等级和身体各部位的接触水平列于表 3-4-68。该行业各科室工种相似接触人群的接触危险等级各有不同，基于 REBA 平均分值，64 个相似接触人群（SEG）的危险等级有 7 个高危险（10.9%）、53 个中等危险（82.8%）、4 个低危险（6.3%）。这些具有不同危险等级的 SEG 的接触危险均为背、颈、腿、肩、肘和腕 / 手六个部位的姿势负荷分值以及负荷 / 用力、抓握、活动范围三个维度的分项负荷分值的综合结果。

（4）发生危险（*OR*）：表 3-4-69 列出了不同科室、不同工种人群身体九个部位 WMSDs 的发生数、发生率和 *OR*（源自横断面调查结果）。表中显示了 WMSDs 发生危险较高的科室工种人群和发生部位，如重症监护室（ICU）护士的下背、腿、上背、肘、颈、腕 / 手、肩和足踝（*OR* 分别为 3.275、2.918、2.460、2.234、2.168、2.100、1.832 和 1.862），ICU 医生的下背、腕 / 手、上背、膝、足踝、肩和颈（*OR* 分别为 10.981、4.756、3.925、3.528、3.513、2.768 和 2.374），其他科室的具体情况详见表 3-4-69。不同科室工种人群 WMSDs 的危险部位各不相同，与其作业活动的职业特征有关。

（5）发病工龄：表 3-4-70 显示，身体任一部位 WMSDs 的平均发病工龄为 6.95 年，各部位 WMSDs 的平均发病工龄波动在 6.25 ～ 7.39 年。

表 3-4-66　卫生行业科室构成与调查人数

科室	工种	调查人数 / 人			人数构成 /%	
		男	女	总计	各工种	各车间
ICU	全科	21	137	158	100	2.28
	医生	8	21	29	18.35	
	护工	—	2	2	1.27	
	护士	13	112	125	79.11	
	技术管理人员	—	2	2	1.27	
超声室	医生	4	12	16	100	0.23
尘肺科	临床岗	1	—	1	100	0.01
儿科	全科	19	160	179	100	2.58
	医生	9	47	56	31.28	
	护工	—	1	1	0.56	
	护士	9	110	119	66.48	
	技术管理人员	1	2	3	1.68	
耳鼻喉科	全科	18	38	56	100	0.81
	医生	15	15	30	53.57	
	护工	—	3	3	5.36	
	护士	3	20	23	41.07	
妇产科	全科	16	265	281	100	4.06
	医生	6	89	95	33.81	
	护工	1	22	23	8.18	
	护士	8	153	161	57.30	
	技术管理人员	1	1	2	0.71	
妇科	全科	5	83	88	100	1.27
	医生	1	38	39	44.32	
	护工	1	16	17	19.32	
	护士	2	29	31	35.23	
	技术管理人员	1	—	1	1.13	
供应室	全室	1	12	13	100	0.19
	医生	—	2	2	15.38	
	护士	—	5	5	38.46	
	技术管理人员	1	5	6	46.16	
骨外科	全科	15	64	79	100	1.14
	医生	11	16	27	34.18	
	护士	4	46	50	63.29	
	技术管理人员	—	2	2	2.53	
呼吸与危重症医学科	全科	—	4	4	100	0.06
	护工	—	2	2	50.00	
	护士	—	2	2	50.00	

续表

科室	工种	调查人数 / 人			人数构成 /%	
		男	女	总计	各工种	各车间
急诊	全科	55	251	306	100	4.42
	医生	33	51	84	27.45	
	护工	—	6	6	1.96	
	护士	19	192	211	68.96	
	技术管理人员	3	2	5	1.63	
急诊科	医生	—	1	1	100	0.01
检验科	全科	23	60	83	100	1.2
	医生	11	30	41	49.40	
	护工	—	3	3	3.62	
	技师	10	26	36	43.37	
	技术管理人员	2	1	3	3.61	
精神科	全科	2	7	9	100	0.13
	医生	—	7	7	77.78	
	技术管理人员	2	—	2	22.22	
康复医学科	全科	12	67	79	100	1.14
	医生	8	21	29	36.71	
	护士	4	43	47	59.49	
	技师	—	1	1	1.27	
	技术管理人员	—	2	2	2.53	
口腔矫正整形科	医生	2	1	3	100	0.04
口腔科	医生	4	1	5	100	0.07
老年病科	全科	—	28	28	100	0.4
	护工	—	6	6	21.43	
	护士	—	22	22	78.57	
临床护理	全科	15	179	194	100	2.8
	医生	1	2	3	1.55	
	护工	4	37	41	21.13	
	护士	10	140	150	77.32	
麻醉科	全科	3	38	41	100	0.59
	医生	3	—	3	7.32	
	护工	—	3	3	7.32	
	护士	—	35	35	85.36	
门诊	全科	31	315	346	100	4.99
	医生	12	35	47	13.58	
	护工	4	36	40	11.56	
	护士	12	232	244	70.52	
	技师	—	1	1	0.29	
	技术管理人员	3	11	14	4.05	

续表

科室	工种	调查人数 / 人			人数构成 /%	
		男	女	总计	各工种	各车间
门诊部	医生	12	3	15	100	0.22
泌尿外科	全科	7	30	37	100	0.53
	医生	7	14	21	56.76	
	护工	—	1	1	2.70	
	护士	—	15	15	40.54	
模拟 ICU	临床护理	3	—	3	100	0.04
内科	全科	92	915	1 007	100	14.53
	医生	55	168	223	22.15	
	护工	2	22	24	2.38	
	护理	—	1	1	0.10	
	护士	32	712	744	73.88	
	技师	—	12	12	1.19	
	技术管理人员	3	—	3	0.30	
宁养院	全院	—	3	3	100	0.04
	医生	—	1	1	33.33	
	护士	—	2	2	66.67	
皮肤科	全科	2	9	11	100	0.16
	护士	1	8	9	81.82	
	医生	1	1	2	18.18	
神经内科	全科	12	203	215	100	3.1
	医生	7	31	38	17.67	
	护工	1	39	40	18.6	
	护士	4	132	136	63.26	
	技术管理人员	—	1	1	0.47	
神经外科	全科	8	76	84	100	1.21
	医生	8	14	22	26.19	
	护工	—	7	7	8.33	
	护士	—	54	54	64.29	
	技术管理人员	—	1	1	1.19	
肾内科	全科	1	28	29	100	0.42
	医生	1	17	18	62.07	
	护工	—	1	1	3.45	
	护士	—	10	10	34.48	
手术室	全室	22	128	150	100	2.17
	医生	4	27	31	20.67	
	护工	—	17	17	11.33	
	护士	8	81	89	59.33	
	技师	4	2	6	4.00	
	技术管理人员	6	1	7	4.67	

续表

科室	工种	调查人数 / 人			人数构成 /%	
		男	女	总计	各工种	各车间
输液室	全室	—	12	12	100	0.17
	医生	—	1	1	8.33	
	护士	—	11	11	91.67	
疼痛科	医生	—	13	13	100	0.19
体检科	全科	21	143	164	100	2.37
	医生	8	29	37	22.56	
	护工	2	4	6	3.66	
	护士	6	104	110	67.07	
	技师	—	1	1	0.61	
	技术管理人员	5	5	10	6.10	
外科	全科	135	1 050	1 185	100	17.1
	医生	98	149	247	20.84	
	护工	2	24	26	2.19	
	护士	34	875	909	76.71	
	技术管理人员	1	2	3	0.26	
物业	全员	37	93	130	100	1.88
	医生	—	1	1	0.77	
	护工	14	27	41	31.54	
	保洁工	11	48	59	45.39	
	技术管理人员	10	10	20	15.38	
	其他辅助工种	2	7	9	6.92	
消毒中心	全中心	2	23	25	100	0.36
	医生	1	1	2	8.00	
	护工	1	14	15	60.00	
	技术管理人员	—	8	8	32.00	
消化内科	全科	7	86	93	100	1.34
	医生	4	23	27	29.03	
	护工	1	29	30	32.26	
	护士	2	32	34	36.56	
	技术管理人员	—	2	2	2.15	
心血管内科	全科	12	105	117	100	1.69
	医生	8	27	35	29.91	
	护工	—	14	14	11.97	
	护士	4	58	62	52.99	
	技术管理人员	—	6	6	5.13	
牙科	全科	35	321	356	100	5.14
	医生	33	131	164	46.07	
	护士	2	190	192	53.93	

续表

科室	工种	调查人数 / 人			人数构成 /%	
		男	女	总计	各工种	各车间
眼科	全科	2	39	41	100	0.59
	医生	2	7	9	21.95	
	护士	—	32	32	78.05	
药房	全科	9	48	57	100	0.82
	医生	—	22	22	38.6	
	技术管理人员	—	2	2	3.51	
	药士 / 药师	9	24	33	57.89	
医学影像科	全科	45	226	271	100	3.91
	医生	40	116	156	57.56	
	护工	—	5	5	1.85	
	护士	2	94	96	35.42	
	技师	2	8	10	3.69	
	技术管理人员	1	3	4	1.48	
整形美容中心	全中心	1	8	9	100	0.13
	医生	1	2	3	33.33	
	护士	—	6	6	66.67	
职业病科	全科	16	115	131	100	1.89
	医生	15	83	98	74.81	
	护士	—	23	23	17.56	
	技师	—	4	4	3.05	
	技术管理人员	1	5	6	4.58	
中医科	全科	3	36	39	100	0.56
	医生	3	17	20	51.28	
	护士	—	19	19	48.72	
肿瘤外科	全科	1	19	20	100	0.29
	医生	1	12	13	65.00	
	护士	—	7	7	35.00	
住院部	医生	84	12	96	100	1.39
综合科	全科	7	52	59	100	0.85
	医生	6	17	23	38.98	
	护士	1	35	36	61.02	
其他	全部	93	495	588	100	8.49
	医生	24	39	63	10.72	
	护工	1	9	10	1.70	
	护士	14	245	259	44.05	
	技师	7	33	40	6.80	
	技术管理人员	47	168	215	36.56	
	其他辅助工种	—	1	1	0.17	
合计		916	6 014	6 930		100

表 3-4-67 卫生行业不同接触人群存在的危险因素或危险源

科室	工种	相似接触组（SEG）	危险因素与危险源				
			颈、肩和上背	肘、腕/手	足	膝和臀	下背
ICU	护士	护士	2，3，4，9a，9b，9c，9d，10a，10b，10c，10d，11a，11b，11c，11d，11e，12，13，14a，14b，15a，15b，16	2，3，12，13，14a，14b，15a，15b，17a，17b，17c	1，2，3，8a	1，2，3，8a	1，2，3，4，8a，9a，9b，9c，9d，11a，11b，11c，11d，11e，12
	医生	医生	2，3，4，9a，9b，9c，10a，12，13，14a，15a，15b，16	2，3，12，13，14a，15a，15b，17a，17b，17c	2，3	2，3，8a	2，3，4，8a，9a，9b，9c，12
产科	护士	护士	9a，9b，9c，10a，10b，14b，16	14a，15b，17a，17c	6	6	—
儿科	医生	医生	3，4，9b，9c，10a，10b，11a，11b，11c，11d，11e，11g，12，13，14a，14b，15a，15b，16	3，12，13，14a，14b，15a，15b，17a，17b，17c	3，8a	3，8a	3，4，8a，9b，9c，11a，11b，11c，11d，11e，11g，12
耳鼻喉科	护士	护士	9a，9b，9c，10a，10b，11a，11b，11c，11d，14b，16	12，14a，15a，15b，17a，17b	6	6，7	9b
	医生	医生	9b，10a，11a，11c，13，14b，16	13，14a，15b，17c	—	—	—
妇产科	护士	护士	9a，9b，9c，10a，10b，11a，11b，12，14b，16	12，14a，15a，15b，17a，17b，17d	6	6	—
	医生	医生	2，3，4，9a，9b，9c，10a，10b，11b，11c，11g，12，13，14a，14b，15a，15b，16	2，3，12，13，14a，14b，15a，15b，17a，17b，17c	2，3，6，8a	2，3，6，8a	2，3，4，6，8a，9a，9b，9c，11b，11c，11g，12
妇科	护士	护士	2，3，4，9a，9b，9c，9d，10a，10b，10c，11a，14b，16	2，3，14a，14b，15b，17a，17b，17c	1，2，3，6，8a	1，2，3，6，8a	1，2，3，4，8a，9b，9d
	医生	医生	3，4，9a，10a，11a，11b，11c，11d，11g，13，14a，15a，15b	3，13，14a，15a，15b，17a，17b，17c	3，6，8a	3，6，8a	3，4，6，8a，9a，11a，11b，11c，11d，11g
供应室	护士	后勤护士	3，4，9a，10a，11a，11b，11g，12，15a，15b	3，12，15a，15b，17a，17b，17c，17d	3，6	3，6	3，4，6，9a，11a，11b，11g，12
骨外科	护士	护士	2，3，4，9a，9b，9c，9d，10a，10b，10c，11a，11b，11c，11d，11e，12，13，14a，14b，15a，15b，15b，16	2，3，12，13，14a，14b，15a，15b，17a，17b，17c	1，2，3，6，8a	1，2，3，6，8a	1，2，3，4，6，8a，9b，9d，11a，11b，11c，11d，11e，12
	医生	医生	3，4，9a，9b，9c，10a，10b，11b，11c，11d，11e，11g，12，13，14a，14b，15a，15b，16	3，12，13，14a，14b，15a，15b，17a，17b，17c	3，8a	3，8a	3，4，8a，9a，9b，9c，11b，11c，11d，11e，11g，12
呼吸与危重症医学科	护士	护士	2，3，4，5，9a，9b，9c，9d，10a，10b，10c，11a，11b，11c，11f，12，13，14b，15a，15b，16	2，3，12，13，14b，15a，15b，17a，17b，17c，17d	1，2，3，8a	1，2，3，8a	1，2，3，4，5，8a，9a，9b，9c，9d，11a，11b，11c，11f，12
急诊	护士	护士	2，3，4，9b，9c，9d，10a，10b，10c，11a，11b，11c，11d，11e，12，13，14b，15a，15b，16	2，3，12，13，14b，15a，15b，17a，17b，17c	1，2，3，6，8a	1，2，3，6，8a	1，2，3，4，6，8a，9b，9c，9d，11a，11b，11c，11d，11e，12

续表

科室	工种	相似接触组（SEG）	危险因素与危险源				
			颈、肩和上背	肘、腕/手	足	膝和臀	下背
精神科	护士	护士	10b，11a，14b，16	14a，15b，17a	6	6	—
	医生	医生	2，3，4，9b，10b，13，14a，15a，15b，16	2，3，13，14a，15a，15b，17a，17b，17c，17d	2，3	2，3	2，3，4，9b
康复医学科	护士	护士	2，3，4，9a，9c，10a，10b，11c，14a，14b，15a，16	2，3，14a，14b，15a，17a，17b，17c	1，2，3，8a	1，2，3，8a	1，2，3，4，8a，9a，9c，11c
	医生	医生	9a，9b，10a，10b，11a，11c，12，14b	12，14a，15a，15b，17a，17b	—	—	—
老年病科	护士	护士	2，3，4，9a，9b，9c，10a，10c，11a，11b，11c，11e，12，14b，15a，15b，16	2，12，14a，14b，15a，15b，17a，17b，17c	1，2，3，8a	1，2，3，8a	1，2，3，4，8a，9b，9c，11a，11b，11c，11e，12
临床护理	护士	护士	2，3，4，9a，9b，9d，10a，10b，10c，11a，12，13，14b，15a，15b	2，3，12，13，14a，14b，15a，15b，17a，17b，17c	1，2，3，6，8a，8b	1，2，3，6，8a，8b	1，2，3，4，8a，8b，9b，9d，12
麻醉科	护士	护士	2，3，4，9a，9b，9c，10a，10b，10c，12，13，14b，15a，15b，16	2，3，12，13，14b，15b，17a，17b，17c	1，2，3，8a	1，2，3，8a	1，2，3，4，8a，9a，9b，9c，12
门诊	医生	医生	4，9a，10a，14b，15a，15b，16	14b，15a，15b，17a，17c	—	—	4，9a
泌尿外科	护士	护士	2，3，4，9a，9b，9c，10a，10b，10c，11b，12，13，14b，15a，15b，16	2，3，12，13，14b，15a，15b，17a，17b，17c，17d	1，2，3，8a	1，2，3，8a	1，2，3，4，8a，9a，9b，9c，11b，12
	医生	医生	3，4，9b，9c，9d，10a，10b，10c，13，14a，15a，15b，16	3，13，14a，15a，15b，17a，17b，17c	3，8a	3，8a	3，4，8a，9b，9c，9d
内科	护士	护士	2，3，4，9a，9b，9c，9d，10a，10b，10c，11a，11b，11c，11d，11e，12，13，14a，14b，15a，15b，15b，16	2，3，12，13，14a，14b，15a，15b，17a，17b，17c，17d	1，2，3，8b	1，2，3，6，8a，8b，8c	1，2，3，4，6，8a，8b，8c，9a，9b，9c，9d，11a，11b，11c，11d，11e，12
	医生	医生	3，4，9a，9b，9c，10a，12，14a，14b，15a，15b，16	3，12，14a，15a，15b，17a，17b，17c	3，6，8a	3，6，8a	3，4，8a，9b，9c，12
普外科	护士	护士	2，3，4，9a，9b，9c，9d，10a，10b，10c，11a，11c，11e，11g，12，13，14b，15a，15b，16	2，3，12，13，14b，15a，15b，17a，17b，17c	1，2，3，8a	1，2，3，8a	1，2，3，4，8a，9b，9c，9d，11a，11c，11e，12
	医生	医生	2，3，4，9b，9c，10a，10b，12，13，14a，15a，15b，16	2，3，12，13，14a，15a，15b，17a，17b，17c	2，3，8a	2，3，8a	2，3，4，8a，9b，9c，12
其他	护工	护工	2，3，4，9b，9d，10a，10b，10c，12，13，14b，15a，15b	2，3，12，13，14b，15a，15b，17a，17b，17c	1，2，3，8a	1，2，3，8a	1，2，3，4，8a，9b，9d，12
	护士	护士	4，9a，9b，9c，10a，10b，11a，11b，11c，11g，12，13，14a，14b，15a，16	12，13，14a，15a，15b，17a，17b，17c	6	6	6，9b，9c，11b
	医生	医生	4，9a，9b，10a，11c，12，14b，16	12，14a，14b，17a，17b，17d	6	6	9b

续表

科室	工种	相似接触组（SEG）	危险因素与危险源				
			颈、肩和上背	肘、腕/手	足	膝和臀	下背
神经内科	护工	护工	2，3，4，9a，9c，10a，10b，10c，12，13，14b，15a，15b	2，3，12，13，14b，15a，15b，17a，17b，17c	1，2，3，8a	1，2，3，8a	1，2，3，4，8a，9a，9c，12
	护士	护士	2，3，4，9a，9b，9c，9d，10a，10b，10c，12，13，14b，15a，15b，16	2，3，12，13，14a，14b，15a，15b，17a，17b，17c	1，2，3，6，8a	1，2，3，6，8a	1，2，3，4，8a，9a，9b，9c，9d，12
	医生	医生	2，3，4，9b，9c，10a，13，14a，15a，15b，16	2，3，13，14a，15a，15b，17a，17b，17c	2，3，8a	2，3，8a	2，3，4，8a，9b，9c
神经外科	护士	护士	2，3，4，9a，9b，9c，10a，11a，10c，12，14b，15a，15b，16	2，3，12，14b，15a，15b，17a，17b，17c	1，2，3，6，8a	1，2，3，6，8a	1，2，3，4，6，8a，9a，9b，9c，11a，12
	医生	医生	2，3，4，9b，9c，10a，10b，11b，11c，11e，12，13，14b，15a，15b	2，3，12，13，14b，15a，15b，17a，17b，17c	2，3	2，3	2，3，4，9b，9c，11b，11c，11e，12
肾内科	护士	护士	2，3，4，9a，9b，9c，10a，10b，11c，13，14b，15b，16	2，3，13，14a，15a，15b，17a，17b，17c，17d	2，3，6	2，3，6	2，3，6，9a，9b
	医生	医生	3，4，9b，9c，10a，10b，13，14a，15a，15b，16	3，13，14a，15a，15b，17a，17b，17c	3，8a	3，8a	3，4，8a，9b，9c
手术室	护工	护工	3，4，9a，9b，9c，10a，10b，11b，11c，11g，12，13，13，14a，14b，15a，15b，16	3，12，13，14a，15a，15b，17a，17b，17c，17d	3，6，8a	3，6，8a	3，4，6，8a，9a，9b，9c，11b，11c，11g，12
	医生	医生	2，3，4，9a，10a，11a，11c，11g，14a，14b，15a，15b，16	2，3，14a，14b，15a，15b，17a，17b，17c	2，3，6	2，3，6	2，3，4，6，9a，11a，11c，11g
外科	护士	护士	2，3，4，9a，9b，9c，10a，10c，11a，11c，11d，11e，12，13，14a，14b，15a，15b，16	2，3，12，13，14a，14b，15a，15b，17a，17b，17c，17d	1，2，3，8a	1，2，3，8a	1，2，3，4，6，8a，9a，9b，9c，11a，11c，11d，11e，12
	医生	医生	2，3，4，9b，9c，10a，10b，11b，11c，11d，11e，11g，13，14a，14b，15a，15b，16	2，3，13，14b，15a，15b，17a，17b，17c	2，3，8a	2，3，8a	2，3，4，6，8a，9b，9c，11b，11c，11d，11e，11g
物业	保洁工	保洁	3，9a，9b，9c，9d，10a，10b，10c，10d，11a，11b，11f，11g，12，14a，14b，15a，16	2，3，12，13，14a，14b，15a，15b，17a，17b，17c	1，6，8a	2，6，8a	6，9a，9b，9c，9d，12
	护工	护工	9a，9b，9c，10a，10b，10d，11c，14a，14b，15a，16	2，12，13，14a，14b，15a，15b，17a，17b，17c	6	6，8c	6，9a，9b，9c
	技术管理人员	搬运	9a，9b，9c，10a，10b，11c	15b，17b	—	—	9c
		护工	9a，9c，10a，10b，11g，14b	14b，15b，17b	1，8a	1，8a	9c
		清洗	9a，9c，10a，10b	15b，17a，17b，17c	—	—	9c
	其他辅助工种	护工	10a，11b，11f，12，14a，15a	3，12，14a，14b，15a，17b	6	6	6，11b，11f，12

续表

科室	工种	相似接触组（SEG）	危险因素与危险源				
			颈、肩和上背	肘、腕/手	足	膝和臀	下背
消毒中心	护士	后勤护士	2，3，4，5，9a，9c，10a，10b，10c，11a，11b，11c，11d，11e，12，13，14b，15a，15b	2，3，12，13，14b，15a，15b，17a，17b，17c	1，2，3，8a	1，2，3，8a	1，2，3，4，5，8a，9a，9c，11a，11b，11c，11d，11e，12
	医生	医生	2，3，4，9b，10a，13，14a，15a，15b	2，3，13，14a，15a，15b，17a，17b，17c	2，3，6	2，3，6	2，3，4，6，9b
消化内科	护士	护士	2，3，4，9a，9c，10a，10b，10c，13，14b，15a，15b，16	2，3，13，14b，15a，15b，17a，17b，17c	1，2，3，8c	1，2，3，8c	1，2，3，4，8c，9a，9c
	医生	医生	2，3，4，9b，10a，11c，13，14b，15a，15b，16	2，3，13，14b，15a，15b，17a，17c	2，3	2，3	2，3，4，9b，11c
心血管内科	护工	护工	2，3，4，5，9a，9b，9c，10a，10b，12，13，14a，15a，15b	2，3，12，13，14a，15a，15b，17a，17c	1，2，3，8a	1，2，3，8a	1，2，3，4，5，8a，9a，9b，9c，12
	护士	护士	2，3，4，9a，10b，14a，15a，16	2，3，14a，15a，17d	1，2，3，8a	1，2，3，8a	1，2，3，4，8a，9a
	医生	医生	2，3，4，9b，9c，10a，10b，13，14a，15a，15b	2，3，13，14a，15a，15b，17a，17b，17c	2，3，8a	2，3，8a	2，3，4，8a，9b，9c
牙科	护士	护士	2，3，4，9a，9d，10a，10c，13，14b，15a，15b，16	2，3，13，14b，15a，15b，17a，17b，17c	1，2，3，8a	1，2，3，8a	1，2，3，4，8a，9a，9d
	医生	医生	2，3，4，9b，10c，14a，15a，15b，16	2，3，14a，15a，15b，17a，17b，17c，17d	2，3，6，7	2，3，6，7	2，3，4，6，9b
眼科	护士	护士	2，3，4，9b，9d，10a，10b，10c，14a，14b，15a，15b，16	2，3，14a，14b，15a，15b，17a，17b，17c，17d	1，2，3，6，8a	1，2，3，6，8a	1，2，3，6，4，8a，9b，9d
	医生	医生	14a，15a，16	14a，15a，17d	—	—	—
运动医学科	医生	护士	9a，9c，14a	14a，17b	—	—	5，9a
职业病科	医生	医生	3，4，9a，9b，10a，11c，14b，15a，15b，16	3，14b，15a，15b，17a，17b，17c	3	3	3，4，9a，9b，11c
中医科	医生	医生	2，3，4，9b，9c，10a，10b，12，14a，15a，15b，16	2，3，12，14a，15a，15b，17a，17b，17c	2，3，8a	2，3，8a	2，3，4，8a，9b，9c，12
肿瘤外科	护士	护士	2，3，4，9b，9d，10a，10c，11a，11b，11c，11f，12，13，14b，15a，15b，16	2，3，12，13，14b，15a，15b，17a，17b，17c	1，2，3，8a	1，2，3，8a	1，2，3，4，8a，9b，9d，11a，11b，11c，11f，12

注：表中数字代表不同的危险因素或危险源，具体为：1- 工作场所路面不平、倾斜、光滑或无弹性。2- 工作活动或工作物料空间受限。3- 工人或工作活动使用的工具和设备设计不当。4- 工作高度被错误调整。5- 工作座椅设计不舒适或不正确调整。6-（如果站立完成工作）没有可能的坐和休息的位置。7- 易使人疲劳的脚踏工作。8- 完成易疲劳的腿部工作，例如：a. 重复性攀梯、迈步工作；b. 重复性跳跃、持续蹲姿或跪姿工作；c. 经常性单腿支撑身体的工作。9- 完成重复性或持续性工作，背部：a. 轻微前屈；b. 严重前屈；c. 侧弯或轻微扭转；d. 严重扭转。10- 完成重复性或持续性工作，颈部：a. 前屈；b. 侧屈或轻微扭转；c. 严重扭转；d. 背屈（向后伸屈）。11- 腕/手部提举负荷，须注意的重要因素：a. 重复性持续提举；b. 负重；c. 抓握困难的操作；d. 提举开始或终止时处于困难负荷位置；e. 超过前臂长度的提举；f. 膝高度以下的提举；g. 肩高度以上的提举。12- 完成重复、持续或不舒适的负荷搬运和推拉活动。13- 完成无支撑单臂前伸或侧伸的持续工作活动。14- 存在下列重复性活动：a. 相似工作活动；b. 舒适伸展距离的相似工作活动。15- 完成重复或持续性的手工活动，须注意的重要因素：a. 工作材料和工具的重量；b. 工作材料和工具的不舒适抓握。16- 对视觉能力有较高要求。17- 用手和前臂完成重复性工作，存在：a. 扭转工作；b. 用力工作；c. 腕/手部不舒适姿势；d. 按键或敲键盘。

表 3-4-68　卫生行业不同接触人群 WMSDs 的接触危险等级和身体各部位的接触水平

车间	工种	相似接触组（SEG）	样本量/人	姿势负荷分值/分																		分项负荷分值/分									REBA 分值/分			危险等级		
				背			颈			腿			肩			肘			腕/手			负荷/用力			抓握			活动范围								
				最小值	最大值	平均值	最小值	最大值	平均值	最小值	最大值	平均值	最小值	最大值	平均值	最小值	最大值	平均值	最小值	最大值	平均值	最小值	最大值	平均值	最小值	最大值	平均值	最小值	最大值	平均值	最小值	最大值	平均值	最小	最大	平均
ICU	护士	护士	12	2	5	3.33	1	3	2	1	3	1.17	2	4	2.67	1	2	1.67	1	3	1.58	0	1	0.25	0	0	0	1	1	1	4	10	5.75	中等	高	中等
	医生	医生	2	2	3	2.5	1	2	1.5	1	1	1	4	4	4	1	2	1.5	2	2	2	0	0	0	0	0	0	1	1	1	3	4	3.5	低	中等	中等
产科	护士	护士	3	2	3	2.67	1	2	1.67	3	3	3	1	3	2	2	2	2	2	2	2	0	0	0	0	0	0	0	0	0	4	6	5.33	中等	中等	中等
儿科	医生	医生	2	3	4	3.5	1	2	1.5	1	3	2	1	2	1.5	2	2	2	2	2	2	0	0	0	0	0	0	1	1	1	5	7	6	中等	中等	中等
耳鼻喉科	护士	护士	9	1	4	2	1	2	1.56	3	4	3.11	1	4	1.56	1	2	1.67	1	2	1.89	0	0	0	0	0	0	0	1	0.22	3	8	4.67	低	高	中等
	医生	医生	1	2	2	2	1	1	1	3	3	3	4	4	4	2	2	2	2	2	2	0	0	0	0	0	0	0	0	0	4	4	4	中等	中等	中等
妇产科	护士	护士	4	1	3	2	1	2	1.25	2	3	2.75	1	3	2.25	1	2	1.5	1	2	1.75	0	0	0	0	1	0.25	0	2	0.75	4	6	5	中等	中等	中等
	医生	医生	7	2	3	2.43	1	2	1.71	1	3	1.43	1	3	2.14	1	2	1.29	2	3	2.14	0	0	0	0	0	0	1	1	1	3	7	4.43	低	中等	中等
妇科	护士	护士	3	3	3	3	1	2	1.67	1	3	2.33	1	3	2	1	2	1.67	1	2	1.67	0	0	0	0	0	0	0	1	0.33	4	6	5	中等	中等	中等
	医生	医生	1	2	2	2	1	1	1	1	1	1	4	4	4	2	2	2	2	2	2	0	0	0	0	0	0	1	1	1	4	4	4	中等	中等	中等
供应室	护士	后勤护士	1	3	3	3	2	2	2	1	1	1	2	2	2	2	2	2	2	2	2	0	0	0	0	0	0	2	2	2	6	6	6	中等	中等	中等
骨外科	护士	护士	14	1	5	2.93	1	3	2.07	1	3	2.36	0	3	2	1	2	1.43	1	2	1.21	0	2	0.43	0	0	0	0	2	0.86	2	9	6.64	低	高	中等
	医生	医生	3	2	4	3	1	2	1.33	1	3	1.67	1	4	2	1	2	1.33	2	3	2.33	0	1	0.67	0	0	0	1	1	1	4	7	5.33	中等	中等	中等
呼吸与危重症医学科	护士	护士	4	3	4	3.25	1	1	1	1	1	1	2	3	2.75	1	2	1.25	1	2	1.75	1	1	1	0	0	0	1	1	1	4	5	4.25	中等	中等	中等
急诊	护士	护士	2	3	3	3	2	2	2	1	2	1.5	2	3	2.5	2	2	2	1	1	1	0	0	0	0	0	0	1	1	1	5	6	5.5	中等	中等	中等
精神科	护士	护士	1	1	1	1	1	1	1	3	3	3	3	3	3	2	2	2	2	2	2	0	0	0	0	0	0	1	1	1	5	5	5	中等	中等	中等
	医生	医生	1	3	3	3	2	2	2	3	3	3	3	3	3	1	1	1	2	2	2	0	0	0	0	0	0	1	1	1	7	7	7	中等	中等	中等
康复医学科	护士	护士	2	1	3	2	2	2	2	1	1	1	2	2	2	2	2	2	1	1	1	0	0	0	0	0	0	1	1	1	2	5	3.5	低	中等	中等
	医生	医生	4	1	3	2	1	2	1.25	2	3	2.75	1	2	1.75	1	2	1.5	2	2	2	0	0	0	0	0	0	0	2	1.25	5	6	5.25	中等	中等	中等
老年病科	护士	护士	2	1	4	2.5	2	2	2	1	3	2	1	2	1.5	1	2	1.5	1	2	1.5	0	0	0	0	0	0	2	2	2	4	6	5	中等	中等	中等
临床护理	护士	护士	2	2	3	2.5	1	2	1.5	1	3	2	1	3	2	2	2	2	1	2	1.5	0	0	0	0	0	0	0	1	0.5	4	5	4.5	中等	中等	中等

续表

车间	工种	相似接触组（SEG）	样本量/人	姿势负荷分值/分																		分项负荷分值/分									REBA分值/分			危险等级		
				背			颈			腿			肩			肘			腕/手			负荷/用力			抓握			活动范围								
				最小值	最大值	平均值	最小值	最大值	平均值	最小值	最大值	平均值	最小值	最大值	平均值	最小值	最大值	平均值	最小值	最大值	平均值	最小值	最大值	平均值	最小值	最大值	平均值	最小值	最大值	平均值	最小值	最大值	平均值	最小	最大	平均
麻醉科	护士	护士	3	3	3	3	1	2	1.33	1	4	2	1	2	1.67	1	2	1.33	1	2	1.67	0	0	0	0	0	0	1	1	1	3	7	4.67	低	中等	中等
门诊	医生	医生	1	2	2	2	2	2	2	1	1	1	1	1	1	1	1	1	2	2	2	0	0	0	0	0	0	1	1	1	4	4	4	中等	中等	中等
泌尿外科	护士	护士	7	2	4	3.14	1	3	2	1	3	2.57	1	3	2.43	1	1	1	1	2	1.29	0	0	0	0	0	0	0	1	0.86	3	9	6.14	低	高	中等
	医生	医生	3	3	4	3.33	2	2	2	1	4	2	1	3	1.67	1	2	1.33	2	2	2	0	0	0	0	0	0	1	1	1	5	9	6.33	中等	高	中等
内科	护士	护士	21	1	4	2.95	1	3	1.76	1	4	2.14	1	5	2.29	1	2	1.62	1	3	1.48	0	0	0	0	0	0	0	2	1.14	3	12	6.14	低	很高	中等
	医生	医生	5	2	3	2.6	1	1	1	1	3	1.4	2	4	2.8	1	2	1.8	2	2	2	0	1	0.4	0	0	0	1	1	1	3	7	4.4	低	中等	中等
普外科	护士	护士	7	2	4	3.14	1	3	2.14	1	3	2.29	2	4	3.14	1	2	1.43	1	3	2.14	0	0	0	0	0	0	0	2	0.57	4	9	6.57	中等	高	中等
	医生	医生	2	3	3	3	1	2	1.5	1	1	1	2	3	2.5	1	1	1	2	2	2	0	0	0	0	0	0	1	1	1	3	5	4	低	中等	中等
其他	护工	护工	1	3	3	3	1	1	1	1	1	1	3	3	3	1	1	1	3	3	3	0	0	0	0	0	0	1	1	1	3	3	3	低	低	低
	护士	护士	15	1	4	3	1	3	1.8	1	3	2.8	1	5	2.2	1	2	1.67	2	3	2.07	0	2	0.13	0	1	0.07	0	2	1.13	4	11	6.93	中等	很高	中等
	医生	医生	9	1	3	1.22	1	1	1	2	3	2.44	1	2	1.33	1	2	1.11	1	2	1.33	0	1	0.33	0	0	0	0	2	1.78	1	6	4	可忽略	中等	中等
神经内科	护工	护工	1	3	3	3	1	1	1	1	1	1	2	2	2	1	1	1	1	1	1	1	1	1	0	0	0	1	1	1	3	3	3	低	低	低
	护士	护士	6	1	4	2.83	1	2	1.67	1	3	2	1	4	2.17	1	2	1.5	1	3	2	0	1	0.17	0	0	0	1	2	1.17	3	10	5.5	低	高	中等
	医生	医生	1	3	3	3	1	1	1	3	3	3	3	3	3	1	1	1	2	2	2	0	0	0	0	0	0	1	1	1	5	5	5	中等	中等	中等
神经外科	护士	护士	2	4	4	4	2	2	2	1	1	1	3	3	3	2	2	2	3	3	3	0	0	0	0	0	0	1	1	1	8	8	8	高	高	高
	医生	医生	1	3	3	3	2	2	2	1	1	1	2	2	2	1	1	1	2	2	2	0	0	0	0	0	0	1	1	1	5	5	5	中等	中等	中等
肾内科	护士	护士	3	2	4	3	1	2	1.67	1	3	2.33	2	3	2.67	1	2	1.67	1	2	1.67	0	0	0	0	0	0	0	2	1.33	6	7	6.33	中等	中等	中等
	医生	医生	1	4	4	4	1	1	1	3	3	3	3	3	3	2	2	2	2	2	2	0	0	0	0	0	0	1	1	1	9	9	9	高	高	高
手术室	护工	护工	14	2	3	2.21	2	2	2	1	1	1	0	4	2	1	2	1.64	1	1	1	0	1	0.21	0	0	0	1	2	1.07	3	5	4.14	低	中等	中等
	医生	医生	2	2	2	2	1	2	1.5	1	1	1	2	2	2	1	2	1.5	2	2	2	0	0	0	0	0	0	1	1	1	3	4	3.5	低	中等	中等
外科	护士	护士	6	1	4	2.83	1	2	1.5	1	3	1.83	1	4	2.33	1	2	1.83	1	2	1.5	0	1	0.17	0	0	0	1	2	1.17	2	8	5.33	低	高	中等
	医生	医生	3	3	4	3.33	2	3	2.33	1	3	1.67	2	3	2.67	1	2	1.67	2	3	2.33	0	0	0	0	0	0	1	2	1.33	5	12	7.67	中等	很高	高

续表

车间	工种	相似接触组（SEG）	样本量/人	姿势负荷分值/分 背			颈			腿			肩			肘			腕/手			分项负荷分值/分 负荷/用力			抓握			活动范围			REBA分值/分			危险等级		
				最小值	最大值	平均值	最小值	最大值	平均值	最小值	最大值	平均值	最小值	最大值	平均值	最小值	最大值	平均值	最小值	最大值	平均值	最小值	最大值	平均值	最小值	最大值	平均值	最小值	最大值	平均值	最小值	最大值	平均值	最小	最大	平均
物业	保洁工	保洁	52	1	5	3.5	1	3	1.98	3	4	3.56	1	6	3.9	1	2	1.67	1	3	2.04	0	1	0.06	0	0	0	0	2	0.81	5	13	9.15	中等	很高	高
	护工	护工	29	1	5	3.1	1	2	1.69	1	4	3.07	2	6	3.31	1	2	1.55	1	3	1.86	0	2	0.17	0	1	0.1	0	2	0.34	3	10	7.07	低	高	中等
	技术管理人员	搬运	2	2	4	3	1	3	2	3	3	3	2	3	2.5	2	2	2	1	2	1.5	0	1	0.5	0	0	0	0	0	0	4	10	7	中等	高	中等
		护工	4	1	3	2.5	2	3	2.5	3	3	3	2	5	3.25	1	2	1.5	1	3	2	0	2	1	0	0	0	0	1	0.25	3	9	7.25	低	高	中等
		清洗	1	3	3	3	1	1	1	3	3	3	4	4	4	2	2	2	2	2	2	1	1	1	0	0	0	1	1	1	8	8	8	高	高	高
	其他辅助工种	护工	3	1	1	1	1	2	1.67	4	4	4	1	3	2	1	2	1.33	1	2	1.67	0	0	0	0	1	0.67	0	0	0	3	4	3.67	低	高	中等
消毒中心	护士	后勤护士	7	3	3	3	2	2	2	1	2	1.14	2	3	2.86	2	2	2	1	2	1.71	0	1	0.57	0	1	0.43	1	2	1.71	5	9	7.43	中等	高	中等
	医生	医生	1	4	4	4	2	2	2	1	1	1	3	3	3	2	2	2	2	2	2	0	0	0	0	0	0	2	2	2	8	8	8	高	高	高
消化内科	护士	护士	1	4	4	4	2	2	2	3	3	3	2	2	2	2	2	2	1	1	1	0	0	0	0	0	0	1	1	1	8	8	8	高	高	高
	医生	医生	1	2	2	2	2	2	2	1	1	1	1	1	1	2	2	2	2	2	2	0	0	0	0	0	0	1	1	1	4	4	4	中等	中等	中等
心血管内科	护工	护工	1	4	4	4	1	1	1	1	1	1	1	1	1	2	2	2	2	2	2	0	0	0	0	0	0	1	1	1	4	4	4	中等	中等	中等
	护士	护士	1	3	3	3	2	2	2	1	1	1	2	2	2	1	1	1	1	1	1	0	0	0	0	0	0	1	1	1	4	4	4	中等	中等	中等
	医生	医生	2	2	3	2.5	1	2	1.5	1	1	1	1	2	1.5	1	2	1.5	2	2	2	0	2	1	0	0	0	1	1	1	3	5	4	低	中等	中等
牙科	护士	护士	1	4	4	4	2	2	2	1	1	1	4	4	4	2	2	2	3	3	3	0	0	0	0	0	0	1	1	1	7	7	7	中等	中等	中等
	医生	医生	1	2	2	2	2	2	2	1	1	1	4	4	4	2	2	2	2	2	2	0	0	0	0	0	0	2	2	2	5	5	5	中等	中等	中等
眼科	护士	护士	4	1	3	1.75	1	2	1.5	1	3	2	0	3	1.75	1	2	1.25	2	2	2	0	0	0	0	0	0	1	2	1.5	4	6	5.25	中等	中等	中等
	医生	医生	1	1	1	1	1	1	1	2	2	2	1	1	1	1	1	1	2	2	2	0	0	0	0	0	0	2	2	2	4	4	4	中等	中等	中等
运动医学科	医生	护士	1	4	4	4	1	1	1	2	2	2	3	3	3	1	1	1	2	2	2	0	0	0	0	0	0	2	2	2	6	6	6	中等	中等	中等
职业病科	医生	医生	1	1	1	1	2	2	2	1	1	1	1	1	1	2	2	2	2	2	2	0	0	0	0	0	0	1	1	1	2	2	2	低	低	低
中医科	医生	医生	1	2	2	2	1	1	1	1	1	1	4	4	4	1	1	1	3	3	3	0	0	0	0	0	0	1	1	1	3	3	3	低	低	低
肿瘤外科	护士	护士	1	4	4	4	1	1	1	1	1	1	1	1	1	1	1	1	2	2	2	1	1	1	0	0	0	1	1	1	5	5	5	中等	中等	中等

表 3-4-69　卫生行业不同科室、工种人群身体九个部位 WMSDs 的发生数、发生率和 *OR*

科室	工种	人数/人	不分部位			颈			肩			上背			下背		
			n/人	发生率/%	*OR*（95%*CI*）	*n*/人	发生率/%	*OR*（95%*CI*）	*n*/人	发生率/%	*OR*（95%*CI*）	*n*/人	发生率/%	*OR*（95%*CI*）	*n*/人	发生率/%	*OR*（95%*CI*）
ICU	护工	2	2	100	—	2	100	—	2	100	—	1	50	—	2	100	—
	护士	125	70	56	2.248*（1.576～3.207）	49	39.2	2.168*（1.510～3.113）	36	28.8	1.832*（1.240～2.706）	31	24.8	2.460*（1.632～3.707）	41	32.8	3.275*（2.245～4.778）
	医生	29	19	65.5	3.356*（1.559～7.225）	12	41.4	2.374*（1.132～4.978）	11	37.9	2.768*（1.305～5.870）	10	34.5	3.925*（1.821～8.460）	18	62.1	10.981*（5.176～23.298）
	合计	156	91	58.3	2.473*（1.794～3.408）	63	40.4	2.278*（1.649～3.146）	49	31.4	2.074*（1.474～2.919）	42	26.9	2.748*（1.920～3.933）	61	39.1	4.309*（3.109～5.973）
超声室	医生	16	9	56.3	2.271（0.845～6.103）	8	50	3.363*（1.261～8.97	8	50	4.53（1.698～12.085）	7	43.8	5.801*（2.157～15.604）	5	31.3	3.05（1.058～8.792）
尘肺科	临床岗	1	0	0	—	0	0	—	0	0	—	0	0	—	0	0	—
儿科	护工	1	1	100	—	0	0	—	0	0	—	0	0	—	1	100	—
	护士	119	69	58	2.437*（1.693.515）	50	42	2.437*（1.689～3.517）	45	37.8	2.755*（1.896～4.004）	35	29.4	3.107*（2.085～4.629）	42	35.3	3.66（2.503～5.353）
	医生	56	27	48.2	1.644（0.972～2.781）	21	37.5	2.018*（1.173～3.473）	13	23.2	1.369（0.735～2.551）	12	21.4	2.034*（1.071～3.861）	16	28.6	2.684*（1.499～4.806）
	合计	176	97	55.1	2.169*（1.607～2.927）	71	40.3	2.274*（1.677～3.083）	58	33	2.226*（1.619～3.06	47	26.7	2.717*（1.936～3.814）	59	33.5	3.384*（2.462～4.651）
耳鼻喉科	护工	3	1	33.3	—	0	0	—	0	0	—	0	0	—	0	0	—
	护士	23	10	43.5	1.359（0.595～3.102）	9	39.1	2.162（0.935～5.001）	3	13	—	4	17.4	—	2	8.7	—
	医生	30	16	53.3	2.019（0.984～4.141）	12	40	2.242*（1.078～4.661）	7	23.3	1.379（0.591～3.218）	4	13.3	—	4	13.3	—
	合计	56	27	48.2	1.644（0.972～2.781）	21	37.5	2.018*（1.173～3.473）	10	17.9	0.985（0.496～1.955）	8	14.3	1.243（0.587～2.633）	6	10.7	0.805（0.345～1.881）
妇产科	护工	23	14	60.9	2.747*（1.188～6.352）	8	34.8	1.794（0.760～4.236）	10	43.5	3.484*（1.525～7.957）	7	30.4	3.263*（1.340～7.947）	8	34.8	3.579*（1.515～8.457）
	护士	161	91	56.5	2.296*（1.677～3.143）	62	38.5	2.106*（1.528～2.902）	55	34.2	2.350*（1.690～3.267）	39	24.2	2.384*（1.655～3.435）	42	26.1	2.368*（1.658～3.381）
	医生	95	48	50.5	1.804*（1.204～2.702）	37	38.9	2.145*（1.417～3.248）	29	30.5	1.990*（1.282～3.088）	24	25.3	2.521*（1.581～4.019）	24	25.3	2.268*（1.423～3.615）
	合计	279	153	54.8	2.145*（1.689～2.724）	107	38.4	2.092*（1.637～2.674）	94	33.7	2.302*（1.787～2.965）	70	25.1	2.498*（1.894～3.295）	74	26.5	2.422*（1.846～3.178）
妇科	护工	17	11	64.7	3.238*（1.197～8.762）	7	41.2	2.354（0.895～6.191）	6	35.3	2.471（0.913～6.690）	2	11.8	—	5	29.4	2.796（0.984～7.949）
	护士	31	14	45.2	1.455（0.716～2.955）	11	35.5	1.850（0.885～3.866）	10	32.3	2.157*（1.014～4.588）	8	25.8	2.594*（1.158～5.811）	7	22.6	1.957（0.842～4.550）
	医生	39	19	48.7	1.678（0.894～3.148）	12	30.8	1.495（0.756～2.955）	12	30.8	2.013*（1.018～3.981）	6	15.4	1.356（0.567～3.243）	12	30.8	2.982*（1.507～5.900）
	合计	87	44	50.6	1.807*（1.185～2.756）	30	34.5	1.77*（1.135～2.76）	28	32.2	2.15*（1.368～3.38）	16	18.4	1.681（0.974～2.901）	24	27.6	2.556*（1.592～4.104）
供应室	护士	5	3	60	—	2	40	—	3	60	—	2	40	—	2	40	—
	医生	2	0	0	—	0	0	—	0	0	—	0	0	—	0	0	—
	合计	7	3	42.9	—	2	28.6	—	3	42.9	—	2	28.6	—	2	28.6	—

续表

科室	工种	人数/人	不分部位			颈			肩			上背			下背		
			n/人	发生率/%	OR（95%CI）	n/人	发生率/%	OR（95%CI）	n/人	发生率/%	OR（95%CI）	n/人	发生率/%	OR（95%CI）	n/人	发生率/%	OR（95%CI）
骨外科	护士	50	30	60	2.649*（1.502～4.671）	23	46	2.865*（1.64～5.006）	15	30	1.941*（1.058～3.561）	10	20	1.864（0.930～3.737）	14	28	2.610*（1.404～4.851）
	医生	27	13	48.1	1.640（0.770～3.493）	8	29.6	1.416（0.619～3.239）	3	11.1	—	2	7.4	—	3	11.1	—
	合计	77	43	55.8	2.234*（1.422～3.509）	31	40.3	2.266*（1.434～3.581）	18	23.4	1.382（0.813～2.348）	12	15.6	1.377（0.742～2.556）	17	22.1	1.901*（1.106～3.267）
呼吸与危重症医学科	护工	2	1	50	—	0	0	—	0	0	—	0	0	—	1	50	—
	护士	2	0	0	—	0	0	—	0	0	—	0	0	—	0	0	—
	合计	4	1	25	—	0	0	—	0	0	—	0	0	—	1	25	—
急诊	护工	6	2	33.3	—	1	16.7	—	1	16.7	—	1	16.7	—	0	0	—
	护士	211	131	62.1	2.892*（2.184～3.830）	97	46	2.862*（2.175～3.766）	89	42.2	3.304*（2.503～4.361）	51	24.2	2.377*（1.725～3.275）	56	26.5	2.424*（1.777～3.307）
	医生	84	40	47.1	1.570*（1.024～2.408）	33	38.8	2.134*（1.376～3.309）	24	28.2	1.782*（1.108～2.865）	16	18.8	1.729*（1.001～2.988）	12	14.1	1.103（0.597～2.036）
	合计	301	172	57.1	2.355*（1.868～2.969）	131	43.5	2.557*（2.027～3.226）	114	37.9	2.761*（2.176～3.503）	67	22.3	2.135*（1.617～2.819）	68	22.6	1.958*（1.486～2.580）
检验科	护工	3	3	100	—	1	33.3	—	1	33.3	—	2	66.7	—	1	33.3	—
	技师	36	25	69.4	4.014*（1.973～8.166）	19	52.8	3.759*（1.951～7.243）	16	44.4	3.624*（1.874～7.006）	7	19.4	1.800（0.787～4.118）	9	25	2.237*（1.050～4.767）
	医生	41	20	48.8	1.682（0.911～3.107）	15	36.6	1.940*（1.026～3.668）	17	41.5	3.208*（1.720～5.983）	9	22	2.098（0.999～4.405）	9	22	1.887（0.899～3.962）
	合计	80	48	60	2.649*（1.691～4.150）	35	43.8	2.616*（1.678～4.078）	34	42.5	3.348*（2.143～5.230）	18	22.5	2.165*（1.277～3.671）	19	23.8	2.090*（1.245～3.508）
精神科	医生	7	2	28.6	—	0	0	—	0	0	—	1	14.3	—	2	28.6	—
康复医学科	护士	47	23	48.9	1.693（0.954～3.003）	20	42.6	2.491*（1.395～4.449）	13	27.7	1.732（0.912～3.288）	10	21.3	2.016*（1.000～4.064）	12	25.5	2.301*（1.192～4.443）
	技师	1	1	100	—	1	100	—	0	0	—	0	0	—	0	0	—
	医生	29	19	65.5	3.356*（1.559～7.225）	14	48.3	3.139*（1.513～6.512）	15	51.7	4.853*（2.339～10.071）	9	31	3.356*（1.525～7.386）	12	41.4	4.737*（2.258～9.940）
	合计	77	43	55.8	2.234*（1.422～3.509）	35	45.5	2.803*（1.786～4.400）	28	36.4	2.588*（1.622～4.128）	19	24.7	2.443*（1.450～4.115）	24	31.2	3.039*（1.870～4.938）
口腔矫正整形科	医生	3	1	33.3	—	1	33.3	—	1	33.3	—	1	33.3	—	1	33.3	—
口腔科	医生	5	0	0	—	0	0	—	0	0	—	0	0	—	0	0	—

续表

科室	工种	人数/人	不分部位			颈			肩			上背			下背		
			n/人	发生率/%	OR（95%CI）	n/人	发生率/%	OR（95%CI）	n/人	发生率/%	OR（95%CI）	n/人	发生率/%	OR（95%CI）	n/人	发生率/%	OR（95%CI）
老年病科	护工	6	2	33.3	—	0	0	—	1	16.7	—	0	0	—	0	0	—
	护士	22	16	72.7	4.710*（1.842～12.047）	11	50	3.363*（1.456～7.766）	12	54.5	5.436*（2.345～12.600）	7	31.8	3.480*（1.416～8.552）	10	45.5	5.592*（2.411～12.967）
	合计	28	18	64.3	3.179*（1.466～6.894）	11	39.3	2.176*（1.018～4.652）	13	46.4	3.926*（1.865～8.264）	7	25	2.486*（1.055～5.860）	10	35.7	3.728*（1.717～8.093）
临床护理	护工	41	18	43.9	1.382（0.745～2.564）	10	24.4	1.085（0.531～2.216）	8	19.5	1.098（0.506～2.381）	10	24.4	2.406*（1.177～4.919）	9	22	1.887（0.899～3.962）
	护士	150	90	60	2.649*（1.906～3.681）	68	45.3	2.789*（2.016～3.859）	55	36.7	2.622*（1.874～3.668）	37	24.7	2.442*（1.677～3.556）	43	28.7	2.697*（1.885～3.859）
	医生	3	2	66.7	—	2	66.7	—	2	66.7	—	1	33.3	—	1	33.3	—
	合计	194	110	56.7	2.313*（1.736～3.081）	80	41.2	2.360*（1.767～3.152）	65	33.5	2.282*（1.687～3.087）	48	24.7	2.452*（1.760～3.415）	53	27.3	2.522*（1.830～3.476）
麻醉科	护工	3	2	66.7	—	2	66.7	—	0	0	—	0	0	—	0	0	—
	护士	35	20	57.1	2.355*（1.204～4.605）	16	45.7	2.832*（1.454～5.515）	11	31.4	2.076*（1.015～4.245）	6	17.1	1.543（0.639～3.724）	10	28.6	2.684*（1.286～5.600）
	医生	3	1	33.3	—	1	33.3	—	1	33.3	—	0	0	—	0	0	—
	合计	41	23	56.1	2.257*（1.216～4.187）	19	46.3	2.904*（1.569～5.374）	12	29.3	1.874（0.955～3.679）	6	14.6	1.278（0.536～3.044）	10	24.4	2.165*（1.059～4.426）
门诊	护工	40	13	32.5	0.850（0.438～1.649）	10	25	1.121（0.547～2.296）	8	20	1.132（0.521～2.460）	2	5	—	4	10	—
	护士	244	142	58.2	2.459*（1.901～3.181）	113	46.3	2.901*（2.247～3.746）	82	33.6	2.293*（1.750～3.004）	56	23	2.221*（1.639～3.010）	65	26.6	2.437*（1.825～3.255）
	技师	1	1	100	—	1	100	—	0	0	—	0	0	—	0	0	—
	医生	47	23	48.9	1.693（0.954～3.003）	17	36.2	1.906*（1.049～3.462）	14	29.8	1.922*（1.027～3.598）	8	17	1.530（0.713～3.281）	5	10.6	0.799（0.316～2.023）
	合计	332	179	53.9	2.066*（1.659～2.573）	141	42.5	2.483*（1.988～3.101）	104	31.3	2.066*（1.630～2.619）	66	19.9	1.850*（1.404～2.438）	74	22.3	1.925*（1.478～2.508）
门诊部	医生	15	8	53.3	2.019（0.732～5.572）	8	53.3	3.843*（1.392～10.608）	6	40	3.020*（1.074～8.495）	1	6.7	—	6	40	4.474*（1.590～12.589）
泌尿外科	护工	1	1	100	—	1	100	—	1	100	—	1	100	—	1	100	—
	护士	15	8	53.3	2.019（0.732～5.572）	6	40	2.242（0.797～6.305）	4	26.7	—	5	33.3	3.729*（1.273～10.927）	6	40	4.474*（1.590～12.589）
	医生	21	12	57.1	2.355（0.991～5.594）	8	38.1	2.070（0.857～5.000）	8	38.1	2.787*（1.154～6.733）	3	14.3	—	4	19	—
	合计	37	21	56.8	2.318*（1.208～4.447）	15	40.5	2.293*（1.188～4.427）	13	35.1	2.454*（1.247～4.828）	9	24.3	2.397*（1.129～5.091）	11	29.7	2.839*（1.400～5.758）
模拟 ICU	临床护理	3	0	0	—	0	0	—	0	0	—	0	0	—	0	0	—
内科	护工	24	12	50	1.766（0.793～3.935）	6	25	1.121（0.444～2.827）	6	25	1.510（0.599～3.809）	3	12.5	—	4	16.7	—
	护理	1	1	100	—	1	100	—	1	100	—	0	0	—	1	100	—
	护士	744	442	59.4	2.585*（2.222～3.008）	307	41.3	2.363*（2.028～2.753）	236	31.7	2.104*（1.789～2.474）	180	24.2	2.380*（1.992～2.843）	225	30.2	2.909*（2.463～3.435）
	技师	12	10	83.3	8.831*（1.934～40.326）	4	33.3	—	4	33.3	—	2	16.7	—	2	16.7	—
	医生	223	132	59.2	2.562*（1.956～3.356）	106	47.5	3.047*（2.334～3.978）	87	39	2.898*（2.204～3.810）	54	24.2	2.383*（1.744～3.255）	47	21.1	1.792*（1.293～2.484）
	合计	1 004	597	59.5	2.591*（2.271～2.957）	424	42.2	2.458*（2.152～2.808）	334	33.3	2.258*（1.963～2.598）	239	23.8	2.330*（1.992～2.725）	279	27.8	2.582*（2.224～2.997）

续表

科室	工种	人数/人	不分部位			颈			肩			上背			下背		
			n/人	发生率/%	OR（95%CI）	n/人	发生率/%	OR（95%CI）	n/人	发生率/%	OR（95%CI）	n/人	发生率/%	OR（95%CI）	n/人	发生率/%	OR（95%CI）
宁养院	护士	2	1	50	—	1	50	—	1	50	—	0	0	—	0	0	—
	医生	1	1	100	—	1	100	—	0	0	—	0	0	—	0	0	—
	合计	3	2	66.7	—	2	66.7	—	1	33.3	—	0	0	—	0	0	—
皮肤科	护士	9	5	55.6	2.208（0.593～8.228）	3	33.3	—	3	33.3	—	1	11.1	—	2	22.2	—
	医生	2	2	100	—	2	100	—	1	50	—	1	50	—	0	0	—
	合计	11	7	63.6	3.091（0.904～10.566）	5	45.5	2.803（0.855～9.192）	4	36.4	—	2	18.2	—	2	18.2	—
其他	护工	10	4	40	—	4	40	—	4	40	—	3	30	—	2	20	—
	护士	259	137	52.9	1.983*（1.549～2.539）	98	37.8	2.047*（1.586～2.642）	73	28.2	1.778*（1.350～2.341）	51	19.7	1.829*（1.339～2.498）	62	23.9	2.112*（1.579～2.825）
	技师	40	22	55	2.159*（1.157～4.030）	18	45	2.752*（1.474～5.139）	13	32.5	2.181*（1.123～4.234）	10	25	2.486*（1.212～5.098）	11	27.5	2.545*（1.268～5.106）
	其他辅助工种	1	1	100	—	1	100	—	0	0	—	0	0	—	0	0	—
	医生	63	32	50.8	1.823*（1.111～2.992）	22	34.9	1.805*（1.073～3.036）	18	28.6	1.812*（1.047～3.137）	11	17.5	1.578（0.821～3.032）	13	20.6	1.745（0.946～3.221）
	合计	373	196	52.5	1.956*（1.590～2.406）	143	38.3	2.091*（1.689～2.589）	108	29	1.846*（1.468～2.321）	75	20.1	1.877*（1.447～2.434）	88	23.6	2.072*（1.621～2.649）
神经内科	护工	40	23	57.5	2.390*（1.275～4.479）	14	35	1.811（0.944～3.474）	11	27.5	1.718（0.857～3.445）	7	17.5	1.582（0.698～3.584）	8	20	1.678（0.772～3.649）
	护士	136	82	60.3	2.682*（1.898～3.790）	51	37.5	2.018*（1.422～2.864）	43	31.6	2.094*（1.454～3.016）	27	19.9	1.847*（1.207～2.826）	28	20.6	1.74*（1.144～2.647）
	医生	38	26	68.4	3.827*（1.929～7.593）	16	42.1	2.446*（1.283～4.665）	17	44.7	3.667*（1.931～6.964）	9	23.7	2.315*（1.093～4.902）	9	23.7	2.083（0.984～4.41）
	合计	214	131	61.2	2.788*（2.112～3.681）	81	37.9	2.048*（1.548～2.709）	71	33.2	2.249*（1.685～3.002）	43	20.1	1.875*（1.335～2.633）	45	21	1.787*（1.280～2.495）
神经外科	护工	7	6	85.7	10.597*（1.275～88.057）	2	28.6	—	1	14.3	—	0	0	—	2	28.6	—
	护士	54	27	50	1.766*（1.034～3.015）	17	31.5	1.545（0.868～2.749）	17	31.5	2.081*（1.169～3.703）	10	18.5	1.695（0.851～3.376）	13	24.1	2.128*（1.137～3.981）
	医生	22	14	63.6	3.091*（1.296～7.375）	11	50	3.363*（1.456～7.766）	5	22.7	1.332（0.491～3.615）	4	18.2	—	3	13.6	—
	合计	83	47	56.6	2.306*（1.491～3.566）	30	36.1	1.904*（1.214～2.986）	23	27.7	1.736*（1.071～2.814）	14	16.9	1.513（0.849～2.696）	18	21.7	1.858*（1.099～3.141）
肾内科	护工	1	1	100	—	1	100	—	0	0	—	1	100	—	1	100	—
	护士	10	8	80	7.065*（1.500～33.287）	7	70	7.847*（2.028～30.369）	6	60	6.794*（1.915～24.099）	2	20	—	5	50	6.710*（1.940～23.208）
	医生	18	10	55.6	2.208（0.871～5.599）	5	27.8	1.293（0.461～3.630）	6	33.3	2.265（0.849～6.042）	6	33.3	3.729*（1.397～9.953）	5	27.8	2.581（0.919～7.251）
	合计	29	19	65.5	3.356*（1.559～7.225）	13	44.8	2.732*（1.312～5.687）	12	41.4	3.197*（1.524～6.705）	9	31	3.356*（1.525～7.386）	11	37.9	4.101*（1.933～8.701）

续表

科室	工种	人数/人	不分部位			颈			肩			上背			下背		
			n/人	发生率/%	OR(95%CI)	n/人	发生率/%	OR(95%CI)	n/人	发生率/%	OR(95%CI)	n/人	发生率/%	OR(95%CI)	n/人	发生率/%	OR(95%CI)
手术室	护工	17	9	52.9	1.987(0.766～5.154)	7	41.2	2.354(0.895～6.191)	7	41.2	3.171*(1.206～8.341)	4	23.5	—	3	17.6	—
	护士	89	47	52.8	1.977*(1.302～3.003)	34	38.2	2.079*(1.352～3.196)	23	25.8	1.579(0.980～2.544)	16	18	1.635(0.949～2.817)	24	27	2.478*(1.546～3.971)
	技师	6	4	66.7	—	2	33.3	—	2	33.3	—	1	16.7	—	1	16.7	—
	医生	31	18	58.1	2.446*(1.197～4.997)	13	41.9	2.429*(1.188～4.964)	14	45.2	3.730*(1.836～7.580)	13	41.9	5.386*(2.633～11.019)	14	45.2	5.526*(2.718～11.235)
	合计	143	78	54.5	2.119*(1.521～2.952)	56	39.2	2.165*(1.543～3.038)	46	32.2	2.148*(1.507～3.061)	34	23.8	2.326*(1.576～3.434)	42	29.4	2.791*(1.939～4.017)
输液室	护士	11	2	18.2	—	2	18.2	—	2	18.2	—	1	9.1	—	1	9.1	—
	医生	1	1	100	—	1	100	—	1	100	—	0	0	—	0	0	—
	合计	12	3	25	—	3	25	—	3	25	—	1	8.3	—	1	8.3	—
疼痛科	医生	13	10	76.9	5.887*(1.619～21.404)	8	61.5	5.381*(1.759～16.464)	7	53.8	5.285*(1.774～15.743)	3	23.1	—	4	30.8	—
体检科	护工	6	6	100	—	4	66.7	6.726*(1.231～36.744)	2	33.3	—	1	16.7	—	2	33.3	—
	护士	110	52	47.3	1.584*(1.087～2.308)	41	37.3	1.998*(1.354～2.948)	34	30.9	2.026*(1.348～3.045)	27	24.5	2.426*(1.565～3.760)	22	20	1.678*(1.048～2.686)
	技师	1	0	0	—	0	0	—	0	0	—	0	0	—	0	0	—
	医生	37	17	45.9	1.501(0.785～2.869)	13	35.1	1.822(0.926～3.584)	9	24.3	1.456(0.686～3.090)	5	13.5	1.165(0.453～2.995)	3	8.1	—
	合计	154	75	48.7	1.677*(1.220～2.306)	58	37.7	2.032*(1.462～2.824)	45	29.2	1.870*(1.317～2.656)	33	21.4	2.034*(1.378～3.002)	27	17.5	1.427(0.938～2.170)
外科	护工	26	19	73.1	4.794*(2.013～11.414)	12	46.2	2.883*(1.332～6.241)	11	42.3	3.322*(1.523～7.244)	11	42.3	5.469*(2.506～11.933)	10	38.5	4.194*(1.899～9.261)
	护士	909	536	59	2.538*(2.211～2.913)	384	42.2	2.460*(2.141～2.827)	297	32.7	2.198*(1.897～2.546)	196	21.6	2.050*(1.732～2.426)	254	27.9	2.602*(2.227～3.040)
	医生	247	129	52.2	1.931*(1.500～2.486)	98	39.7	2.212*(1.708～2.866)	74	30	1.938*(1.470～2.556)	55	22.3	2.136*(1.574～2.899)	61	24.7	2.201*(1.639～2.955)
	合计	1 182	684	57.9	2.426*(2.147～2.741)	494	41.8	2.415*(2.133～2.734)	382	32.3	2.163*(1.897～2.467)	262	22.2	2.124*(1.830～2.466)	325	27.5	2.545*(2.214～2.926)
物业	保洁工	59	16	27.1	0.657(0.370～1.168)	3	5.1	—	8	13.6	0.711(0.337～1.501)	3	5.1	—	5	8.5	0.621(0.248～1.555)
	护工	41	9	22	0.497(0.237～1.042)	5	12.2	0.467(0.183～1.191)	2	4.9	—	1	2.4	—	2	4.9	—
	医生	1	1	100	—	0	0	—	0	0	—	0	0	—	1	100	—
	合计	101	26	25.7	0.612*(0.391～0.958)	8	7.9	0.289*(0.140～0.596)	10	9.9	0.498*(0.259～0.959)	4	4	0.308*(0.113～0.839)	8	7.9	0.577(0.280～1.191)
消毒中心	护工	15	10	66.7	3.532*(1.206～10.341)	3	20	—	6	40	3.020*(1.074～8.495)	5	33.3	3.729*(1.273～10.927)	6	40	4.474*(1.590～12.589)
	医生	2	1	50	—	1	50	—	0	0	—	0	0	—	0	0	—
	合计	17	11	64.7	3.238*(1.197～8.762)	4	23.5	—	6	35.3	2.471(0.913～6.690)	5	29.4	3.107*(1.093～8.834)	6	35.3	3.660*(1.351～9.912)

续表

科室	工种	人数/人	不分部位			颈			肩			上背			下背		
			n/人	发生率/%	OR（95%CI）	n/人	发生率/%	OR（95%CI）	n/人	发生率/%	OR（95%CI）	n/人	发生率/%	OR（95%CI）	n/人	发生率/%	OR（95%CI）
消化内科	护工	30	15	50	1.766（0.862～3.616）	7	23.3	1.024（0.439～2.389）	6	20	1.132（0.462～2.773）	3	10	—	4	13.3	—
	护士	34	24	70.6	4.239*（2.025～8.874）	19	55.9	4.260*（2.161～8.396）	18	52.9	5.096*（2.594～10.011）	12	35.3	4.068*（2.008～8.240）	9	26.5	2.416*（1.125～5.187）
	医生	27	12	44.4	1.413（0.661～3.022）	9	33.3	1.682（0.755～3.749）	7	25.9	1.585（0.669～3.754）	5	18.5	1.695（0.641～4.484）	5	18.5	1.525（0.577～4.034）
	合计	91	51	56	2.252*（1.486～3.413）	35	38.5	2.102*（1.375～3.214）	31	34.1	2.340*（1.513～3.620）	20	22	2.101*（1.275～3.463）	18	19.8	1.655（0.985～2.781）
心血管内科	护工	14	6	42.9	1.325（0.459～3.822）	6	42.9	2.522（0.874～7.276）	4	28.6	—	2	14.3	—	1	7.1	—
	护士	62	35	56.5	2.290*（1.384～3.789）	21	33.9	1.723*（1.016～2.921）	17	27.4	1.711（0.977～2.996）	4	6.5	0.514（0.186～1.418）	15	24.2	2.142*（1.195～3.841）
	医生	35	24	68.6	3.854*（1.886～7.876）	18	51.4	3.561*（1.832～6.920）	17	48.6	4.278*（2.201～8.316）	10	28.6	2.983*（1.429～6.225）	11	31.4	3.076*（1.503～6.293）
	合计	111	65	58.6	2.496*（1.707～3.649）	45	40.5	2.293*（1.566～3.358）	38	34.2	2.358*（1.588～3.501）	16	14.4	1.256（0.737～2.140）	27	24.3	2.157*（1.393～3.340）
牙科	护士	192	122	63.5	3.078*（2.288～4.140）	97	50.5	3.434*（2.579～4.573）	76	39.6	2.968*（2.213～3.980）	46	24	2.350*（1.678～3.290）	51	26.6	2.427*（1.753～3.360）
	医生	164	107	65.2	3.316*（2.399～4.584）	91	55.5	4.192*（3.071～5.723）	82	50	4.530*（3.322～6.176）	54	32.9	3.661*（2.630～5.097）	38	23.2	2.024*（1.402～2.922）
	合计	356	229	64.3	3.185*（2.555～3.97）	188	52.8	3.763*（3.041～4.656）	158	44.4	3.615*（2.916～4.481）	100	28.1	2.913*（2.295～3.697）	89	25	2.237*（1.748～2.862）
眼科	护士	32	16	50	1.766（0.882～3.535）	13	40.6	2.301*（1.135～4.666）	9	28.1	1.772（0.819～3.836）	7	21.9	2.088（0.901～4.837）	5	15.6	1.243（0.478～3.233）
	医生	9	7	77.8	6.182*（1.284～29.774）	5	55.6	4.204*（1.128～15.668）	2	22.2	—	2	22.2	—	3	33.3	—
	合计	41	23	56.1	2.257*（1.216～4.187）	18	43.9	2.632*（1.418～4.885）	11	26.8	1.661（0.831～3.320）	9	22	2.098（0.999～4.405）	8	19.5	1.627（0.750～3.530）
药房	药士/药师	33	14	42.4	1.301（0.652～2.598）	11	33.3	1.682（0.814～3.473）	8	24.2	1.449（0.653～3.217）	5	15.2	1.332（0.513～3.456）	3	9.1	—
	医生	22	8	36.4	1.009（0.423～2.407）	5	22.7	0.989（0.365～2.683）	5	22.7	1.332（0.491～3.615）	3	13.6	—	2	9.1	—
	合计	55	22	40	1.177（0.685～2.022）	16	29.1	1.380（0.770～2.474）	13	23.6	1.402（0.751～2.617）	8	14.5	1.269（0.598～2.692）	5	9.1	0.671（0.267～1.685）

续表

科室	工种	人数/人	不分部位			颈			肩			上背			下背		
			n/人	发生率/%	OR（95%CI）	n/人	发生率/%	OR（95%CI）	n/人	发生率/%	OR（95%CI）	n/人	发生率/%	OR（95%CI）	n/人	发生率/%	OR（95%CI）
医学影像科	护工	5	0	0	—	0	0	—	0	0	—	0	0	—	0	0	—
	护士	96	53	55.2	2.177*（1.453～3.261）	40	41.7	2.402*（1.597～3.613）	33	34.4	2.373*（1.553～3.626）	18	18.8	1.721*（1.027～2.883）	13	13.5	1.051（0.584～1.891）
	技师	10	6	60	2.649（0.747～9.393）	5	50	3.363（0.973～11.626）	3	30	—	3	30	—（0.825～12.375）	3	30	—
	医生	156	80	51.3	1.859*（1.355～2.551）	61	39.1	2.159*（1.560～2.987）	53	34	2.331*（1.668～3.258）	37	23.7	2.319*（1.596～3.369）	37	23.7	2.086*（1.436～3.030）
	合计	267	139	52.1	1.918*（1.504～2.446）	106	39.7	2.214*（1.726～2.841）	89	33.3	2.265*（1.748～2.935）	58	21.7	2.070*（1.539～2.785）	53	19.9	1.662*（1.224～2.257）
整形美容中心	护士	6	4	66.7	—	4	66.7	—	3	50	—	1	16.7	—	2	33.3	—
	医生	3	2	66.7	—	2	66.7	—	2	66.7	—	1	33.3	—	1	33.3	—
	合计	9	6	66.7	3.532（0.883～14.131）	6	66.7	6.726*（1.681～26.914）	5	55.6	5.662*（1.519～21.105）	2	22.2	—	3	33.3	—
职业病科	护士	23	12	52.2	1.927（0.849～4.371）	9	39.1	2.162（0.935～5.001）	9	39.1	2.912*（1.259～6.737）	9	39.1	4.794*（2.071～11.099）	10	43.5	5.162*（2.259～11.795）
	技师	4	1	25	—	1	25	—	1	25	—	1	25	—	0	0	—
	医生	98	60	61.2	2.789*（1.854～4.195）	45	45.9	2.855*（1.914～4.259）	37	37.8	2.747*（1.821～4.145）	20	20.4	1.912*（1.166～3.136）	31	31.6	3.105*（2.021～4.771）
	合计	125	73	58.4	2.480*（1.734～3.547）	55	44	2.642*（1.851～3.772）	47	37.6	2.729*（1.894～3.932）	30	24	2.355*（1.556～3.565）	41	32.8	3.275*（2.245～4.778）
中医科	护士	19	13	68.4	3.827*（1.453～10.077）	10	52.6	3.737*（1.517～9.207）	8	42.1	3.294*（1.323～8.200）	5	26.3	2.664（0.958～7.409）	8	42.1	4.880*（1.959～12.154）
	医生	20	12	60	2.649*（1.082～6.486）	11	55	4.11*（1.701～9.930）	6	30	1.941（0.745～5.057）	4	20	—	6	30	2.876*（1.103～7.497）
	合计	39	25	64.1	3.154*（1.638～6.075）	21	53.8	3.924*（2.087～7.376）	14	35.9	2.537*（1.316～4.890）	9	23.1	2.237*（1.060～4.723）	14	35.9	3.758*（1.949～7.247）
肿瘤外科	护士	7	6	85.7	10.597*（1.275～88.057）	3	42.9	—	1	14.3	—	1	14.3	—	4	57.1	—
	医生	13	8	61.5	2.826（0.924～8.645）	8	61.5	5.381*（1.759～16.464）	6	46.2	3.883*（1.304～11.567）	4	30.8	—	7	53.8	7.829*（2.627～23.330）
	合计	20	14	70	4.121*（1.582～10.733）	11	55	4.110*（1.701～9.930）	7	35	2.439（0.972～6.121）	5	25	2.486（0.902～6.852）	11	55	8.202*（3.393～19.829）
住院部	医生	96	48	50	1.766*（1.181～2.640）	41	42.7	2.507*（1.669～3.766）	27	28.1	1.772*（1.133～2.772）	7	7.3	0.587（0.271～1.270）	30	31.3	3.050*（1.974～4.713）
综合科	护士	36	26	72.2	4.592*（2.212～9.532）	18	50	3.363*（1.747～6.473）	19	52.8	5.063*（2.627～9.759）	13	36.1	4.215*（2.130～8.342）	10	27.8	2.581*（1.242～5.364）
	医生	23	9	39.1	1.135（0.491～2.625）	7	30.4	1.471（0.604～3.580）	7	30.4	1.982（0.814～4.824）	4	17.4	—	2	8.7	—
	合计	59	35	59.3	2.576*（1.530～4.337）	25	42.4	2.473*（1.473～4.153）	26	44.1	3.569*（2.130～5.981）	17	28.8	3.019*（1.713～5.320）	12	20.3	1.713（0.906～3.237）

续表

科室	工种	人数/人	肘			腕/手			腿			膝			足踝		
			n/人	发生率/%	*OR*（95%*CI*）	*n*/人	发生率/%	*OR*（95%*CI*）	*n*/人	发生率/%	*OR*（95%*CI*）	*n*/人	发生率/%	*OR*（95%*CI*）	*n*/人	发生率/%	*OR*（95%*CI*）
ICU	护工	2	0	0	—	0	0	—	2	100	—	1	50	—	2	100	—
	护士	125	13	10.4	2.234*（1.250～3.994）	18	14.4	2.100*（1.268～3.478）	25	20	2.918*（1.872～4.548）	16	12.8	1.627（0.958～2.762）	21	16.8	1.862*（1.160～2.989）
	医生	29	4	13.8	—	8	27.6	4.756*（2.100～10.772）	4	13.8	—	7	24.1	3.528*（1.503～8.282）	8	27.6	3.513*（1.552～7.951）
	合计	156	17	10.9	2.354*（1.412～3.924）	26	16.7	2.497*（1.629～3.828）	31	19.9	2.895*（1.942～4.317）	24	15.4	2.016*（1.298～3.131）	31	19.9	2.287*（1.535～3.406）
超声室	医生	16	0	0	—	6	37.5	7.490*（2.715～20.662）	1	6.3	—	2	12.5	—	1	6.3	—
尘肺科	临床岗	1	0	0	—	0	0	—	0	0	—	0	0	—	0	0	—
儿科	护工	1	0	0	—	0	0	—	0	0	—	0	0	—	0	0	—
	护士	119	17	14.3	3.208*（1.906～5.400）	16	13.4	1.939*（1.139～3.300）	22	18.5	2.647*（1.657～4.227）	20	16.8	2.240*（1.379～3.640）	27	22.7	2.706*（1.754～4.175）
	医生	56	3	5.4	1.090（0.339～3.500）	9	16.1	2.390*（1.167～4.894）	11	19.6	2.853*（1.470～5.536）	6	10.7	1.330（0.569～3.110）	7	12.5	1.317（0.595～2.915）
	合计	176	20	11.3	2.468*（1.537～3.963）	25	14.2	2.067*（1.346～3.175）	33	18.8	2.693*（1.833～3.958）	26	14.8	1.922*（1.260～2.931）	34	19.3	2.208*（1.511～3.227）
耳鼻喉科	护工	3	0	0	—	0	0	—	0	0	—	0	0	—	1	33.3	—
	护士	23	1	4.3	0.875（0.118～6.504）	1	4.3	—	2	8.7	—	3	13	—	1	4.3	—
	医生	30	1	3.3	0.664（0.090～4.884）	2	6.7	—	2	6.7	—	3	10	—	1	3.3	—
	合计	56	2	3.6	—	3	5.4	—	4	7.1	—	6	10.7	1.330（0.569～3.110）	3	5.4	—
妇产科	护工	23	3	13	—	2	8.7	—	3	13	—	3	13	—	4	17.4	—
	护士	161	15	9.3	1.978*（1.154～3.389）	18	11.2	1.571（0.957～2.578）	30	18.6	2.673*（1.787～3.999）	20	12.4	1.573（0.980～2.525）	34	21.1	2.469*（1.682～3.624）
	医生	95	7	7.4	1.531（0.706～3.322）	9	9.5	1.306（0.655～2.605）	16	16.8	2.364*（1.375～4.064）	13	13.7	1.758（0.975～3.169）	11	11.6	1.208（0.642～2.272）
	合计	279	25	9	1.895*（1.245～2.884）	29	10.4	1.448（0.979～2.141）	49	17.6	2.487*（1.813～3.412）	36	12.9	1.642*（1.149～2.346）	49	17.6	1.965*（1.434～2.692）
妇科	护工	17	1	5.9	—	3	17.6	—	6	35.3	6.366*（2.348～17.256）	5	29.4	4.619*（1.624～13.141）	6	35.3	5.030*（1.856～13.629）
	护士	31	1	3.2	—	2	6.5	—	6	19.4	2.801*（1.146～6.847）	3	9.7	—	4	12.9	—
	医生	39	2	5.1	—	4	10.3	—	5	12.8	1.716（0.669～4.399）	4	10.3	—	5	12.8	1.356（0.529～3.475）
	合计	87	4	4.6	0.928（0.339～2.541）	9	10.3	1.44（0.72～2.882）	17	19.5	2.835*（1.661～4.839）	12	13.8	1.774（0.961～3.276）	15	17.2	1.921*（1.097～3.363）
供应室	护士	5	2	40	—	2	40	—	1	20	—	2	40	—	2	40	—
	医生	2	0	0	—	0	0	—	0	0	—	0	0	—	0	0	—
	合计	7	2	28.6	—	2	28.6	—	1	14.3	—	2	28.6	—	2	28.6	—

续表

科室	工种	人数/人	肘			腕/手			腿			膝			足踝		
			n/人	发生率/%	OR(95%CI)	n/人	发生率/%	OR(95%CI)	n/人	发生率/%	OR(95%CI)	n/人	发生率/%	OR(95%CI)	n/人	发生率/%	OR(95%CI)
骨外科	护士	50	2	4	—	9	18	2.740*(1.327～5.658)	11	22	3.292*(1.680～6.451)	10	20	2.772*(1.382～5.562)	14	28	3.586*(1.928～6.670)
	医生	27	0	0	—	2	7.4	—	2	7.4	—	1	3.7	—	4	14.8	—
	合计	77	2	2.6	—	11	14.3	2.081*(1.095～3.956)	13	16.9	2.371*(1.301～4.322)	11	14.3	1.848(0.972～3.512)	18	23.4	2.813*(1.653～4.787)
呼吸与危重症医学科	护工	2	0	0	—	0	0	—	0	0	—	1	50	—	0	0	—
	护士	2	0	0	—	0	0	—	0	0	—	0	0	—	0	0	—
	合计	4	0	0	—	0	0	—	0	0	—	1	25	—	0	0	—
急诊	护工	6	0	0	—	0	0	—	1	16.7	—	1	16.7	—	1	16.7	—
	护士	211	18	8.5	1.795*(1.099～2.933)	30	14.2	2.069*(1.397～3.065)	48	22.7	3.437*(2.472～4.778)	27	12.8	1.627*(1.080～2.451)	44	20.9	2.430*(1.733～3.408)
	医生	84	5	5.9	1.203(0.485～2.982)	7	8.2	1.120(0.515～2.435)	9	10.6	1.382(0.690～2.768)	9	10.6	1.313(0.656～2.629)	10	11.8	1.230(0.634～2.387)
	合计	301	23	7.6	1.593*(1.032～2.459)	37	12.3	1.750*(1.231～2.487)	58	19.3	2.786*(2.074～3.742)	37	12.3	1.554*(1.094～2.207)	55	18.3	2.062*(1.529～2.781)
检验科	护工	3	1	33.3	—	2	66.7	—	0	0	—	0	0	—	0	0	—
	技师	36	2	5.6	1.132(0.271～4.725)	6	16.7	2.497*(1.036～6.017)	3	8.3	—	1	2.8	—	3	8.3	—
	医生	41	1	2.4	—	4	9.8	—	3	7.3	—	4	9.8	—	3	7.3	—
	合计	80	4	5	—	12	15	2.203*(1.188～4.087)	6	7.5	0.946(0.410～2.180)	5	6.3	0.739(0.298～1.832)	6	7.5	0.748(0.325～1.723)
精神科	医生	7	1	14.3	—	1	14.3	—	1	14.3	—	1	14.3	—	1	14.3	—
康复医学科	护士	47	3	6.4	1.313(0.406～4.242)	3	6.4	0.851(0.264～2.747)	8	17	2.394*(1.115～5.139)	10	21.3	2.996*(1.485～6.045)	5	10.6	1.098(0.433～2.781)
	技师	1	0	0	—	0	0	—	0	0	—	0	0	—	0	0	—
	医生	29	2	6.9	1.426(0.338～6.013)	8	27.6	4.756*(2.1～10.772)	3	10.3	1.347(0.407～4.46)	3	10.3	1.279(0.386～4.234)	3	10.3	1.064(0.321～3.521)
	合计	77	5	6.5	1.337(0.538～3.324)	11	14.3	2.081*(1.095～3.956)	11	14.3	1.945*(1.023～3.697)	13	16.9	2.252*(1.236～4.104)	8	10.4	1.069(0.513～2.229)
口腔矫正整形科	医生	3	1	33.3	—	1	33.3	—	0	0	—	0	0	—	0	0	—
口腔科	医生	5	0	0	—	0	0	—	0	0	—	0	0	—	0	0	—
老年病科	护工	6	0	0	—	1	16.7	—	0	0	—	0	0	—	1	16.7	—
	护士	22	3	13.6	3.040(0.897～10.305)	5	22.7	3.672*(1.351～9.979)	6	27.3	4.377*(1.708～11.215)	5	22.7	3.261*(1.200～8.860)	5	22.7	2.712(0.999～7.366)
	合计	28	3	10.7	2.310(0.695～7.675)	6	21.4	3.405*(1.377～8.422)	6	21.4	3.183*(1.287～7.872)	5	17.9	2.410(0.914～6.355)	6	21.4	2.515*(1.017～6.217)

续表

科室	工种	人数/人	肘			腕/手			腿			膝			足踝		
			n/人	发生率/%	*OR*(95%*CI*)	*n*/人	发生率/%	*OR*(95%*CI*)	*n*/人	发生率/%	*OR*(95%*CI*)	*n*/人	发生率/%	*OR*(95%*CI*)	*n*/人	发生率/%	*OR*(95%*CI*)
临床护理	护工	41	2	4.9	—	4	9.8	—	5	12.2	1.621(0.634～4.142)	9	22	3.118*(1.484～6.553)	6	14.6	1.581(0.663～3.768)
	护士	150	16	10.7	2.299*(1.359～3.889)	24	16	2.378*(1.528～3.701)	34	22.7	3.421*(2.319～5.046)	35	23.3	3.374*(2.297～4.956)	39	26	3.240*(2.237～4.692)
	医生	3	0	0	—	0	0	—	0	0	—	0	0	—	1	33.3	—
	合计	194	18	9.3	1.969*(1.203～3.223)	28	14.4	2.106*(1.402～3.163)	39	20.1	2.937*(2.053～4.202)	44	22.7	3.252*(2.308～4.583)	46	23.7	2.866*(2.046～4.014)
麻醉科	护工	3	0	0	—	0	0	—	2	66.7	—	0	0	—	1	33.3	—
	护士	35	3	8.6	1.805(0.551～5.914)	3	8.6	—	4	11.4	—	4	11.4	—	6	17.1	1.908(0.790～4.606)
	医生	3	0	0	—	0	0	—	0	0	—	0	0	—	0	0	—
	合计	41	3	7.3	—	3	7.3	—	6	14.6	2.001(0.839～4.771)	4	9.8	—	7	17.1	1.899(0.840～4.294)
门诊	护工	40	0	0	—	1	2.5	—	1	2.5	—	0	0	—	1	2.5	—
	护士	244	13	5.3	1.083(0.615～1.906)	33	13.5	1.952*(1.343～2.837)	35	14.3	1.955*(1.357～2.816)	15	6.1	0.726(0.429～1.230)	31	12.7	1.342(0.916～1.967)
	技师	1	0	0	—	0	0	—	0	0	—	0	0	—	0	0	—
	医生	47	0	0	—	6	12.8	1.827(0.773～4.316)	4	8.5	—	3	6.4	—	2	4.3	—
	合计	332	13	3.9	0.785(0.448～1.376)	40	12	1.710*(1.219～2.398)	40	12	1.599*(1.141～2.242)	18	5.4	0.636(0.394～1.028)	34	10.2	1.052(0.734～1.509)
门诊部	医生	15	0	0	—	1	6.7	0.892(0.117～6.792)	0	0	—	1	6.7	0.792(0.104～6.030)	2	13.3	1.419(0.320～6.297)
泌尿外科	护工	1	0	0	—	0	0	—	0	0	—	0	0	—	0	0	—
	护士	15	0	0	—	1	6.7	0.892(0.117～6.792)	3	20	2.918(0.822～10.361)	2	13.3	1.706(0.384～7.572)	2	13.3	1.419(0.320～6.297)
	医生	21	0	0	—	3	14.3	2.081(0.612～7.080)	2	9.5	1.229(0.286～5.285)	3	14.3	1.848(0.543～6.286)	5	23.8	2.882*(1.054～7.883)
	合计	37	0	0	—	4	10.8	1.513(0.535～4.281)	5	13.5	1.824(0.709～4.693)	5	13.5	1.732(0.673～4.456)	7	18.9	2.152(0.943～4.911)
模拟 ICU	临床护理	3	0	0	—	0	0	—	0	0	—	0	0	—	0	0	—
内科	护工	24	1	4.2	—	2	8.3	—	3	12.5	—	2	8.3	—	4	16.7	—
	护理	1	0	0	—	1	100	—	0	0	—	0	0	—	1	100	—
	护士	744	61	8.2	1.719*(1.304～2.266)	94	12.6	1.805*(1.437～2.267)	178	23.9	3.671*(3.059～4.406)	126	16.9	2.260*(1.844～2.770)	154	20.7	2.407*(1.994～2.906)
	技师	12	0	0	—	0	0	—	2	16.7	—	5	41.7	7.919*(2.508～25.003)	2	16.7	—
	医生	223	13	5.8	1.192(0.676～2.101)	28	12.6	1.793*(1.199～2.682)	21	9.4	1.213(0.770～1.912)	24	10.8	1.337(0.871～2.053)	22	9.9	1.009(0.647～1.574)
	合计	1 004	75	7.5	1.554*(1.209～1.997)	125	12.5	1.775*(1.452～2.170)	204	20.3	2.976*(2.513～3.524)	157	15.6	2.055*(1.710～2.469)	183	18.2	2.056*(1.730～2.443)

续表

科室	工种	人数/人	肘			腕/手			腿			膝			足踝		
			n/人	发生率/%	OR（95%CI）	n/人	发生率/%	OR（95%CI）	n/人	发生率/%	OR（95%CI）	n/人	发生率/%	OR（95%CI）	n/人	发生率/%	OR（95%CI）
宁养院	护士	2	1	50	—	1	50	—	0	0	—	0	0	—	0	0	—
	医生	1	0	0	—	0	0	—	0	0	—	0	0	—	0	0	—
	合计	3	1	33.3	—	1	33.3	—	0	0	—	0	0	—	0	0	—
皮肤科	护士	9	2	22.2	—	1	11.1	—	1	11.1	—	3	33.3	—	3	33.3	—
	医生	2	0	0	—	1	50	—	0	0	—	0	0	—	0	0	—
	合计	11	2	18.2	—	2	18.2	2.774（0.598～12.861）	1	9.1	1.167（0.149～9.128）	3	27.3	4.158*（1.101～15.701）	3	27.3	3.458（0.916～13.055）
其他	护工	10	0	0	—	0	0	—	2	20	—	0	0	—	0	0	—
	护士	259	18	6.9	1.438（0.884～2.340）	27	10.4	1.453（0.969～2.179）	41	15.8	2.195*（1.561～3.087）	42	16.2	2.146*（1.531～3.007）	47	18.1	2.044*（1.481～2.821）
	技师	40	4	10	—	4	10	—	3	7.5	—	3	7.5	—	7	17.5	1.956（0.863～4.433）
	其他辅助工种	1	0	0	—	0	0	—	0	0	—	0	0	—	0	0	—
	医生	63	3	4.8	—	4	6.3	—	10	15.9	2.202*（1.116～4.344）	13	20.6	2.883*（1.560～5.327）	9	14.3	1.537（0.757～3.122）
	合计	373	25	6.7	1.383（0.913～2.095）	35	9.4	1.293（0.906～1.845）	56	15	2.062*（1.539～2.763）	58	15.5	2.041*（1.530～2.723）	63	16.9	1.874*（1.419～2.475）
神经内科	护工	40	3	7.5	—	4	10	—	4	10	—	4	10	—	7	17.5	1.956（0.863～4.433）
	护士	136	2	1.5	—	10	7.4	0.991（0.518～1.894）	28	20.6	3.026*（1.985～4.613）	15	11	1.374（0.800～2.360）	30	22.1	2.610*（1.732～3.934）
	医生	38	4	10.5	—	4	10.5	—	7	18.4	2.636*（1.157～6.004）	7	18.4	2.503*（1.099～5.701）	5	13.2	1.397（0.544～3.586）
	合计	214	9	4.2	0.845（0.431～1.657）	18	8.4	1.146（0.703～1.867）	39	18.2	2.601*（1.825～3.706）	26	12.1	1.533*（1.011～2.323）	42	19.6	2.252*（1.598～3.174）
神经外科	护工	7	0	0	—	0	0	—	1	14.3	—	2	28.6	—	2	28.6	—
	护士	54	5	9.3	1.964（0.779～4.950）	7	13	1.859（0.838～4.126）	12	22.2	3.335*（1.749～6.359）	11	20.4	2.836*（1.457～5.519）	13	24.1	2.924*（1.562～5.474）
	医生	22	1	4.5	—	3	13.6	—	1	4.5	—	2	9.1	—	3	13.6	—
	合计	83	6	7.2	1.500（0.651～3.458）	10	12	1.710（0.880～3.325）	14	16.9	2.368*（1.327～4.224）	15	18.1	2.446*（1.393～4.296）	18	21.7	2.554*（1.509～4.321）
肾内科	护工	1	0	0	—	0	0	—	0	0	—	0	0	—	0	0	—
	护士	10	3	30	—	3	30	—	3	30	—	3	30	—	4	40	—
	医生	18	2	11.1	—	3	16.7	—	6	33.3	5.836*（2.185～15.589）	5	27.8	4.264*（1.517～11.988）	6	33.3	4.611*（1.727～12.311）
	合计	29	5	17.2	4.011*（1.524～10.554）	6	20.7	3.257*（1.322～8.022）	9	31	5.252*（2.384～11.57）	8	27.6	4.224*（1.866～9.564）	10	34.5	4.854*（2.251～10.467）

续表

科室	工种	人数/人	肘			腕/手			腿			膝			足踝		
			n/人	发生率/%	OR（95%CI）	n/人	发生率/%	OR（95%CI）	n/人	发生率/%	OR（95%CI）	n/人	发生率/%	OR（95%CI）	n/人	发生率/%	OR（95%CI）
手术室	护工	17	1	5.9	—	0	0	—	3	17.6	—	1	5.9	—	0	0	—
	护士	89	5	5.6	1.146（0.463～2.837）	11	12.4	1.761（0.933～3.324）	16	18	2.558*（1.482～4.414）	11	12.4	1.564（0.829～2.951）	14	15.7	1.721（0.969～3.056）
	技师	6	0	0	—	0	0	—	2	33.3	—	2	33.3	—	1	16.7	—
	医生	31	8	25.8	6.696*（2.981～15.04）	9	29	5.107*（2.344～11.128）	10	32.3	5.558*（2.609～11.841）	9	29	4.535*（2.082～9.879）	12	38.7	5.824*（2.819～12.031）
	合计	143	14	9.8	2.089*（1.195～3.651）	20	14	2.030*（1.259～3.274）	31	21.7	3.231*（2.157～4.839）	23	16.1	2.125*（1.353～3.337）	27	18.9	2.146*（1.405～3.278）
输液室	护士	11	1	9.1	—	1	9.1	—	0	0	—	0	0	—	0	0	—
	医生	1	0	0	—	0	0	—	0	0	—	0	0	—	0	0	—
	合计	12	1	8.3	—	1	8.3	—	0	0	—	0	0	—	0	0	—
疼痛科	医生	13	4	30.8	—	3	23.1	—	2	15.4	—	3	23.1	—	3	23.1	—
体检科	护工	6	1	16.7	—	0	0	—	1	16.7	—	1	16.7	—	1	16.7	—
	护士	110	6	5.5	1.111（0.486～2.542）	9	8.2	1.112（0.560～2.207）	13	11.8	1.564（0.873～2.802）	10	9.1	1.109（0.577～2.132）	12	10.9	1.129（0.618～2.063）
	技师	1	0	0	—	0	0	—	0	0	—	0	0	—	0	0	—
	医生	37	4	10.8	—	2	5.4	—	5	13.5	1.824（0.709～4.693）	3	8.1	—	3	8.1	—
	合计	154	11	7.1	1.481（0.797～2.752）	11	7.1	0.960（0.518～1.780）	19	12.3	1.643*（1.011～2.669）	14	9.1	1.109（0.637～1.929）	16	10.4	1.069（0.635～1.801）
外科	护工	26	3	11.5	—	3	11.5	—	8	30.8	5.187*（2.249～11.965）	4	15.4	—	6	23.1	2.767*（1.109～6.905）
	护士	909	44	4.8	0.979（0.714～1.342）	90	9.9	1.372*（1.091～1.726）	184	20.2	2.962*（2.483～3.533）	158	17.4	2.332*（1.939～2.805）	159	17.5	1.955*（1.629～2.347）
	医生	247	22	8.9	1.882*（1.204～2.941）	32	13	1.858*（1.273～2.712）	30	12.1	1.614*（1.095～2.380）	34	13.8	1.770*（1.225～2.558）	31	12.6	1.324（0.904～1.940）
	合计	1182	69	5.8	1.193（0.921～1.545）	125	10.6	1.476*（1.21～1.801）	222	18.8	2.699*（2.295～3.174）	196	16.6	2.204*（1.863～2.607）	196	16.6	1.833*（1.553～2.164）
物业	保洁工	59	1	1.7	—	2	3.4	—	3	5.1	—	3	5.1	—	2	3.4	—
	护工	41	2	4.9	—	0	0	—	1	2.4	—	2	4.9	—	2	4.9	—
	医生	1	0	0	—	0	0	—	0	0	—	0	0	—	0	0	—
	合计	101	3	3	—	2	2	—	4	4	—	5	5	0.577（0.234～1.422）	4	4	—

续表

科室	工种	人数/人	肘 n/人	肘 发生率/%	肘 OR（95%CI）	腕/手 n/人	腕/手 发生率/%	腕/手 OR（95%CI）	腿 n/人	腿 发生率/%	腿 OR（95%CI）	膝 n/人	膝 发生率/%	膝 OR（95%CI）	足踝 n/人	足踝 发生率/%	足踝 OR（95%CI）
消毒中心	护工	15	1	6.7	—	2	13.3	—	5	33.3	5.836*（1.990～17.114）	3	20	—	2	13.3	—
	医生	2	0	0	—	0	0	—	0	0	—	0	0	—	0	0	—
	合计	17	1	5.9	—	2	11.8	—	5	29.4	4.863*（1.709～13.836）	3	17.6	—	2	11.8	—
消化内科	护工	30	1	3.3	—	1	3.3	—	6	20	2.918*（1.190～7.158）	3	10	—	7	23.3	2.807*（1.202～6.557）
	护士	34	0	0	—	1	2.9	—	6	17.6	2.501*（1.033～6.057）	3	8.8	—	6	17.6	1.976（0.816～4.783）
	医生	27	1	3.7	—	3	11.1	—	3	11.1	—	2	7.4	—	5	18.5	2.096（0.792～5.546）
	合计	91	2	2.2	—	5	5.5	0.726（0.294～1.794）	15	16.5	2.304*（1.318～4.026）	8	8.8	1.069（0.516～2.216）	18	19.8	2.274*（1.352～3.824）
心血管内科	护工	14	0	0	—	1	7.1	—	2	14.3	—	1	7.1	—	0	0	—
	护士	62	1	1.6	0.316（0.044～2.284）	8	12.9	1.849（0.877～3.899）	11	17.7	2.517*（1.307～4.847）	8	12.9	1.642（0.779～3.461）	10	16.1	1.773（0.898～3.499）
	医生	35	6	17.1	3.983*（1.647～9.635）	6	17.1	2.583*（1.069～6.240）	7	20	2.918*（1.271～6.700）	5	14.3	1.848（0.715～4.775）	12	34.3	4.811*（2.387～9.697）
	合计	111	7	6.3	1.296（0.600～2.800）	15	13.5	1.951*（1.127～3.378）	20	18	2.565*（1.573～4.183）	14	12.6	1.600（0.910～2.814）	22	19.8	2.280*（1.424～3.652）
牙科	护士	192	8	4.2	0.837（0.410～1.708）	26	13.5	1.955*（1.285～2.974）	34	17.7	2.512*（1.723～3.663）	22	11.5	1.435（0.916～2.249）	28	14.6	1.574*（1.049～2.362）
	医生	164	11	6.7	1.384（0.746～2.568）	25	15.2	2.245*（1.458～3.458）	16	9.8	1.262（0.750～2.124）	10	6.1	0.720（0.378～1.370）	10	6.1	0.599（0.315～1.139）
	合计	356	19	5.3	1.085（0.678～1.737）	51	14.3	2.087*（1.538～2.832）	50	14	1.907*（1.403～2.593）	32	9	1.095（0.757～1.585）	38	10.7	1.102（0.782～1.552）
眼科	护士	32	2	6.3	—	4	12.5	—	1	3.1	—	7	21.9	3.104*（1.339～7.197）	3	9.4	—
	医生	9	1	11.1	—	1	11.1	—	3	33.3	—	2	22.2	—	4	44.4	—
	合计	41	3	7.3	—	5	12.2	1.734（0.679～4.431）	4	9.8	—	9	22	3.118*（1.484～6.553）	7	17.1	1.899（0.840～4.294）
药房	药士/药师	33	2	6.1	—	3	9.1	—	2	6.1	—	5	15.2	1.980（0.763～5.141）	3	9.1	—
	医生	22	2	9.1	—	3	13.6	—	1	4.5	—	2	9.1	—	1	4.5	—
	合计	55	4	7.3	—	6	10.9	1.529（0.653～3.580）	3	5.5	—	7	12.7	1.617（0.730～3.584）	4	7.3	—
医学影像科	护工	5	0	0	—	0	0	—	0	0	—	0	0	—	0	0	—
	护士	96	6	6.3	1.283（0.559～2.945）	9	9.4	1.291（0.647～2.574）	12	12.5	1.667（0.907～3.065）	11	11.5	1.435（0.763～2.699）	13	13.5	1.444（0.802～2.600）
	技师	10	1	10	—	1	10	—	2	20	—	1	10	—	2	20	—
	医生	156	12	7.7	1.604（0.884～2.909）	26	16.7	2.497*（1.629～3.828）	20	12.8	1.716*（1.068～2.758）	14	9	1.093（0.629～1.901）	9	5.8	0.565（0.287～1.111）
	合计	267	19	7.1	1.475（0.918～2.371）	36	13.5	1.946*（1.360～2.785）	34	12.7	1.703*（1.180～2.457）	26	9.7	1.196（0.793～1.803）	24	9	0.911（0.596～1.392）

续表

科室	工种	人数/人	肘			腕/手			腿			膝			足踝		
			n/人	发生率/%	OR（95%CI）	n/人	发生率/%	OR（95%CI）	n/人	发生率/%	OR（95%CI）	n/人	发生率/%	OR（95%CI）	n/人	发生率/%	OR（95%CI）
整形美容中心	护士	6	1	16.7	—	2	33.3	—	1	16.7	—	2	33.3	—	2	33.3	—
	医生	3	0	0	—	0	0	—	1	33.3	—	1	33.3	—	1	33.3	—
	合计	9	1	11.1	—	2	22.2	—	2	22.2	—	3	33.3	—	3	33.3	—
职业病科	护士	23	2	8.7	—	3	13	—	5	21.7	3.242*（1.201～8.754）	3	13	—	5	21.7	2.562（0.949～6.915）
	技师	4	0	0	—	0	0	—	0	0	—	0	0	—	0	0	—
	医生	98	8	8.2	1.711（0.826～3.545）	14	14.3	2.081*（1.176～3.681）	17	17.3	2.450*（1.446～4.152）	11	11.2	1.402（0.746～2.635）	17	17.3	1.935*（1.143～3.277）
	合计	125	10	8	1.674（0.872～3.213）	17	13.6	1.965*（1.172～3.294）	22	17.6	2.493*（1.565～3.972）	14	11.2	1.398（0.798～2.448）	22	17.6	1.970*（1.238～3.135）
中医科	护士	19	3	15.8	—	2	10.5	—	2	10.5	—	5	26.3	3.96*（1.423～11.020）	6	31.6	4.256*（1.614～11.221）
	医生	20	1	5	—	1	5	—	1	5	—	2	10	—	1	5	—
	合计	39	4	10.3	—	3	7.7	—	3	7.7	—	7	17.9	2.425*（1.067～5.510）	7	17.9	2.017（0.888～4.581）
肿瘤外科	护士	7	0	0	—	0	0	—	0	0	—	2	28.6	—	3	42.9	—
	医生	13	4	30.8	—	4	30.8	—	7	53.8	13.617*（4.566～40.61）	4	30.8	—	5	38.5	5.764*（1.882～17.651）
	合计	20	4	20	—	4	20	—	7	35	6.285*（2.501～15.795）	6	30	4.751*（1.821～12.394）	8	40	6.148*（2.507～15.074）
住院部	医生	96	1	1	—	12	12.5	1.783（0.970～3.279）	3	3.1	—	7	7.3	0.872（0.403～1.888）	7	7.3	0.725（0.335～1.569）
综合科	护士	36	4	11.1	—	5	13.9	2.013（0.781～5.191）	10	27.8	4.489*（2.157～9.340）	7	19.4	2.676*（1.169～6.126）	8	22.2	2.635*（1.198～5.796）
	医生	23	0	0	—	2	8.7	—	3	13	—	1	4.3	—	1	4.3	—
	合计	59	4	6.8	—	7	11.9	1.680（0.761～3.711）	13	22	3.299*（1.775～6.130）	8	13.6	1.739（0.823～3.676）	9	15.3	1.660（0.814～3.385）

注：“—”为发生例数低于5人；“*”为 $P < 0.05$。

表 3-4-70 卫生行业人群身体九个部位 WMSDs 的平均发病工龄（几何平均数）和四分位数

部位	几何平均数 / 年	标准差 / 年	Q_1/ 年	Q_2/ 年	Q_3/ 年	Q_4/ 年	四分位数间距 / 年
颈	6.46	2.56	4	7	12	50	8
肩	6.53	2.57	4	7	12	50	8
上背	7.06	2.45	4	8	13	50	9
下背	6.59	2.45	4	8	12	50	8
肘	7.39	2.53	4	8	14	50	10
腕 / 手	7.32	2.45	4	8	14	50	10
腿	6.58	2.48	4	7	12	50	8
膝	7.28	2.53	4	8	14	50	10
足踝	6.25	2.51	4	7	11	50	7
任一部位	6.95	2.43	3	7	12	50	9

19. 有色金属冶炼和压延加工业（C32）

（1）车间构成与调查人数：有色金属冶炼和压延加工业共调查 2 361 人，其中男性 2 058 人（87.2%）、女性 303 人（12.8%），各车间及人数分布与构成见表 3-4-71。

（2）危害识别：该行业未进行该项工作。

（3）接触评估：该行业未进行该项工作。

（4）发生危险（*OR*）：表 3-4-72 列出了不同车间、不同工种人群身体九个部位 WMSDs 的发生数、发生率和 *OR*（源自横断面调查结果）。表中显示了 WMSDs 发生危险较高的车间工种人群和发生部位，如电解锌冶炼剥锌工的肘、腕 / 手、膝、上背、腿和下背部（*OR* 分别为 4.991、3.237、2.620、2.295、2.252 和 1.899），电解锌冶炼底硫工的腕 / 手和上背部（*OR* 分别为 10.403 和 6.215），电解锌冶炼电工的肘、腿、膝、下背、腕 / 手、上背、肩和颈部（*OR* 分别为 9.625、7.427、5.543、5.368、4.801、4.746、2.882 和 2.690），其他车间工种各部位 WMSDs 的具体情况详见表 3-4-72。不同车间、不同工种人群 WMSDs 的危险部位各不相同，与其作业活动的职业特征有关。

（5）发病工龄：表 3-4-73 显示，身体任一部位 WMSDs 的平均发病工龄为 7.46 年，各部位 WMSDs 的平均发病工龄波动在 7.16 ～ 8.40 年。

表 3-4-71 有色金属冶炼和压延加工业车间构成与调查人数

车间	工种	调查人数 / 人			人数构成 /%	
		男	女	总计	各工种	各车间
电解	全车间	86	26	112	100	4.74
	加药工	—	2	2	1.79	
	检斤工	41	10	51	45.53	
	添加剂配制	2	—	2	1.79	
	脱铜工	29	6	35	31.25	
	运转工	14	8	22	19.64	
电解锌冶炼厂	全厂	569	84	653	100	27.66
	配制工	2	5	7	1.07	
	表冷岗位操作工	2	—	2	0.31	

续表

车间	工种	调查人数 / 人			人数构成 /%	
		男	女	总计	各工种	各车间
电解锌冶炼厂	剥锌工	68	—	68	10.41	
	槽上岗位操作工	17	—	17	2.60	
	查导电工	5	1	6	0.92	
	沉铟操作工	—	1	1	0.15	
	冲渣工	1	—	1	0.15	
	出装工	6	—	6	0.92	
	萃取工	—	1	1	0.15	
	底硫工	11	—	11	1.69	
	电工	16	2	18	2.76	
	电钳工	6	—	6	0.92	
	电调工	—	15	15	2.30	
	吊车工	—	3	3	0.46	
	管理人员	17	—	17	2.60	
	灌区流量工	3	—	3	0.46	
	锅炉工	4	—	4	0.61	
	化验员	—	5	5	0.77	
	加料工	14	—	14	2.15	
	加药工	2	—	2	0.31	
	检修工	27	—	27	4.14	
	浆化工	13	—	13	1.99	
	浸出工	24	5	29	4.44	
	精矿工	4	—	4	0.61	
	净化工	16	1	17	2.60	
	空压机工	6	—	6	0.92	
	硫酸铅岗位操作工	1	—	1	0.15	
	铆工	7	—	7	1.07	
	浓密机操作工	2	2	4	0.61	
	浓上工	3	—	3	0.46	
	配料工	7	—	7	1.07	
	皮带工	9	—	9	1.38	
	起重工	11	16	27	4.14	
	钳工	20	—	20	3.06	
	钳工、铆工、起重指挥	6	—	6	0.92	
	清槽工	2	—	2	0.31	
	清塔工	4	—	4	0.61	
	球磨工	1	—	1	0.15	
	生产班长	35	—	35	5.36	
	生产准备	39	9	48	7.35	

续表

车间	工种	调查人数 / 人			人数构成 /%	
		男	女	总计	各工种	各车间
电解锌冶炼厂	准备工	2	—	2	0.31	
	收尘工	1	—	1	0.15	
	刷板工	3	—	3	0.46	
	水泵工	7	—	7	1.07	
	司机	4	4	8	1.23	
	司炉工	2	—	2	0.31	
	司窑工	7	—	7	1.07	
	酸浸工	7	7	14	2.15	
	掏槽工	12	2	14	2.15	
	脱硫工	12	1	13	1.99	
	物表工	2	2	4	0.61	
	洗钴工	4	—	4	0.61	
	压滤工	37	—	37	5.66	
	压团工	3	—	3	0.46	
	仪表工	4	—	4	0.61	
	运渣工	3	—	3	0.46	
	运转	3	—	3	0.46	
	真空泵工	1	—	1	0.15	
	置换工	4	—	4	0.61	
	中浸工	3	1	4	0.61	
	主控内操工	2	1	3	0.46	
	铸锭工	34	—	34	5.21	
	铸造工	1	—	1	0.15	
粗铜厂	全厂	270	29	299	100	12.66
	澳炉炼铜工	21	—	21	7.02	
	操作工	2	4	6	2.01	
	充装工	3	—	3	1.00	
	电工	21	—	21	7.02	
	电焊工	12	—	12	4.01	
	电炉炼铜工	9	—	9	3.01	
	发电司机	4	—	4	1.34	
	放渣工	5	—	5	1.67	
	风机工	10	—	10	3.35	
	管理人员	30	1	31	10.37	
	化验员	1	18	19	6.36	
	混合料工	7	—	7	2.34	
	浇铸工	1	—	1	0.34	
	空分操作工	13	1	14	4.68	

续表

车间	工种	调查人数 / 人			人数构成 /%	
		男	女	总计	各工种	各车间
粗铜厂	炉前工、炉后工	7	—	7	2.34	
	炉外精炼工	2	1	3	1.00	
	配酸工	8	4	12	4.01	
	配酸工、钳工、铆工	3	—	3	1.00	
	皮带工	12	—	12	4.01	
	起重工	19	—	19	6.36	
	起重指挥工	7	—	7	2.34	
	钳工	5	—	5	1.67	
	钳工、铆工	7	—	7	2.34	
	水泵工	3	—	3	1.00	
	司炉工	23	—	23	7.69	
	调度员	6	—	6	2.01	
	统计工	1	—	1	0.34	
	吸附操作工	9	—	9	3.01	
	仪表工	18	—	18	6.02	
	运转工	1	—	1	0.34	
电解铜厂	全厂	23	9	32	100	1.36
	出装工	2	—	2	6.25	
	电调工	7	—	7	21.88	
	管理人员	5	—	5	15.62	
	化验员	—	3	3	9.38	
	机组操作工	4	2	6	18.75	
	取样工	1	—	1	3.12	
	司机	4	3	7	21.88	
	运转工	—	1	1	3.12	
精炼	全车间	19	4	23	100	0.97
	槽面工	1	2	3	13.04	
	火法精炼吊车工	—	1	1	4.35	
	浇铸工	1	—	1	4.35	
	结晶机工	2	—	2	8.70	
	调运工	1	—	1	4.35	
	脱杂吊车工	1	1	2	8.69	
	脱杂工	5	—	5	21.74	
	阴极阳极浇铸工	3	—	3	13.04	
	真空炉操作工	1	—	1	4.35	
	主控工	1	—	1	4.35	
	装出槽工	3	—	3	13.04	

续表

车间	工种	调查人数/人			人数构成/%	
		男	女	总计	各工种	各车间
精锌厂	全厂	409	54	463	100	19.61
	TD炉操作工	3	—	3	0.65	
	棒磨机操作工	4	—	4	0.86	
	补炉工	7	—	7	1.51	
	采样工	1	1	2	0.43	
	槽车工	6	—	6	1.30	
	纯锌工	10	—	10	2.16	
	单轨吊车工	11	19	30	6.48	
	电工	28	1	29	6.26	
	二冷工	16	—	16	3.45	
	二熔化工（镉塔处理）	13	1	14	3.02	
	风机工	2	—	2	0.43	
	干煤机操作工	5	—	5	1.08	
	管理人员	9	1	10	2.16	
	锅炉工	8	2	10	2.16	
	焊工	7	—	7	1.51	
	化锌工	1	—	1	0.22	
	加料工	19	—	19	4.10	
	检修工	1	—	1	0.22	
	焦结炉排料工	8	7	15	3.24	
	焦结炉调整工	6	2	8	1.73	
	焦结炉维护工	6	—	6	1.3	
	接锌工	15	—	15	3.24	
	精炼工	2	—	2	0.43	
	精馏塔维护工	3	—	3	0.65	
	搂皮工	14	2	16	3.45	
	碾磨机操作工	6	—	6	1.30	
	排出工	3	—	3	0.65	
	配料操作工	3	3	6	1.30	
	皮带工	26	8	34	7.34	
	起重工	13	—	13	2.81	
	钳工	15	—	15	3.24	
	热风炉操作工	5	—	5	1.08	
	扫除工	9	—	9	1.94	
	生产班长	26	—	26	5.61	
	生产准备工	28	2	30	6.48	
	收尘工	2	—	2	0.43	
	水泵工	5	5	10	2.16	

续表

车间	工种	调查人数 / 人			人数构成 /%	
		男	女	总计	各工种	各车间
精锌厂	陶瓷过滤机操作工	1	—	1	0.22	
	调整工	19	—	19	4.10	
	脱硫工	3	—	3	0.65	
	洗涤机操作工	5	—	5	1.08	
	一冷工	11	—	11	2.38	
	一熔化工（铅塔加料）	12	—	12	2.59	
	扎斗工	6	—	6	1.30	
	制团机操作工	6	—	6	1.30	
炼渣	全车间	32	14	46	100	1.95
	破渣工	2	—	2	4.35	
	烟化炉炉前工	10	—	10	21.74	
	烟化炉原料吊车工	1	3	4	8.69	
	烟化炉主控工	15	—	15	32.61	
	冶金吊车工	4	11	15	32.61	
硫酸厂	全厂	260	29	289	100	12.24
	除尘工	1	—	1	0.35	
	电工	18	—	18	6.23	
	吊车工	30	—	30	10.38	
	分析工	8	6	14	4.84	
	风机工	3	2	5	1.73	
	管理人员	6	2	8	2.77	
	锅炉工	7	—	7	2.42	
	焊工	4	—	4	1.38	
	化验工	—	5	5	1.73	
	检修工	21	—	21	7.27	
	净化工	3	—	3	1.04	
	冷却工	2	—	2	0.69	
	抛料机操作工	3	—	3	1.04	
	配料工	6	1	7	2.42	
	配酸工	8	—	8	2.77	
	皮带工	47	3	50	17.3	
	起重工	3	—	3	1.04	
	钳工	6	—	6	2.08	
	扫除工	3	—	3	1.04	
	生产班长	4	—	4	1.38	
	司炉工	14	—	14	4.84	
	司窑工	8	—	8	2.77	
	提升机操作工	1	—	1	0.35	

续表

车间	工种	调查人数 / 人			人数构成 /%	
		男	女	总计	各工种	各车间
硫酸厂	仪表工	15	4	19	6.57	
	余热发电工	7	—	7	2.42	
	中和工	4	—	4	1.38	
	转化工	—	3	3	1.04	
	装掏酸工	7	3	10	3.46	
	作业区管理人员	21	—	21	7.27	
铅锌冶炼厂	全厂	7	—	7	100	0.3
	纯锌工	1	—	1	14.29	
	检修工	1	—	1	14.29	
	精炼工	1	—	1	14.29	
	搂皮工	2	—	2	28.57	
	炉前工	1	—	1	14.29	
	一熔化工（铅塔加料）	1	—	1	14.29	
热电厂	全厂	64	2	66	100	2.8
	布袋工	3	—	3	4.55	
	出渣工	1	1	2	3.03	
	除氧工	1	—	1	1.51	
	打矿工	22	—	22	33.33	
	管理人员	1	1	2	3.03	
	锅炉工	10	—	10	15.15	
	检修工	3	—	3	4.55	
	空压机工	1	—	1	1.51	
	汽轮机工	3	—	3	4.55	
	取样工	16	—	16	24.24	
	脱硫工	3	—	3	4.55	
熔炼	全车间	84	23	107	100	4.53
	吊车工	—	1	1	0.94	
	行车工	—	1	1	0.94	
	炉前操作工	1	—	1	0.94	
	炉前工	42	—	42	39.25	
	配料工	2	1	3	2.80	
	收尘工	15	19	34	31.77	
	阳极铜双圆盘浇铸工	—	1	1	0.94	
	冶金炉窑修理工	2	—	2	1.87	
	中控工	3	—	3	2.80	
	主控室	19	—	19	17.75	

续表

车间	工种	调查人数 / 人			人数构成 /%	
		男	女	总计	各工种	各车间
综合利用厂	全厂	226	29	255	100	10.8
	包装工	3	—	3	1.18	
	出锌工	6	—	6	2.35	
	粗铟电解工	—	6	6	2.35	
	粗铟熔炼工	4	—	4	1.57	
	萃取工	1	7	8	3.14	
	电工	9	—	9	3.53	
	电积工	1	—	1	0.39	
	管理人员	14	—	14	5.49	
	加料工	5	3	8	3.14	
	检修工	19	—	19	7.45	
	浆化工	1	—	1	0.39	
	结晶工	1	—	1	0.39	
	浸出工	43	2	45	17.65	
	精炼工	14	—	14	5.49	
	净化工	1	3	4	1.57	
	炉前工	15	—	15	5.88	
	铅锅提铟工	3	—	3	1.18	
	球磨工	4	—	4	1.57	
	熔炼工	3	—	3	1.18	
	熔铸工	1	—	1	0.39	
	生产准备	13	2	15	5.88	
	司机	11	—	11	4.31	
	脱水工	2	—	2	0.79	
	物料工	1	2	3	1.18	
	稀有金属冶炼	5	—	5	1.96	
	压滤工	11	—	11	4.31	
	硬锌冶炼工	10	—	10	3.92	
	真空炉操作工	18	1	19	7.45	
	蒸发工	1	—	1	0.39	
	置换工	6	—	6	2.35	
	中控工	—	3	3	1.18	
综合冶炼	全车间	9	—	9	100	0.38
	打渣工	3	—	3	33.34	
	吊车工	1	—	1	11.11	
	回转窑工	1	—	1	11.11	
	炉前工	2	—	2	22.22	
	配料工	2	—	2	22.22	
合计		2 058	303	2 361		100

表 3-4-72 有色金属冶炼和压延加工业不同车间、工种人群身体九个部位 WMSDs 的发生数、发生率和 *OR*

车间	工种	人数/人	不分部位			颈			肩			上背			下背		
			n/人	发生率/%	*OR*(95%*CI*)	*n*/人	发生率/%	*OR*(95%*CI*)	*n*/人	发生率/%	*OR*(95%*CI*)	*n*/人	发生率/%	*OR*(95%*CI*)	*n*/人	发生率/%	*OR*(95%*CI*)
电解	加药工	2	0	0	—	0	0	—	0	0	—	0	0	—	0	0	—
	检斤工	51	10	19.6	0.431*(0.216～0.861)	5	9.8	0.366*(0.145～0.922)	5	9.8	0.492(0.195～1.240)	4	7.8	—	4	7.8	—
	添加剂配制	2	0	0	—	0	0	—	0	0	—	0	0	—	0	0	—
	脱铜工	35	11	31.4	0.810(0.396～1.655)	6	17.1	0.696(0.289～1.678)	8	22.9	1.342(0.609～2.958)	3	8.6	—	6	17.1	1.388(0.575～3.349)
	运转工	22	7	31.8	0.824(0.336～2.023)	5	22.7	0.989(0.365～2.683)	4	18.2	—	1	4.5	—	5	22.7	1.974(0.727～5.359)
	合计	112	28	25	0.589*(0.383～0.905)	16	14.3	0.561*(0.330～0.954)	17	15.2	0.811(0.483～1.362)	8	7.1	0.574(0.279～1.181)	15	13.4	1.038(0.601～1.793)
电解锌冶炼厂	配制工	7	3	42.9	—	3	42.9	—	2	28.6	—	2	28.6	—	2	28.6	—
	表冷岗位操作工	2	1	50	—	1	50	—	0	0	—	0	0	—	1	50	—
	剥锌工	68	26	38.2	1.093(0.669～1.785)	17	25	1.121(0.646～1.944)	18	26.5	1.631(0.950～2.802)	16	23.5	2.295*(1.306～4.031)	15	22.1	1.899*(1.068～3.378)
	槽上岗位操作工	17	6	35.3	0.963(0.356～2.606)	5	29.4	1.401(0.493～3.981)	5	29.4	1.887(0.664～5.363)	4	23.5	—	5	29.4	2.796(0.984～7.949)
	查导电工	6	0	0	—	0	0	—	0	0	—	0	0	—	0	0	—
	沉钢操作工	1	0	0	—	0	0	—	0	0	—	0	0	—	0	0	—
	冲渣工	1	0	0	—	0	0	—	0	0	—	0	0	—	0	0	—
	出装工	6	2	33.3	—	0	0	—	0	0	—	1	16.7	—	0	0	—
	萃取工	1	1	100	—	1	100	—	0	0	—	0	0	—	0	0	—
	底硫工	11	6	54.5	2.119(0.646～6.948)	3	27.3	—	3	27.3	—	5	45.5	6.215*(1.894～20.394)	4	36.4	—
	电工	18	10	55.6	2.208(0.871～5.599)	8	44.4	2.690*(1.061～6.823)	7	38.9	2.882*(1.116～7.444)	7	38.9	4.746*(1.836～12.265)	8	44.4	5.368*(2.115～13.624)
	电钳工	6	4	66.7	—	3	50	—	2	33.3	—	1	16.7	—	2	33.3	—
	电调工	15	5	33.3	0.883(0.302～2.585)	5	33.3	1.682(0.574～4.926)	3	20	—	2	13.3	—	2	13.3	—
	吊车工	3	2	66.7	—	1	33.3	—	1	33.3	—	2	66.7	—	2	66.7	—
	灌区流量工	3	1	33.3	—	1	33.3	—	1	33.3	—	1	33.3	—	1	33.3	—
	锅炉工	4	3	75	—	1	25	—	3	75	—	1	25	—	1	25	—

续表

车间	工种	人数/人	不分部位			颈			肩			上背			下背		
			n/人	发生率/%	OR（95%CI）	n/人	发生率/%	OR（95%CI）	n/人	发生率/%	OR（95%CI）	n/人	发生率/%	OR（95%CI）	n/人	发生率/%	OR（95%CI）
电解锌冶炼厂	化验员	5	2	40	—	1	20	—	1	20	—	1	20	—	2	40	—
	加料工	14	6	42.9	1.325（0.459～3.822）	4	28.6	—	1	7.1	—	3	21.4	—	0	0	—
	加药工	2	1	50	—	1	50	—	0	0	—	1	50	—	1	50	—
	检修工	27	14	51.9	1.902（0.893～4.051）	11	40.7	2.312*（1.072～4.988）	5	18.5	1.029（0.389～2.721）	8	29.6	3.140*（1.372～7.188）	7	25.9	2.349（0.991～5.565）
	浆化工	13	8	61.5	2.826（0.924～8.645）	4	30.8	—	8	61.5	7.247*（2.368～22.177）	4	30.8	—	3	23.1	—
	浸出工	29	8	27.6	0.673（0.298～1.521）	5	17.2	0.701（0.267～1.839）	1	3.4	—	1	3.4	—	0	0	—
	精矿工	4	2	50	—	0	0	—	0	0	—	0	0	—	1	25	—
	净化工	17	9	52.9	1.987（0.766～5.154）	6	35.3	1.834（0.678～4.964）	6	35.3	2.471（0.913～6.690）	3	17.6	—	4	23.5	—
	空压机工	6	2	33.3	—	2	33.3	—	1	16.7	—	1	16.7	—	1	16.7	—
	硫酸铅岗位操作工	1	1	100	—	1	100	—	0	0	—	0	0	—	0	0	—
	铆工	7	2	28.6	—	0	0	—	0	0	—	0	0	—	2	28.6	—
	浓密机操作工	4	2	50	—	1	25	—	0	0	—	0	0	—	1	25	—
	浓上工	3	2	66.7	—	2	66.7	—	0	0	—	1	33.3	—	2	66.7	—
	配料工	7	3	42.9	—	2	28.6	—	1	14.3	—	0	0	—	0	0	—
	皮带工	9	5	55.6	2.208（0.593～8.228）	3	33.3	—	4	44.4	—	2	22.2	—	2	22.2	—
	起重工	27	10	37	1.039（0.475～2.271）	8	29.6	1.416（0.619～3.239）	6	22.2	1.294（0.522～3.21）	3	11.1	—	5	18.5	1.525（0.577～4.034）
	钳工	20	9	45	1.445（0.598～3.490）	6	30	1.441（0.553～3.754）	7	35	2.439（0.972～6.121）	6	30	3.196*（1.226～8.332）	5	25	2.237（0.812～6.165）
	钳工、铆工、起重指挥	6	3	50	—	2	33.3	—	1	16.7	—	1	16.7	—	2	33.3	—
	清槽工	2	0	0	—	0	0	—	0	0	—	0	0	—	0	0	—
	清塔工	4	1	25	—	0	0	—	1	25	—	0	0	—	1	25	—
	球磨工	1	1	100	—	0	0	—	0	0	—	0	0	—	0	0	—

续表

车间	工种	人数/人	不分部位			颈			肩			上背			下背		
			n/人	发生率/%	OR(95%CI)	n/人	发生率/%	OR(95%CI)	n/人	发生率/%	OR(95%CI)	n/人	发生率/%	OR(95%CI)	n/人	发生率/%	OR(95%CI)
电解锌冶炼厂	生产班长	35	15	42.9	1.325(0.678～2.591)	11	31.4	1.541(0.754～3.150)	10	28.6	1.812(0.869～3.779)	9	25.7	2.582*(1.207～5.523)	12	34.3	3.501*(1.738～7.052)
	生产准备	48	17	35.4	0.969(0.536～1.753)	12	25	1.121(0.582～2.158)	10	20.8	1.192(0.593～2.396)	10	20.8	1.963(0.976～3.949)	10	20.8	1.766(0.878～3.552)
	准备工	2	0	0	—	0	0	—	0	0	—	0	0	—	0	0	—
	收尘工	1	0	0	—	0	0	—	0	0	—	0	0	—	0	0	—
	刷板工	3	2	66.7	—	1	33.3	—	2	66.7	—	1	33.3	—	1	33.3	—
	水泵工	7	4	57.1	—	4	57.1	—	3	42.9	—	3	42.9	—	3	42.9	—
	司机	8	4	50	—	2	25	—	2	25	—	1	12.5	—	1	12.5	—
	司炉工	2	0	0	—	0	0	—	0	0	—	0	0	—	0	0	—
	司窑工	7	5	71.4	4.416(0.856～22.773)	3	42.9	—	4	57.1	—	4	57.1	—	2	28.6	—
	酸浸工	14	9	64.3	3.179*(1.065～9.493)	6	42.9	2.522(0.874～7.276)	5	35.7	2.516(0.842～7.516)	2	14.3	—	2	14.3	—
	掏槽工	14	6	42.9	1.325(0.459～3.822)	3	21.4	—	4	28.6	—	5	35.7	4.143*(1.386～12.382)	4	28.6	—
	脱硫工	13	2	15.4	—	1	7.7	—	0	0	—	0	0	—	1	7.7	—
	物表工	4	2	50	—	2	50	—	1	25	—	2	50	—	2	50	—
	洗钴工	4	2	50	—	1	25	—	1	25	—	2	50	—	2	50	—
	压滤工	37	14	37.8	1.075(0.553～2.092)	9	24.3	1.081(0.509～2.294)	6	16.2	0.877(0.365～2.105)	7	18.9	1.740(0.763～3.970)	9	24.3	2.157*(1.016～4.581)
	压团工	3	1	33.3	—	1	33.3	—	1	33.3	—	1	33.3	—	1	33.3	—
	仪表工	4	2	50	—	1	25	—	1	25	—	0	0	—	0	0	—
	运渣工	3	1	33.3	—	0	0	—	0	0	—	0	0	—	0	0	—
	运转	3	2	66.7	—	1	33.3	—	0	0	—	0	0	—	2	66.7	—
	真空泵工	1	1	100	—	0	0	—	0	0	—	1	100	—	1	100	—
	置换工	4	0	0	—	0	0	—	0	0	—	0	0	—	0	0	—
	中浸工	4	3	75	—	0	0	—	0	0	—	0	0	—	2	50	—
	主控内操工	3	2	66.7	—	2	66.7	—	0	0	—	0	0	—	1	33.3	—
	铸锭工	34	18	52.9	1.987*(1.012～3.901)	6	17.6	0.721(0.298～1.743)	10	29.4	1.887(0.901～3.952)	6	17.6	1.598(0.660～3.867)	10	29.4	2.796*(1.334～5.859)
	铸造工	1	0	0	—	0	0	—	0	0	—	0	0	—	0	0	—
	合计	636	273	42.9	1.328*(1.130～1.561)	174	27.4	1.267*(1.058～1.517)	148	23.3	1.374*(1.136～1.662)	131	20.6	1.935*(1.583～2.366)	148	23.3	2.035*(1.679～2.467)

续表

车间	工种	人数/人	不分部位			颈			肩			上背			下背		
			n/人	发生率/%	OR（95%CI）	n/人	发生率/%	OR（95%CI）	n/人	发生率/%	OR（95%CI）	n/人	发生率/%	OR（95%CI）	n/人	发生率/%	OR（95%CI）
粗铜厂	澳炉炼铜工	21	8	38.1	1.087（0.450～2.625）	7	33.3	1.682（0.678～4.172）	6	28.6	1.812（0.702～4.676）	8	38.1	4.589*（1.898～11.093）	6	28.6	2.684*（1.040～6.929）
	操作工	6	2	33.3	—	2	33.3	—	1	16.7	—	1	16.7	—	1	16.7	—
	充装工	3	1	33.3	—	1	33.3	—	1	33.3	—	1	33.3	—	1	33.3	—
	电工	21	11	52.4	1.943（0.824～4.579）	6	28.6	1.345（0.521～3.470）	6	28.6	1.812（0.702～4.676）	5	23.8	2.331（0.852～6.374）	2	9.5	—
	电焊工	12	1	8.3	—	1	8.3	—	1	8.3	—	1	8.3	—	1	8.3	—
	电炉炼铜工	9	4	44.4	—	2	22.2	—	3	33.3	—	2	22.2	—	1	11.1	—
	发电司机	4	2	50	—	2	50	—	2	50	—	2	50	—	2	50	—
	放渣工	5	3	60	—	3	60	—	2	40	—	3	60	—	3	60	—
	风机工	10	3	30	—	2	20	—	3	30	—	3	30	—	3	30	—
	化验员	19	9	47.4	1.590（0.646～3.916）	4	21.1	—	6	31.6	2.091（0.794～5.508）	3	15.8	—	4	21.1	—
	混合料工	7	3	42.9	—	2	28.6	—	0	0	—	1	14.3	—	0	0	—
	浇铸工	1	0	0	—	0	0	—	0	0	—	0	0	—	0	0	—
	空分操作工	14	4	28.6	—	2	14.3	—	2	14.3	—	1	7.1	—	2	14.3	—
	炉前工、炉后工	7	2	28.6	—	2	28.6	—	1	14.3	—	2	28.6	—	2	28.6	—
	炉外精炼工	3	3	100	—	1	33.3	—	1	33.3	—	1	33.3	—	3	100	—
	配酸工	12	7	58.3	2.473（0.784～7.797）	5	41.7	2.402（0.762～7.575）	6	50	4.530*（1.459～14.061）	5	41.7	5.327*（1.688～16.809）	6	50	6.710*（2.161～20.834）
	配酸工、钳工、铆工	3	2	66.7	—	1	33.3	—	0	0	—	0	0	—	1	33.3	—
	皮带工	12	7	58.3	2.473（0.784～7.797）	4	33.3	—	3	25	—	4	33.3	—	7	58.3	9.395*（2.978～29.643）
	起重工	19	6	31.6	0.815（0.310～2.146）	3	15.8	—	2	10.5	—	2	10.5	—	3	15.8	—
	起重指挥工	7	0	0	—	0	0	—	0	0	—	0	0	—	0	0	—
	钳工	5	2	40	—	2	40	—	1	20	—	0	0	—	0	0	—
	钳工、铆工	7	1	14.3	—	1	14.3	—	1	14.3	—	1	14.3	—	1	14.3	—
	水泵工	3	1	33.3	—	0	0	—	0	0	—	0	0	—	1	33.3	—
	司炉工	23	8	34.8	0.942（0.399～2.224）	7	30.4	1.471（0.604～3.580）	7	30.4	1.982（0.814～4.824）	4	17.4	—	4	17.4	—
	调度员	6	3	50	—	1	16.7	—	1	16.7	—	0	0	—	1	16.7	—

续表

车间	工种	人数/人	不分部位			颈			肩			上背			下背		
			n/人	发生率/%	OR(95%CI)	n/人	发生率/%	OR(95%CI)	n/人	发生率/%	OR(95%CI)	n/人	发生率/%	OR(95%CI)	n/人	发生率/%	OR(95%CI)
粗铜厂	统计工	1	0	0	—	0	0	—	0	0	—	0	0	—	0	0	—
	吸附操作工	9	2	22.2	—	2	22.2	—	2	22.2	—	2	22.2	—	2	22.2	—
	仪表工	18	9	50	1.766(0.700～4.453)	7	38.9	2.140(0.829～5.526)	5	27.8	1.742(0.620～4.892)	6	33.3	3.729*(1.397～9.953)	7	38.9	4.270*(1.653～11.033)
	运转工	1	0	0	—	0	0	—	0	0	—	0	0	—	0	0	—
	合计	268	104	38.8	1.120(0.873～1.436)	70	26.1	1.189(0.902～1.567)	63	23.5	1.392*(1.045～1.854)	58	21.6	2.060*(1.531～2.771)	64	23.9	2.105*(1.581～2.803)
电解铜厂	出装工	2	1	50	—	0	0	—	0	0	—	0	0	—	0	0	—
	电调工	7	6	85.7	10.597*(1.275～88.057)	3	42.9	2.522(0.564～11.276)	3	42.9	3.397(0.760～15.191)	2	28.6	2.983(0.578～15.392)	3	42.9	5.033*(1.125～22.512)
	化验员	3	1	33.3	—	1	33.3	—	0	0	—	0	0	—	0	0	—
	机组操作工	6	1	16.7	—	1	16.7	—	0	0	—	1	16.7	—	0	0	—
	取样工	1	0	0	—	0	0	—	0	0	—	0	0	—	0	0	—
	司机	7	4	57.1	—	3	42.9	—	3	42.9	—	0	0	—	0	0	—
	运转工	1	1	100	—	1	100	—	0	0	—	1	100	—	1	100	—
	合计	27	14	51.9	1.902(0.893～4.051)	9	33.3	1.682(0.755～3.749)	6	22.2	1.294(0.522～3.21)	4	14.8	1.297(0.448～3.756)	4	14.8	1.167(0.403～3.380)
精炼	槽面工	3	3	100	—	2	66.7	—	2	66.7	—	2	66.7	—	2	66.7	—
	火法精炼吊车工	1	0	0	—	0	0	—	0	0	—	0	0	—	0	0	—
	浇铸工	1	1	100	—	1	100	—	0	0	—	0	0	—	1	100	—
	结晶机工	2	2	100	—	0	0	—	0	0	—	0	0	—	0	0	—
	调运工	1	0	0	—	0	0	—	0	0	—	0	0	—	0	0	—
	脱杂吊车工	2	1	50	—	1	50	—	1	50	—	1	50	—	1	50	—
	脱杂工	5	4	80	—	0	0	—	1	20	—	2	40	—	3	60	—
	阴极阳极浇铸工	3	2	66.7	—	1	33.3	—	1	33.3	—	1	33.3	—	1	33.3	—
	真空炉操作工	1	0	0	—	0	0	—	0	0	—	0	0	—	0	0	—
	主控工	1	1	100	—	0	0	—	1	100	—	1	100	—	0	0	—
	装出槽工	3	1	33.3	—	1	33.3	—	1	33.3	—	0	0	—	0	0	—
	合计	23	15	65.2	3.312*(1.403～7.819)	6	26.1	1.187(0.467～3.014)	7	30.4	1.982(0.814～4.824)	7	30.4	3.263*(1.340～7.947)	8	34.8	3.579*(1.515～8.457)

续表

车间	工种	人数/人	不分部位			颈			肩			上背			下背		
			n/人	发生率/%	OR（95%CI）	n/人	发生率/%	OR（95%CI）	n/人	发生率/%	OR（95%CI）	n/人	发生率/%	OR（95%CI）	n/人	发生率/%	OR（95%CI）
精锌厂	TD 炉操作工	3	3	100	—	2	66.7	—	0	0	—	0	0	—	2	66.7	—
	棒磨机操作工	4	3	75	—	1	25	—	1	25	—	0	0	—	0	0	—
	补炉工	7	1	14.3	—	1	14.3	—	1	14.3	—	0	0	—	0	0	—
	采样工	2	1	50	—	0	0	—	0	0	—	1	50	—	0	0	—
	槽车工	6	4	66.7	—	2	33.3	—	4	66.7	—	3	50	—	2	33.3	—
	纯锌工	10	4	40	—	2	20	—	2	20	—	2	20	—	2	20	—
	单轨吊车工	30	7	23.3	0.538（0.231～1.255）	3	10	—	3	10	—	3	10	—	2	6.7	—
	电工	29	12	41.4	1.247（0.595～2.614）	8	27.6	1.281（0.567～2.896）	3	10.3	—	3	10.3	—	3	10.3	—
	二冷工	16	5	31.3	0.803（0.279～2.313）	3	18.8	—	3	18.8	—	2	12.5	—	4	25	—
	二熔化工（镉塔处理）	14	9	64.3	3.179*（1.065～9.493）	5	35.7	1.868（0.625～5.579）	4	28.6	—	3	21.4	—	5	35.7	3.728*（1.248～11.140）
	风机工	2	1	50	—	1	50	—	1	50	—	0	0	—	0	0	—
	干煤机操作工	5	4	80	—	2	40	—	2	40	—	2	40	—	3	60	—
	锅炉工	10	1	10	—	0	0	—	0	0	—	0	0	—	1	10	—
	焊工	7	3	42.9	—	1	14.3	—	1	14.3	—	2	28.6	—	3	42.9	—
	化锌工	1	0	0	—	0	0	—	0	0	—	0	0	—	0	0	—
	加料工	19	8	42.1	1.285（0.516～3.197）	5	26.3	1.201（0.432～3.338）	5	26.3	1.618（0.582～4.497）	4	21.1	—	3	15.8	—
	检修工	1	0	0	—	0	0	—	0	0	—	0	0	—	0	0	—
	焦结炉排料工	15	3	20	—	3	20	—	3	20	—	3	20	—	3	20	—
	焦结炉调整工	8	3	37.5	—	2	25	—	2	25	—	0	0	—	0	0	—
	焦结炉维护工	6	3	50	—	3	50	—	3	50	—	1	16.7	—	2	33.3	—
	接锌工	15	6	40	1.177（0.419～3.309）	4	26.7	—	6	40	3.020*（1.074～8.495）	2	13.3	—	2	13.3	—
	精炼工	2	0	0	—	0	0	—	0	0	—	0	0	—	0	0	—

续表

车间	工种	人数/人	不分部位			颈			肩			上背			下背		
			n/人	发生率/%	OR（95%CI）	n/人	发生率/%	OR（95%CI）	n/人	发生率/%	OR（95%CI）	n/人	发生率/%	OR（95%CI）	n/人	发生率/%	OR（95%CI）
精锌厂	精馏塔维护工	3	2	66.7	—	1	33.3	—	0	0	—	0	0	—	1	33.3	—
	搂皮工	16	6	37.5	1.060（0.385～2.919）	4	25	—	5	31.3	2.059（0.715～5.933）	5	31.3	3.390*（1.176～9.773）	2	12.5	—
	碾磨机操作工	6	2	33.3	—	1	16.7	—	1	16.7	—	1	16.7	—	1	16.7	—
	排出工	3	1	33.3	—	1	33.3	—	1	33.3	—	1	33.3	—	0	0	—
	配料操作工	6	1	16.7	—	1	16.7	—	0	0	—	0	0	—	0	0	—
	皮带工	34	12	35.3	0.963（0.476～1.948）	9	26.5	1.211（0.565～2.598）	8	23.5	1.394（0.630～3.084）	7	20.6	1.934（0.840～4.450）	5	14.7	1.157（0.447～2.994）
	起重工	13	6	46.2	1.514（0.508～4.508）	4	30.8	—	3	23.1	—	5	38.5	4.661*（1.522～14.270）	3	23.1	—
	钳工	15	7	46.7	1.545（0.560～4.264）	6	40	2.242（0.797～6.305）	3	20	—	4	26.7	—	4	26.7	—
	热风炉操作工	5	1	20	—	1	20	—	1	20	—	1	20	—	1	20	—
	扫除工	9	3	33.3	—	3	33.3	—	2	22.2	—	3	33.3	—	1	11.1	—
	生产班长	26	11	42.3	1.295（0.594～2.822）	7	26.9	1.239（0.520～2.951）	7	26.9	1.669（0.701～3.976）	7	26.9	2.748*（1.153～6.550）	7	26.9	2.472*（1.037～5.891）
	生产准备工	30	15	50	1.766（0.862～3.616）	10	33.3	1.682（0.786～3.598）	12	40	3.020*（1.452～6.280）	10	33.3	3.729*（1.742～7.985）	12	40	4.474*（2.150～9.308）
	收尘工	2	1	50	—	1	50	—	1	50	—	1	50	—	0	0	—
	水泵工	10	3	30	—	1	10	—	2	20	—	2	20	—	3	30	—
	陶瓷过滤机操作工	1	1	100	—	1	100	—	1	100	—	1	100	—	1	100	—
	调整工	19	10	52.6	1.962（0.797～4.833）	7	36.8	1.962（0.772～4.989）	5	26.3	1.618（0.582～4.497）	4	21.1	—	10	52.6	7.456*（3.024～18.381）
	脱硫工	3	1	33.3	—	0	0	—	0	0	—	0	0	—	0	0	—
	洗涤机操作工	5	1	20	—	1	20	—	1	20	—	1	20	—	1	20	—
	一冷工	11	5	45.5	1.472（0.449～4.826）	4	36.4	—	3	27.3	—	3	27.3	—	4	36.4	—
	一熔化工（铅塔加料）	12	7	58.3	2.473（0.784～7.797）	5	41.7	2.402（0.762～7.575）	4	33.3	—	3	25	—	3	25	—
	扎斗工	6	4	66.7	—	2	33.3	—	3	50	—	3	50	—	1	16.7	—
	制团机操作工	6	4	66.7	—	2	33.3	—	3	50	—	2	33.3	—	1	16.7	—
	合计	453	185	40.8	1.219*（1.007～1.476）	120	26.5	1.212（0.979～1.500）	110	24.3	1.453*（1.166～1.811）	95	21	1.979*（1.567～2.500）	98	21.6	1.852*（1.471～2.332）

续表

车间	工种	人数/人	不分部位			颈			肩			上背			下背		
			n/人	发生率/%	OR（95%CI）	n/人	发生率/%	OR（95%CI）	n/人	发生率/%	OR（95%CI）	n/人	发生率/%	OR（95%CI）	n/人	发生率/%	OR（95%CI）
炼渣	破渣工	2	1	50	—	1	50	—	1	50	—	1	50	—	0	0	—
	烟化炉炉前工	10	5	50	1.766（0.511～6.104）	2	20	—	2	20	—	2	20	—	2	20	—
	烟化炉原料吊车工	4	2	50	—	2	50	—	2	50	—	2	50	—	2	50	—
	烟化炉主控工	15	6	40	1.177（0.419～3.309）	3	20	—	2	13.3	—	4	26.7	—	2	13.3	—
	冶金吊车工	15	9	60	2.649（0.942～7.448）	5	33.3	1.682（0.574～4.926）	7	46.7	3.963*（1.435～10.942）	5	33.3	3.729*（1.273～10.927）	3	20	—
	合计	46	23	50	1.766（0.989～3.152）	13	28.3	1.325（0.696～2.521）	14	30.4	1.982*（1.056～3.721）	14	30.4	3.263*（1.736～6.131）	9	19.6	1.632（0.786～3.389）
硫酸厂	除尘工	1	0	0	—	0	0	—	0	0	—	0	0	—	0	0	—
	电工	18	10	55.6	2.208（0.871～5.599）	6	33.3	1.682（0.631～4.486）	6	33.3	2.265（0.849～6.042）	6	33.3	3.729*（1.397～9.953）	—	—	—
	吊车工	30	10	33.3	0.883（0.413～1.888）	7	23.3	1.024（0.439～2.389）	10	33.3	2.265*（1.059～4.847）	9	30	3.196*（1.461～6.993）	9	30	2.876*（1.315～6.292）
	分析工	14	5	35.7	0.981（0.329～2.929）	3	21.4	—	3	21.4	—	3	21.4	—	4	28.6	—
	风机工	5	1	20	—	1	20	—	0	0	—	0	0	—	0	0	—
	锅炉工	7	4	57.1	—	3	42.9	—	3	42.9	—	4	57.1	—	3	42.9	—
	焊工	4	2	50	—	1	25	—	1	25	—	1	25	—	0	0	—
	化验工	5	2	40	—	1	20	—	0	0	—	1	20	—	0	0	—
	检修工	21	11	52.4	1.943（0.824～4.579）	7	33.3	1.682（0.678～4.172）	7	33.3	2.265（0.913～5.619）	6	28.6	2.983*（1.155～7.702）	4	19	—
	净化工	3	2	66.7	—	2	66.7	—	1	33.3	—	1	33.3	—	1	33.3	—
	冷却工	2	2	100	—	1	50	—	1	50	—	1	50	—	2	100	—
	抛料机操作工	3	1	33.3	—	0	0	—	1	33.3	—	1	33.3	—	1	33.3	—
	配料工	7	4	57.1	—	3	42.9	—	3	42.9	—	1	14.3	—	2	28.6	—
	配酸工	8	5	62.5	2.944(0.703～12.326）	3	37.5	—	4	50	—	3	37.5	—	2	25	—
	皮带工	50	23	46	1.505（0.862～2.628）	16	32	1.583（0.872～2.873）	15	30	1.941*（1.058～3.561）	13	26	2.620*（1.389～4.942）	11	22	1.893（0.967～3.705）
	起重工	3	2	66.7	—	1	33.3	—	2	66.7	—	1	33.3	—	1	33.3	—
	钳工	6	1	16.7	—	0	0	—	0	0	—	0	0	—	0	0	—
	扫除工	3	3	100	—	2	66.7	—	2	66.7	—	3	100	—	2	66.7	—
	生产班长	4	2	50	—	2	50	—	2	50	—	1	25	—	1	25	—
	司炉工	14	8	57.1	2.355（0.817～6.792）	5	35.7	1.868（0.625～5.579）	4	28.6	—	7	50	7.458*(2.612～21.297）	5	35.7	3.728*（1.248～11.140）

续表

车间	工种	人数/人	不分部位			颈			肩			上背			下背		
			n/人	发生率/%	OR（95%CI）	n/人	发生率/%	OR（95%CI）	n/人	发生率/%	OR（95%CI）	n/人	发生率/%	OR（95%CI）	n/人	发生率/%	OR（95%CI）
硫酸厂	司窑工	8	4	50	—	4	50	—	2	25	—	3	37.5	—	2	25	—
	提升机操作工	1	1	100	—	1	100	—	0	0	—	1	100	—	0	0	—
	仪表工	19	8	42.1	1.285（0.516～3.197）	6	31.6	1.552（0.589～4.088）	4	21.1	—	3	15.8	—	3	15.8	—
	余热发电工	7	4	57.1	—	3	42.9	—	2	28.6	—	0	0	—	4	57.1	—
	中和工	4	2	50	—	2	50	—	1	25	—	1	25	—	2	50	—
	转化工	3	1	33.3	—	1	33.3	—	1	33.3	—	1	33.3	—	0	0	—
	装掏酸工	10	5	50	1.766（0.511～6.104）	5	50	3.363（0.973～11.626）	3	30	—	3	30	—	3	30	—
	合计	260	123	47.3	1.586*（1.239～2.030）	86	33.1	1.662*（1.279～2.160）	78	30	1.941*（1.482～2.542）	74	28.5	2.967*（2.252～3.909）	65	25	2.237*（1.680～2.979）
铅锌冶炼厂	纯锌工	1	0	0	—	0	0	—	0	0	—	0	0	—	0	0	—
	检修工	1	0	0	—	0	0	—	0	0	—	0	0	—	0	0	—
	精炼工	1	0	0	—	0	0	—	0	0	—	0	0	—	0	0	—
	搂皮工	2	1	50	—	1	50	—	1	50	—	1	50	—	0	0	—
	炉前工	1	1	100	—	1	100	—	0	0	—	0	0	—	0	0	—
	一熔化工（铅塔加料）	1	0	0	—	0	0	—	0	0	—	0	0	—	0	0	—
	合计	7	2	28.6	—	2	28.6	—	1	14.3	—	1	14.3	—	0	0	—
热电厂	布袋工	3	2	66.7	—	0	0	—	1	33.3	—	1	33.3	—	1	33.3	—
	出渣工	2	0	0	—	0	0	—	0	0	—	0	0	—	0	0	—
	除氧工	1	0	0	—	0	0	—	0	0	—	0	0	—	0	0	—
	打矿工	22	8	36.4	1.009（0.423～2.407）	4	18.2	—	5	22.7	1.332（0.491～3.615）	4	18.2	—	5	22.7	1.974（0.727～5.359）
	锅炉工	10	3	30	—	2	20	—	2	20	—	2	20	—	1	10	—
	检修工	3	2	66.7	—	2	66.7	—	2	66.7	—	2	66.7	—	2	66.7	—
	空压机工	1	1	100	—	1	100	—	1	100	—	1	100	—	1	100	—
	汽轮机工	3	1	33.3	—	1	33.3	—	1	33.3	—	0	0	—	0	0	—
	取样工	16	4	25	—	4	25	—	3	18.8	—	2	12.5	—	2	12.5	—
	脱硫工	3	1	33.3	—	0	0	—	1	33.3	—	1	33.3	—	0	0	—
	合计	64	22	34.4	0.925（0.551～1.552）	14	21.9	0.942（0.52～1.707）	16	25	1.51（0.856～2.665）	13	20.3	1.901*（1.031～3.505）	12	18.8	1.549（0.825～2.909）

续表

车间	工种	人数/人	不分部位			颈			肩			上背			下背		
			n/人	发生率/%	OR（95%CI）	n/人	发生率/%	OR（95%CI）	n/人	发生率/%	OR（95%CI）	n/人	发生率/%	OR（95%CI）	n/人	发生率/%	OR（95%CI）
熔炼	吊车工	1	0	0	—	0	0	—	0	0	—	0	0	—	0	0	—
	行车工	1	1	100	—	1	100	—	1	100	—	0	0	—	1	100	—
	炉前操作工	1	0	0	—	0	0	—	0	0	—	0	0	—	0	0	—
	炉前工	42	15	35.7	0.981（0.521～1.846）	8	19	0.791（0.366～1.711）	7	16.7	0.906（0.402～2.043）	5	11.9	1.008（0.395～2.569）	5	11.9	0.907（0.356～2.312）
	配料工	3	1	33.3	—	1	33.3	—	1	33.3	—	1	33.3	—	1	33.3	—
	收尘工	34	13	38.2	1.093（0.547～2.185）	4	11.8	—	2	5.9	—	3	8.8	—	3	8.8	—
	阳极铜双圆盘浇铸工	1	0	0	—	0	0	—	0	0	—	0	0	—	0	0	—
	冶金炉窑修理工	2	1	50	—	1	50	—	1	50	—	1	50	—	1	50	—
	中控工	3	1	33.3	—	1	33.3	—	1	33.3	—	1	33.3	—	0	0	—
	主控室	19	6	31.6	0.815（0.310～2.146）	2	10.5	—	2	10.5	—	2	10.5	—	4	21.1	—
	合计	107	38	35.5	0.973（0.654～1.448）	18	16.8	0.680（0.409～1.131）	15	14	0.739（0.427～1.278）	13	12.1	1.031（0.576～1.847）	15	14	1.094（0.632～1.894）
综合利用厂	包装工	3	0	0	—	0	0	—	0	0	—	0	0	—	0	0	—
	出锌工	6	3	50	—	2	33.3	—	1	16.7	—	1	16.7	—	2	33.3	—
	粗铟电解工	6	3	50	—	3	50	—	1	16.7	—	2	33.3	—	3	50	—
	粗铟熔炼工	4	2	50	—	1	25	—	0	0	—	0	0	—	0	0	—
	萃取工	8	4	50	—	3	37.5	—	2	25	—	1	12.5	—	3	37.5	—
	电工	9	6	66.7	3.532(0.883～14.131）	1	11.1	—	2	22.2	—	2	22.2	—	3	33.3	—
	电积工	1	1	100	—	1	100	—	0	0	—	1	100	—	0	0	—
	加料工	8	2	25	—	2	25	—	1	12.5	—	1	12.5	—	2	25	—
	检修工	19	8	42.1	1.285（0.516～3.197）	4	21.1	—	5	26.3	1.618（0.582～4.497）	3	15.8	—	4	21.1	—
	浆化工	1	1	100	—	0	0	—	0	0	—	0	0	—	1	100	—
	结晶工	1	0	0	—	0	0	—	0	0	—	0	0	—	0	0	—

续表

车间	工种	人数/人	不分部位			颈			肩			上背			下背		
			n/人	发生率/%	OR（95%CI）	n/人	发生率/%	OR（95%CI）	n/人	发生率/%	OR（95%CI）	n/人	发生率/%	OR（95%CI）	n/人	发生率/%	OR（95%CI）
综合利用厂	浸出工	45	21	46.7	1.545（0.859～2.779）	9	20	0.841（0.405～1.748）	9	20	1.132（0.544～2.354）	8	17.8	1.613（0.749～3.471）	11	24.4	2.171*（1.097～4.295）
	精炼工	14	7	50	1.766（0.619～5.039）	7	50	3.363*（1.178～9.597）	2	14.3	—	3	21.4	—	3	21.4	—
	净化工	4	3	75	—	2	50	—	1	25	—	2	50	—	2	50	—
	炉前工	15	8	53.3	2.019（0.732～5.572）	3	20	—	3	20	—	3	20	—	4	26.7	—
	铅锅提铟工	3	2	66.7	—	1	33.3	—	0	0	—	0	0	—	0	0	—
	球磨工	4	0	0	—	0	0	—	0	0	—	0	0	—	0	0	—
	熔炼工	3	1	33.3	—	1	33.3	—	1	33.3	—	1	33.3	—	1	33.3	—
	熔铸工	1	0	0	—	0	0	—	0	0	—	0	0	—	0	0	—
	生产准备	15	6	40	1.177（0.419～3.309）	4	26.7	—	4	26.7	—	3	20	—	2	13.3	—
	司机	11	3	27.3	—	3	27.3	—	3	27.3	—	3	27.3	—	3	27.3	—
	脱水工	2	2	100	—	1	50	—	2	100	—	2	100	—	1	50	—
	物料工	3	2	66.7	—	2	66.7	—	1	33.3	—	1	33.3	—	2	66.7	—
	稀有金属冶炼	5	0	0	—	0	0	—	0	0	—	0	0	—	0	0	—
	压滤工	11	1	9.1	—	0	0	—	0	0	—	0	0	—	1	9.1	—
	硬锌冶炼工	10	4	40	—	4	40	—	3	30	—	3	30	—	3	30	—
	真空炉操作工	19	10	52.6	1.962（0.797～4.833）	5	26.3	1.201（0.432～3.338）	7	36.8	2.642*（1.039～6.719）	7	36.8	4.350*（1.709～11.069）	5	26.3	2.397（0.862～6.665）
	蒸发工	1	0	0	—	0	0	—	0	0	—	0	0	—	0	0	—
	置换工	6	3	50	—	3	50	—	2	33.3	—	2	33.3	—	2	33.3	—
	中控工	3	1	33.3	—	1	33.3	—	1	33.3	—	1	33.3	—	1	33.3	—
	合计	241	104	43.2	1.341*（1.036～1.736）	63	26.1	1.190（0.890～1.592）	51	21.2	1.216（0.889～1.663）	50	20.7	1.952*（1.422～2.68）	59	24.5	2.175*（1.613～2.933）
综合冶炼车间	打渣工	3	0	0	—	0	0	—	0	0	—	0	0	—	0	0	—
	吊车工	1	0	0	—	0	0	—	0	0	—	0	0	—	0	0	—
	回转窑工	1	1	100	—	1	100	—	1	100	—	1	100	—	1	100	—
	炉前工	2	0	0	—	0	0	—	0	0	—	0	0	—	0	0	—
	配料工	2	0	0	—	0	0	—	0	0	—	0	0	—	0	0	—
	合计	9	1	11.1	—	1	11.1	—	1	11.1	—	1	11.1	—	1	11.1	—

续表

车间	工种	人数/人	肘			腕/手			腿			膝			足踝		
			n/人	发生率/%	OR（95%CI）	n/人	发生率/%	OR（95%CI）	n/人	发生率/%	OR（95%CI）	n/人	发生率/%	OR（95%CI）	n/人	发生率/%	OR（95%CI）
电解	加药工	2	0	0	—	0	0	—	0	0	—	0	0	—	0	0	—
	检斤工	51	1	2	—	2	3.9	—	4	7.8	—	2	3.9	—	2	3.9	—
	添加剂配制	2	0	0	—	0	0	—	0	0	—	0	0	—	0	0	—
	脱铜工	35	3	8.6	—	5	14.3	2.081（0.805～5.378）	3	8.6	—	4	11.4	—	4	11.4	—
	运转工	22	1	4.5	—	1	4.5	—	0	0	—	2	9.1	—	3	13.6	—
	合计	112	5	4.5	0.900（0.366～2.216）	8	7.1	0.960（0.466～1.978）	7	6.3	0.778（0.361～1.677）	8	7.1	0.853（0.414～1.757）	9	8	0.806（0.407～1.598）
电解锌冶炼厂	配制工	7	2	28.6	—	2	28.6	—	2	28.6	—	1	14.3	—	1	14.3	—
	表冷岗位操作工	2	1	50	—	0	0	—	0	0	—	0	0	—	0	0	—
	剥锌工	68	14	20.6	4.991*（2.755～9.042）	14	20.6	3.237*（1.790～5.853）	11	16.2	2.252*（1.177～4.311）	13	19.1	2.620*（1.426～4.814）	10	14.7	1.590（0.810～3.120）
	槽上岗位操作工	17	2	11.8	—	3	17.6	—	4	23.5	—	3	17.6	—	2	11.8	—
	查导电工	6	0	0	—	0	0	—	0	0	—	0	0	—	0	0	—
	沉铟操作工	1	0	0	—	0	0	—	0	0	—	0	0	—	0	0	—
	冲渣工	1	0	0	—	0	0	—	0	0	—	0	0	—	0	0	—
	出装工	6	0	0	—	1	16.7	—	0	0	—	0	0	—	0	0	—
	萃取工	1	0	0	—	0	0	—	0	0	—	0	0	—	0	0	—
	底硫工	11	3	27.3	—	5	45.5	10.403*（3.168～34.162）	2	18.2	—	2	18.2	—	2	18.2	—
	电工	18	6	33.3	9.625*（3.598～25.745）	5	27.8	4.801*（1.707～13.501）	7	38.9	7.427*（2.872～19.209）	6	33.3	5.543*（2.075～14.805）	4	22.2	—
	电钳工	6	0	0	—	0	0	—	0	0	—	0	0	—	0	0	—
	电调工	15	2	13.3	—	1	6.7	—	2	13.3	—	2	13.3	—	2	13.3	—
	吊车工	3	0	0	—	0	0	—	1	33.3	—	1	33.3	—	0	0	—
	灌区流量工	3	1	33.3	—	1	33.3	—	1	33.3	—	1	33.3	—	1	33.3	—
	锅炉工	4	1	25	—	2	50	—	0	0	—	0	0	—	1	25	—

续表

车间	工种	人数/人	肘 n/人	肘 发生率/%	肘 OR（95%CI）	腕/手 n/人	腕/手 发生率/%	腕/手 OR（95%CI）	腿 n/人	腿 发生率/%	腿 OR（95%CI）	膝 n/人	膝 发生率/%	膝 OR（95%CI）	足踝 n/人	足踝 发生率/%	足踝 OR（95%CI）
电解锌冶炼厂	化验员	5	2	40	—	2	40	—	1	20	—	2	40	—	1	20	—
	加料工	14	3	21.4	5.250*（1.460～18.875）	3	21.4	3.405（0.948～12.230）	3	21.4	3.183（0.886～11.432）	2	14.3	1.848（0.413～8.270）	4	28.6	3.689*（1.155～11.783）
	加药工	2	0	0	—	0	0	—	0	0	—	0	0	—	0	0	—
	检修工	27	4	14.8	—	7	25.9	4.369*（1.842～10.364）	6	22.2	3.335*（1.342～8.285）	7	25.9	3.88*（1.636～9.201）	7	25.9	3.228*（1.362～7.652）
	浆化工	13	3	23.1	—	4	30.8	—	2	15.4	—	3	23.1	—	4	30.8	—
	浸出工	29	2	6.9	—	3	10.3	—	2	6.9	—	3	10.3	—	4	13.8	—
	精矿工	4	0	0	—	0	0	—	0	0	—	1	25	—	0	0	—
	净化工	17	1	5.9	—	2	11.8	—	5	29.4	4.863*（1.709～13.836）	5	29.4	4.619*（1.624～13.141）	2	11.8	—
	空压机工	6	1	16.7	—	1	16.7	—	1	16.7	—	1	16.7	—	1	16.7	—
	硫酸铅岗位操作工	1	0	0	—	1	100	—	0	0	—	0	0	—	0	0	—
	铆工	7	0	0	—	0	0	—	0	0	—	1	14.3	—	0	0	—
	浓密机操作工	4	0	0	—	0	0	—	0	0	—	0	0	—	0	0	—
	浓上工	3	0	0	—	0	0	—	0	0	—	1	33.3	—	0	0	—
	配料工	7	0	0	—	1	14.3	—	2	28.6	—	1	14.3	—	0	0	—
	皮带工	9	2	22.2	—	3	33.3	—	2	22.2	3.335（0.692～16.079）	2	22.2	—	2	22.2	—
	起重工	27	4	14.8	—	4	14.8	—	5	18.5	2.653*（1.002～7.024）	6	22.2	3.168*（1.275～7.870）	5	18.5	2.096（0.792～5.546）
	钳工	20	4	20	—	6	30	5.350*（2.050～13.960）	4	20	—	5	25	3.696*（1.340～10.193）	4	20	—
	钳工、铆工、起重指挥	6	1	16.7	—	2	33.3	—	0	0	—	1	16.7	—	1	16.7	—
	清槽工	2	0	0	—	0	0	—	0	0	—	0	0	—	0	0	—
	清塔工	4	0	0	—	0	0	—	1	25	—	0	0	—	1	25	—
	球磨工	1	0	0	—	0	0	—	1	100	—	1	100	—	0	0	—
	生产班长	35	9	25.7	6.664*（3.107～14.293）	10	28.6	4.993*（2.390～10.433）	8	22.9	3.458*（1.566～7.635）	7	20	2.772*（1.207～6.364）	8	22.9	2.732*（1.238～6.029）
	生产准备	48	7	14.6	3.287*（1.468～7.362）	8	16.7	2.497*（1.165～5.353）	8	16.7	2.334*（1.089～5.002）	12	25	3.696*（1.916～7.129）	9	18.8	2.128*（1.028～4.405）

续表

车间	工种	人数/人	肘			腕/手			腿			膝			足踝		
			n/人	发生率/%	OR（95%CI）	n/人	发生率/%	OR（95%CI）	n/人	发生率/%	OR（95%CI）	n/人	发生率/%	OR（95%CI）	n/人	发生率/%	OR（95%CI）
电解锌冶炼厂	准备工	2	0	0	—	0	0	—	0	0	—	0	0	—	0	0	—
	收尘工	1	0	0	—	0	0	—	0	0	—	0	0	—	0	0	—
	刷板工	3	1	33.3	—	1	33.3	—	1	33.3	—	1	33.3	—	2	66.7	—
	水泵工	7	2	28.6	—	3	42.9	—	2	28.6	—	2	28.6	—	2	28.6	—
	司机	8	2	25	—	1	12.5	—	2	25	—	1	12.5	—	1	12.5	—
	司炉工	2	0	0	—	0	0	—	0	0	—	0	0	—	0	0	—
	司窑工	7	2	28.6	—	2	28.6	—	3	42.9	—	2	28.6	—	4	57.1	—
	酸浸工	14	0	0	—	2	14.3	—	3	21.4	—	1	7.1	—	1	7.1	—
	掏槽工	14	5	35.7	10.695*（3.572～32.024）	3	21.4	—	3	21.4	—	3	21.4	—	2	14.3	—
	脱硫工	13	0	0	—	2	15.4	—	1	7.7	—	1	7.7	—	1	7.7	—
	物表工	4	2	50	—	1	25	—	1	25	—	1	25	—	1	25	—
	洗钴工	4	2	50	—	2	50	—	2	50	—	2	50	—	2	50	—
	压滤工	37	7	18.9	4.492*（1.964～10.274）	6	16.2	2.416*（1.005～5.808）	8	21.6	3.220*（1.467～7.066）	6	16.2	2.146（0.893～5.158）	6	16.2	1.785（0.743～4.288）
	压团工	3	1	33.3	—	1	33.3	—	1	33.3	—	1	33.3	—	1	33.3	—
	仪表工	4	0	0	—	1	25	—	0	0	—	2	50	—	1	25	—
	运渣工	3	0	0	—	0	0	—	1	33.3	—	0	0	—	0	0	—
	运转	3	1	33.3	—	1	33.3	—	0	0	—	0	0	—	1	33.3	—
	真空泵工	1	0	0	—	0	0	—	0	0	—	0	0	—	0	0	—
	置换工	4	0	0	—	0	0	—	0	0	—	0	0	—	0	0	—
	中浸工	4	1	25	—	1	25	—	2	50	—	0	0	—	1	25	—
	主控内操工	3	1	33.3	—	0	0	—	0	0	—	0	0	—	0	0	—
	铸锭工	34	4	11.8	—	8	23.5	3.841*（1.733～8.512）	7	20.6	3.026*（1.314～6.969）	5	14.7	1.912（0.738～4.952）	9	26.5	3.320*（1.546～7.132）
	铸造工	1	0	0	—	0	0	—	0	0	—	0	0	—	0	0	—
	合计	636	106	16.7	3.85*（3.071～4.827）	126	19.8	3.084*（2.505～3.797）	118	18.6	2.659*（2.151～3.287）	118	18.6	2.526*（2.045～3.121）	111	17.5	1.95*（1.574～2.416）

续表

车间	工种	人数/人	肘			腕/手			腿			膝			足踝		
			n/人	发生率/%	OR(95%CI)	n/人	发生率/%	OR(95%CI)	n/人	发生率/%	OR(95%CI)	n/人	发生率/%	OR(95%CI)	n/人	发生率/%	OR(95%CI)
粗铜厂	澳炉炼铜工	21	4	19	—	4	19	—	5	23.8	3.647*(1.333～9.98)	4	19	—	4	19	—
	操作工	6	0	0	—	1	16.7	—	1	16.7	—	0	0	—	1	16.7	—
	充装工	3	1	33.3	—	1	33.3	—	1	33.3	—	1	33.3	—	0	0	—
	电工	21	3	14.3	—	4	19	—	4	19	—	3	14.3	—	6	28.6	3.689*(1.428～9.528)
	电焊工	12	0	0	—	0	0	—	1	8.3	—	1	8.3	—	1	8.3	—
	电炉炼铜工	9	1	11.1	—	1	11.1	—	2	22.2	—	1	11.1	—	2	22.2	—
	发电司机	4	2	50	—	2	50	—	1	25	—	1	25	—	0	0	—
	放渣工	5	2	40	—	3	60	—	2	40	—	3	60	—	3	60	—
	风机工	10	1	10	—	1	10	—	3	30	—	2	20	—	1	10	—
	化验员	19	1	5.3	—	2	10.5	—	2	10.5	—	3	15.8	—	1	5.3	—
	混合料工	7	0	0	—	1	14.3	—	0	0	—	1	14.3	—	0	0	—
	浇铸工	1	0	0	—	0	0	—	0	0	—	0	0	—	0	0	—
	空分操作工	14	1	7.1	—	0	0	—	0	0	—	1	7.1	—	1	7.1	—
	炉前工、炉后工	7	1	14.3	—	1	14.3	—	2	28.6	—	1	14.3	—	1	14.3	—
	炉外精炼工	3	1	33.3	—	2	66.7	—	2	66.7	—	1	33.3	—	1	33.3	—
	配酸工	12	1	8.3	—	2	16.7	—	2	16.7	—	3	25	—	2	16.7	—
	配酸工、钳工、铆工	3	1	33.3	—	0	0	—	0	0	—	1	33.3	—	0	0	—
	皮带工	12	3	25	—	3	25	—	3	25	—	4	33.3	—	2	16.7	—
	起重工	19	2	10.5	—	4	21.1	—	2	10.5	—	3	15.8	—	2	10.5	—
	起重指挥工	7	0	0	—	0	0	—	0	0	—	0	0	—	0	0	—
	钳工	5	0	0	—	0	0	—	0	0	—	0	0	—	1	20	—
	钳工、铆工	7	1	14.3	—	1	14.3	—	1	14.3	—	1	14.3	—	1	14.3	—

续表

车间	工种	人数/人	肘			腕/手			腿			膝			足踝		
			n/人	发生率/%	OR（95%CI）	n/人	发生率/%	OR（95%CI）	n/人	发生率/%	OR（95%CI）	n/人	发生率/%	OR（95%CI）	n/人	发生率/%	OR（95%CI）
粗铜厂	水泵工	3	0	0	—	0	0	—	1	33.3	—	0	0	—	0	0	—
	司炉工	23	1	4.3	—	1	4.3	—	2	8.7	—	1	4.3	—	1	4.3	—
	调度员	6	0	0	—	0	0	—	0	0	—	0	0	—	1	16.7	—
	统计工	1	0	0	—	0	0	—	0	0	—	0	0	—	0	0	—
	吸附操作工	9	2	22.2	—	2	22.2	—	2	22.2	—	2	22.2	—	2	22.2	—
	仪表工	18	4	22.2	—	4	22.2	—	4	22.2	—	6	33.3	5.543*（2.075～14.805）	4	22.2	—
	运转工	1	0	0	—	0	0	—	0	0	—	0	0	—	0	0	—
	合计	268	33	12.3	2.703*（1.858～3.932）	40	14.9	2.190*（1.553～3.088）	43	16	2.231*（1.598～3.115）	44	16.4	2.178*（1.565～3.031）	38	14.2	1.524*（1.075～2.161）
电解铜厂	出装工	2	0	0	—	1	50	—	1	50	—	0	0	—	0	0	—
	电调工	7	3	42.9	—	3	42.9	—	2	28.6	—	1	14.3	—	2	28.6	—
	化验员	3	0	0	—	0	0	—	0	0	—	0	0	—	0	0	—
	机组操作工	6	0	0	—	1	16.7	—	0	0	—	0	0	—	1	16.7	—
	取样工	1	0	0	—	0	0	—	0	0	—	0	0	—	0	0	—
	司机	7	1	14.3	—	1	14.3	—	0	0	—	0	0	—	1	14.3	—
	运转工	1	0	0	—	1	100	—	0	0	—	0	0	—	0	0	—
	合计	27	4	14.8	—	7	25.9	4.369*（1.842～10.364）	3	11.1	—	1	3.7	—	4	14.8	—
精炼车间	槽面工	3	1	33.3	—	2	66.7	—	0	0	—	3	100	—	2	66.7	—
	火法精炼吊车工	1	0	0	—	0	0	—	0	0	—	0	0	—	0	0	—
	浇铸工	1	0	0	—	0	0	—	0	0	—	0	0	—	0	0	—
	结晶机工	2	0	0	—	1	50	—	1	50	—	0	0	—	1	50	—
	调运工	1	0	0	—	0	0	—	0	0	—	0	0	—	0	0	—
	脱杂吊车工	2	1	50	—	1	50	—	1	50	—	1	50	—	1	50	—
	脱杂工	5	1	20	—	1	20	—	1	20	—	1	20	—	0	0	—

续表

车间	工种	人数/人	肘 n/人	肘 发生率/%	肘 OR(95%CI)	腕/手 n/人	腕/手 发生率/%	腕/手 OR(95%CI)	腿 n/人	腿 发生率/%	腿 OR(95%CI)	膝 n/人	膝 发生率/%	膝 OR(95%CI)	足踝 n/人	足踝 发生率/%	足踝 OR(95%CI)
精炼车间	阴极阳极浇铸工	3	0	0	—	0	0	—	1	33.3	—	1	33.3	—	0	0	—
	真空炉操作工	1	0	0	—	0	0	—	0	0	—	0	0	—	0	0	—
	主控工	1	0	0	—	0	0	—	0	0	—	0	0	—	0	0	—
	装出槽工	3	0	0	—	1	33.3	—	0	0	—	0	0	—	1	33.3	—
	合计	23	3	13	—	6	26.1	4.406*(1.732～11.206)	4	17.4	—	6	26.1	3.913*(1.539～9.950)	5	21.7	2.562(0.949～6.915)
精锌厂	TD 炉操作工	3	1	33.3	—	1	33.3	—	1	33.3	—	0	0	—	0	0	—
	棒磨机操作工	4	0	0	—	1	25	—	2	50	—	2	50	—	2	50	—
	补炉工	7	0	0	—	0	0	—	0	0	—	0	0	—	0	0	—
	采样工	2	0	0	—	0	0	—	0	0	—	0	0	—	0	0	—
	槽车工	6	1	16.7	—	1	16.7	—	1	16.7	—	2	33.3	—	1	16.7	—
	纯锌工	10	0	0	—	1	10	—	1	10	—	2	20	—	1	10	—
	单轨吊车工	30	1	3.3	—	1	3.3	—	1	3.3	—	2	6.7	—	2	6.7	—
	电工	29	2	6.9	—	4	13.8	—	1	3.4	—	0	0	—	4	13.8	—
	二冷工	16	2	12.5	—	2	12.5	—	3	18.8	—	3	18.8	—	4	25	—
	二熔化工（镉塔处理）	14	3	21.4	—	4	28.6	—	5	35.7	6.484*(2.168～19.391)	7	50	11.087*(3.880～31.68)	6	42.9	6.916*(2.395～19.971)
	风机工	2	0	0	—	1	50	—	0	0	—	0	0	—	0	0	—
	干煤机操作工	5	3	60	—	2	40	—	2	40	—	1	20	—	0	0	—
	锅炉工	10	0	0	—	0	0	—	0	0	—	0	0	—	0	0	—
	焊工	7	2	28.6	—	2	28.6	—	2	28.6	—	1	14.3	—	2	28.6	—
	化锌工	1	0	0	—	0	0	—	0	0	—	0	0	—	0	0	—

续表

车间	工种	人数/人	肘			腕/手			腿			膝			足踝		
			n/人	发生率/%	OR（95%CI）	n/人	发生率/%	OR（95%CI）	n/人	发生率/%	OR（95%CI）	n/人	发生率/%	OR（95%CI）	n/人	发生率/%	OR（95%CI）
精锌厂	加料工	19	1	5.3	—	6	31.6	5.762*（2.184～15.201）	3	15.8	—	4	21.1	—	0	0	—
	检修工	1	0	0	—	0	0	—	0	0	—	0	0	—	0	0	—
	焦结炉排料工	15	2	13.3	—	2	13.3	—	2	13.3	—	2	13.3	—	2	13.3	—
	焦结炉调整工	8	1	12.5	—	0	0	—	0	0	—	2	25	—	1	12.5	—
	焦结炉维护工	6	0	0	—	0	0	—	2	33.3	—	1	16.7	—	0	0	—
	接锌工	15	3	20	—	4	26.7	—	2	13.3	—	2	13.3	—	2	13.3	—
	精炼工	2	0	0	—	0	0	—	0	0	—	0	0	—	0	0	—
	精馏塔维护工	3	0	0	—	0	0	—	0	0	—	0	0	—	1	33.3	—
	搂皮工	16	2	12.5	—	3	18.8	—	2	12.5	—	3	18.8	—	3	18.8	—
	碾磨机操作工	6	2	33.3	—	2	33.3	—	0	0	—	0	0	—	1	16.7	—
	排出工	3	1	33.3	—	1	33.3	—	0	0	—	1	33.3	—	0	0	—
	配料操作工	6	0	0	—	0	0	—	0	0	—	0	0	—	0	0	—
	皮带工	34	6	17.6	—	8	23.5	3.841*（1.733～8.512）	9	26.5	4.202*（1.955～9.031）	9	26.5	3.991*（1.857～8.577）	8	23.5	2.838*（1.282～6.285）
	起重工	13	3	23.1	—	2	15.4	—	—	—	—	3	23.1	—	4	30.8	—
	钳工	15	3	20	—	3	20	—	—	—	—	3	20	—	1	6.7	—
	热风炉操作工	5	0	0	—	1	20	—	—	—	—	1	20	—	1	20	—
	扫除工	9	2	22.2	—	2	22.2	—	—	—	—	2	22.2	—	0	0	—
	生产班长	26	4	15.4	3.500*（1.202～10.193）	3	11.5	—	—	—	—	5	19.2	2.640（0.993～7.018）	3	11.5	—
	生产准备工	30	9	30	8.250*（3.760～18.101）	12	40	8.322*（3.994～17.338）	11	36.7	6.757*（3.205～14.246）	7	23.3	3.374*（1.444～7.885）	8	26.7	3.353*（1.489～7.550）
	收尘工	2	0	0	—	0	0	—	1	50	—	1	50	—	1	50	—

续表

车间	工种	人数/人	肘			腕/手			腿			膝			足踝		
			n/人	发生率/%	OR（95%CI）	n/人	发生率/%	OR（95%CI）	n/人	发生率/%	OR（95%CI）	n/人	发生率/%	OR（95%CI）	n/人	发生率/%	OR（95%CI）
精锌厂	水泵工	10	1	10	—	1	10	—	1	10	—	1	10	—	1	10	—
	陶瓷过滤机操作工	1	0	0	—	1	100	—	1	100	—	1	100	—	1	100	—
	调整工	19	5	26.3	6.875*（2.467～19.159）	5	26.3	4.458*（1.602～12.409）	6	31.6	5.387*（2.042～14.209）	8	42.1	8.063*（3.235～20.098）	4	21.1	—
	脱硫工	3	0	0	—	0	0	—	0	0	—	1	33.3	—	0	0	—
	洗涤机操作工	5	1	20	—	1	20	—	1	20	—	1	20	—	1	20	—
	一冷工	11	2	18.2	4.278（0.922～19.849）	2	18.2	2.774（0.598～12.861）	3	27.3	4.377*（1.159～16.529）	3	27.3	4.158*（1.101～15.701）	1	9.1	—
	一熔化工（铅塔加料）	12	4	33.3	—	5	41.7	8.917*（2.824～28.160）	5	41.7	8.337*（2.640～26.325）	5	41.7	7.919*（2.508～25.003）	4	33.3	—
	扎斗工	6	3	50	—	3	50	—	3	50	—	3	50	—	2	33.3	—
	制团机操作工	6	2	33.3	—	2	33.3	—	3	50	—	2	33.3	—	2	33.3	—
	合计	453	72	15.9	3.638*（2.787～4.749）	89	19.6	3.052*（2.394～3.891）	87	19.2	2.774*（2.173～3.541）	91	20.1	2.787*（2.193～3.543）	74	16.3	1.801*（1.393～2.329）
炼渣车间	破渣工	2	1	50	—	1	50	—	0	0	—	0	0	—	1	50	—
	烟化炉炉前工	10	1	10	—	1	10	—	1	10	—	1	10	—	2	20	—
	烟化炉原料吊车工	4	1	25	—	2	50	—	1	25	—	1	25	—	1	25	—
	烟化炉主控工	15	1	6.7	—	3	20	—	0	0	—	2	13.3	—	3	20	—
	冶金吊车工	15	1	6.7	—	2	13.3	—	1	6.7	—	2	13.3	—	1	6.7	—
	合计	46	5	10.9	2.348（0.924～5.966）	9	19.6	3.037*（1.461～6.315）	3	6.5	—	6	13	1.663（0.703～3.933）	8	17.4	1.941（0.903～4.172）
硫酸厂	除尘工	1	0	0	—	0	0	—	0	0	—	0	0	—	0	0	—
	电工	18	3	16.7	—	4	22.2	—	4	22.2	—	3	16.7	—	3	16.7	—
	吊车工	30	9	30	8.250*（3.760～18.101）	8	26.7	4.540*（2.015～10.230）	8	26.7	4.244*（1.884～9.562）	8	26.7	4.032*（1.790～9.083）	6	20	2.305（0.940～5.652）
	分析工	14	3	21.4	—	3	21.4	—	3	21.4	—	3	21.4	—	3	21.4	—

续表

车间	工种	人数/人	肘			腕/手			腿			膝			足踝		
			n/人	发生率/%	OR（95%CI）	n/人	发生率/%	OR（95%CI）	n/人	发生率/%	OR（95%CI）	n/人	发生率/%	OR（95%CI）	n/人	发生率/%	OR（95%CI）
硫酸厂	风机工	5	0	0	—	0	0	—	0	0	—	0	0	—	0	0	—
	锅炉工	7	2	28.6	—	2	28.6	—	3	42.9	—	4	57.1	—	2	28.6	—
	焊工	4	0	0	—	1	25	—	1	25	—	2	50	—	1	25	—
	化验工	5	0	0	—	1	20	—	0	0	—	0	0	—	0	0	—
	检修工	21	4	19	—	4	19	—	5	23.8	3.647*（1.333～9.980）	5	23.8	3.465*（1.266～9.481）	4	19	—
	净化工	3	0	0	—	0	0	—	0	0	—	1	33.3	—	1	33.3	—
	冷却工	2	1	50	—	1	50	—	0	0	—	1	50	—	1	50	—
	抛料机操作工	3	1	33.3	—	1	33.3	—	1	33.3	—	1	33.3	—	1	33.3	—
	配料工	7	0	0	—	0	0	—	1	14.3	—	1	14.3	—	1	14.3	—
	配酸工	8	0	0	—	2	25	—	2	25	—	1	12.5	—	2	25	—
	皮带工	50	7	14	3.134*（1.403～7）	12	24	3.942*（2.052～7.574）	7	14	1.9（0.852～4.237）	9	18	2.434*（1.179～5.024）	10	20	2.305*（1.149～4.623）
	起重工	3	1	33.3	—	1	33.3	—	1	33.3	—	1	33.3	—	1	33.3	—
	钳工	6	0	0	—	0	0	—	1	16.7	—	0	0	—	0	0	—
	扫除工	3	1	33.3	—	2	66.7	—	2	66.7	—	1	33.3	—	1	33.3	—
	生产班长	4	1	25	—	1	25	—	1	25	—	1	25	—	1	25	—
	司炉工	14	4	28.6	—	3	21.4	—	4	28.6	—	4	28.6	—	3	21.4	—
	司窑工	8	0	0	—	1	12.5	—	2	25	—	0	0	—	0	0	—
	提升机操作工	1	0	0	—	1	100	—	0	0	—	0	0	—	1	100	—
	仪表工	19	3	15.8	—	4	21.1	—	3	15.8	—	4	21.1	—	4	21.1	—
	余热发电工	7	1	14.3	—	2	28.6	—	1	14.3	—	1	14.3	—	1	14.3	—
	中和工	4	1	25	—	1	25	—	2	50	—	1	25	—	1	25	—
	转化工	3	0	0	—	0	0	—	0	0	—	0	0	—	0	0	—
	装掏酸工	10	2	20	—	2	20	—	3	30	—	3	30	—	4	40	—
	合计	260	44	16.9	3.921*（2.803～5.485）	57	21.9	3.505*（2.590～4.743）	55	21.2	3.131*（2.306～4.251）	55	21.2	2.974*（2.191～4.036）	52	20	2.305*（1.690～3.144）

续表

车间	工种	人数/人	肘			腕/手			腿			膝			足踝		
			n/人	发生率/%	OR（95%CI）	n/人	发生率/%	OR（95%CI）	n/人	发生率/%	OR（95%CI）	n/人	发生率/%	OR（95%CI）	n/人	发生率/%	OR（95%CI）
铅锌冶炼厂	纯锌工	1	0	0	—	0	0	—	0	0	—	0	0	—	0	0	—
	检修工	1	0	0	—	0	0	—	0	0	—	0	0	—	0	0	—
	精炼工	1	0	0	—	0	0	—	0	0	—	0	0	—	0	0	—
	搂皮工	2	0	0	—	0	0	—	0	0	—	0	0	—	0	0	—
	炉前工	1	0	0	—	0	0	—	0	0	—	0	0	—	0	0	—
	一熔化工（铅塔加料）	1	0	0	—	0	0	—	0	0	—	0	0	—	0	0	—
	合计	7	0	0	—	0	0	—	0	0	—	0	0	—	0	0	—
热电厂	布袋工	3	1	33.3	—	1	33.3	—	1	33.3	—	1	33.3	—	1	33.3	—
	出渣工	2	0	0	—	0	0	—	0	0	—	0	0	—	0	0	—
	除氧工	1	0	0	—	0	0	—	0	0	—	0	0	—	0	0	—
	打矿工	22	4	18.2	—	5	22.7	3.672*（1.351 ~ 9.979）	3	13.6	—	4	18.2	—	5	22.7	2.712（0.999 ~ 7.366）
	锅炉工	10	1	10	—	0	0	—	0	0	—	0	0	—	1	10	—
	检修工	3	2	66.7	—	2	66.7	—	2	66.7	—	2	66.7	—	2	66.7	—
	空压机工	1	1	100	—	1	100	—	1	100	—	1	100	—	1	100	—
	汽轮机工	3	1	33.3	—	1	33.3	—	1	33.3	—	1	33.3	—	1	33.3	—
	取样工	16	2	12.5	—	1	6.3	—	2	12.5	—	0	0	—	0	0	—
	脱硫工	3	1	33.3	—	1	33.3	—	1	33.3	—	0	0	—	1	33.3	—
	合计	64	13	20.3	4.907*（2.652 ~ 9.078）	12	18.8	2.881*（1.532 ~ 5.419）	11	17.2	2.422*（1.260 ~ 4.654）	9	14.1	1.814（0.894 ~ 3.683）	12	18.8	2.128*（1.132 ~ 3.999）
熔炼	吊车工	1	0	0	—	0	0	—	0	0	—	0	0	—	0	0	—
	行车工	1	0	0	—	0	0	—	0	0	—	0	0	—	0	0	—
	炉前操作工	1	0	0	—	0	0	—	0	0	—	0	0	—	0	0	—
	炉前工	42	4	9.5	—	1	2.4	—	3	7.1	—	4	9.5	—	2	4.8	—
	配料工	3	0	0	—	0	0	—	0	0	—	0	0	—	0	0	—

续表

车间	工种	人数/人	肘 n/人	肘 发生率/%	肘 OR（95%CI）	腕/手 n/人	腕/手 发生率/%	腕/手 OR（95%CI）	腿 n/人	腿 发生率/%	腿 OR（95%CI）	膝 n/人	膝 发生率/%	膝 OR（95%CI）	足踝 n/人	足踝 发生率/%	足踝 OR（95%CI）
熔炼	收尘工	34	0	0	—	4	11.8	—	2	5.9	—	0	0	—	5	14.7	1.590（0.614～4.116）
	阳极铜双圆盘浇铸工	1	0	0	—	0	0	—	0	0	—	0	0	—	0	0	—
	冶金炉窑修理工	2	1	50	—	1	50	—	1	50	—	1	50	—	1	50	—
	中控工	3	0	0	—	0	0	—	0	0	—	0	0	—	0	0	—
	主控室	19	2	10.5	—	2	10.5	—	1	5.3	—	1	5.3	—	2	10.5	—
	合计	107	7	6.5	1.348（0.623～2.915）	8	7.5	1.009（0.489～2.081）	7	6.5	0.817（0.378～1.764）	6	5.6	0.659（0.288～1.506）	10	9.3	0.951（0.494～1.829）
综合利用厂	包装工	3	0	0	—	0	0	—	0	0	—	0	0	—	0	0	—
	出锌工	6	1	16.7	—	1	16.7	—	1	16.7	—	1	16.7	—	1	16.7	—
	粗铟电解工	6	0	0	—	1	16.7	—	1	16.7	—	1	16.7	—	2	33.3	—
	粗铟熔炼工	4	0	0	—	1	25	—	0	0	—	0	0	—	1	25	—
	萃取工	8	3	37.5	—	3	37.5	—	3	37.5	—	3	37.5	—	3	37.5	—
	电工	9	2	22.2	5.500*（1.140～26.540）	3	33.3	—	2	22.2	—	1	11.1	—	2	22.2	—
	电积工	1	0	0	—	0	0	—	0	0	—	0	0	—	0	0	—
	加料工	8	1	12.5	—	1	12.5	—	2	25	—	1	12.5	—	1	12.5	—
	检修工	19	1	5.3	1.069（0.142～8.023）	3	15.8	—	2	10.5	—	2	10.5	—	1	5.3	—
	浆化工	1	0	0	—	0	0	—	0	0	—	0	0	—	0	0	—
	结晶工	1	0	0	—	0	0	—	0	0	—	0	0	—	0	0	—
	浸出工	45	8	17.8	4.162*（1.929～8.982）	8	17.8	2.699*（1.253～5.815）	9	20	2.918*（1.401～6.078）	10	22.2	3.168*（1.564～6.419）	9	20	2.305*（1.107～4.798）
	精炼工	14	1	7.1	1.481（0.193～11.343）	2	14.3	—	3	21.4	—	2	14.3	—	0	0	—
	净化工	4	3	75	—	2	50	—	2	50	—	1	25	—	2	50	—
	炉前工	15	0	0	—	3	20	—	3	20	—	2	13.3	—	1	6.7	—
	铅锅提铟工	3	1	33.3	—	0	0	—	0	0	—	0	0	—	0	0	—

续表

车间	工种	人数/人	肘			腕/手			腿			膝			足踝		
			n/人	发生率/%	OR（95%CI）	n/人	发生率/%	OR（95%CI）	n/人	发生率/%	OR（95%CI）	n/人	发生率/%	OR（95%CI）	n/人	发生率/%	OR（95%CI）
综合利用厂	球磨工	4	0	0	—	0	0	—	0	0	—	0	0	—	0	0	—
	熔炼工	3	1	33.3	—	1	33.3	—	1	33.3	—	1	33.3	—	1	33.3	—
	熔铸工	1	0	0	—	0	0	—	0	0	—	0	0	—	0	0	—
	生产准备	15	3	20	—	5	33.3	6.242*（2.128～18.307）	3	20	—	5	33.3	5.543*（1.890～16.253）	4	26.7	—
	司机	11	3	27.3	—	3	27.3	—	3	27.3	—	3	27.3	—	3	27.3	—
	脱水工	2	1	50	—	2	100	—	1	50	—	0	0	—	2	100	—
	物料工	3	1	33.3	—	1	33.3	—	2	66.7	—	2	66.7	—	1	33.3	—
	稀有金属冶炼	5	0	0	—	0	0	—	0	0	—	0	0	—	0	0	—
	压滤工	11	0	0	—	0	0	—	1	9.1	—	1	9.1	—	0	0	—
	硬锌冶炼工	10	3	30	—	1	10	—	2	20	—	4	40	—	3	30	—
	真空炉操作工	19	5	26.3	6.875*（2.467～19.159）	4	21.1	—	5	26.3	4.168*（1.498～11.600）	2	10.5	—	4	21.1	—
	蒸发工	1	0	0	—	0	0	—	0	0	—	0	0	—	0	0	—
	置换工	6	1	16.7	—	1	16.7	—	1	16.7	—	1	16.7	—	1	16.7	—
	中控工	3	0	0	—	0	0	—	0	0	—	0	0	—	0	0	—
	合计	241	39	16.2	3.717*（2.609～5.295）	46	19.1	2.945*（2.119～4.093）	47	19.5	2.828*（2.041～3.919）	43	17.8	2.408*（1.719～3.372）	42	17.4	1.946*（1.387～2.731）
综合冶炼	打渣工	3	0	0	—	0	0	—	0	0	—	0	0	—	0	0	—
	吊车工	1	0	0	—	0	0	—	0	0	—	0	0	—	0	0	—
	回转窑工	1	1	100	—	1	100	—	1	100	—	1	100	—	1	100	—
	炉前工	2	0	0	—	0	0	—	0	0	—	0	0	—	0	0	—
	配料工	2	0	0	—	0	0	—	0	0	—	0	0	—	0	0	—
	合计	9	1	11.1	—	1	11.1	—	1	11.1	—	1	11.1	—	1	11.1	—

注：“—”为发生例数低于5人；“*”为 $P < 0.05$。

表 3-4-73 有色金属冶炼和压延加工业人群身体九个部位 WMSDs 的平均发病工龄（几何平均数）和四分位数

部位	几何平均数 / 年	标准差 / 年	Q_1/ 年	Q_2/ 年	Q_3/ 年	Q_4/ 年	四分位数间距 / 年
颈	7.16	3.44	3	9	22	43	19
肩	7.53	3.36	4	10	23	43	19
上背	8.02	3.32	4	10	24	43	20
下背	7.45	3.29	3	9	22	43	19
肘	8.13	3.23	4	10	24	43	20
腕 / 手	8.40	3.18	4	10	25	43	21
腿	7.99	3.29	4	10	23	43	19
膝	7.84	3.38	3	10	24	43	21
足踝	7.84	3.23	4	10	22	43	18
任一部位	7.46	3.29	3	9	22	43	19

20. 制鞋业（C195）

（1）车间构成与调查人数：制鞋业共调查 7 122 人，其中男性 2 218 人（31.1%）、女性 4 904 人（68.9%），各车间及人数分布与构成见表 3-4-74。

（2）危害识别：通过现场视频资料将识别出的该行业可能存在的潜在危险因素或危险源列于表 3-4-75。表中显示，不同车间工种相似接触人群针对身体不同组合部位可能存在的潜在危险因素或危险源各有差异，类似作业活动可能存在相似的危险因素或危险源。结果供参照使用。

（3）接触评估：通过现场各车间工种相似接触人群有代表性作业活动的视频分析结果，将不同接触人群 WMSDs 的接触危险等级和身体各部位的接触水平列于表 3-4-76。该行业各车间工种相似接触人群的接触危险等级各有不同，基于 REBA 平均分值，211 个相似接触人群（SEG）的危险等级有 5 个很高危险（2.4%）、49 个高危险（23.2%）、134 个中等危险（63.5%）和 23 个低危险（10.9%）。具有不同危险等级的 SEG 的接触危险均为背、颈、腿、肩、肘和腕 / 手六个部位的姿势负荷分值和负荷 / 用力、抓握、活动范围三个维度的分项负荷分值的综合结果。

（4）发生危险（*OR*）：表 3-4-77 列出了不同车间、不同工种人群身体九个部位 WMSDs 的发生数、发生率和 *OR*（源自横断面调查结果）。WMSDs 发生危险较高的车间工种人群和发生部位，如二分厂抛光工的下背和颈（*OR* 分别为 5.752 和 5.381），制帮成型操作工的肘、腕 / 手、膝、腿、足踝、下背、上背、肩和颈部（*OR* 分别为 9.224、8.620、5.312、4.265、3.873、3.427、3.348、2.780 和 2.322），其他车间和工种的具体情况详见表 3-4-77。不同车间、工种人群 WMSDs 的危险部位各不相同，与其作业活动的职业特征有关。

（5）发病工龄：表 3-4-78 显示，身体任一部位 WMSDs 的平均发病工龄为 4.47 年，各部位 WMSDs 的平均发病工龄波动在 4.23 ～ 4.87 年。

表 3-4-74 制鞋业车间构成与调查人数

车间	工种	调查人数 / 人			人数构成 /%	
		男	女	总计	各工种	各车间
办公室	管理人员	56	107	163	100	2.29
裁断	全车间	82	265	347	100	4.87
	裁剪工	79	257	336	96.83	
	技术管理人员	3	8	11	3.17	
仓储部	操作工	13	16	29	100	0.41
产品包装	包装工	2	—	2	100	0.03
厂务部	管理人员	5	6	11	100	0.15
成型线	包装工	—	3	3	100	0.04
成型	全车间	894	1 390	2 284	100	32.07
	裁剪工	21	180	201	8.8	
	操作工	1	—	1	0.04	
	成型操作工	759	1 037	1 796	78.64	
	技术管理人员	102	65	167	7.31	
	鞋面操作工	3	37	40	1.75	
	针车工	2	32	34	1.49	
	制底操作工	6	39	45	1.97	
电绣	电绣操作工	1	7	8	100	0.11
二分厂	全厂	46	91	137	100	1.92
	包装工	2	3	5	3.65	
	打砂工	2	1	3	2.19	
	技术管理人员	5	5	10	7.30	
	领料工	1	7	8	5.84	
	抛光工	10	3	13	9.49	
	普工	16	58	74	54.01	
	刷胶工	—	8	8	5.84	
	压机工	—	1	1	0.73	
	制帮操作工	7	1	8	5.84	
	制底操作工	3	4	7	5.11	
发泡鞋半成品	全车间	5	22	27	100	0.38
	修剪工	4	21	25	92.59	
	注塑工	1	1	2	7.41	

续表

车间	工种	调查人数 / 人			人数构成 /%	
		男	女	总计	各工种	各车间
发泡鞋成品	全车间	20	127	147	100	2.07
	泡胶工	13	71	84	57.14	
	照射操作工	7	56	63	42.86	
高周波	高周波操作工	1	11	12	100	0.17
化工部	碎料工	26	—	26	100	0.37
计划部	全部门	2	1	3	100	0.04
	管理人员	1	1	2	66.67	
	技术人员	1	—	1	33.33	
硫化鞋生产	加工	1	—	1	100	0.01
内制加工	全车间	4	9	13	100	0.18
	技术管理人员	2	1	3	23.08	
	内制加工操作工	2	8	10	76.92	
品质部	全部门	4	52	56	100	0.79
	管理人员	—	1	1	1.79	
	技术人员	4	51	55	98.21	
球杆	全车间	32	60	92	100	1.29
	包覆工	1	20	21	22.83	
	操作工	—	9	9	9.78	
	成型操作工	13	1	14	15.22	
	含浸工	—	2	2	2.17	
	技术管理人员	7	9	16	17.39	
	喷漆工	2	11	13	14.13	
	喷砂工	1	—	1	1.09	
	研磨工	8	8	16	17.39	
人力资源部	管理人员	10	5	15	100	0.21
三分厂	全车间	23	71	94	100	1.32
	包装工	—	1	1	1.06	
	车包工	6	17	23	24.47	
	技术管理人员	1	8	9	9.57	
	领料工	3	7	10	10.64	
	抛光工	5	—	5	5.32	

续表

车间	工种	调查人数 / 人			人数构成 /%	
		男	女	总计	各工种	各车间
三分厂	普工	8	34	42	44.68	
	刷胶工	—	4	4	4.26	
射出厂	刷胶工	1	—	1	100	0.01
生产企划部	技术人员	29	50	79	100	1.11
试作	操作工	2	—	2	100	0.03
贴合	管理人员	1	—	1	100	0.01
头盔	全车间	17	67	84	100	1.18
	操作工	9	52	61	72.62	
	技术管理人员	6	1	7	8.33	
	喷漆工	2	12	14	16.67	
	照射操作工	—	2	2	2.38	
外发加工组	技术人员	2	4	6	100	0.08
无缝熔贴	无缝熔贴操作工	11	16	27	100	0.38
物流部	全车间	4	2	6	100	0.08
	管理人员	—	1	1	16.67	
	物流人员	4	1	5	83.33	
销售部	销售员	4	2	6	100	0.08
鞋面	全车间	219	1 228	1 447	100	20.32
	裁剪工	7	17	24	1.66	
	技术管理人员	7	3	10	0.69	
	鞋面操作工	196	1 091	1 287	88.94	
	针车工	9	117	126	8.71	
鞋面鞋底	全车间	1	11	12	100	0.17
	操作工	1	6	7	58.33	
	技术管理人员	—	5	5	41.67	
削皮	削皮工	—	1	1	100	0.01
业务部	技术管理人员	21	60	81	100	1.14
一分厂	全厂	32	33	65	100	0.91
	包装工	—	6	6	9.23	
	车包工	—	1	1	1.54	
	打砂工	4	—	4	6.15	

续表

车间	工种	调查人数 / 人			人数构成 /%	
		男	女	总计	各工种	各车间
一分厂	技术管理人员	4	2	6	9.23	
	领料工	2	—	2	3.08	
	抛光工	5	1	6	9.23	
	普工	9	14	23	35.39	
	刷胶工	2	8	10	15.38	
	压机工	1	—	1	1.54	
	制帮操作工	1	—	1	1.54	
	制底操作工	4	1	5	7.69	
印底	印底操作工	8	17	25	100	0.35
印刷	印刷操作工	4	11	15	100	0.21
照射	照射操作工	2	28	30	100	0.42
针车	全车间	252	591	843	100	11.84
	技术管理人员	15	11	26	3.08	
	针车工	237	580	817	96.92	
制帮	全车间	162	156	318	100	4.47
	成型操作工	49	22	71	22.33	
	技术管理人员	8	3	11	3.46	
	针车工	15	32	47	14.78	
	制帮操作工	90	99	189	59.43	
制底	全车间	69	220	289	100	4.06
	技术管理人员	2	4	6	2.08	
	制底操作工	67	216	283	97.92	
制鞋	扣底工	1	—	1	100	0.01
质量管理部	技术人员	4	6	10	100	0.14
综合	全部门	145	158	303	100	4.26
	高频操作工	60	41	101	33.33	
	针车工	50	91	141	46.54	
	准备工	35	26	61	20.13	
合计		2 218	4 904	7 122		100

表 3-4-75　制鞋业不同接触人群存在的危险因素或危险源

车间	工种	相似接触组（SEG）	危险因素与危险源				
			颈、肩和上背	肘、腕 / 手	足	膝和臀	下背
裁断车间	搬运工	搬运	9a，9c，10a，10b，12，14a，14b	12，14a，14b，17a，17c	6	6	6，9a，9c，12
	裁断工	划线	9a，10a，14a，14b	14a，14b，17a，17c	6	6	6，9a
		批皮	2，3，5，9a，9b，9c，10a，10b，11a，11b，11g，12，13，14a，14b，15a，15b，16	2，3，12，13，14a，14b，15a，15b，17a，17b，17c，17d	2，3，6，8a	2，3，6，8a	2，3，5，6，8a，9a，9b，9c，11a，11b，11g，12
	划线工	划线	2，3，9a，10a，11a，12，14a，14b，15a，15b	2，3，14a，14b，15a，15b，17a，17b，17c，17d	2，3，6，8a	2，3，6，8a	2，3，6，8a，9a，11a
		贴标	9a，9b，10a，10b，14a，14b	14a，14b，17a，17b	—	—	9a
	技术管理人员	切割	9a，10a，12，14a，14b	12，14a，14b，17a，17c	6	6	6，9a，12
	削皮工	削皮	4，9a，10a，13，14a，14b，15a，16	13，14a，14b，15a，15b，17a，17b，17c	—	3	9a
	印刷工	印刷	9a，10a，14a，14b，16	14a，14b，17a，17c	—	—	9a
产品包装车间	包装工	包装	9b，9c，10a，10b，14a，15a	14a，14b，15a	6	6	6，9b
	手工	整理	10a，14a，15a	14a，15a，15b	6	6	6
成型车间	绑鞋带工	绑鞋带	2，3，5，9a，10a，11a，11g，14a，16	2，3，14a，17a，17b，17c，17d	2，3	2，3	2，3，5，9a，11a，11g
	包装工	包装	9a，9b，9c，10a，10b，11a，11g，14a，15a，15b	14a，15a，15b，17a，17b	6，8a	6，8a	6，8a，9a，9b，9c，11a
	拨楦工	拨楦头	2，3，9a，9c，10a，10b，11a，11g，12，14a，14b，15a，15b	2，3，12，14a，14b，15a，15b，17a，17b，17c	2，3，6	2，3，6	2，3，6，9a，12
	裁断工	裁断	9a，10a，10b，11a，11g，12，14a，16	2，12，14a，15a，15b，17a，17b，17d	1，2，6，8c	2，6，8c	9a
	成型工	拔钉	5，9a，9c，10a，10b，14a，15a，16	3，14a，15a，17a，17b，17c	—	—	5，9a
		拨楦头	9a，9c，10a，10b，11f，14a，14b，15a，15b，16	14a，14b，15a，15b，17a，17b	6	6	6，9a，9c
		搬运	9b，10a，11a，11f，12，14a，14b，15a	12，14a，14b，15a，17a，17b，17c	6，8a	6	6，9a，9b，11a，11f
		绑鞋带	9a，10a，14a，14b，15a，16	14a，14b，15a，17a	0	0	9a
		包装	9a，9b，9c，10a，10b，11c，14a，14b，15a，16	3，13，14a，14b，15a，15b，17a，17b	6	—	6，9a，9b
		拨楦头	9a，10a，14a，15a	3，14a，15a	—	—	9a
		擦胶	2，3，4，5，9a，9b，9c，10a，10b，11a，11b，11c，11e，13，14a，14b，15a，15b，16	2，3，13，14a，14b，15a，15b，17a，17b，17c	2，3，6	2，3，6	2，3，4，5，6，9a，9b，9c，11a，11b，11c，11e

续表

车间	工种	相似接触组（SEG）	危险因素与危险源				
			颈、肩和上背	肘、腕/手	足	膝和臀	下背
成型车间	成型工	擦蜡	2，3，4，5，9b，10a，11c，13，14a，15a，15b	2，3，13，14a，15a，15b，17a，17b，17c	2，3	2，3	2，3，4，5，9b，11c
		锤鞋	4，5，9a，10a，14a，14b，15a，16	14a，14b，15a，15b，17a，17b，17c	6	6	4，5，6，9a
		打钉	9a，9c，10a，10b，14a，15a	14a，15a	—	—	9a，9c
		打后帮	3，4，9a，9c，10a，14a，14b，15a	3，14a，14b，17a，17b，17c	6	6	6，9a，9c
		打孔	9a，9c，10a，10b，11a，11g，16	2，13，14a，15a，17a，17b	2	2	—
		打蜡	5，9a，10a，14a，14b	14a，14b，17a，17c	0	0	5，9a
		打磨	4，9a，9c，10a，10b，13，14a，14b，15a，15b，16	13，14a，14b，15a，15b，17a，17b，17c	6	6	4，6，9a，9c
		打砂轮	9a，9c，10a，10b，14a，14b，15a，16	14a，14b，15a，17a，17c	2，6	2，6	6，9a，9c
		叠鞋盒	2，3，5，9a，10a，14a，15a，15b	2，3，14a，15a，15b，17a，17b，17c	2，3	2，3	2，3，5，9a
		钉中底	9a，10a，14a，14b	14a，14b，17a，17c	0	0	9a
		放鞋底	3，9a，10a，13，14a，16	13，14a，17b，17c	6	6	6，9a
		放鞋垫	3，9a，9c，10a，11a，11b，11e，13，14a，15a，15b	3，13，14a，15a，15b，17c	3，6	3，6	3，6，9a，9c，11a，11b，11e
		放楦头	2，3，5，9a，9b，10a，10b，11a，11b，11c，14a，15b，16	2，3，14a，15b，17a，17c，17d	2，3，6	2，3，6	2，3，5，6，9a，9b，11a，11b，11c
		复底	4，5，9a，9b，9c，10a，10b，11a，12，14a，14b，15a，16	12，13，14a，14b，15a，15b，17a，17b，17c	6，7，8a，8b	2，6，7，8a，8b	5，6，8b，9a，9b，9c
		挂吊牌	9a，10a，14a，14b	14a，14b，17a，17c	0	0	9a
		后帮定型	2，3，5，9a，9c，10a，10b，11a，11e，11g，12，13，14a，14b，15a，15b，16	2，3，12，13，14a，14b，15a，15b，17a，17b，17c，17d	2，3，6，7，8a，8c	2，3，6，8a，8c	2，3，5，6，8a，9a，9c，11a，11g，12
		划线	9a，9b，9c，10a，10b，14a，14b，15a，16	14a，14b，15a，17a，17c	6	6	6，9a，9b，9c
		夹包	3，4，9a，9b，9c，10a，10b，13，14a，14b	13，14a，14b，15a，15b，17a，17b	6	3，6	4，6，9a，9b，9c
		夹后帮	3，9a，10a，14a，15a	14a，15a	6	6	6，9a
		夹中帮	4，9a，9b，10a，10b，10c，14a，14b，15a，5b，16	14a，14b，15a，15b，17a，17b，17c	—	—	9a
		剪保险带	2，3，4，9a，9c，10a，10b，11c，13，14a，14b，15a，15b	2，3，13，14a，14b，15a，15b，17a，17c	2，3，6	2，3，6	2，3，4，6，9a，9c，11c

续表

车间	工种	相似接触组（SEG）	危险因素与危险源				
			颈、肩和上背	肘、腕/手	足	膝和臀	下背
成型车间	成型工	拉中帮	5，9a，10a，14a，15a，16	14a，14b，15a，17a，17b	—	2	9a
		抛光	4，9a，9c，10a，10b，14a，14b，15a，16	14a，14b，15a，17a，17c	6	6	4，6，9a，9c
		喷漆	2，3，9a，10a，11a，11b，11c，11d，11g，13，14a，15a，15b	2，3，13，14a，15a，15b，17a，17c，17d	2，3，6，8a	2，3，6，8a	2，3，6，8a，9a，11a，11b，11c，11d，11g
		前帮	9a，10a，14a，14b	14a，14b，17a，17c	6	6	6，9a
		清洁	2，3，4，9a，10a，11a，11b，11e，14a，15a，15b，16	2，3，14a，15a，15b，17b，17c	2，3，6	2，3，6	2，3，4，6，9a，11a，11b，11e
		清洗	9a，10a，14a，14b	14a，14b，17a	0	0	9a
		塞纸	3，9a，9c，10a，11a，11b，11e，13，14a，14b，15a，15b	3，13，14a，14b，15a，15b，17a，17c	3，6	3，6	3，6，9a，9c，11a，11b，11e
		上架	4，9a，9b，9c，10a，10b，11a，12，14a，15a，15b，16	3，12，14a，15a，15b，17a，17b，17c	2，6，8a	2，6，8a	4，6，8a，9a，9b，9c，12
		刷处理剂	4，5，9a，9c，10a，10b，14a，14b，15b，16	13，14a，14b，15b，17a，17c	6	6	4，5，6，9a，9c
		贴标	9a，9b，10a，14a，16	14a	—	—	9a，9b
		压机	2，3，9a，9c，10a，10b，11a，11b，11g，12，14a，16	2，3，12，14a，14b，17a，17b，17c，17d	2，3，6	2，3，6	2，3，6，9a，9c，11a，11b，11g，12
		整理	4，9a，9b，10a，10b，14a，14b，16	13，14a，14b，15b，17a，17c	6	6	4，6，9a
		质检	9a，9c，9d，10a，10b，14a，14b，15a，16	14a，14b，15a	—	—	9a，9c，9d
	锤鞋工	绑鞋带	4，9a，10a，10d，11a，14b，16	14a，15b，17a，17b，17c	6，8c	6，8c	—
		锤鞋	9a，9c，10a，10b，11a，14a，14b，15a，16	13，14a，15a，15b，17a，17b	6，7，8c	6，7，8c	6
		后帮定型	9a，9c，10a，10b，14a，15a	14a，15a，17b	6	6	6
		清洁	9a，9c，10a，10b，11a，14b	14a，17a，17c	6，8c	6，8c	—
	打帮工	打后帮	2，4，9a，9c，9d，10a，10b，10c，11a，11c，11d，11e，13，14a，14b，15a，16	2，13，14a，14b，15a，15b，17a，17b，17c	6，8a，8c	6，8a，8c	6，8a，9a，9c
		后帮定型	9a，10a，11a，14b	14a，15b，17a	6，8c	6，8c	—
	打粗工	打粗	4，5，9a，10a，14a，14b，16	14a，14b，17a，17b，17c	6	6	4，5，6，9a
		后帮定型	9a，10a，14a，14b	14a，14b，17a	6	6	6，9a
		刷处理剂	9a，10a，14a，14b	14a，14b，17a，17c	0	0	9a

续表

车间	工种	相似接触组（SEG）	危险因素与危险源				
			颈、肩和上背	肘、腕/手	足	膝和臀	下背
成型车间	打钉工	质检	9a，10a，11a，11c，14b	14a，15a，15b，17a，17b，17c	6，8c	6，8c	—
	打孔工	打孔	9a，10a，14b	14b，15b，17c	—	—	—
	打磨工	打砂轮	9a，9b，10a，14b，15a	14b，15a，17a	—	—	9a，9b
	放鞋垫工	放鞋垫	9a，9c，10a，10b，11a，11e，14a，14b，15a	2，14a，15a，15b，17a，17b	2，6，8c	2，6，8c	6
	划线工	划线	9a，9c，10a，10b，11a，11g，14a，15a，15b，16	2，13，14a，15a，15b，17a，17b，17c	2	2	9a，9c
	技术管理人员	拨楦头	5，9b，10a，14a，14b	14a，14b，17a，17c	0	0	5，9b
		擦胶	9a，10a，14a，14b，16	13，14a，14b，17a，17c	6	6	6，9a
		锤鞋	9a，10a，14a，14b	14a，14b，17a，17b，17c	6	6	6，9a
		打砂轮	9a，9c，10a，14a，14b	14a，14b，17a，17c	6	6	6，9a，9c
		垫鞋垫	9a，10a，14a，14b	14a，14b，17a	6	6	6，9a
		钉中底	9a，9c，10a，10b，14a，14b	14a，14b，17a，17c	6	6	6，9a，9c
		后帮定型	9a，9c，10a，14a，14b	14a，14b，17a	6	6	6，9a，9c
		夹包	9a，10a，15a，15b	15a，15b，17a	6	6	6，9a
		拉中帮	9a，10a，14a，14b	14a，14b，17a，17b，17c	6	6	6，9a
		抛光	9a，9c，10a，14a，14b	14a，14b，17a，17c	6	6	6，9a，9c
		上架	9a，10a，12，13，14a，14b	12，13，14a，14b，17a	6	6	6，9a
		上料	9a，10a，14a，14b	14a，14b，17a	6	6	6，9a
		刷处理剂	9a，10a，14a，14b	14a，14b，17a，17c	6	6	6，9a
		贴底	9a，10a，14a，14b	14a，14b，17a，17c	6	6	6，9a
	夹帮工	夹包	4，5，9a，10a，14a，14b，15a，16	13，14a，14b，15a，15b，17a，17b，17c	—	3	9a
	拉帮工	夹中帮	9a，9c，10a，10b，11a，11g，14a，16	13，15a，17a，17b	8a	8a	—
		拉中帮	2，9a，9b，9c，9d，10a，10b，11a，11g，13，14a，14b，15a，15b，16	13，14a，14b，15a，15b，17a，17b，17c	2，6，7，8a，8c	2，6，7，8a，8c	6，8a，8c，9a，9b，9c
		组合	3，4，9a，9c，10a，10b，11a，11c，11e，11g，13，14a，14b，15a，15b，16	3，13，14a，14b，15a，15b，17a，17b，17c	6，8a，8c	6，8a，8c	8a，9a，9c，11c

续表

车间	工种	相似接触组（SEG）	危险因素与危险源				
			颈、肩和上背	肘、腕/手	足	膝和臀	下背
成型车间	抛光工	打磨	9a，9c，10a，14b	14a，17a	6，8c	6，8c	—
		抛光	4，9a，9b，9c，10a，10b，11a，11c，11g，14a，14b，15a，15b，16	2，13，14a，14b，15a，15b，17a，17b，17c	6，8a，8c	6，8a，8c	6，9a，9b，9c，11c
	配料工	绑鞋带	2，9a，9c，10a，14b，16	14b，17b	—	—	—
		剪切	9a，10a，10b，14b	14a，17a，17b	—	—	—
		配送料	9a，9b，9c，10a，10b，11a，11c，11f，12，13，14a，14b，15a，15b，16	12，13，14a，14b，15a，15b，17a，17b，17c	2，6，8a	2，6，8a	8a，9a，9b，9c，11c，11f
		质检	9a，9c，10a，10b，14b	14b，15b，17a，17b	—	—	—
	喷漆工	喷漆	9a，9c，10a，11g，14b，15b	14b，15b，17a，17c	—	—	9a，9c
	清洗工	清洗	2，3，5，9a，9b，9c，10a，10b，11a，11b，11c，11g，12，13，14a，14b，15a，15b，16	2，3，12，13，14a，14b，15a，15b，17a，17b，17c，17d	2，3，7	2，3，7	2，3，5，9a，9b，9c，11a，11c，11b，11g
	塞纸工	塞纸	2，3，5，9a，9c，10a，10b，11a，11b，11c，14a，14b，16	2，3，14a，14b，15a，15b，17a，17b，17c	2，3，6，7，8c	2，3，6，7，8c	2，3，5，9a
	砂轮工	打磨	4，5，9b，9c，10a，10b，14a，15a	14a，15a，17a	—	—	4，5，9b
		打砂轮	2，4，9a，9b，9c，10a，10b，11a，11b，11c，11e，11g，14a，14b，15a，16	2，13，14a，15a，17a，17b	2，6	2，6	6，9a
		清洗	9a，10a，14a，15a	14a，15a，17b	6	6	6
	手工	拔钉	9a，10a，14b	14a，15b，17a，17b	6，8c	6，8c	—
		绑鞋带	9a，10a，14b，16	14a，15b，17a	—	—	—
		包装	9a，9c，10a，10b，11g，14b，15b	14b，15b，17a，17b	—	—	—
		锤鞋	9a，9c，10a，10b，11a，14a，14b，15a，16	14a，14b，15a，17a，17b，17d	—	—	9a，9c
		打孔	9a，10a，10b，11g，14a，14b，15a，15b，16	14a，14b，15a，15b，17a，17b，17c	2	—	9a
		点修补	9a，9b，9c，10a，10b，11a，11e，11g，14b，16	14a，14b，15b，17a，17b	6，8c	6，8c	6
		翻鞋面	9a，10a，14b，16	14a，15b，17a，17b	—	—	—
		后帮定型	9c，10b，11a，11g，14a，15a	14a，15a，17a	—	—	9c
		清洁	9a，9c，10a，10b，11a，14a，14b，15b，16	14a，15a，17a，17b	2，6	6，8c	9a，9c
		塞鞋撑	9a，9c，10a，10b，14b，15b	14b，15b，17a，17b	—	—	9a，9c
		上架	9a，9c，10a，10b，11a，14b	14a，17a，17b	6，8c	6，8c	—

续表

车间	工种	相似接触组（SEG）	危险因素与危险源				
			颈、肩和上背	肘、腕/手	足	膝和臀	下背
成型车间	手工	烫熨	10a，14a，15a，16	14a，14b，15a，17a	—	—	—
		整理	9a，9c，10a，10b，11a，11d，11f，11g，14a，14b，15a，15b，16	13，14a，14b，15a，15b，17a，17b，17c，17d	6，8c	6，8c	6，9a，9c
		质检	9a，10a，14a，15a，16	14a，14b，15a，17a	—	—	—
		做包	9a，10a，11a，14a，14b，15a，16	14a，14b，15a，17a，17b，17d	—	—	—
	刷胶工	刷处理剂	2，3，4，5，9a，9b，9c，10a，10b，11a，11b，11c，11e，11g，12，13，14a，14b，15a，15b，16	2，3，12，13，14a，14b，15a，15b，17a，17b，17c，17d	2，3，6，7，8a，8b，8c	1，2，3，6，7，8a，8b，8c	2，3，4，5，6，8a，9a，9b，9c，11g，12
	修边工	修边	9a，9c，10a，10b，14a，14b，15a，16	14a，14b，15a，17a，17b	7	—	9a，9c
	削皮工	削皮	9a，10a，14b，16	14a，15a，15b，17a，17b	—	—	—
	压帮工	压帮	9a，9c，10a，10b，11g，14b，16	14a，14b，15a，15b，17a	6	6	—
	压机工	压平	9a，9c，10a，10b，11c，11g，14a，15a，15b	14a，15a，15b，17a，17b，17c，17d	6	6	6，9a，9c，11c
	针车工	车包	9a，9c，10a，10b，14a，14b，15a，16	14a，15a，15b，17a，17b	7	—	9c
		锤鞋	9a，10a，11a，14a，14b，15a	14a，15a，17b	—	—	—
		打孔	10a，14a，15a，16	14a，15a，17b	—	—	—
		剪保险带	9a，10a，14b，16	14a，15b，17a	6，8c	6，8c	—
		刷处理剂	9a，10a，10b，11c，14b，16	14a，15a，15b，17a	—	—	—
		锁边	9a，10a，10b，14a，14b，15a，16	13，14a，15a，17a	7	—	—
		修边	9a，9c，10a，10b，14a，14b，15a，16	13，14a，15a，15b，17a，17b	7	—	—
		针车	9a，9c，10a，10b，14a，14b，15a，16	13，14a，14b，15a，15b，17a，17b	7	7	—
		组合	9a，10a，14b，16	14a，17a，17b	—	—	—
		做包	14a，15a	13，14a，15a，17b	—	—	—
	整理工	整理	9a，9b，9c，10a，10b，14b，16	14b，15b，17a，17b，17d	—	—	9a，9b，9c

续表

车间	工种	相似接触组（SEG）	危险因素与危险源				
			颈、肩和上背	肘、腕/手	足	膝和臀	下背
成型车间	制底工	擦胶	3，4，9a，9b，9c，10a，10b，11a，11b，11d，11e，11g，13，14a，14b，16	2，3，13，14a，14b，15a，17a，17b，17c	7，8a	7，8a	3，4，9a，9b，9c，11e
		垫鞋垫	10a，10b，14a，15a	14a，15a	6，7	6，7	6
		钉中底	9a，9c，10a，10b，14b，16	14b，17b	—	—	9c
		复底	2，3，4，5，9a，9b，9c，10a，10b，13，14a，14b，15a，16	2，3，13，14a，14b，15a，17a，17b，17c	6	6	3，4，5，6，9a，9c
		上架	2，4，9b，9c，10a，10b，14a，15a，15b	2，14a，15a，15b，17a，17b，17c	8a	8a	8a，9b，9c
		刷处理剂	10a，10b，14a，15a	14a，15a，17a	6	6	6
		压底	10a，10b，11c，14a，15a	3，14a，14b，15a	6，7	6，7	6
	质检工	质检	2，3，5，9a，10a，14a，16	2，3，14a，17a，17c	2，3，7	2，3，7	2，3，5，9a
	字码牌工	检验	10a，10b，14b，15b，16	14b，15b，17a	—	—	—
后处理	技术管理人员	包装	9a，10a，14a，14b	14a，14b，17a	6	6	6，9a
		抛光	9a，10a，14a，14b	14a，14b，17a，17c	6	6	6，9a
		塞鞋撑	9a，10a，14a，14b	14a，14b，17a，17c	6	6	6，9a
		贴标	9a，10a，14a，14b	14a，14b，17a	6	6	6，9a
	刷胶工	擦胶	9a，9b，9c，10a，14a，15a	14a，15a，17a	—	—	9a，9b，9c
鞋面车间	绑鞋带工	绑鞋带	3，4，5，9a，10a，11c，13，14a，15a，15b，16	3，13，14a，15a，15b，17a，17c，17d	3	3	3，4，5，9a，11c
	裁断工	裁断	2，3，4，5，9a，9b，9d，10a，10c，11b，11c，12，13，14a，14b，15a，15b，16	2，3，12，13，14a，14b，15a，15b，17a，17b，17c，17d	1，2，3，6，7，8c	1，2，3，6，7	1，2，3，4，5，6，9a，9b，9d，11c，12
	成型工	贴布	10a，10b，14a	14a，17a	—	—	—
	锤鞋工	锤鞋	9b，9c，10a，10b，11a，11b，11c，14b，15a，15b	14b，15a，15b，17a，17b，17c	—	—	9a，9b，9c，11a，11b
	打孔工	打孔	3，4，5，9a，10a，11c，12，13，14a，15a，15b，16	3，12，13，14a，15a，15b，17a，17c，17d	3，6，7	3，6，7	3，4，5，6，9a，11c，12
	打磨工	打磨	9a，9b，10a，14b，15b	14b，15b，17a，17b，17c	—	—	9a，9b
	高频机工	烙印	2，3，5，9a，10a，11a，11c，12，14a，15a，15b，16	2，3，12，14a，15a，15b，17a，17b，17c，17d	2，3，6	2，3，6	2，3，5，6，9a，11a，11c，12

续表

车间	工种	相似接触组（SEG）	危险因素与危险源				
			颈、肩和上背	肘、腕/手	足	膝和臀	下背
鞋面车间	手工	锤鞋	9a，9b，9c，10a，14b，15a	14b，15a，17a，17b，17c	—	—	9a，9b，9c
		打孔	9a，10a，10b，14b	14b，17a，17b，17c	—	—	9a
		点修补	9a，10a，14b	14b，17b	—	—	9a
		翻鞋面	9a，9b，9c，10a，10b，14a，14b	14b，17a，17b，17c	—	—	9a，9b，9c
		贴布	9a，9c，10a，14a	14a	—	—	9a，9c
		贴合	2，3，5，9a，9b，9c，10a，10b，11g，14a，14b，15a，16	2，3，14a，14b，15a，15b，17a，17b，17c	2，3	2，3	2，3，5，9a，9b，9c，11g
		压衬	2，3，5，9a，10a，14a，15a，15b，16	2，3，14a，15a，15b，17a，17b，17c	2，3，7	2，3，7	2，3，5，9a
		质检	9a，9c，10a，14a	14a	—	—	9a，9c
	刷胶工	擦胶	3，9a，10a，10b，13，14a，14b，15a，15b，16	3，13，14a，14b，15a，15b，17a，17b，17c，17d	3，6，7	3，6，7	3，6，9a
	修边工	修边	2，3，5，9a，10a，11c，13，14a，15a，15b，16	2，3，13，14a，15a，15b，17a，17c，17d	2，3，7	2，3，7	2，3，5，9a，11c
	削皮工	削皮	2，3，5，9a，10a，11a，11g，12，14a，15b	2，3，12，14a，15b，17a，17b，17c	2，3，6，7，8a	2，3，6，7，8a	2，3，5，6，8a，9a，11a，11g，12
	针车工	锁边	2，3，4，5，9a，9b，9c，10a，10b，11c，12，13，14a，14b，15a，15b，16	2，3，12，13，14a，14b，15a，15b，17a，17c，17d	2，3，6，7	2，3，6，7	2，3，6，9a，9b，9c，11c，12
印底车间	贴底工	贴底	9a，10a，10b，12，14a，14b，16	12，14a，14b，17a，17c	6	6	6，9a，12
针车车间	车包工	车包	9a，10a，14a，14b，16	2，14a，14b，17a，17c	7	7	9a
		针车	9a，10a，10b，14a，16	2，14a，14b	—	—	—
		做包	5，9a，10a，13，13，14a，14b，15a，15b，16	2，3，12，13，14a，14b，15a，15b，17a，17b，17c	—	—	5，9a，9c
	锤鞋工	锤鞋	9a，9c，10a，10b，11a，11b，11c，11d，11e，11g，14a，16	2，13，15a，15b，17a，17b	—	—	9a，9c
	打孔工	绑鞋带	9a，10a，10b，11a，14a，16	2，13，15a	—	—	—
		打孔	9a，9c，10a，10b，11a，11b，11c，11e，14a，15a，15b，16	2，13，14a，15a，15b，17a，17b，17c	2，7，8b	2，7，8b	8b，9a，9c
		点修理	9a，10a，10b，14a，15a，15b	14a，15a，15b，17b，17c	2	2	9a
		划线	9a，9c，10a，10b，14a，15b	13，14a，15b	—	—	—

续表

车间	工种	相似接触组（SEG）	危险因素与危险源				
			颈、肩和上背	肘、腕 / 手	足	膝和臀	下背
针车车间	打孔工	刷处理剂	9a，9c，10a，10b，11a，13，14a，15a	13，14a，15a，17a，17b	—	—	9a，9c
		贴标签	9a，9c，10a，14a，15a，15b	14a，15a，15b，17a，17b，17c	2	2	9a，9c
		粘贴	9a，9c，10a，14a，15a，15b	14a，15a，15b，17b，17c	2，7	2，7	9a，9c
		整理	9a，10a，14a，15a	14a，15a，17a，17b	2	2	2，9a
	放鞋垫工	放鞋垫	4，5，9a，9c，10a，10b，13，14a，15b	13，14a，15b	—	—	4，5，9a，9c
	手工	绑鞋带	10a，10b，14b，16	14b	—	—	—
		擦胶	9a，10a，10b，14b	14b	—	—	—
		锤鞋	9a，10a，14a，14b，15a，16	14a，14b，15a，17a，17c	0	0	9a
		打孔	9a，10a，14a	14a，17a，17b，17c	2	2	9a
		点修补	9a，10a，10b，14b，16	14b，17a，17b	—	—	9a，9c
		划线	2，9a，10a，11a，14a，16	2，13，15a	2	2	—
		贴布	9a，9b，9c，10a，10b，14a，16	14a，14b，17a	—	—	9a，9b，9c
		贴合	9a，9b，9c，10a，10b	14b，17a	—	—	9b，9c
		做包	9a，9b，9c，9d，10a，10b，14a，14b，15a，15b，16	14a，14b，15a，15b，17a，17b，17c，17d	2，6，7	2，7	6，9a，9c，9d
	刷胶工	擦胶	9a，9b，10a，10b，11b，14a，15a，15b	14a，15a，15b，17a，17b	6	6	6，9a，9b
	修边工	修边	9a，10a，10b，11c，14a，15a，15b	14a，15a，15b，17a，17b，17c	2	2	2，9a，11c
	针车工	擦胶	9a，10a，13，14a，14b，15a，16	13，14a，14b，15a，15b，17a，17b，17c	6	6	6，9a
		车包	9a，9c，10a，14a，14b，15a，16	2，14a，14b，15a，17a，17c	7	0	9a，9c
		锤鞋	2，3，5，9a，10a，11c，13，14a，15a，15b，16	2，3，13，14a，15a，15b，17a，17c	2，3，7	2，3，7	2，3，5，9a，11c
		打孔	9a，10a，13，14a，14b，15a，15b，16	13，14a，14b，15a，15b，17a，17b，17c	—	—	9a
		划线	5，9a，10a，14a，14b，16	14a，14b，17a，17c	0	0	5，9a
		清洁	9a，10a，14a，14b	14a，14b，15b，17a，17c	6	6	6，9a
		锁边	3，5，9a，10a，12，13，14a，15a，15b	3，12，13，14a，15a，15b，17a，17c	3，6，7	3，6，7	3，5，6，9a，12
		贴布	4，9a，10a，13，14a，15a，16	13，14a，15a，15b，17a，17c	—	—	4，9a
		修边	9a，9c，10a，10b，14a，14b	14a，14b，17a，17c	0	0	9a，9c
		质检	9a，10a，14a，14b	14a，14b，15a，17a	6	6	6，9a
		组合	2，3，4，5，9a，9c，10a，10b，11a，11b，11c，11d，11e，13，14a，14b，15a，15b，16	2，3，13，14a，14b，15a，15b，17a，17b，17c	2，3，6，7，8c	2，3，6，7，8c	2，3，5，9a，9c，11a，11c

续表

车间	工种	相似接触组（SEG）	危险因素与危险源				
			颈、肩和上背	肘、腕 / 手	足	膝和臀	下背
针车车间	整理工	整理	9a，10a，14a，15a，15b	2，14a，15a，15b，17b，17c	—	—	9a
制帮车间	打帮工	打后帮	9a，10a，14a，14b，16	14a，14b，17a，17b，17c	6	6	6，9a
		划线	9a，10a，10b，14a，14b	14a，14b，17a，17c	0	0	9a
		检验	9a，10a，14a，14b，16	14a，14b，17a，17c	0	0	9a
		贴布	9a，10a，14a，14b	14a，14b，17a	0	0	9a
	削皮工	削皮	9a，10a，10b，14a，14b	14a，14b，17a，17c	0	0	9a
	针车工	锁边	9a，10a，10b，14a，14b	14a，14b，17a，17c	0	0	9a
		组合	9a，10a，14a，14b，16	14a，14b，17a，17c	0	0	9a
	制底工	擦胶	9a，10a，14a，14b	14a，14b，17a	—	—	9a
		组合	9a，10a，14a，14b	14a，14b，17a	0	0	9a
制底车间	制底工	擦胶	9a，10a，14a，14b	14a，14b，17a	—	—	9a
		打磨	5，9a，10a，14a，14b	14a，14b，17a，17b，17c	0	0	5，9a
质量管理部门	技术管理人员	质检	9a，9c，10a，10b，14a，14b	14a，14b，17a，17c	6	6	6，9a，9c

注：表中数字代表不同的危险因素或危险源，具体为：1- 工作场所路面不平、倾斜、光滑或无弹性。2- 工作活动或工作物料空间受限。3- 工人或工作活动使用的工具和设备设计不当。4- 工作高度被错误调整。5- 工作座椅设计不舒适或不正确调整。6-（如果站立完成工作）没有可能的坐和休息的位置。7- 易使人疲劳的脚踏工作。8- 完成易疲劳的腿部工作，例如：a. 重复性攀梯、迈步工作；b. 重复性跳跃、持续蹲姿或跪姿工作；c. 经常性单腿支撑身体的工作。9- 完成重复性或持续性工作，背部：a. 轻微前屈；b. 严重前屈；c. 侧弯或轻微扭转；d. 严重扭转。10- 完成重复性或持续性工作，颈部：a. 前屈；b. 侧屈或轻微扭转；c. 严重扭转；d. 背屈（向后伸屈）。11- 腕 / 手部提举负荷，须注意的重要因素：a. 重复性持续提举；b. 负重；c. 抓握困难的操作；d. 提举开始或终止时处于困难负荷位置；e. 超过前臂长度的提举；f. 膝高度以下的提举；g. 肩高度以上的提举。12- 完成重复、持续或不舒适的负荷搬运和推拉活动。13- 完成无支撑单臂前伸或侧伸的持续工作活动。14- 存在下列重复性活动：a. 相似工作活动；b. 舒适伸展距离的相似工作活动。15- 完成重复或持续性的手工活动，须注意的重要因素：a. 工作材料和工具的重量；b. 工作材料和工具的不舒适抓握。16- 对视觉能力有较高要求。17- 用手和前臂完成重复性工作，存在：a. 扭转工作；b. 用力工作；c. 腕 / 手部不舒适姿势；d. 按键或敲键盘。

表 3-4-76　制鞋业不同接触人群 WMSDs 的接触危险等级和身体各部位的接触水平

车间	工种	相似接触组（SEG）	样本量/人	姿势负荷分值/分																		分项负荷分值/分									REBA分值/分			危险等级		
				背			颈			腿			肩			肘			腕/手			负荷/用力			抓握			活动范围								
				最小值	最大值	平均值	最小值	最大值	平均值	最小值	最大值	平均值	最小值	最大值	平均值	最小值	最大值	平均值	最小值	最大值	平均值	最小值	最大值	平均值	最小值	最大值	平均值	最小值	最大值	平均值	最小值	最大值	平均值	最小	最大	平均
裁断车间	搬运工	搬运	8	2	3	2.38	2	2	2	2	2	2	1	3	1.88	1	2	1.25	1	2	1.25	0	0	0	0	0	0	0	1	0.13	3	6	3.88	低	中等	中等
	裁断工	划线	6	2	2	2	1	2	1.83	2	2	2	2	2	2	1	2	1.5	1	2	1.17	0	0	0	0	0	0	0	0	0	2	4	3.5	低	中等	中等
		批皮	40	1	4	2.43	2	3	2.375	1	3	1.73	1	5	2.83	1	2	1.35	1	3	2.125	0	1	0.08	0	1	0.05	0	2	1.05	2	11	5.58	低	很高	中等
	划线工	划线	10	1	3	1.9	2	3	2.7	1	3	2	1	3	1.9	1	2	1.4	1	3	2.2	0	0	0	0	0	0	2	2	2	3	10	6.4	低	高	中等
		贴标	2	2	4	3	3	3	3	2	2	2	1	4	2.5	1	2	1.5	2	3	2.5	0	0	0	0	0	0	2	2	2	6	11	8.5	中等	很高	高
	技术管理人员	切割	3	2	2	2	2	2	2	2	2	2	2	2	2	1	1	1	1	2	1.33	0	1	0.33	0	0	0	0	0	0	3	4	3.33	低	中等	低
	削皮工	削皮	4	2	2	2	2	2	2	1	2	1.5	2	5	2.75	1	1	1	1	3	1.75	0	0	0	0	1	0.5	0	2	1	3	10	5.25	低	高	中等
	印刷工	印刷	2	1	2	1.5	2	2	2	2	2	2	2	2	2	1	2	1.5	1	1	1	0	0	0	0	0	0	0	0	0	2	3	2.5	低	低	低
产品包装车间	包装工	包装	2	4	5	4.5	2	3	2.5	4	4	4	2	6	4	2	2	2	2	2	2	0	0	0	0	0	0	1	2	1.5	10	13	11.5	高	很高	很高
	手工	整理	1	1	1	1	2	2	2	4	4	4	2	2	2	2	2	2	2	2	2	0	0	0	0	0	0	2	2	2	6	6	6	中等	中等	中等
成型车间	绑鞋带工	绑鞋带	1	2	2	2	2	2	2	3	3	3	4	4	4	1	1	1	1	1	1	0	0	0	0	0	0	2	2	2	6	6	6	中等	中等	中等
	包装工	包装	4	1	4	2.5	1	2	1.5	3	4	3.5	3	6	4	1	2	1.5	1	2	1.75	0	0	0	0	0	0	1	3	1.75	5	11	8.5	中等	很高	高
	拨楦工	拨楦头	4	2	3	2.5	2	3	2.75	1	3	2	1	5	3.25	1	2	1.25	2	3	2.5	0	1	0.25	0	0	0	1	2	1.75	5	11	8.25	中等	很高	高
	裁断工	裁断	2	2	5	3.5	2	3	2.5	3	3	3	4	5	4.5	1	2	1.5	2	3	2.5	0	1	0.5	0	0	0	1	2	1.5	9	10	9.5	高	高	高
	成型工	拔钉	1	3	3	3	3	3	3	1	1	1	3	3	3	2	2	2	3	3	3	1	1	1	0	0	0	0	0	0	8	8	8	高	高	高
		拨楦头	3	2	3	2.67	2	3	2.67	1	2	1.67	2	4	3	1	2	1.33	3	3	3	0	2	0.67	0	0	0	0	2	0.67	3	12	7	低	很高	中等
		搬运	2	2	4	3	2	2	2	1	2	1.5	3	3	3	1	1	1	1	3	2	0	3	1.5	0	1	0.5	0	0	0	4	9	6.5	中等	高	中等
		绑鞋带	2	2	2	2	1	2	1.5	1	2	1.5	2	3	2.5	1	2	1.5	1	2	1.5	0	0	0	0	0	0	0	0	0	3	3	3	低	低	低
		包装	3	2	3	2.33	1	3	2	1	2	1.33	3	4	3.33	1	1	1	1	3	2	0	0	0	0	0	0	0	1	0.33	3	4	3.67	低	中等	中等
		拨楦头	1	2	2	2	2	2	2	1	1	1	4	4	4	1	1	1	2	2	2	0	0	0	0	0	0	0	0	0	3	3	3	低	低	低
		擦胶	26	1	4	2.04	1	3	1.81	1	2	1.35	1	4	2.15	1	2	1.12	1	3	1.88	0	1	0.04	0	1	0.04	0	2	0.38	1	6	3.35	可忽略	中等	低

续表

车间	工种	相似接触组（SEG）	样本量/人	姿势负荷分值/分																		分项负荷分值/分									REBA分值/分			危险等级		
				背			颈			腿			肩			肘			腕/手			负荷/用力			抓握			活动范围								
				最小值	最大值	平均值	最小值	最大值	平均值	最小值	最大值	平均值	最小值	最大值	平均值	最小值	最大值	平均值	最小值	最大值	平均值	最小值	最大值	平均值	最小值	最大值	平均值	最小值	最大值	平均值	最小值	最大值	平均值	最小	最大	平均
成型车间	成型工	擦蜡	1	2	2	2	2	2	2	2	2	2	2	2	2	2	2	2	2	2	2	0	0	0	0	0	0	2	2	2	6	6	6	中等	中等	中等
		锤鞋	7	1	3	2	1	3	2	1	2	1.43	2	3	2.29	1	2	1.43	1	3	2	0	1	0.71	0	1	0.14	0	2	0.43	2	9	4.71	低	高	中等
		打钉	1	3	3	3	3	3	3	1	1	1	2	2	2	1	1	1	3	3	3	0	0	0	0	0	0	0	0	0	4	4	4	中等	中等	中等
		打后帮	2	2	3	2.5	1	2	1.5	1	2	1.5	2	3	2.5	1	2	1.5	1	3	2	0	1	0.5	0	1	0.5	0	0	0	2	6	4	低	中等	中等
		打孔	1	3	3	3	2	2	2	3	3	3	4	4	4	2	2	2	2	2	2	1	1	1	0	0	0	2	2	2	10	10	10	高	高	高
		打蜡	1	2	2	2	2	2	2	2	2	2	2	2	2	2	2	2	1	1	1	1	1	1	0	0	0	0	0	0	4	4	4	中等	中等	中等
		打磨	5	2	3	2.6	2	2	2	1	2	1.4	2	3	2.2	1	1	1	2	3	2.4	0	0	0	0	0	0	0	2	1	4	6	4.8	中等	中等	中等
		打砂轮	6	2	4	2.83	2	3	2.33	1	2	1.33	0	3	1.83	1	1	1	1	3	1.5	0	0	0	0	0	0	0	0	0	3	6	4	低	中等	中等
		叠鞋盒	1	2	2	2	2	2	2	1	1	1	1	1	1	1	1	1	2	2	2	0	0	0	0	0	0	2	2	2	5	5	5	中等	中等	中等
		钉中底	1	2	2	2	2	2	2	2	2	2	2	2	2	2	2	2	1	1	1	0	0	0	0	0	0	0	0	0	4	4	4	中等	中等	中等
		放鞋底	2	2	2	2	2	3	2.5	1	1	1	2	4	3	1	1	1	1	3	2	0	0	0	0	0	0	0	2	1	2	6	4	低	中等	中等
		放鞋垫	1	2	2	2	2	2	2	1	1	1	1	1	1	2	2	2	2	2	2	0	0	0	0	0	0	1	1	1	4	4	4	中等	中等	中等
		放楦头	3	1	4	2.33	2	3	2.33	1	1	1	1	3	2.33	1	2	1.33	2	3	2.67	0	0	0	0	0	0	0	2	0.67	3	4	3.67	低	中等	中等
		复底	18	1	4	2.39	1	3	2	1	3	1.72	1	4	2.72	1	2	1.5	1	3	2.06	0	1	0.39	0	1	0.22	0	2	0.89	3	9	5.44	低	高	中等
		挂吊牌	1	2	2	2	1	1	1	2	2	2	2	2	2	1	1	1	1	1	1	0	0	0	0	0	0	0	0	0	2	2	2	低	低	低
		后帮定型	11	1	3	2	1	3	1.91	1	4	2.27	1	4	2.64	1	2	1.36	1	3	1.82	0	1	0.09	0	0	0	0	2	1.09	1	10	5.36	可忽略	高	中等
		划线	3	2	5	3	2	3	2.33	1	2	1.67	2	3	2.33	1	1	1	1	3	2.33	0	0	0	0	1	0.33	0	0	0	3	7	4.67	低	中等	中等
		夹包	5	2	4	3.2	1	2	1.8	1	2	1.2	2	4	2.8	1	2	1.2	1	2	1.8	0	1	0.2	0	0	0	0	2	0.6	4	6	4.6	中等	中等	中等
		夹后帮	2	2	3	2.5	2	2	2	1	1	1	2	2	2	1	2	1.5	1	2	1.5	0	0	0	0	0	0	0	0	0	3	3	3	低	低	低
		夹中帮	4	2	3	2.25	2	3	2.25	1	2	1.5	2	2	2	1	1	1	1	3	2.25	0	1	0.25	0	0	0	0	0	0	3	4	3.5	低	中等	中等
		剪保险带	2	1	3	2	1	2	1.5	1	2	1.5	1	2	1.5	1	2	1.5	1	2	1.5	0	0	0	0	0	0	0	1	0.5	2	5	3.5	低	中等	中等
		拉中帮	4	2	3	2.25	2	2	2	1	1	1	1	3	2.25	1	2	1.25	3	3	3	0	1	0.25	0	0	0	0	0	0	3	4	3.5	低	中等	中等
		抛光	4	2	3	2.25	2	3	2.25	1	2	1.75	2	4	2.5	1	2	1.25	1	3	2	0	0	0	0	0	0	0	0	0	3	6	4.25	低	中等	中等
		喷漆	1	1	1	1	2	2	2	1	1	1	1	1	1	2	2	2	2	2	2	0	0	0	0	0	0	1	1	1	2	2	2	低	低	低

续表

车间	工种	相似接触组（SEG）	样本量/人	姿势负荷分值/分																		分项负荷分值/分									REBA分值/分			危险等级		
				背			颈			腿			肩			肘			腕/手			负荷/用力			抓握			活动范围								
				最小值	最大值	平均值	最小值	最大值	平均值	最小值	最大值	平均值	最小值	最大值	平均值	最小值	最大值	平均值	最小值	最大值	平均值	最小值	最大值	平均值	最小值	最大值	平均值	最小值	最大值	平均值	最小值	最大值	平均值	最小	最大	平均
成型车间	成型工	前帮	1	2	2	2	2	2	2	2	2	2	2	2	2	1	1	1	1	1	1	0	0	0	0	0	0	0	0	0	3	3	3	低	低	低
		清洁	4	2	3	2.25	2	2	2	1	1	1	1	3	2.25	1	2	1.25	1	3	2	0	0	0	0	0	0	0	2	0.5	3	5	3.75	低	中等	中等
		清洗	1	2	2	2	1	1	1	2	2	2	2	2	2	1	1	1	2	2	2	0	0	0	0	0	0	0	0	0	3	3	3	低	低	低
		塞纸	2	2	2	2	1	1	1	1	2	1.5	2	3	2.5	1	1	1	1	2	1.5	0	0	0	0	0	0	0	2	1	2	4	3	低	中等	低
		上架	5	2	3	2.4	2	3	2.2	1	1	1	2	3	2.8	1	1	1	1	3	1.8	0	0	0	0	0	0	0	2	0.6	3	5	4.2	低	中等	中等
		刷处理剂	12	1	4	2.08	1	3	2	1	3	1.75	2	4	2.33	1	2	1.5	1	3	2	0	0	0	0	1	0.08	0	2	0.42	2	11	4.25	低	很高	中等
		贴标	1	3	3	3	2	2	2	1	1	1	3	3	3	1	1	1	2	2	2	0	0	0	0	0	0	0	0	0	4	4	4	中等	中等	中等
		压机	4	2	3	2.5	2	3	2.25	1	3	1.5	1	5	2.75	1	2	1.5	1	3	1.75	0	0	0	0	0	0	0	2	0.5	2	8	4.75	低	高	中等
		整理	7	1	3	2	1	2	1.86	1	2	1.57	2	2	2	1	2	1.14	1	3	1.43	0	0	0	0	1	0.14	0	2	0.29	3	4	3.14	低	中等	低
		质检	2	3	3	3	3	3	3	1	1	1	2	2	2	1	1	1	3	3	3	0	0	0	0	0	0	0	0	0	4	4	4	中等	中等	中等
	锤鞋工	绑鞋带	2	1	2	1.5	1	2	1.5	4	4	4	3	5	4	2	2	2	2	2	2	0	0	0	0	0	0	2	2	2	6	8	7	中等	高	中等
		锤鞋	11	1	4	2.27	1	3	1.82	2	4	3.09	1	4	2.18	1	2	1.91	2	2	2	0	1	0.36	0	0	0	1	2	1.73	4	12	7.82	中等	很高	高
		后帮定型	2	1	2	1.5	2	3	2.5	3	3	3	2	2	2	1	2	1.5	2	2	2	1	1	1	0	0	0	2	2	2	6	9	7.5	中等	高	高
		清洁	1	3	3	3	2	2	2	4	4	4	3	3	3	1	1	1	2	2	2	0	0	0	0	0	0	2	2	2	9	9	9	高	高	高
	打帮工	打后帮	14	1	4	2.36	1	3	2.07	1	4	3.57	2	5	2.93	1	2	1.64	1	3	1.86	0	1	0.21	0	0	0	0	2	1.36	5	11	7.5	中等	很高	高
		后帮定型	1	2	2	2	1	1	1	4	4	4	2	2	2	2	2	2	2	2	2	0	0	0	0	0	0	1	1	1	5	5	5	中等	中等	中等
	打粗工	打粗	13	2	3	2.08	1	3	2	2	2	2	2	3	2.38	1	2	1.23	1	2	1.46	0	1	0.46	0	1	0.15	0	0	0	2	7	4.15	低	中等	中等
		后帮定型	1	2	2	2	2	2	2	2	2	2	3	3	3	1	1	1	2	2	2	1	1	1	1	1	1	0	0	0	5	5	5	中等	中等	中等
		刷处理剂	1	2	2	2	2	2	2	2	2	2	3	3	3	1	1	1	2	2	2	0	0	0	0	0	0	0	0	0	4	4	4	中等	中等	中等
	打钉工	质检	1	1	1	1	1	1	1	4	4	4	3	3	3	2	2	2	2	2	2	1	1	1	0	0	0	2	2	2	8	8	8	高	高	高
	打孔工	打孔	1	3	3	3	3	3	3	3	3	3	4	4	4	1	1	1	2	2	2	1	1	1	0	0	0	2	2	2	10	10	10	高	高	高
	打磨工	打砂轮	1	4	4	4	3	3	3	2	2	2	4	4	4	1	1	1	3	3	3	0	0	0	0	0	0	2	2	2	9	9	9	高	高	高
	放鞋垫工	放鞋垫	5	1	3	1.8	1	2	1.8	2	4	3.2	2	4	3	1	2	1.4	1	2	1.8	0	0	0	0	0	0	2	2	2	5	10	7.2	中等	高	中等
	划线工	划线	3	1	3	1.67	2	2	2	2	3	2.67	2	4	2.67	1	2	1.33	2	2	2	0	1	0.33	0	0	0	1	2	1.67	4	9	6	中等	高	中等

续表

车间	工种	相似接触组（SEG）	样本量/人	姿势负荷分值/分																		分项负荷分值/分									REBA分值/分			危险等级		
				背			颈			腿			肩			肘			腕/手			负荷/用力			抓握			活动范围								
				最小值	最大值	平均值	最小值	最大值	平均值	最小值	最大值	平均值	最小值	最大值	平均值	最小值	最大值	平均值	最小值	最大值	平均值	最小值	最大值	平均值	最小值	最大值	平均值	最小值	最大值	平均值	最小值	最大值	平均值	最小	最大	平均
成型车间	技术管理人员	拨楦头	1	3	3	3	2	2	2	1	1	1	3	3	3	2	2	2	3	3	3	1	1	1	0	0	0	0	0	0	7	7	7	中等	中等	中等
		擦胶	3	2	2	2	1	2	1.67	2	2	2	2	3	2.67	1	2	1.33	1	2	1.33	0	0	0	0	0	0	0	0	0	3	4	3.67	低	中等	中等
		锤鞋	2	2	3	2.5	2	2	2	2	2	2	3	3	3	2	2	2	1	2	1.5	1	1	1	0	0	0	0	0	0	6	7	6.5	中等	中等	中等
		打砂轮	1	2	2	2	2	2	2	2	2	2	3	3	3	1	1	1	2	2	2	0	0	0	0	0	0	0	0	0	4	4	4	中等	中等	中等
		垫鞋垫	1	2	2	2	2	2	2	2	2	2	3	3	3	1	1	1	2	2	2	0	0	0	0	0	0	0	0	0	4	4	4	中等	中等	中等
		钉中底	2	2	3	2.5	2	3	2.5	2	2	2	1	3	2	1	2	1.5	2	3	2.5	0	1	0.5	0	1	0.5	0	0	0	4	9	6.5	中等	高	中等
		后帮定型	1	3	3	3	2	2	2	2	2	2	2	2	2	2	2	2	1	1	1	0	0	0	0	0	0	0	0	0	4	4	4	中等	中等	中等
		夹包	1	2	2	2	2	2	2	2	2	2	3	3	3	2	2	2	1	1	1	0	0	0	0	0	0	0	0	0	4	4	4	中等	中等	中等
		拉中帮	2	1	2	1.5	2	2	2	1	2	1.5	1	3	2	1	2	1.5	2	3	2.5	0	1	0.5	0	1	0.5	0	2	1	3	7	5	低	中等	中等
		抛光	2	2	2	2	2	3	2.5	2	2	2	2	3	2.5	1	1	1	1	2	1.5	0	0	0	0	0	0	0	0	0	3	4	3.5	低	中等	中等
		上架	2	2	2	2	2	2	2	2	2	2	3	3	3	1	2	1.5	1	2	1.5	0	0	0	0	0	0	0	0	0	4	4	4	中等	中等	中等
		上料	1	3	3	3	2	2	2	2	2	2	3	3	3	1	1	1	1	1	1	0	0	0	0	0	0	0	0	0	4	4	4	中等	中等	中等
		刷处理剂	3	2	3	2.33	2	2	2	2	2	2	3	3	3	1	1	1	1	1	1	0	0	0	0	0	0	0	0	0	4	4	4	中等	中等	中等
		贴底	1	3	3	3	2	2	2	2	2	2	2	2	2	2	2	2	2	2	2	1	1	1	1	1	1	0	0	0	7	7	7	中等	中等	中等
	夹帮工	夹包	2	2	2	2	2	2	2	1	1	1	3	3	3	1	1	1	3	3	3	1	1	1	0	1	0.5	2	2	2	6	6	6	中等	中等	中等
	拉帮工	夹中帮	1	3	3	3	3	3	3	3	3	3	4	4	4	2	2	2	2	2	2	1	1	1	0	0	0	1	1	1	10	10	10	高	高	高
		拉中帮	10	2	4	2.9	1	3	2.3	1	4	2.6	2	5	3.5	1	2	1.6	1	3	2	0	1	0.7	0	0	0	0	2	0.7	3	12	7.6	低	很高	高
		组合	5	1	3	2.4	2	3	2.2	1	4	2.6	4	5	4.2	1	2	1.4	1	3	2.2	0	1	0.6	0	0	0	0	2	1	3	11	8	低	很高	高
	抛光工	打磨	1	2	2	2	1	1	1	4	4	4	1	1	1	1	1	1	2	2	2	0	0	0	0	0	0	2	2	2	6	6	6	中等	中等	中等
		抛光	14	1	4	2.14	1	3	2.21	2	4	3.43	1	5	2.71	1	2	1.43	1	3	2.14	0	1	0.07	0	0	0	1	2	1.36	5	12	7.64	中等	很高	高
	配料工	绑鞋带	1	3	3	3	1	1	1	2	2	2	3	3	3	1	1	1	1	1	1	0	0	0	0	0	0	2	2	2	6	6	6	中等	中等	中等
		剪切	1	2	2	2	3	3	3	2	2	2	2	2	2	2	2	2	3	3	3	0	0	0	0	0	0	2	2	2	7	7	7	中等	中等	中等
		配送料	11	1	5	2.45	1	3	1.91	2	3	2.45	1	5	2.73	1	2	1.55	1	3	1.91	0	3	0.45	0	2	0.18	1	2	1.45	4	13	6.82	中等	很高	中等
		质检	2	3	4	3.5	3	3	3	3	3	3	3	3	3	1	1	1	1	3	2	0	0	0	0	0	0	1	2	1.5	9	9	9	高	高	高

续表

车间	工种	相似接触组（SEG）	样本量/人	背 最小值	背 最大值	背 平均值	颈 最小值	颈 最大值	颈 平均值	腿 最小值	腿 最大值	腿 平均值	肩 最小值	肩 最大值	肩 平均值	肘 最小值	肘 最大值	肘 平均值	腕/手 最小值	腕/手 最大值	腕/手 平均值	负荷/用力 最小值	负荷/用力 最大值	负荷/用力 平均值	抓握 最小值	抓握 最大值	抓握 平均值	活动范围 最小值	活动范围 最大值	活动范围 平均值	REBA分值/分 最小值	REBA分值/分 最大值	REBA分值/分 平均值	危险等级 最小	危险等级 最大	危险等级 平均
成型车间	喷漆工	喷漆	1	3	3	3	2	2	2	3	3	3	5	5	5	1	1	1	2	2	2	0	0	0	0	0	0	2	2	2	12	12	12	很高	很高	很高
	清洗工	清洗	10	1	4	2.3	2	3	2.5	1	3	1.7	2	5	2.9	1	2	1.2	1	3	2.3	0	1	0.4	0	0	0	1	2	1.6	3	12	6.7	低	很高	中等
	塞纸工	塞纸	8	1	3	2	1	3	1.88	1	4	3.125	2	4	2.75	1	2	1.5	1	3	2.13	0	0	0	0	0	0	1	2	1.88	4	10	6.75	中等	高	中等
	砂轮工	打磨	3	3	4	3.67	3	3	3	2	2	2	2	3	2.67	1	2	1.67	2	2	2	0	0	0	0	0	0	2	2	2	8	11	10	高	很高	高
		打砂轮	6	1	4	2.5	1	3	2	2	4	2.83	2	4	3.17	1	1	1	1	3	2	0	0	0	0	0	0	2	2	2	4	10	7.17	中等	高	中等
		清洗	2	1	1	1	1	2	1.5	2	4	3	1	2	1.5	1	1	1	2	2	2	0	0	0	0	0	0	2	2	2	4	6	5	中等	中等	中等
	手工	拔钉	1	3	3	3	2	2	2	4	4	4	3	3	3	2	2	2	2	2	2	0	0	0	0	0	0	1	1	1	10	10	10	高	高	高
		绑鞋带	1	1	1	1	1	1	1	2	2	2	2	2	2	2	2	2	2	2	2	0	0	0	0	0	0	2	2	2	4	4	4	中等	中等	中等
		包装	1	3	3	3	2	2	2	4	4	4	4	4	4	2	2	2	1	1	1	0	0	0	0	0	0	2	2	2	9	9	9	高	高	高
		锤鞋	5	1	4	2.6	1	3	2	2	2	2	2	5	3	1	2	1.8	1	3	2	0	1	0.8	0	0	0	2	2	2	5	12	8	中等	很高	高
		打孔	2	1	2	1.5	2	2	2	1	2	1.5	2	3	2.5	2	2	2	2	3	2.5	1	1	1	0	0	0	1	2	1.5	4	8	6	中等	高	中等
		点修补	4	1	3	2.25	1	2	1.5	2	3	2.5	1	4	3	2	2	2	2	3	2.25	0	0	0	0	0	0	1	2	1.75	4	9	6.75	中等	高	中等
		翻鞋面	1	2	2	2	2	2	2	2	2	2	1	1	1	2	2	2	2	2	2	0	0	0	0	0	0	2	2	2	6	6	6	中等	中等	中等
		后帮定型	1	2	2	2	2	2	2	3	3	3	6	6	6	2	2	2	2	2	2	0	0	0	0	0	0	1	1	1	10	10	10	高	高	高
		清洁	1	3	3	3	2	2	2	3	3	3	3	3	3	2	2	2	2	2	2	0	0	0	0	0	0	2	2	2	10	10	10	高	高	高
		塞鞋撑	2	2	3	2.5	2	2	2	3	4	3.5	4	4	4	2	2	2	1	2	1.5	0	0	0	0	0	0	1	2	1.5	8	8	8	高	高	高
		上架	1	2	2	2	2	2	2	4	4	4	3	3	3	1	1	1	2	2	2	0	0	0	0	0	0	1	1	1	7	7	7	中等	中等	中等
		烫熨	1	1	1	1	1	1	1	2	2	2	0	0	0	2	2	2	3	3	3	0	0	0	0	0	0	2	2	2	7	7	7	中等	中等	中等
		整理	16	1	4	2.44	1	3	2.19	2	4	2.38	1	6	3.25	1	2	1.94	1	3	2	0	1	0.13	0	0	0	1	2	1.69	4	12	7.63	中等	很高	高
		质检	1	4	4	4	2	2	2	3	3	3	3	3	3	2	2	2	2	2	2	0	0	0	0	0	0	1	1	1	10	10	10	高	高	高
		做包	3	1	1	1	1	1	1	2	2	2	1	1	1	2	2	2	1	1	1	1	1	1	0	0	0	2	2	2	4	4	4	中等	中等	中等
	刷胶工	刷处理剂	56	1	4	2.23	1	3	2	1	4	2.54	0	6	2.84	1	2	1.55	1	3	2.16	0	2	0.05	0	0	0	0	2	1.79	2	12	7.02	低	很高	中等
	修边工	修边	5	1	3	2.2	1	3	1.8	2	2	2	1	3	2	1	2	1.8	2	3	2.2	0	0	0	0	0	0	2	2	2	4	8	5.6	中等	高	中等
	削皮工	削皮	2	1	1	1	2	3	2.5	2	2	2	1	1	1	2	2	2	2	2	2	0	0	0	0	0	0	1	2	1.5	3	5	4	低	中等	中等
	压帮工	压帮	3	2	4	3	2	3	2.67	4	4	4	4	4	4	1	2	1.33	1	1	1	0	0	0	0	0	0	1	2	1.33	8	10	9	高	高	高

注：表头分组——姿势负荷分值/分：背、颈、腿、肩、肘、腕/手；分项负荷分值/分：负荷/用力、抓握、活动范围。

续表

车间	工种	相似接触组（SEG）	样本量/人	姿势负荷分值/分																		分项负荷分值/分									REBA分值/分			危险等级		
				背			颈			腿			肩			肘			腕/手			负荷/用力			抓握			活动范围								
				最小值	最大值	平均值	最小值	最大值	平均值	最小值	最大值	平均值	最小值	最大值	平均值	最小值	最大值	平均值	最小值	最大值	平均值	最小值	最大值	平均值	最小值	最大值	平均值	最小值	最大值	平均值	最小值	最大值	平均值	最小	最大	平均
成型车间	压机工	压平	4	2	3	2.75	1	2	1.25	2	3	2.5	3	3	3	1	2	1.75	1	2	1.5	0	1	0.25	0	0	0	1	1	1	5	7	5.75	中等	中等	中等
	针车工	车包	7	1	2	1.29	1	2	1.86	2	3	2.29	0	3	1.43	2	2	2	2	2	2	0	1	0.14	0	0	0	2	2	2	4	8	5.43	中等	高	中等
		锤鞋	2	1	1	1	1	2	1.5	2	2	2	1	2	1.5	1	2	1.5	1	2	1.5	1	1	1	0	0	0	2	2	2	4	5	4.5	中等	中等	中等
		打孔	1	1	1	1	1	1	1	2	2	2	2	2	2	2	2	2	2	2	2	1	1	1	0	0	0	2	2	2	5	5	5	中等	中等	中等
		剪保险带	1	1	1	1	1	1	1	4	4	4	1	1	1	2	2	2	2	2	2	0	0	0	0	0	0	2	2	2	6	6	6	中等	中等	中等
		刷处理剂	1	1	1	1	2	2	2	2	2	2	2	2	2	2	2	2	2	2	2	0	0	0	0	0	0	2	2	2	4	4	4	中等	中等	中等
		锁边	3	1	1	1	1	2	1.67	2	3	2.33	1	2	1.33	2	2	2	1	2	1.67	0	0	0	0	0	0	2	2	2	3	5	4	低	中等	中等
		修边	5	1	2	1.4	1	2	1.8	2	3	2.4	2	4	2.8	2	2	2	2	2	2	0	0	0	0	0	0	1	2	1.8	4	7	5	中等	中等	中等
		针车	16	1	4	1.56	1	3	1.8125	2	3	2.5	1	3	2.19	2	2	2	2	3	2.13	0	0	0	0	0	0	1	2	1.94	4	9	5.94	中等	高	中等
		组合	1	3	3	3	3	3	3	2	2	2	3	3	3	2	2	2	3	3	3	0	0	0	0	0	0	2	2	2	10	10	10	高	高	高
		做包	1	1	1	1	1	1	1	2	2	2	2	2	2	2	2	2	2	2	2	0	0	0	0	0	0	2	2	2	4	4	4	中等	中等	中等
	整理工	整理	7	2	4	2.71	2	3	2.57	2	3	2.86	2	4	2.43	1	2	1.71	1	3	2.29	0	1	0.29	0	0	0	0	2	1.57	6	12	8.43	中等	很高	高
	制底工	擦胶	5	2	4	2.8	2	3	2.6	1	3	1.4	1	4	2.4	1	1	1	2	3	2.8	0	0	0	0	0	0	2	2	2	5	9	6.8	中等	高	中等
		垫鞋垫	1	1	1	1	3	3	3	4	4	4	2	2	2	1	1	1	2	2	2	0	0	0	0	0	0	2	2	2	8	8	8	高	高	高
		钉中底	1	3	3	3	3	3	3	4	4	4	2	2	2	1	1	1	2	2	2	1	1	1	0	0	0	1	1	1	10	10	10	高	高	高
		复底	10	1	4	2.5	1	3	2	1	3	1.8	2	4	2.8	1	2	1.6	1	3	2.1	0	1	0.2	0	0	0	0	2	1.5	2	12	6.2	低	很高	中等
		上架	1	5	5	5	3	3	3	3	3	3	2	2	2	1	1	1	2	2	2	0	0	0	0	0	0	0	0	0	9	9	9	高	高	高
		刷处理剂	2	1	3	2	2	2	2	3	3	3	2	3	2.5	1	2	1.5	2	3	2.5	0	0	0	0	0	0	0	2	1	5	6	5.5	中等	中等	中等
		压底	2	2	2	2	3	3	3	4	4	4	2	3	2.5	1	1	1	2	2	2	0	0	0	0	0	0	1	2	1.5	8	9	8.5	高	高	高
	质检工	质检	2	2	2	2	2	2	2	2	2	2	1	2	1.5	1	1	1	3	3	3	0	0	0	0	0	0	2	2	2	6	6	6	中等	中等	中等
	字码牌工	检验	1	1	1	1	3	3	3	3	3	3	1	1	1	2	2	2	3	3	3	0	0	0	0	0	0	2	2	2	6	6	6	中等	中等	中等

续表

车间	工种	相似接触组(SEG)	样本量/人	姿势负荷分值/分 背			颈			腿			肩			肘			腕/手			分项负荷分值/分 负荷/用力			抓握			活动范围			REBA分值/分			危险等级		
				最小值	最大值	平均值	最小值	最大值	平均值	最小值	最大值	平均值	最小值	最大值	平均值	最小值	最大值	平均值	最小值	最大值	平均值	最小值	最大值	平均值	最小值	最大值	平均值	最小值	最大值	平均值	最小值	最大值	平均值	最小	最大	平均
后处理	技术管理人员	包装	1	2	2	2	2	2	2	2	2	2	2	2	2	1	1	1	2	2	2	0	0	0	0	0	0	0	0	0	4	4	4	中等	中等	中等
		抛光	1	2	2	2	2	2	2	2	2	2	2	2	2	2	2	2	3	3	3	0	0	0	0	0	0	0	0	0	4	4	4	中等	中等	中等
		塞鞋撑	1	2	2	2	2	2	2	2	2	2	2	2	2	1	1	1	1	1	1	0	0	0	0	0	0	0	0	0	3	3	3	低	低	低
		贴标	1	2	2	2	2	2	2	2	2	2	3	3	3	2	2	2	2	2	2	0	0	0	0	0	0	0	0	0	5	5	5	中等	中等	中等
	刷胶工	擦胶	1	4	4	4	3	3	3	2	2	2	5	5	5	1	1	1	3	3	3	0	0	0	0	0	0	2	2	2	12	12	12	很高	很高	很高
鞋面车间	绑鞋带工	绑鞋带	2	1	1	1	2	2	2	1	1	1	1	1	1	1	1	1	2	2	2	0	0	0	0	0	0	2	2	2	3	3	3	低	低	低
	裁断工	裁断	15	1	2	1.67	1	2	1.93	1	2	1.4	1	4	2.33	1	2	1.27	1	3	1.87	0	1	0.2	0	2	0.33	0	2	0.93	2	7	4.13	低	中等	中等
	成型工	贴布	1	4	4	4	3	3	3	2	2	2	5	5	5	1	1	1	3	3	3	0	0	0	0	0	0	2	2	2	12	12	12	很高	很高	很高
	锤鞋工	锤鞋	3	3	4	3.67	3	3	3	2	3	2.33	5	5	5	1	1	1	3	3	3	1	1	1	0	0	0	2	3	2.67	12	13	12.67	很高	很高	很高
	打孔工	打孔	2	1	1	1	1	2	1.5	1	1	1	1	1	1	1	1	1	2	2	2	0	0	0	0	0	0	2	2	2	3	3	3	低	低	低
	打磨工	打磨	1	4	4	4	3	3	3	2	2	2	4	4	4	1	1	1	3	3	3	1	1	1	0	0	0	2	2	2	10	10	10	高	高	高
	高频机工	烙印	3	1	2	1.67	2	2	2	1	2	1.33	1	3	1.67	1	2	1.33	2	2	2	0	0	0	0	0	0	2	2	2	3	6	5	低	中等	中等
	手工	锤鞋	3	3	4	3.67	2	3	2.67	2	2	2	4	4	4	1	1	1	2	3	2.67	0	1	0.67	0	0	0	2	3	2.33	9	10	9.33	高	高	高
		打孔	1	4	4	4	3	3	3	2	2	2	4	4	4	1	1	1	3	3	3	1	1	1	0	0	0	2	2	2	10	10	10	高	高	高
		点修补	1	3	3	3	3	3	3	2	2	2	4	4	4	1	1	1	3	3	3	1	1	1	0	0	0	2	2	2	9	9	9	高	高	高
		翻鞋面	1	4	4	4	3	3	3	2	2	2	4	4	4	1	1	1	3	3	3	0	0	0	0	0	0	2	2	2	9	9	9	高	高	高
		贴布	4	3	4	3.25	3	3	3	2	2	2	4	4	4	1	1	1	3	3	3	0	0	0	0	0	0	2	2	2	8	9	8.25	高	高	高
		贴合	15	2	4	3.13	2	3	2.87	1	3	2.2	2	5	3.93	1	1	1	2	3	2.87	0	1	0.07	0	0	0	1	2	1.93	4	12	8.47	中等	很高	高
		压衬	2	1	2	1.5	2	2	2	1	2	1.5	1	1	1	1	1	1	2	2	2	0	0	0	0	0	0	2	2	2	3	6	4.5	低	中等	中等
		质检	1	3	3	3	3	3	3	2	2	2	4	4	4	1	1	1	2	2	2	0	0	0	0	0	0	2	2	2	8	8	8	高	高	高
	刷胶工	擦胶	7	1	4	2.57	1	3	2.29	1	3	1.86	3	5	4.29	1	2	1.29	2	3	2.71	0	0	0	0	0	0	2	2	2	5	12	9.14	中等	很高	高
	修边工	修边	2	2	2	2	1	2	1.5	1	1	1	2	2	2	1	1	1	2	2	2	0	0	0	0	0	0	2	2	2	4	5	4.5	中等	中等	中等
	削皮工	削皮	4	1	2	1.75	1	2	1.75	1	1	1	1	2	1.5	1	1	1	2	2	2	0	0	0	0	0	0	1	2	1.75	3	5	4.25	低	中等	中等
	针车工	锁边	18	1	4	2.61	1	3	2.28	1	2	1.56	1	4	3.22	1	2	1.17	2	3	2.56	0	0	0	0	2	0.28	1	2	1.89	2	9	6.33	低	高	中等
印底车间	贴底工	贴底	13	2	2	2	1	2	1.54	2	2	2	1	4	2.23	1	2	1.08	1	1	1	0	0	0	0	1	0.08	0	0	0	2	4	2.85	低	中等	低

续表

车间	工种	相似接触组（SEG）	样本量/人	姿势负荷分值/分																		分项负荷分值/分									REBA分值/分			危险等级		
				背			颈			腿			肩			肘			腕/手			负荷/用力			抓握			活动范围								
				最小值	最大值	平均值	最小值	最大值	平均值	最小值	最大值	平均值	最小值	最大值	平均值	最小值	最大值	平均值	最小值	最大值	平均值	最小值	最大值	平均值	最小值	最大值	平均值	最小值	最大值	平均值	最小值	最大值	平均值	最小	最大	平均
针车车间	车包工	车包	4	2	2	2	2	2	2	1	2	1.25	2	2	2	2	2	2	1	3	2.25	0	0	0	0	0	0	0	0	0	3	4	3.25	低	中等	低
		针车	1	2	2	2	3	3	3	1	1	1	2	2	2	2	2	2	3	3	3	0	0	0	0	0	0	0	0	0	4	4	4	中等	中等	中等
		做包	10	1	2	1.6	1	2	1.5	1	2	1.2	1	3	1.9	1	2	1.3	2	3	2.1	0	1	0.1	0	1	0.4	0	2	1.6	2	6	3.9	低	中等	中等
	锤鞋工	锤鞋	3	2	3	2.67	2	3	2.67	3	3	3	4	5	4.33	2	2	2	1	2	1.67	1	2	1.67	0	0	0	1	2	1.67	9	12	10.33	高	很高	高
	打孔工	绑鞋带	1	2	2	2	2	2	2	3	3	3	4	4	4	1	1	1	2	2	2	0	0	0	0	0	0	1	1	1	5	5	5	中等	中等	中等
		打孔	6	1	3	2.17	2	3	2.33	1	3	2.17	1	4	2.17	1	2	1.33	1	2	1.83	0	3	1	0	0	0	0	2	1	4	10	6.33	中等	高	中等
		点修理	1	1	1	1	3	3	3	2	2	2	2	2	2	1	1	1	1	1	1	1	1	1	0	0	0	0	0	0	3	3	3	低	低	低
		划线	1	2	2	2	2	2	2	1	1	1	2	2	2	1	1	1	1	1	1	0	0	0	0	0	0	2	2	2	4	4	4	中等	中等	中等
		刷处理剂	2	2	2	2	2	2	2	1	3	2	1	4	2.5	1	1	1	2	2	2	0	0	0	0	0	0	2	2	2	5	6	5.5	中等	中等	中等
		贴标签	1	2	2	2	2	2	2	2	2	2	2	2	2	1	1	1	2	2	2	1	1	1	0	0	0	1	1	1	5	5	5	中等	中等	中等
		粘贴	1	1	1	1	2	2	2	2	2	2	2	2	2	1	1	1	1	1	1	1	1	1	0	0	0	1	1	1	3	3	3	低	低	低
		整理	1	2	2	2	2	2	2	2	2	2	3	3	3	1	1	1	2	2	2	0	0	0	0	0	0	1	1	1	5	5	5	中等	中等	中等
	放鞋垫工	放鞋垫	1	3	3	3	3	3	3	1	1	1	3	3	3	1	1	1	2	2	2	0	0	0	0	0	0	2	2	2	6	6	6	中等	中等	中等
	手工	绑鞋带	1	1	1	1	3	3	3	2	2	2	2	2	2	2	2	2	3	3	3	0	0	0	0	0	0	2	2	2	5	5	5	中等	中等	中等
		擦胶	1	3	3	3	3	3	3	2	2	2	3	3	3	2	2	2	1	1	1	0	0	0	0	0	0	2	2	2	9	9	9	高	高	高
		锤鞋	3	2	2	2	2	2	2	1	2	1.33	2	2	2	1	2	1.33	1	2	1.67	0	1	0.67	0	0	0	0	0	0	4	4	4	中等	中等	中等
		打孔	1	1	1	1	2	2	2	3	3	3	0	0	0	1	1	1	3	3	3	1	1	1	0	0	0	1	1	1	5	5	5	中等	中等	中等
		点修补	1	3	3	3	3	3	3	2	2	2	4	4	4	1	1	1	2	2	2	0	0	0	0	0	0	2	2	2	8	8	8	高	高	高
		划线	1	1	1	1	2	2	2	3	3	3	4	4	4	1	1	1	1	1	1	0	0	0	0	0	0	2	2	2	5	5	5	中等	中等	中等
		贴布	4	2	4	2.75	2	3	2.25	1	2	1.25	2	3	2.5	1	2	1.25	2	3	2.75	0	0	0	0	0	0	0	2	0.5	3	11	5.25	低	很高	中等
		做包	14	1	3	2.14	2	3	2.43	1	3	2	2	4	2.86	1	2	1.64	1	3	2.07	0	1	0.21	0	0	0	0	2	1.5	2	10	6.64	低	高	中等
	刷胶工	擦胶	6	1	4	1.83	1	3	2.33	1	4	3	2	4	2.5	1	2	1.83	1	2	1.83	0	1	0.17	0	0	0	1	2	1.83	4	12	7	中等	很高	中等
	修边工	修边	2	1	2	1.5	3	3	3	3	3	3	2	3	2.5	1	1	1	1	3	2	1	1	1	0	0	0	1	1	1	7	8	7.5	中等	高	高

续表

车间	工种	相似接触组（SEG）	样本量/人	姿势负荷分值/分：背			颈			腿			肩			肘			腕/手			分项负荷分值/分：负荷/用力			抓握			活动范围			REBA分值/分			危险等级		
				最小值	最大值	平均值	最小值	最大值	平均值	最小值	最大值	平均值	最小值	最大值	平均值	最小值	最大值	平均值	最小值	最大值	平均值	最小值	最大值	平均值	最小值	最大值	平均值	最小值	最大值	平均值	最小值	最大值	平均值	最小	最大	平均
针车车间	针车工	擦胶	4	2	2	2	2	2	2	1	2	1.75	2	2	2	1	1	1	1	3	1.5	0	0	0	0	1	0.25	0	2	0.5	3	5	3.5	低	中等	中等
		车包	3	2	2	2	2	3	2.33	2	3	2.67	2	2	2	2	2	2	1	2	1.67	0	0	0	0	0	0	0	2	1.33	4	8	6	中等	高	中等
		锤鞋	1	2	2	2	2	2	2	3	3	3	2	2	2	2	2	2	3	3	3	0	0	0	0	0	0	2	2	2	7	7	7	中等	中等	中等
		打孔	4	1	2	1.75	1	2	1.75	1	2	1.5	1	2	1.5	1	2	1.75	1	3	1.75	0	1	0.75	0	1	0.25	0	2	1	4	6	4.75	中等	中等	中等
		划线	4	1	2	1.5	2	2	2	2	2	2	2	2	2	1	2	1.25	1	1	1	0	0	0	0	0	0	0	0	0	1	3	2.25	可忽略	低	低
		清洁	1	2	2	2	2	2	2	2	2	2	2	2	2	1	1	1	1	1	1	0	0	0	0	0	0	0	0	0	3	3	3	低	低	低
		锁边	2	1	1	1	2	2	2	1	1	1	1	1	1	1	1	1	2	3	2.5	0	0	0	0	0	0	2	2	2	3	3	3	低	低	低
		贴布	4	2	2	2	2	2	2	1	1	1	0	3	1.75	1	1	1	2	3	2.5	0	0	0	0	1	0.25	2	2	2	5	7	5.5	中等	中等	中等
		修边	1	2	2	2	2	2	2	2	2	2	2	2	2	2	2	2	1	1	1	0	0	0	0	0	0	0	0	0	4	4	4	中等	中等	中等
		质检	2	2	2	2	2	2	2	1	2	1.5	2	2	2	1	1	1	1	3	2	0	1	0.5	0	0	0	0	0	0	3	4	3.5	低	中等	中等
		组合	58	1	4	1.78	1	3	2.03	1	3	1.59	1	6	2.1	1	2	1.45	1	3	2.12	0	3	0.22	0	1	0.07	0	2	1.09	1	10	4.6	可忽略	高	中等
	整理工	整理	1	2	2	2	2	2	2	2	2	2	1	1	1	2	2	2	3	3	3	1	1	1	0	0	0	1	1	1	5	5	5	中等	中等	中等
制帮车间	打帮工	打后帮	10	2	3	2.3	1	3	2.1	2	2	2	2	3	2.6	1	2	1.7	1	2	1.7	0	1	0.5	0	1	0.3	0	0	0	3	7	5.2	低	中等	中等
		划线	1	2	2	2	2	2	2	2	2	2	2	2	2	1	1	1	1	1	1	0	0	0	0	0	0	0	0	0	3	3	3	低	低	低
		检验	1	3	3	3	3	3	3	2	2	2	3	3	3	2	2	2	1	1	1	0	0	0	0	0	0	0	0	0	7	7	7	中等	中等	中等
		贴布	1	2	2	2	3	3	3	2	2	2	2	2	2	1	1	1	2	2	2	0	0	0	0	0	0	0	0	0	4	4	4	中等	中等	中等
	削皮工	削皮	2	2	2	2	2	2	2	2	2	2	3	3	3	2	2	2	1	2	1.5	0	1	0.5	0	0	0	0	0	0	4	6	5	中等	中等	中等
	针车工	锁边	2	2	2	2	2	2	2	2	2	2	2	3	2.5	2	2	2	1	2	1.5	0	0	0	0	0	0	0	0	0	4	5	4.5	中等	中等	中等
		组合	3	2	2	2	2	2	2	2	2	2	2	3	2.33	1	2	1.67	1	2	1.33	0	0	0	0	1	0.33	0	0	0	3	4	3.67	低	中等	中等
	制底工	擦胶	1	2	2	2	2	2	2	1	1	1	4	4	4	1	1	1	3	3	3	0	0	0	0	0	0	2	2	2	5	5	5	中等	中等	中等
		组合	1	3	3	3	3	3	3	1	1	1	2	2	2	1	1	1	3	3	3	0	0	0	0	0	0	2	2	2	6	6	6	中等	中等	中等
制底车间	制底工	擦胶	3	3	4	3.33	2	3	2.67	2	2	2	4	4	4	1	1	1	3	3	3	0	0	0	0	0	0	2	2	2	6	9	7.67	中等	高	高
		打磨	3	2	3	2.67	2	2	2	1	1	1	2	4	2.67	1	2	1.67	3	3	3	0	0	0	0	0	0	2	2	2	5	7	6	中等	中等	中等
质量管理部门	技术管理人员	质检	8	2	3	2.75	2	3	2.63	2	3	2.5	2	5	4	1	2	1.13	2	3	2.63	0	0	0	0	0	0	0	2	1.5	4	12	8.88	中等	很高	高

表 3-4-77 制鞋业不同车间、工种人群身体九个部位 WMSDs 的发生数、发生率和 *OR*

车间	工种	人数/人	不分部位			颈			肩			上背			下背		
			n/人	发生率%	*OR*（95%*CI*）	*n*/人	发生率%	*OR*（95%*CI*）	*n*/人	发生率%	*OR*（95%*CI*）	*n*/人	发生率%	*OR*（95%*CI*）	*n*/人	发生率%	*OR*（95%*CI*）
裁断	裁剪工	336	148	44	1.390*（1.117～1.730）	95	28.3	1.326*（1.041～1.688）	79	23.5	1.392*（1.077～1.800）	41	12.2	1.037（0.744～1.445）	33	9.8	0.731（0.508～1.052）
仓储部	操作工	29	8	27.6	0.673（0.298～1.521）	5	17.2	0.701（0.267～1.839）	7	24.1	1.441（0.615～3.378）	1	3.4	—	4	13.8	—
产品包装车间	包装工	2	0	0	—	0	0	—	0	0	—	0	0	—	0	0	—
成型线	包装工	3	0	0	—	0	0	—	0	0	—	0	0	—	0	0	—
成型	裁剪工	201	55	27.4	0.665*（0.486～0.909）	28	13.9	0.544*（0.364～0.813）	30	14.9	0.795（0.538～1.175）	17	8.5	0.689（0.418～1.136）	19	9.5	0.701（0.436～1.128）
	操作工	1	1	100	—	1	100	—	1	100	—	1	100	—	1	100	—
	成型操作工	1 796	687	38.3	1.094（0.987～1.213）	416	23.2	1.014（0.901～1.142）	364	20.3	1.151*（1.016～1.304）	251	14	1.212*（1.048～1.402）	233	13	1.000（0.862～1.160）
	鞋面操作工	40	1	2.5	—	1	2.5	—	1	2.5	—	1	2.5	—	1	2.5	—
	针车工	34	5	14.7	0.305*（0.118～0.789）	4	11.8	—	4	11.8	—	5	14.7	1.286（0.497～3.328）	4	11.8	—
	制底操作工	45	3	6.7	—	2	4.4	—	1	2.2	—	2	4.4	—	3	6.7	—
	合计	2 117	752	35.5	0.973（0.883～1.072）	452	21.4	0.913（0.815～1.023）	401	18.9	1.058（0.939～1.192）	277	13.1	1.123（0.977～1.291）	261	12.3	0.944（0.820～1.087）
电绣	电绣操作工	8	5	62.5	2.944（0.703～12.326）	3	37.5	—	3	37.5	—	2	25	—	2	25	—
二分厂	包装工	5	3	60	—	1	20	—	1	20	—	0	0	—	1	20	—
	打砂工	3	1	33.3	—	1	33.3	—	0	0	—	0	0	—	1	33.3	—
	领料工	8	2	25	—	2	25	—	2	25	—	0	0	—	0	0	—
	抛光工	13	8	61.5	2.826（0.924～8.645）	8	61.5	5.381*（1.759～16.464）	5	38.5	2.831（0.925～8.663）	4	30.8	—	6	46.2	5.752*（1.930～17.14）
	普工	74	27	36.5	1.015（0.631～1.632）	22	29.7	1.423（0.863～2.347）	18	24.3	1.456（0.854～2.482）	5	6.8	0.540（0.217～1.341）	13	17.6	1.430（0.784～2.609）
	刷胶工	8	2	25	—	0	0	—	2	25	—	1	12.5	—	0	0	—
	压机工	1	0	0	—	0	0	—	0	0	—	0	0	—	0	0	—
	制帮操作工	8	3	37.5	—	3	37.5	—	1	12.5	—	2	25	—	1	12.5	—
	制底操作工	7	4	57.1	—	4	57.1	—	2	28.6	—	2	28.6	—	0	0	—
	合计	127	50	39.4	1.147（0.802～1.641）	41	32.3	1.603*（1.102～2.332）	31	24.4	1.463（0.973～2.200）	14	11	0.924（0.529～1.615）	22	17.3	1.406（0.885～2.234）

续表

车间	工种	人数/人	不分部位			颈			肩			上背			下背		
			n/人	发生率%	OR（95%CI）	n/人	发生率%	OR（95%CI）	n/人	发生率%	OR（95%CI）	n/人	发生率%	OR（95%CI）	n/人	发生率%	OR（95%CI）
发泡鞋半成品	修剪工	25	9	36	0.994（0.439～2.252）	2	8	—	4	16	—	1	4	—	2	8	—
	注塑工	2	0	0	—	0	0	—	0	0	—	0	0	—	0	0	—
	合计	27	9	33.3	0.883（0.396～1.967）	2	7.4	—	4	14.8	—	1	3.7	—	2	7.4	—
发泡鞋成品	泡胶工	84	26	31	0.792（0.498～1.260）	12	14.3	0.561（0.304～1.035）	16	19	1.066（0.617～1.842）	10	11.9	1.008（0.519～1.956）	4	4.8	—
	照射操作工	63	10	15.9	0.333*（0.169～0.655）	4	6.3	—	4	6.3	—	2	3.2	—	6	9.5	0.706（0.304～1.640）
	合计	147	36	24.5	0.573*（0.393～0.836）	16	10.9	0.411*（0.244～0.692）	20	13.6	0.713（0.444～1.145）	12	8.2	0.663（0.366～1.200）	10	6.8	0.490*（0.257～0.933）
高周波	高周波操作工	12	7	58.3	2.473（0.784～7.797）	7	58.3	4.708*（1.493～14.847）	2	16.7	—	0	0	—	3	25	—
化工部	碎料工	26	10	38.5	1.104（0.501～2.435）	5	19.2	0.801（0.302～2.126）	6	23.1	1.359（0.545～3.389）	4	15.4	—	1	3.8	—
硫化鞋生产	加工	1	0	0	—	0	0	—	0	0	—	0	0	—	0	0	—
内制加工车间	内制加工操作工	10	4	40	—	0	0	—	1	10	—	1	10	—	1	10	—
球杆	包覆工	21	1	4.8	—	1	4.8	—	0	0	—	1	4.8	—	0	0	—
	操作工	9	0	0	—	0	0	—	0	0	—	0	0	—	0	0	—
	成型操作工	14	0	0	—	0	0	—	0	0	—	0	0	—	0	0	—
	含浸工	2	0	0	—	0	0	—	0	0	—	0	0	—	0	0	—
	喷漆工	13	0	0	—	0	0	—	0	0	—	0	0	—	0	0	—
	喷砂工	1	0	0	—	0	0	—	0	0	—	0	0	—	0	0	—
	研磨工	16	0	0	—	0	0	—	0	0	—	0	0	—	0	0	—
	合计	76	1	1.3	—	1	1.3	—	0	0	—	1	1.3	—	0	0	—
三分厂	包装工	1	1	100	—	0	0	—	0	0	—	0	0	—	0	0	—
	车包工	23	6	26.1	0.623（0.245～1.581）	6	26.1	1.187（0.467～3.014）	2	8.7	—	3	13	—	2	8.7	—
	领料工	10	0	0	—	0	0	—	0	0	—	0	0	—	0	0	—
	抛光工	5	3	60	—	1	20	—	1	20	—	1	20	—	0	0	—
	普工	42	10	23.8	0.552（0.271～1.124）	4	9.5	—	2	4.8	—	1	2.4	—	2	4.8	—
	刷胶工	4	1	25	—	1	25	—	1	25	—	1	25	—	1	25	—
	合计	85	21	24.7	0.580*（0.354～0.951）	12	14.1	0.553（0.300～1.020）	6	7.1	0.344*（0.150～0.790）	6	7.1	0.566（0.246～1.301）	5	5.9	0.419（0.169～1.036）

续表

车间	工种	人数/人	不分部位			颈			肩			上背			下背		
			n/人	发生率%	*OR*（95%*CI*）	n/人	发生率%	*OR*（95%*CI*）	n/人	发生率%	*OR*（95%*CI*）	n/人	发生率%	*OR*（95%*CI*）	n/人	发生率%	*OR*（95%*CI*）
射出厂	刷胶工	1	1	100	—	1	100	—	1	100	—	0	0	—	0	0	—
试作	操作工	2	0	0	—	0	0	—	0	0	—	0	0	—	0	0	—
头盔	操作工	61	3	4.9	—	0	0	—	2	3.3	—	1	1.6	—	1	1.6	—
	喷漆工	14	1	7.1	—	0	0	—	1	7.1	—	0	0	—	0	0	—
	照射操作工	2	0	0	—	0	0	—	0	0	—	0	0	—	0	0	—
	合计	77	4	5.2	—	0	0	—	3	3.9	—	1	1.3	—	1	1.3	—
无缝熔贴	无缝熔贴操作工	27	13	48.1	1.640（0.770～3.493）	11	40.7	2.312*（1.072～4.988）	7	25.9	1.585（0.669～3.754）	2	7.4	—	9	33.3	3.355*（1.504～7.483）
物流部	物流人员	5	2	40	—	0	0	—	1	20	—	1	20	—	2	40	—
鞋面	裁剪工	24	6	25	0.589（0.234～1.485）	5	20.8	0.885（0.330～2.373）	2	8.3	—	2	8.3	—	2	8.3	—
	鞋面操作工	1287	664	51.6	1.882*（1.676～2.114）	484	37.6	2.027*（1.795～2.289）	366	28.4	1.800*（1.579～2.051）	193	15	1.316*（1.117～1.550）	261	20.3	1.707*（1.474～1.977）
	针车工	126	35	27.8	0.679（0.459～1.005）	29	23	1.005（0.662～1.525）	19	15.1	0.804（0.492～1.313）	10	7.9	0.643（0.336～1.230）	15	11.9	0.907（0.527～1.560）
	合计	1 437	705	49.1	1.701*（1.523～1.900）	518	36	1.896*（1.687～2.131）	387	26.9	1.669*（1.471～1.894）	205	14.3	1.241*（1.059～1.455）	278	19.3	1.610*（1.396～1.857）
鞋面鞋底	操作工	7	0	0	—	0	0	—	0	0	—	0	0	—	0	0	—
削皮	削皮工	1	1	100	—	1	100	—	1	100	—	1	100	—	0	0	—
一分厂	包装工	6	0	0	—	0	0	—	0	0	—	0	0	—	0	0	—
	车包工	1	0	0	—	0	0	—	0	0	—	0	0	—	0	0	—
	打砂工	4	1	25	—	1	25	—	0	0	—	1	25	—	0	0	—
	领料工	2	0	0	—	0	0	—	0	0	—	0	0	—	0	0	—
	抛光工	6	0	0	—	0	0	—	0	0	—	0	0	—	0	0	—

续表

车间	工种	人数/人	不分部位			颈			肩			上背			下背		
			n/人	发生率%	OR（95%CI）	n/人	发生率%	OR（95%CI）	n/人	发生率%	OR（95%CI）	n/人	发生率%	OR（95%CI）	n/人	发生率%	OR（95%CI）
一分厂	普工	23	1	4.3	—	1	4.3	—	1	4.3	—	1	4.3	—	0	0	—
	刷胶工	10	2	20	—	1	10	—	1	10	—	0	0	—	0	0	—
	压机工	1	0	0	—	0	0	—	0	0	—	0	0	—	0	0	—
	制帮操作工	1	0	0	—	0	0	—	0	0	—	0	0	—	0	0	—
	制底操作工	5	2	40	—	2	40	—	1	20	—	1	20	—	1	20	—
	合计	59	6	10.2	0.200*（0.086～0.466）	5	8.5	0.311*（0.124～0.778）	3	5.1	—	3	5.1	—	1	1.7	—
印底	印底操作工	25	11	44	1.388（0.630～3.060）	8	32	1.583（0.682～3.672）	5	20	1.132（0.424～3.020）	2	8	—	4	16	—
印刷	印刷操作工	15	6	40	1.177（0.419～3.309）	4	26.7	—	3	20	—	2	13.3	—	2	13.3	—
照射	照射操作工	30	12	40	1.177（0.566～2.446）	6	20	0.841（0.343～2.060）	7	23.3	1.379（0.591～3.218）	2	6.7	—	2	6.7	—
针车	针车工	817	277	33.9	0.906（0.780～1.053）	190	23.3	1.019（0.861～1.206）	133	16.3	0.881（0.727～1.068）	87	10.6	0.889（0.706～1.119）	120	14.7	1.155（0.944～1.413）
制帮	成型操作工	71	38	53.5	2.034*（1.274～3.248）	29	40.8	2.322*（1.444～3.735）	27	38	2.780*（1.717～4.500）	22	31	3.348*（2.018～5.555）	24	33.8	3.427*（2.089～5.622）
	针车工	47	22	46.8	1.554（0.875～2.760）	13	27.7	1.286（0.678～2.441）	14	29.8	1.922*（1.027～3.598）	13	27.7	2.852*（1.501～5.419）	11	23.4	2.050*（1.041～4.037）
	制帮操作工	189	20	10.6	0.209*（0.131～0.333）	8	4.2	0.149*（0.073～0.303）	6	3.2	0.149*（0.066～0.337）	6	3.2	0.245*（0.108～0.554）	5	2.6	0.182*（0.075～0.443）
	合计	307	80	26.1	0.622*（0.481～0.805）	50	16.3	0.654*（0.481～0.888）	47	15.3	0.819（0.598～1.122）	41	13.4	1.150（0.823～1.606）	40	13	1.005（0.717～1.408）
制底	制底操作工	283	127	44.9	1.438*（1.134～1.824）	77	27.2	1.257（0.964～1.639）	59	20.8	1.193（0.892～1.596）	31	11	0.917（0.629～1.338）	39	13.8	1.073（0.762～1.512）
制鞋	扣底工	1	1	100	—	1	100	—	0	0	—	0	0	—	0	0	—
综合	高频操作工	101	34	33.7	0.896（0.592～1.356）	22	21.8	0.937（0.583～1.506）	15	14.9	0.790（0.456～1.370）	11	10.9	0.912（0.486～1.710）	8	7.9	0.577（0.280～1.191）
	针车工	141	45	31.9	0.828（0.580～1.182）	22	15.6	0.622*（0.394～0.982）	20	14.2	0.749（0.465～1.205）	22	15.6	1.379（0.872～2.181）	16	11.3	0.859（0.509～1.45）
	准备工	61	24	39.3	1.146（0.685～1.918）	11	18	0.740（0.385～1.424）	12	19.7	1.109（0.589～2.089）	10	16.4	1.462（0.740～2.887）	6	9.8	0.732（0.315～1.703）
	合计	303	103	34	0.91（0.715～1.158）	55	18.2	0.746（0.555～1.003）	47	15.5	0.832（0.607～1.14）	43	14.2	1.233（0.888～1.712）	30	9.9	0.737（0.503～1.079）

续表

车间	工种	人数/人	肘			腕/手			腿			膝			足踝		
			n/人	发生率%	OR（95%CI）	n/人	发生率%	OR（95%CI）	n/人	发生率%	OR（95%CI）	n/人	发生率%	OR（95%CI）	n/人	发生率%	OR（95%CI）
裁断	裁剪工	336	22	6.5	1.349（0.868～2.097）	56	16.7	2.497*（1.857～3.357）	31	9.2	1.186（0.814～1.727）	25	7.4	0.891（0.589～1.347）	35	10.4	1.072（0.751～1.530）
仓储部	操作工	29	0	0	—	0	0	—	0	0	—	0	0	—	0	0	—
产品包装	包装工	2	0	0	—	0	0	—	0	0	—	0	0	—	0	0	—
成型线	包装	3	0	0	—	0	0	—	0	0	—	0	0	—	0	0	—
成型	裁剪工	201	9	4.5	0.902（0.460～1.770）	19	9.5	1.303（0.808～2.102）	12	6	0.741（0.412～1.334）	10	5	0.580（0.306～1.099）	11	5.5	0.534*（0.290～0.984）
	操作工	1	0	0	—	0	0	—	1	100	—	1	100	—	0	0	—
	成型操作工	1 796	164	9.1	1.935*（1.612～2.323）	379	21.1	3.339*（2.919～3.819）	157	8.7	1.118（0.936～1.336）	143	8	0.959（0.798～1.153）	164	9.1	0.927（0.780～1.102）
	鞋面操作工	40	1	2.5	—	1	2.5	—	1	2.5	—	0	0	—	1	2.5	—
	针车工	34	2	5.9	—	3	8.8	—	2	5.9	—	3	8.8	—	1	2.9	—
	制底操作工	45	1	2.2	—	1	2.2	—	0	0	—	0	0	—	0	0	—
	合计	2 117	177	8.4	1.756*（1.471～2.096）	403	19	2.935*（2.576～3.344）	173	8.2	1.039（0.876～1.232）	157	7.4	0.888（0.744～1.059）	177	8.4	0.841*（0.712～0.993）
电绣	电绣操作工	8	1	12.5	—	2	25	—	0	0	—	0	0	—	1	12.5	—
二分厂	包装工	5	1	20	—	1	20	—	1	20	—	1	20	—	3	60	—
	打砂工	3	0	0	—	0	0	—	0	0	—	1	33.3	—	0	0	—
	领料工	8	0	0	—	0	0	—	0	0	—	0	0	—	0	0	—
	抛光工	13	3	23.1	—	4	30.8	—	4	30.8	—	3	23.1	—	3	23.1	—
	普工	74	6	8.1	1.699（0.734～3.933）	10	13.5	1.951（0.998～3.814）	4	5.4	—	5	6.8	0.803（0.323～1.996）	7	9.5	0.963（0.441～2.103）
	刷胶工	8	1	12.5	—	2	25	—	2	25	—	1	12.5	—	1	12.5	—
	压机工	1	0	0	—	0	0	—	0	0	—	0	0	—	0	0	—
	制帮操作工	8	0	0	—	2	25	—	1	12.5	—	0	0	—	2	25	—
	制底操作工	7	1	14.3	—	0	0	—	1	14.3	—	1	14.3	—	0	0	—
	合计	127	12	9.4	2.009*（1.101～3.664）	19	15	2.196*（1.341～3.595）	13	10.2	1.331（0.747～2.373）	12	9.4	1.157（0.636～2.105）	16	12.6	1.329（0.784～2.253）

续表

车间	工种	人数/人	肘			腕/手			腿			膝			足踝		
			n/人	发生率%	OR（95%CI）	n/人	发生率%	OR（95%CI）	n/人	发生率%	OR（95%CI）	n/人	发生率%	OR（95%CI）	n/人	发生率%	OR（95%CI）
发泡鞋半成品	修剪工	25	1	4	—	4	16	—	0	0	—	3	12	—	2	8	—
	注塑工	2	0	0	—	0	0	—	0	0	—	0	0	—	0	0	—
	合计	27	1	3.7	—	4	14.8	—	0	0	—	3	11.1	—	2	7.4	—
发泡鞋成品	泡胶工	84	4	4.8	—	10	11.9	1.687（0.868～3.278）	7	8.3	1.061（0.488～2.307）	7	8.3	1.008（0.464～2.192）	2	2.4	—
	照射操作工	63	2	3.2	—	3	4.8	—	2	3.2	—	3	4.8	—	2	3.2	—
	合计	147	6	4.1	0.819（0.360～1.863）	13	8.8	1.211（0.682～2.150）	9	6.1	0.761（0.386～1.499）	10	6.8	0.809（0.424～1.543）	4	2.7	—
高周波	高周波操作工	12	0	0	—	0	0	—	0	0	—	0	0	—	0	0	—
化工部	碎料工	26	3	11.5	—	1	3.8	—	1	3.8	—	1	3.8	—	5	19.2	2.196（0.826～5.836）
硫化鞋生产	加工	1	0	0	—	0	0	—	0	0	—	0	0	—	0	0	—
内制加工车间	内制加工操作工	10	0	0	—	1	10	—	0	0	—	0	0	—	1	10	—
球杆	包覆工	21	0	0	—	0	0	—	0	0	—	0	0	—	0	0	—
	操作工	9	0	0	—	0	0	—	0	0	—	0	0	—	0	0	—
	成型操作工	14	0	0	—	0	0	—	0	0	—	0	0	—	0	0	—
	含浸工	2	0	0	—	0	0	—	0	0	—	0	0	—	0	0	—
	喷漆工	13	0	0	—	0	0	—	0	0	—	0	0	—	0	0	—
	喷砂工	1	0	0	—	0	0	—	0	0	—	0	0	—	0	0	—
	研磨工	16	0	0	—	0	0	—	0	0	—	0	0	—	0	0	—
	合计	76	0	0	—	0	0	—	0	0	—	0	0	—	0	0	—
三分厂	包装工	1	0	0	—	1	100	—	1	100	—	1	100	—	1	100	—
	车包工	23	3	13	—	3	13	—	4	17.4	—	3	13	—	2	8.7	—
	领料工	10	0	0	—	0	0	—	0	0	—	0	0	—	0	0	—
	抛光工	5	0	0	—	2	40	—	2	40	—	1	20	—	1	20	—
	普工	42	1	2.4	—	6	14.3	2.081（0.874～4.954）	2	4.8	—	2	4.8	—	1	2.4	—
	刷胶工	4	1	25	—	1	25	—	1	25	—	1	25	—	0	0	—
	合计	85	5	5.9	1.203（0.485～2.982）	13	15.3	2.254*（1.243～4.087）	10	11.8	1.556（0.801～3.021）	8	9.4	1.152（0.554～2.394）	5	5.9	0.576（0.233～1.425）

结表

车间	工种	人数/人	肘			腕/手			腿			膝			足踝		
			n/人	发生率%	OR(95%CI)	n/人	发生率%	OR(95%CI)	n/人	发生率%	OR(95%CI)	n/人	发生率%	OR(95%CI)	n/人	发生率%	OR(95%CI)
射出厂	刷胶工	1	0	0	—	0	0	—	0	0	—	0	0	—	0	0	—
试作	操作工	2	0	0	—	0	0	—	0	0	—	0	0	—	0	0	—
头盔	操作工	61	1	1.6	—	2	3.3	—	1	1.6	—	0	0	—	3	4.9	—
	喷漆工	14	0	0	—	0	0	—	0	0	—	0	0	—	0	0	—
	照射操作工	2	0	0	—	0	0	—	0	0	—	0	0	—	0	0	—
	合计	77	1	1.3	—	2	2.6	—	1	1.3	—	0	0	—	3	3.9	—
无缝熔贴	无缝熔贴操作工	27	2	7.4	—	6	22.2	3.567*(1.436～8.863)	8	29.6	4.914*(2.145～11.259)	2	7.4	—	2	7.4	—
物流部	物流人员	5	0	0	—	0	0	—	1	20	—	1	20	—	2	40	—
鞋面	裁剪工	24	2	8.3	—	2	8.3	—	3	12.5	—	3	12.5	—	1	4.2	—
	鞋面操作工	1 287	104	8.1	1.692*(1.360～2.106)	231	17.9	2.731*(2.328～3.204)	147	11.4	1.505*(1.250～1.812)	131	10.2	1.256*(1.035～1.524)	145	11.3	1.171(0.974～1.408)
	针车工	126	6	4.8	0.963(0.422～2.196)	7	5.6	0.734(0.341～1.578)	9	7.1	0.898(0.454～1.775)	9	7.1	0.853(0.432～1.686)	10	7.9	0.795(0.415～1.521)
	合计	1 437	112	7.8	1.627*(1.317～2.011)	240	16.7	2.503*(2.141～2.926)	159	11.1	1.452*(1.214～1.737)	143	10	1.225*(1.017～1.475)	156	10.9	1.123(0.940～1.342)
鞋面鞋底	操作工	7	0	0	—	0	0	—	0	0	—	0	0	—	0	0	—
削皮	削皮工	1	1	100	—	0	0	—	0	0	—	1	100	—	1	100	—
一分厂	包装工	6	0	0	—	0	0	—	0	0	—	0	0	—	0	0	—
	车包工	1	0	0	—	0	0	—	0	0	—	0	0	—	0	0	—
	打砂工	4	1	25	—	0	0	—	0	0	—	0	0	—	0	0	—
	领料工	2	0	0	—	0	0	—	0	0	—	0	0	—	0	0	—

续表

车间	工种	人数/人	肘			腕/手			腿			膝			足踝		
			n/人	发生率%	OR(95%CI)	n/人	发生率%	OR(95%CI)	n/人	发生率%	OR(95%CI)	n/人	发生率%	OR(95%CI)	n/人	发生率%	OR(95%CI)
一分厂	抛光工	6	0	0	—	0	0	—	0	0	—	0	0	—	0	0	—
	普工	23	0	0	—	1	4.3	—	0	0	—	0	0	—	0	0	—
	刷胶工	10	0	0	—	2	20	—	0	0	—	0	0	—	0	0	—
	压机工	1	0	0	—	0	0	—	0	0	—	0	0	—	0	0	—
	制帮操作工	1	0	0	—	0	0	—	0	0	—	0	0	—	0	0	—
	制底操作工	5	2	40	—	2	40	—	1	20	—	2	40	—	1	20	—
	合计	59	3	5.1	—	5	8.5	1.156(0.461～2.898)	1	1.7	—	2	3.4	—	1	1.7	—
印底	印底操作工	25	3	12	—	2	8	—	3	12	—	2	8	—	3	12	—
印刷	印刷操作工	15	1	6.7	—	3	20	—	2	13.3	—	1	6.7	—	2	13.3	—
照射	照射操作工	30	2	6.7	—	10	33.3	6.242*(2.912～13.381)	2	6.7	—	1	3.3	—	1	3.3	—
针车	针车工	817	53	6.5	1.335(0.997～1.787)	90	11	1.545*(1.227～1.946)	78	9.5	1.232(0.966～1.572)	47	5.8	0.677*(0.500～0.916)	65	8	0.797(0.614～1.035)
制帮	成型操作工	71	23	32.4	9.224*(5.569～15.279)	29	40.8	8.620*(5.341～13.912)	19	26.8	4.265*(2.510～7.247)	23	32.4	5.312*(3.216～8.774)	21	29.6	3.873*(2.317～6.473)
	针车工	47	7	14.9	3.369*(1.502～7.556)	10	21.3	3.374*(1.672～6.810)	7	14.9	2.043(0.912～4.575)	5	10.6	1.320(0.521～3.345)	6	12.8	1.350(0.572～3.187)
	制帮操作工	189	5	2.6	0.523(0.214～1.277)	6	3.2	0.409*(0.181～0.925)	5	2.6	0.317*(0.130～0.773)	7	3.7	0.426*(0.200～0.909)	6	3.2	0.302*(0.134～0.683)
	合计	307	35	11.4	2.477*(1.724～3.560)	45	14.7	2.144*(1.550～2.966)	31	10.1	1.311(0.898～1.913)	35	11.4	1.427(0.997～2.043)	33	10.7	1.111(0.770～1.603)
制底	制底操作工	283	14	4.9	1.002(0.581～1.727)	50	17.7	2.679*(1.957～3.667)	16	5.7	0.699(0.420～1.163)	14	4.9	0.577*(0.336～0.992)	10	3.5	0.338*(0.179～0.637)
制鞋	扣底工	1	0	0	—	0	0	—	0	0	—	0	0	—	0	0	—
综合	高频操作工	101	7	6.9	1.434(0.662～3.106)	10	9.9	1.372(0.711～2.646)	12	11.9	1.574(0.858～2.888)	9	8.9	1.085(0.545～2.159)	12	11.9	1.243(0.678～2.279)
	针车工	141	6	4.3	0.856(0.376～1.948)	15	10.6	1.486(0.866～2.550)	10	7.1	0.891(0.467～1.701)	7	5	0.579(0.270～1.242)	14	9.9	1.017(0.583～1.773)
	准备工	61	5	8.2	1.719(0.686～4.309)	10	16.4	2.448*(1.238～4.840)	9	14.8	2.020(0.992～4.113)	5	8.2	0.99(0.396～2.478)	9	14.8	1.596(0.784～3.248)
	合计	303	18	5.9	1.216(0.749～1.974)	35	11.6	1.630*(1.138～2.335)	31	10.2	1.330(0.911～1.941)	21	6.9	0.826(0.527～1.294)	35	11.6	1.204(0.842～1.722)

注：“—”为发生例数低于5人；“*”为 $P < 0.05$。

表 3-4-78 制鞋业人群九个部位 WMSDs 的平均发病工龄（几何平均数）和四分位数

部位	几何平均数 / 年	标准差 / 年	Q_1/ 年	Q_2/ 年	Q_3/ 年	Q_4/ 年	四分位数间距 / 年
颈	4.77	2.53	3	6	10	44	7
肩	4.64	2.57	3	5	10	43	7
上背	4.33	2.67	2	5	10	43	8
下背	4.53	2.62	2	5	10	43	8
肘	4.40	2.54	2	5	9	43	7
腕 / 手	4.23	2.63	2	5	9	43	7
腿	4.53	2.60	2	5	10	43	8
膝	4.87	2.51	3	5	10	43	7
足踝	4.42	2.61	2	5	10	43	8
任一部位	4.47	2.63	2	5	10	44	8

（五）重点工种多部位 WMSDs 发生情况的潜在类别分析

1. 装配工

对观察人群中患 WMSDs 的 2 973 名装配工进行人群潜类别分析(表 3-5-1),明确最佳类别数量为 5 个(表 3-5-2 和图 3-5-1)。人数占比最高的是类别 2(37.1%),其他依次为类别 5(26.7%)、类别 3(16.0%)、类别 1(10.3%)和类别 4(9.9%)。类别 2 主要以颈、肩部发生为主,发生概率分别为 69.2% 和 52.7%;类别 5 主要以足踝、腕 / 手部发生为主,发生概率分别为 40.5% 和 38.2%;类别 3 主要以足踝、颈、肩和腕 / 手部发生为主,发生概率分别为 70.9%、67.7%、63.7% 和 62.9%;类别 1 主要以肩、上背、颈、下背、足踝和腕 / 手部发生为主,发生概率分别为 95.4%、95.2%、91.0%、76.5%、59.3% 和 49.8%;类别 4 为全身九个部位发生概率均较高。

表 3-5-1 装配工 LCA 模型分类依据

工种	model	*k*	*AIC*	*BIC*	*aBIC*	*Entropy*	*Likelihood Ratio Chi-Square*	*LMR*
装配工（*n*=2 973）	2	19	31 213.096	31 327.045	31 266.675	0.866	2 036.719*	0.000
	3	29	30 717.803	30 891.726	30 799.582	0.741	1 521.426*	0.000
	4	39	30 383.317	30 617.213	30 493.295	0.678	1 166.940*	0.000
	5	49	30 284.677	30 578.546	30 422.854	0.675	1 048.300*	0.000
	6	59	30 223.325	30 577.168	30 389.702	0.69	966.949*	0.051
	7	69	30 170.542	30 584.358	30 365.119	0.719	894.166*	0.000
	8	79	30 112.531	30 586.319	30 335.306	0.716	816.154*	0.033

表 3-5-2 装配工条件概率与类别概率

部位	发生 WMSDs 的条件概率 /%				
	类别 1	类别 2	类别 3	类别 4	类别 5
颈	91.0	69.2	67.7	93.8	10.5
肩	95.4	52.7	63.7	96.3	3.40
上背	95.2	25.2	44.7	95.8	12.9
下背	76.5	26.0	41.9	93.9	27.2
肘	27.0	4.00	31.8	93.6	8.80
腕 / 手	49.8	20.5	62.9	96.4	38.2
腿	28.7	4.80	53.3	96.3	21.0
膝	20.9	5.80	56.4	98.6	20.1
足踝	59.3	11.7	70.9	90.2	40.5
类别概率 /%	10.3	37.1	16.0	9.9	26.7

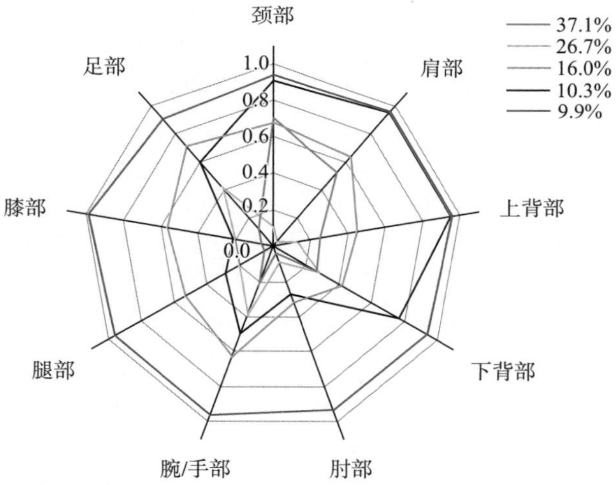

图 3-5-1 装配工多部位 WMSDs 发生情况模拟

2. 护士

对观察人群中患 WMSDs 的 2 367 名护士进行人群潜类别分析（表 3-5-3），明确最佳类别数量为 5 个（表 3-5-4 和图 3-5-2）。人数占比最高的是类别 3（35.3%），其他依次为类别 2（26.6%）、类别 4（22.9%）、类别 1（9.6%）和类别 5（5.3%）。类别 3 主要以颈、肩部发生为主，发生概率分别为 82.8% 和 52.4%；类别 2 主要以颈、肩、上背和下背部发生为主，发生概率分别为 94.7%、93.8%、62.9% 和 59.5%；类别 4 主要以足踝和腿部发生为主，发生概率分别为 46.7% 和 46.2%；类别 1 为全身九个部位发生概率均较高；类别 5 主要以下背部发生为主。

表 3-5-3 护士 LCA 模型分类依据

工种	model	*k*	*AIC*	*BIC*	*aBIC*	*Entropy*	*Likelihood Ratio Chi-Square*	*LMR*
护士（*n*=2 367）	2	19	23 348.182	23 457.904	23 397.537	0.887	1 528.383*	0.000
	3	29	22 938.647	23 106.117	23 013.978	0.776	1 098.847*	0.000
	4	39	22 763.021	22 988.240	22 864.329	0.666	903.222*	0.000
	5	49	22 677.979	22 960.944	22 805.264	0.672	789.180*	0.001
	6	59	22 628.095	22 968.812	22 781.356	0.728	728.296*	0.127
	7	69	22 593.607	22 992.072	22 772.844	0.724	673.808*	0.045
	8	79	22 553.554	23 009.737	22 758.767	0.739	613.754*	0.431
	9	89	22 524.485	23 038.447	22 755.675	0.739	564.685*	0.540

表 3-5-4 护士条件概率与类别概率

部位	发生 WMSDs 的条件概率 /%				
	类别 1	类别 2	类别 3	类别 4	类别 5
颈	91.6	94.7	82.8	31.3	18.7
肩	91.7	93.8	52.4	18.5	0
上背	92.1	62.9	23.8	19.8	1.0
下背	93.2	59.5	24.5	29.8	100
肘	79.6	8.2	0.6	5.8	0
腕 / 手	89.4	19.3	4.6	15.2	0.8
腿	92.3	41.0	7.8	46.2	8.5
膝	90.1	30.8	5.8	27.6	6.5
足踝	87.9	39.2	3.8	46.7	7.8
类别概率 /%	9.6	26.6	35.3	22.9	5.3

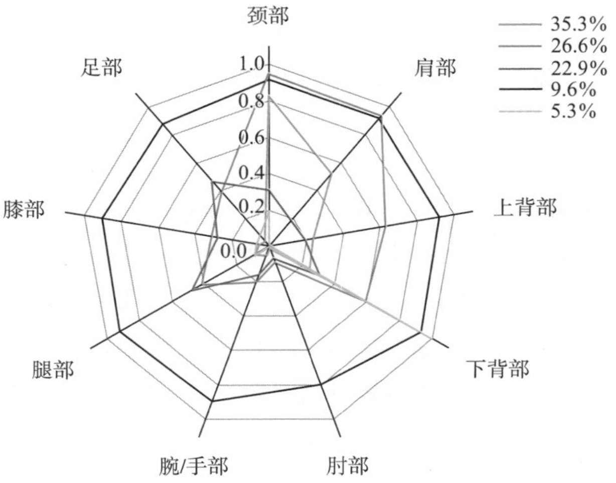

图 3-5-2 护士多部位 WMSDs 发生情况模拟

3. 底盘装配工

对观察人群中患 WMSDs 的 2 973 名底盘装配工进行人群潜类别分析(表 3-5-5),明确最佳类别数量为 3 个(表 3-5-6 和图 3-5-3)。人数占比最高的是类别 2(60.0%),其他依次为类别 1(25.6%)和类别 3(14.4%)。类别 2 主要以足踝、颈和腕 / 手部发生为主,发生概率分别为 37.4%、36.9% 和 31.2%;类别 1 主要以颈、肩、上背部发生为主,发生概率分别为 99.9%、97.1% 和 50.4%;类别 3 为全身九个部位发生概率均较高。

4. 操作工

对观察人群中患 WMSDs 的 964 名操作工进行人群潜类别分析(表 3-5-7),明确了最佳类别数量为 5 个(表 3-5-8 和图 3-5-4)。人数占比最高的是类别 5(39.3%),其他依次为类别 4(30.3%)、类别 2(20.2%)、类别 1(6.5%)、类别 3(3.6%)。类别 5 主要以颈、肩部发生为主,发生概率分别为 68.1% 和 58.8%;类别 4 主要以足踝部发生为主,发生概率为 39.6%;类别 2 主要以颈、肩、上背、下背和足踝部发生为主,发生概率分别为 86.1%、87.8%、65.9%、52.4% 和 57.2%;类别 1 为全身九个部位发生概率均较高;类别 3 主要以肘、腕 / 手、颈和肩部为主,发生概率分别为 99.9%、88.1%、78.8% 和 76.8%。

表 3-5-5 底盘装配工 LCA 模型分类依据

工种	model	*k*	*AIC*	*BIC*	*aBIC*	*Entropy*	*Likelihood Ratio Chi-Square*	*LMR*
底盘装配工(*n*=2 973)	2	19	16 165.141	16 266.983	16 206.625	0.887	1 129.594*	0.000
	3	29	15 991.861	16 147.304	16 055.177	0.810	936.314*	0.000
	4	39	15 887.566	16 096.610	15 972.716	0.674	812.019*	0.000
	5	49	15 848.702	16 111.347	15 955.685	0.685	753.155*	0.406

表 3-5-6 底盘装配工条件概率与类别概率

部位	发生 WMSDs 的条件概率		
	类别 1	类别 2	类别 3
颈	0.971	0.369	0.862
肩	0.999	0.256	0.880
上背	0.504	0.199	0.819
下背	0.388	0.256	0.831
肘	0.059	0.053	0.847
腕 / 手	0.375	0.312	0.959
腿	0.192	0.129	0.813
膝	0.261	0.198	0.829
足踝	0.434	0.374	0.887
类别概率 /%	25.6	60.0	14.4

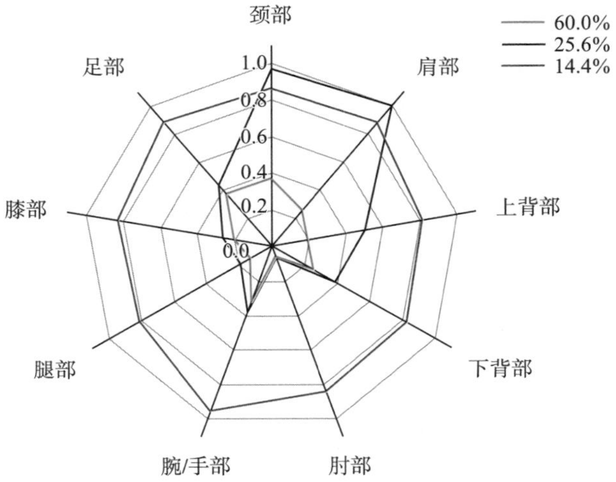

图 3-5-3 底盘装配工多部位 WMSDs 发生情况模拟

表 3-5-7 操作工 LCA 模型分类依据

工种	model	*k*	*AIC*	*BIC*	*aBIC*	*Entropy*	*Likelihood Ratio Chi-Square*	*LMR*
操作工（*n*=964）	2	19	9 802.134	9 894.685	9 834.341	0.869	940.815*	0.000
	3	29	9 673.850	9 815.111	9 723.008	0.755	792.530*	0.008
	4	39	9 576.953	9 766.926	9 643.063	0.694	675.634*	0.000
	5	49	9 552.279	9 790.963	9 635.339	0.734	630.959*	0.139
	6	59	9 531.100	9 818.494	9 631.111	0.734	589.780*	0.492

表 3-5-8 操作工条件概率与类别概率

部位	发生 WMSDs 的条件概率 /%				
	类别 1	类别 2	类别 3	类别 4	类别 5
颈	87.7	86.1	78.8	28.4	68.1
肩	87.5	87.8	76.8	14.4	58.8
上背	97.6	65.9	42.9	6.3	34.7
下背	99.0	52.4	29.8	29.4	24.9
肘	95.5	20.9	99.9	8.8	0
腕 / 手	97.8	45.4	88.1	21.5	9.4
腿	96.9	46.0	12.1	24.5	0.3
膝	95.8	35.0	0	25.9	1.4
足踝	91.3	57.2	0	39.6	5.8
类别概率 /%	6.5	20.2	3.6	30.3	39.3

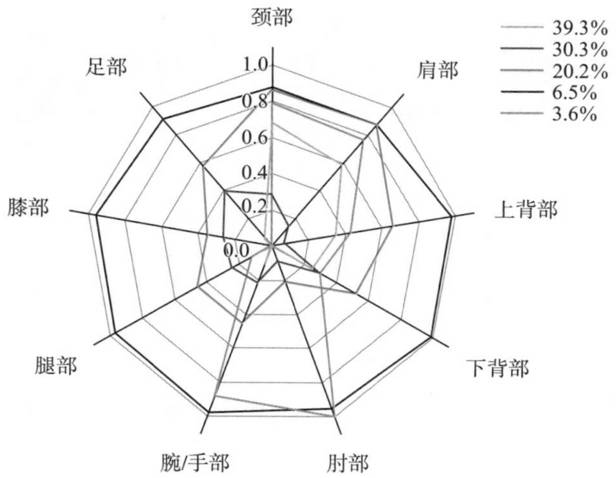

图 3-5-4　操作工多部位 WMSDs 发生情况模拟

5. 焊工

对观察人群中患 WMSDs 的 944 名操作工进行人群潜类别分析(表 3-5-9),明确最佳类别数量为 8 个(表 3-5-10 和图 3-5-5)。人数占比最高的是类别 6(19.3%),其他依次为类别 2(15.6%)、类别 5(13.9%)、类别 4(13.2%)、类别 7(11.9%)、类别 8(11.9%)、类别 3(10.2%)和类别 1(4.1%)。类别 6 主要以腕 / 手和足踝部发生为主,发生概率分别为 49.1% 和 45.5%;类别 2 主要以下背部发生为主;类别 5 主要以肩、颈、下背和上背部发生为主,发生概率分别为 80.3%、72.5%、68.1% 和 51.3%;类别 4 主要以肩部发生为主;类别 7 主要以足踝、腕 / 手、颈、膝和上背部为主,发生概率分别为 100%、78.8%、73.3%、56.9% 和 50.7%;类别 8 为全身九个部位发生概率均较高;类别 3 主要以颈部为主;类别 1 主要以上背部为主。

表 3-5-9　焊工 LCA 模型分类依据

工种	model	*k*	*AIC*	*BIC*	*aBIC*	*Entropy*	*Likelihood Ratio Chi-Square*	*LMR*
焊工(*n*=944)	2	19	9 715.924	9 808.076	9 747.733	0.924	828.954*	0.000
	3	29	9 640.107	9 780.760	9 688.658	0.801	733.137*	0.027
	4	39	9 580.001	9 769.156	9 645.294	0.685	653.031*	0.007
	5	49	9 564.836	9 802.492	9 646.872	0.735	617.866*	0.408
	6	59	9 548.191	9 834.348	9 646.968	0.772	581.221*	0.037
	7	69	9 532.905	9 867.564	9 648.424	0.825	545.935*	0.011
	8	79	9 512.541	9 895.701	9 644.802	0.834	505.571*	0.002

表 3-5-10 焊工条件概率与类别概率

部位	发生 WMSDs 的条件概率							
	类别 1	类别 2	类别 3	类别 4	类别 5	类别 6	类别 7	类别 8
颈	0	28.1	100	41.8	72.5	4.7	78.8	90.7
肩	0	0.0	0	100	80.3	8.1	48.4	94.7
上背	100	18.6	7.5	24.4	51.3	0	50.7	95.5
下背	0	100	0	27.4	68.1	4.1	42.4	94.6
肘	0	3.1	0.5	1.3	35.4	16.5	27.9	96.5
腕 / 手	14.7	8.2	4.3	12.3	46.9	49.1	73.3	95.3
腿	4.4	7.1	6.3	0	32.8	19.1	38.4	96.1
膝	12.8	8.1	5.8	4.8	42.0	20.4	56.9	98.1
足踝	10.1	22.4	13.1	19.3	16.3	45.5	100	95.5
类别概率 /%	4.1	15.6	10.2	13.2	13.9	19.3	11.9	11.9

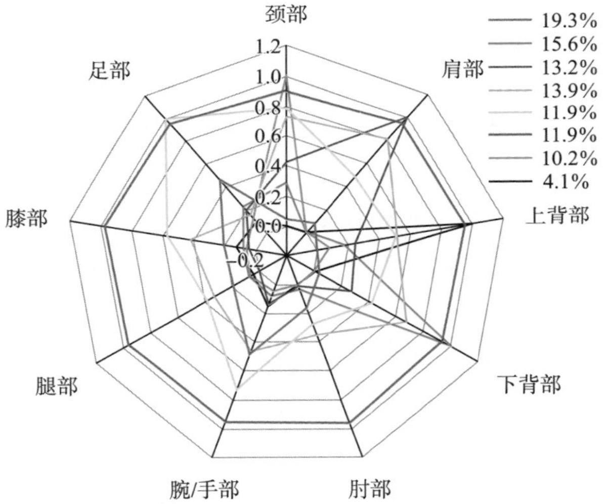

图 3-5-5 焊工多部位 WMSDs 发生情况模拟

6. 医生

对观察人群中患 WMSDs 的 1 050 名医生进行人群潜类别分析（表 3-5-11），明确最佳类别数量为 3 个（表 3-5-12 和图 3-5-6）。人数占比最高的是类别 1（46.5%），其他依次为类别 3（42.4%）和类别 2（11.1%）。类别 1 主要以肩、颈和上背部为主，发生概率分别为 100%、96.4% 和 57.0%；类别 3 主要以颈部为主，发生概率为 58.9%；类别 2 为全身九个部位发生概率均较高。

表 3-5-11　医生 LCA 模型分类依据

工种	model	*k*	*AIC*	*BIC*	*aBIC*	*Entropy*	*Likelihood Ratio Chi-Square*	*LMR*
医生（*n*=1 050）	2	19.000	9 567.758	9 661.932	9 601.586	0.936	896.925*	0.000
	3	29.000	9 363.646	9 507.386	9 415.278	0.767	672.813*	0.000
	4	39.000	9 271.169	9 464.475	9 340.605	0.687	560.337*	0.000
	5	49.000	9 229.919	9 472.790	9 317.158	0.761	499.086	0.142
	6	59.000	9 204.443	9 496.879	9 309.486	0.794	453.610	0.352

表 3-5-12　医生条件概率与类别概率

部位	发生 WMSDs 的条件概率		
	类别 1	类别 2	类别 3
颈	96.4	91.3	58.9
肩	100	89.2	28.5
上背	57.0	93.1	25.9
下背	41.2	93.3	35.8
肘	6.5	77.5	2.9
腕 / 手	22.5	89.0	11.2
腿	14.7	88.8	13.4
膝	12.6	85.7	12.7
足踝	10.7	84.0	16.4
类别概率 /%	46.5	11.1	42.4

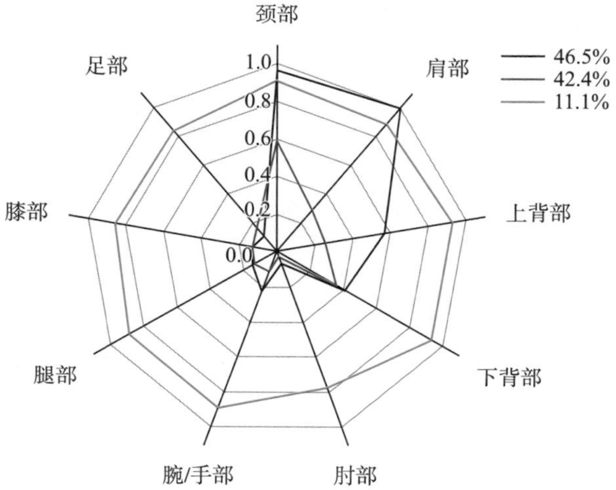

图 3-5-6　医生多部位 WMSDs 发生情况模拟

7. 成型操作工

对观察人群中患 WMSDs 的 724 名成型操作工进行人群潜类别分析（表 3-5-13），明确最佳类别数量为 3 个（表 3-5-14 和图 3-5-7）。人数占比最高的是类别 1（68.7%），其他依次为类别 2（23.0%）和类别 3（8.3%）。类别 1 主要以颈部发生为主，发生概率为 53.5%；类别 2 主要以肩、颈、腕 / 手、上背、下背和肘部发生为主，发生概率分别为 75.7%、73.2%、72.4%、66.2%、61.3% 和 52.0%；类别 3 为全身九个部位发生率均较高。

8. 喷漆工

对观察人群中患 WMSDs 的 515 名喷漆工进行人群潜类别分析（见表 3-5-15），明确最佳类别数量为 3 个（表 3-5-16 和图 3-5-8）。人数占比最高的是类别 2（68.0%），其他依次为类别 3（21.6%）和类别 1（10.5%）。类别 2 为全身九个部位发生率均较低；类别 3 主要以肩、颈、上背、足踝和膝部为主，发生概率分别为 76.4%、72.7%、71.4%、55.6% 和 54.9%；类别 1 为全身九个部位发生率均较高。

表 3-5-13 成型操作工 LCA 模型分类依据

工种	model	*k*	*AIC*	*BIC*	*aBIC*	*Entropy*	*Likelihood Ratio Chi-Square*	*LMR*
成型操作工（*n*=724）	2	19	7 255.126	7 342.264	7 281.933	0.872	709.817*	0.000
	3	29	7 186.724	7 319.723	7 227.640	0.804	621.415*	0.000
	4	39	7 135.774	7 314.634	7 190.798	0.749	550.464*	0.068
	5	49	7 124.065	7 348.787	7 193.198	0.798	518.755*	0.547
	6	59	7 114.321	7 384.905	7 197.563	0.760	489.012*	0.531

表 3-5-14 成型操作工条件概率与类别概率

部位	发生 WMSDs 的条件概率 /%		
	类别 1	类别 2	类别 3
颈	53.5	73.2	90.8
肩	40.7	75.7	96.3
上背	19.6	66.2	100
下背	18.1	61.3	100
肘	7.2	52.0	100
腕 / 手	45.5	72.4	96.2
腿	6.9	47.0	99.4
膝	6.0	43.7	100
足踝	12.4	41.0	87.8
类别概率 /%	68.7	23.0	8.3

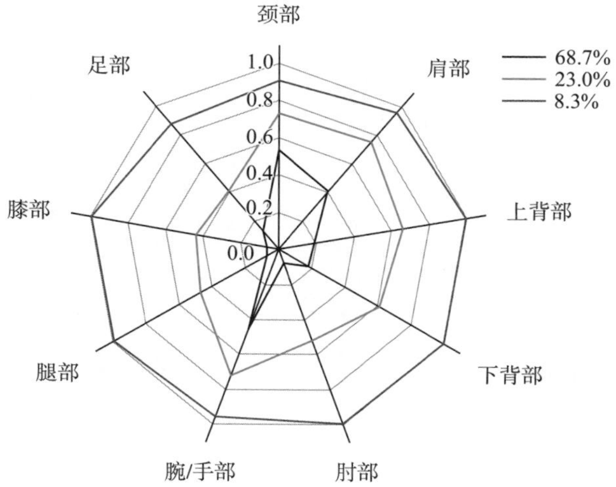

图 3-5-7 成型操作工多部位 WMSDs 发生情况模拟

表 3-5-15 喷漆工 LCA 模型分类依据

工种	model	*k*	*AIC*	*BIC*	*aBIC*	*Entropy*	*Likelihood Ratio Chi-Square*	*LMR*
喷漆工（*n*=515）	2	19	5 349.721	5 430.360	5 370.051	0.889	654.711*	0.000
	3	29	5 292.870	5 415.951	5 323.900	0.786	577.86*	0.026
	4	39	5 255.430	5 420.953	5 297.160	0.685	520.42*	0.070
	5	49	5 243.119	5 451.083	5 295.549	0.726	488.109	0.005

表 3-5-16 喷漆工条件概率与类别概率

部位	发生 WMSDs 的条件概率 /%		
	类别 1	类别 2	类别 3
颈	96.2	37.5	72.7
肩	96.1	24.4	76.4
上背	88.8	15.5	71.4
下背	100	24.8	46.5
肘	90.6	9.5	28.6
腕 / 手	98.5	23.4	48.5
腿	96.9	9.1	38.5
膝	96.4	18.4	54.9
足踝	96.7	28.4	55.6
类别概率 /%	10.5	68.0	21.6

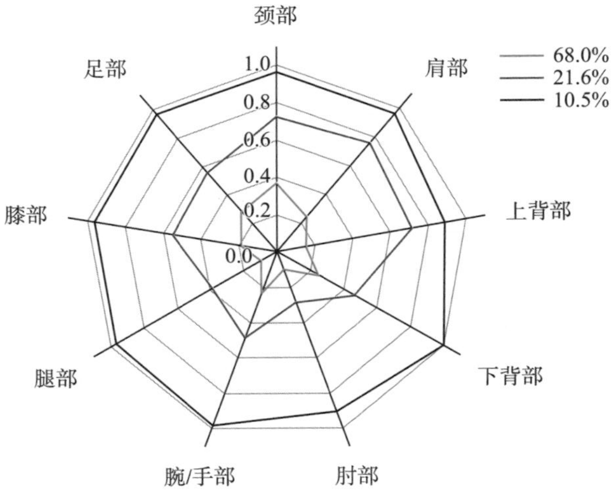

图 3-5-8 喷漆工多部位 WMSDs 发生情况模拟

9. 物流人员

对观察人群中患 WMSDs 的 604 名物流人员进行人群潜类别分析(表 3-5-17),明确最佳类别数量为 5 个(表 3-5-18 和图 3-5-9)。人数占比最高的是类别 2(39.2%),其他依次为类别 3(32.0%)、类别 1(10.9%)、类别 4(9.0%)和类别 5(9.0%)。类别 2 主要以足踝部发生为主,发生概率为 52.5%;类别 3 主要以肩和颈部发生为主,发生概率分别为 100% 和 74.8%;类别 1 为全身九个部位发生率均较高;类别 4 主要以下背部发生为主;类别 5 主要以颈部发生为主。

表 3-5-17 物流人员 LCA 模型分类依据

工种	model	*k*	*AIC*	*BIC*	*aBIC*	*Entropy*	*Likelihood Ratio Chi-Square*	*LMR*
物流人员(*n*=604)	2	19	5 899.468	5 983.136	5 922.816	0.924	674.289*	0.000
	3	29	5 805.721	5 933.425	5 841.357	0.728	560.541*	0.000
	4	39	5 779.732	5 951.471	5 827.656	0.719	514.552*	0.511
	5	49	5 770.106	5 985.881	5 830.319	0.828	484.926*	0.002
	6	59	5 751.520	6 011.331	5 824.021	0.821	535.576*	0.458
	7	69	5 740.762	6 044.609	5 825.551	0.818	415.582	0.022

表 3-5-18 物流人员条件概率与类别概率

部位	发生 WMSDs 的条件概率 /%				
	类别 1	类别 2	类别 3	类别 4	类别 5
颈	90.5	23.6	74.8	22.2	100
肩	94.8	9.4	100	0.0	16.8
上背	91.5	25.7	37.3	15.3	0
下背	91.5	31.8	40.3	100	0

续表

部位	发生 WMSDs 的条件概率 /%				
	类别 1	类别 2	类别 3	类别 4	类别 5
肘	71.7	7.7	7.3	0.0	1.6
腕 / 手	80.9	26.5	15.5	7.5	2.3
腿	72.8	12.6	9.5	11.2	0
膝	74.9	22.4	8.0	0	0
足踝	80.4	52.5	23.2	0	0
类别概率 /%	10.9	39.2	32.0	9.0	9.0

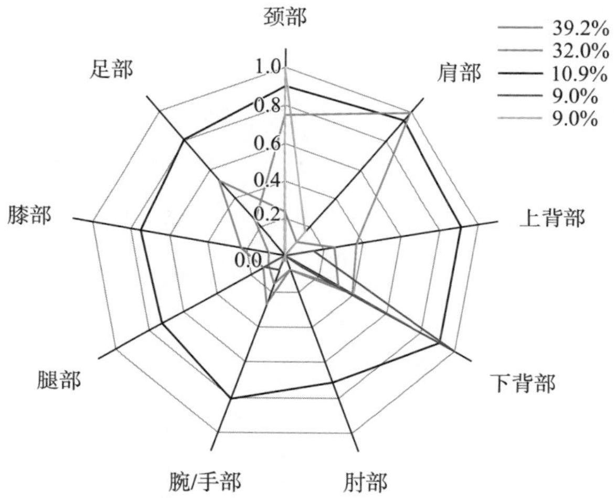

图 3-5-9　物流人员多部位 WMSDs 发生情况模拟

10. 电焊工

对观察人群中患 WMSDs 的 575 名电焊工进行人群潜类别分析（表 3-5-19），明确最佳类别数量为 2 个（表 3-5-20 和图 3-5-10）。人数占比最高的是类别 1（86.1%），类别 2（13.9%）次之。类别 1 主要以颈和足踝部发生为主，发生概率为 49.6% 和 42.0%；类别 2 为全身九个部位发生率均较高。

表 3-5-19　电焊工 LCA 模型分类依据

工种	model	*k*	*AIC*	*BIC*	*aBIC*	*Entropy*	*Likelihood Ratio Chi-Square*	*LMR*
电焊工（*n*=575）	2	19	5 718.704	5 801.437	5 741.120	0.924	585.137*	0.000
	3	29	5 643.227	5 769.503	5 677.441	0.731	489.659	0.000
	4	39	5 595.561	5 765.381	5 641.573	0.705	421.994	0.000

表 3-5-20 电焊工条件概率与类别概率

部位	发生 WMSDs 的条件概率 /%	
	类别 1	类别 2
颈	49.6	89.1
肩	34.7	91.1
上背	25.2	83.7
下背	29.4	79.2
肘	3.3	64.1
腕 / 手	20.8	86.9
腿	12.6	83.3
膝	18.8	88.9
足踝	42.0	86.3
类别概率 /%	86.1	13.9

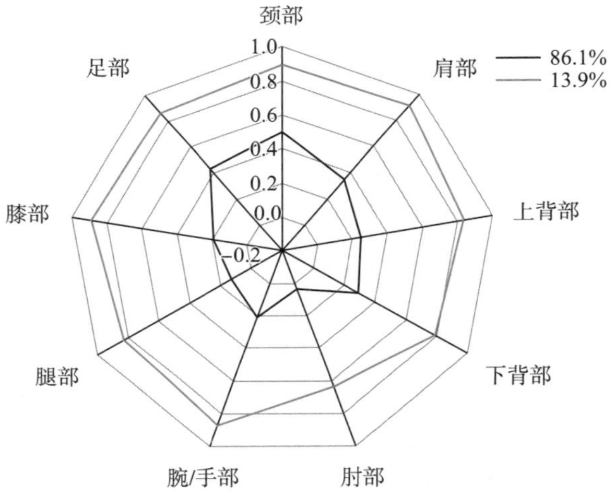

图 3-5-10 电焊工多部位 WMSDs 发生情况模拟

11. 鞋面操作工

对观察人群中患 WMSDs 的 665 名鞋面操作工进行人群潜类别分析（表 3-5-21），明确最佳类别数量为 3 个（表 3-5-22 和图 3-5-11）。人数占比最高的是类别 3（50.1%），其次为类别 2（38.5%）和类别 1（11.4%）。类别 3 主要以颈部发生为主，发生概率为 57.5%；类别 2 主要以肩和颈部发生为主，发生概率分别为 100% 和 96.8%；类别 1 为全身九个部位发生率均较高。

表 3-5-21 鞋面操作工 LCA 模型分类依据

工种	model	k	AIC	BIC	aBIC	Entropy	Likelihood Ratio Chi-Square	LMR
鞋面操作工（n=665）	2	19	6 252.230	6 337.726	6 277.400	0.904	676.796*	0.000
	3	29	6 177.874	6 308.368	6 216.291	0.767	582.440*	0.006
	4	39	6 124.791	6 300.283	6 176.456	0.751	499.131	0.060
	5	49	6 100.001	6 320.491	6 164.913	0.743	464.568	0.081

表 3-5-22 鞋面操作工条件概率与类别概率

部位	发生 WMSDs 的条件概率		
	类别 1	类别 2	类别 3
颈	91.4	96.8	57.5
肩	85.3	100	27.2
上背	75.5	40.4	14.3
下背	75.5	46.0	29.1
肘	74.4	8.1	7.0
腕 / 手	78.5	34.5	24.7
腿	86.2	22.7	8.3
膝	90.9	15.2	7.8
足踝	89.9	15.0	12.2
类别概率 /%	11.4	38.5	50.1

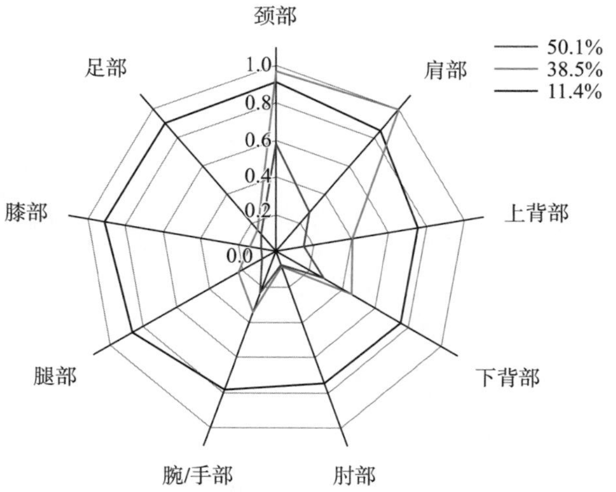

图 3-5-11 鞋面操作工多部位 WMSDs 发生情况模拟

12. 包装工

对观察人群中患 WMSDs 的 323 名包装工进行人群潜类别分析（表 3-5-23），明确最佳类别数量为 1 个（表 3-5-24 和图 3-5-12）。主要以颈、肩和腕 / 手部发生为主，发生概率分别为 52.3%、44.9% 和 41.2%。

表 3-5-23 包装工 LCA 模型分类依据

工种	model	*k*	*AIC*	*BIC*	*aBIC*	*Entropy*	*Likelihood Ratio Chi-Square*	*LMR*
包装工（*n*=323）	1	9	3 716.940	3 750.939	3 722.392	—	1 070.954*	—
	2	19	3 207.951	3 279.727	3 219.461	0.932	541.965	0.000
	3	29	3 157.247	3 266.798	3 174.814	0.816	471.260	0.040

表 3-5-24 包装工条件概率与类别概率

部位	发生 WMSDs 的条件概率 /%
颈	52.3
肩	44.9
上背	34.7
下背	34.1
肘	27.6
腕 / 手	41.2
腿	28.2
膝	23.2
足踝	36.5

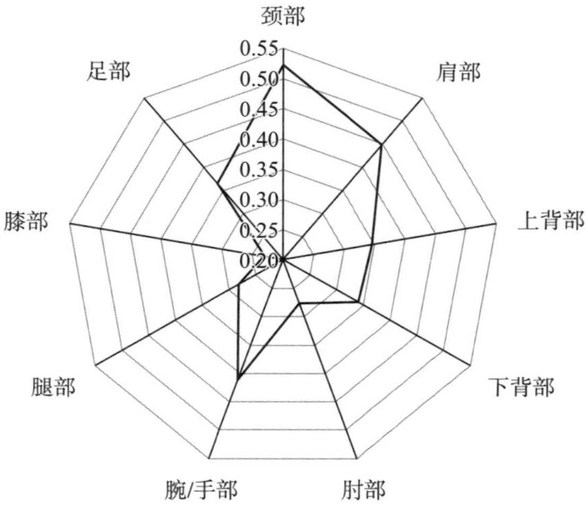

图 3-5-12 包装工多部位 WMSDs 发生情况模拟

13. 针车工

对观察人群中患 WMSDs 的 384 名针车工进行人群潜类别分析(表 3-5-25),明确了最佳类别数量为 1 个(表 3-5-26 和图 3-5-13)。主要以颈、肩和下背部发生为主,发生概率分别为 67.2%、49.5% 和 43.2%。

表 3-5-25 针车工 LCA 模型分类依据

工种	model	*k*	*AIC*	*BIC*	*aBIC*	*Entropy*	*Likelihood Ratio Chi-Square*	*LMR*
针车工（*n*=384）	1	9	4 174.999	4 210.554	4 181.999	—	1 073.464*	—
	2	19	3 612.315	3 687.377	3 627.093	0.943	500.515	0.000
	3	29	3 571.787	3 686.355	3 594.343	0.884	439.987	0.014

表 3-5-26 针车工条件概率与类别概率

部位	发生 WMSDs 的条件概率 /%
颈	67.2
肩	49.5
上背	35.7
下背	43.2
肘	19.3
腕 / 手	32.6
腿	27.6
膝	18.5
足踝	25.0

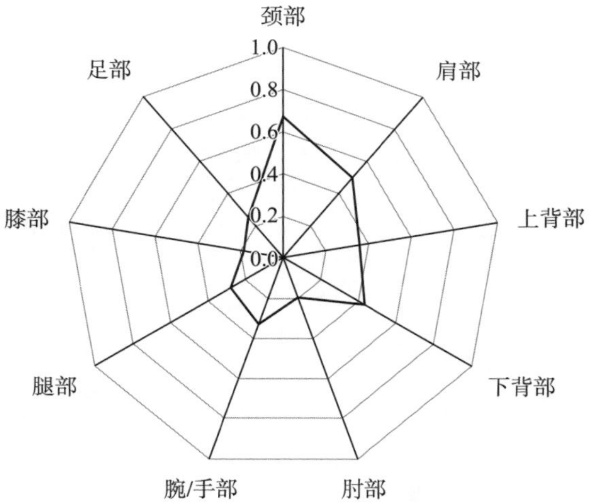

图 3-5-13 针车工多部位 WMSDs 发生情况模拟

14. 航空乘务员

对观察人群中患 WMSDs 的 610 名空乘人员进行人群潜类别分析（表 3-5-27），明确了最佳类别数量为 1 个（表 3-5-28 和图 3-5-14）。主要以颈、肩和下背部发生为主，发生概率分别为 73.6%、58.9% 和 40.8%。

表 3-5-27 乘务员 LCA 模型分类依据

工种	model	*k*	*AIC*	*BIC*	*aBIC*	*Entropy*	*Likelihood Ratio Chi-Square*	*LMR*
乘务员（*n*=610）	1	9	5 867.186	5 906.908	5 878.335	—	624.531*	—
	2	19	5 428.595	5 512.450	5 452.130	0.946	516.663	0.000
	3	29	5 354.899	5 482.889	5 390.820	0.750	432.218	0.000

表 3-5-28 乘务员条件概率与类别概率

部位	发生 WMSDs 的条件概率 /%
颈	73.6
肩	58.9
上背	30.3
下背	40.8
肘	8.2
腕 / 手	15.7
腿	18.5
膝	20.7
足踝	23.3

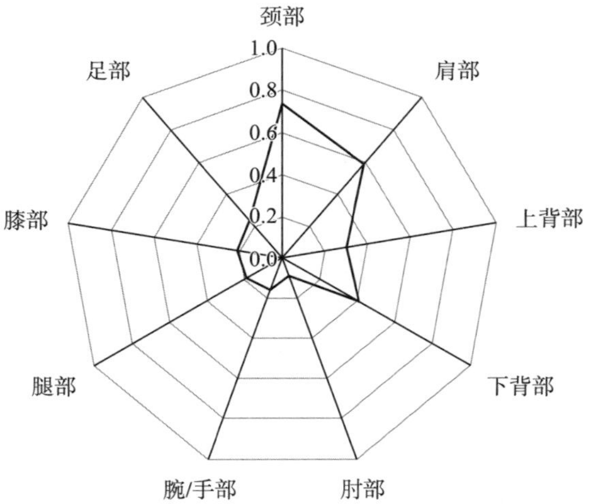

图 3-5-14 空乘人员多部位 WMSDs 发生情况模拟

四、结论

（一）WMSDs 的流行特征与发生危险

1. 发生部位

观察人群 WMSDs 的总体标准化率为 38.82%，各部位波动在 7.3% ～ 25.2%，以颈部（23.30%）、肩部（19.75%）和下背部（16.65%）位居前三位。与对照人群比较，各部位 WMSDs 的发生危险以腕 / 手、肘和足踝位居前三位，其他依次为腿、膝、下背、上背、肩和颈。

2. 地区分布

不同地区人群 WMSDs 的标准化率波动在 34.93% ～ 49.30%，以西北地区最高，其次为华中、东北、华北、华南、西南和华东地区。与对照人群比较，西北地区最高，其次为华中、华北、东北、西南和华南地区，华东地区最低。

3. 行业分布

不同行业观察人群 WMSDs 的标准化率波动在 13.20% ～ 53.38%，以卫生行业（医务人员）最高，其他依次为玩具制造业、通用航空服务业、汽车制造业、有色金属冶炼和压延加工业以及计算机、通信和其他电子设备制造业、生物药品制造业、船舶及相关装置制造业、畜牧业等。与对照人群比较，不同行业 WMSDs 的发生危险从高到低依次为包装装潢及其他印刷业、生物药品制造业、蔬菜种植业（大棚）、卫生行业、通用航空服务业、黑色金属冶炼和压延加工业以及玩具制造业等。不同行业的职业活动特征可能决定了 WMSDs 的发生部位，如包装装潢及其他印刷业和畜牧业以下背、颈和腕 / 手为主。

4. 企业规模

不同企业规模人群 WMSDs 的标准化率波动在 38.09% ～ 47.54%。无论标准化率还是发生危险均以微型企业最高。微型企业 WMSDs 以下背和膝部为主；而大型和中型企业以腕 / 手和肘部为主。

5. 人口学

不同年龄段人群 WMSDs 的标准化率和发生危险在 35 岁之前呈现随年龄增加，35 岁之后呈现随年龄增长而降低的趋势，女性均高于男性。各部位中，膝和肘部 WMSDs 随年龄增长而增加。从不同身高和体重来看，除腿和膝部外，其他部位 WMSDs 的标准化率和发生危险呈现随身高增长而增加趋势，至一定身高后（男 175cm、女 170cm）有小幅下降；体重也呈现与身高相似的结果，但根据发生部位略有差异。

6. 个体因素

WMSDs 的标准化率呈现随文化程度增高而上升的趋势，颈部较为突出。不同收入人群 WMSDs 未见特征性改变，已婚人群高于未婚人群，吸烟增加了 WMSDs 的发生危险，体育锻炼可能是 WMSDs 的保护性因素。既往病史与 WMSDs 发生和发生危险有关。

7. 职业特征

不同工龄（包括总工龄和本工种工龄）人群 WMSDs 的标准化率和发生危险呈现先上升后

下降的趋势，多以 10 ～ 25 年达高峰，不同部位各有差异。WMSDs 与工作类型存在一定的关联，长时间站姿、坐姿、蹲或跪姿等工作类型人群 WMSDs 存在接触 - 反应关系，与其发生部位有关。搬运重物、肌肉用力、使用振动工具、不舒适工作姿势、重复性作业等均存在接触 - 反应关系；存在几乎每天从事同样工作、工作每天都在变化、工作在同一车间完成、工作需要一分钟多次重复性操作、工作涉及寒冷、凉风或气温变化等工作类型特征的人群，WMSDs 的发生率均显著高于无这些工作类型特征人群。和同事轮流完成工作、工作在户外完成可能为 WMSDs 的保护性因素。

8. 工作组织特征

存在轮班、经常加班、部门人员短缺、经常替同事上班等工作组织因素的人群 WMSDs 的发生率均显著高于不存在这些因素的人群；休息时间充足、自己可以决定何时开始和结束工作以及自己可以决定何时工间休息等人群 WMSDs 发生率均显著低于不存在这些因素的人群。

9. 重点部位工作姿势特征

对身体背部、颈部、腕 / 手和下肢重点部位相关姿势分析结果显示：①背部和颈部弯曲程度与 WMSDs 发生危险存在明显的剂量 - 反应关系。② WMSDs 发生危险程度背部以躯干（腰部或背部）经常重复同一动作最高，其次为弯腰同时转身、长时间保持弯腰姿势、长时间保持转身姿势、背部长时间保持同一姿势和经常转身；颈部以颈部长时间保持同一姿势最高，其次为长时间保持转头姿势和长时间保持低头姿势。③除颈、肩和下背部的手在肩部以上水平姿势外，存在手腕经常向上 / 向下弯曲、手腕需要长期处于弯曲状态手腕经常放在硬且有棱角的物体边缘（如桌棱）、需要用手捏 / 紧抓一些物品 / 工具、手的位置一般保持在什么水平这五种姿势作业人群其他部位 WMSDs 的发生率均显著超过无相关姿势的对照组，提示手腕部 WMSDs 与手腕部不良姿势有关。④存在下肢需要长时间保持屈膝姿势和下肢及足踝经常反复做同一动作两种下肢不良姿势作业人群 WMSDs 的发生率均显著高于无相关姿势的对照人群；下肢能够伸展或改变腿部姿势，可能为 WMSDs 的保护性因素。

（二）发病工龄（潜伏期）

任一部位 WMSDs 的本工种平均工龄为 4.024 年，各部位 WMSDs 波动在 3.543 ～ 4.515 年，以下背部最长，腕 / 手部最短，女性高于男性。

（三）肌肉疲劳与 WMSDs

各部位均显示出疲劳人群 WMSDs 的标准化率极显著高于无疲劳人群，疲劳加重了 WMSDs 的发生危险。

（四）典型行业 WMSDs 危险评估

评估结果显示，各行业不同车间、不同工种或岗位（SEG）的工效学危险因素及其来源、接触水平和接触危险等级、WMSDs 发生的危险部位各有不同，主要取决于其作业活动的职业特征，来源于身体不同部位的姿势（弯曲和扭转）负荷、用力负荷、抓握程度和活动情况在各工种作业动作的表现程度。例如，畜牧业屠宰工以腕 / 手、下背等为主要危险发生部位，其危险因素来自腕 / 手部重复性持续负荷和抓握困难、背部严重前屈等，为高接触危险。不同行业人群 WMSDs 的平均发病工龄波动在 1.88 ～ 16.19 年，以家具制造业最短，其次为计算机、通信和其他电子设备制造业以及玩具制造业等；人群不同部位 WMSDs 的发病工龄波动在 3.54～4.52 年，以下背部最长，腕 / 手部最短，女性高于男性。潜在类别分析发现，职业人群的 WMSDs 存在多部位患病特征，各工种 / 岗位的共患部位略有差异，存在职业特征。

附　录

附录 1　工效学调查问卷

线上《工效学调查问卷》请扫描下方二维码。

附录 2　工效学危害识别方法（PLIBEL）

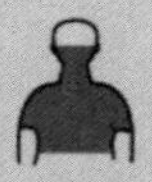 颈、肩、上背	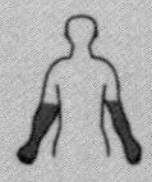 肘、前臂和手	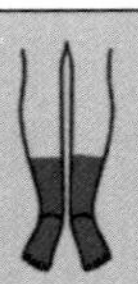 足踝	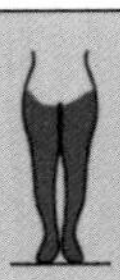 膝和臀部	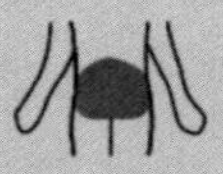 下背	Kemmlert K，Kilbom A.（1986）National Board of Occupational Safety and Health，Research Department，Work Physiology Unit，17184 Solna，Sweden
		1. □	1. □	1. □	1. 工作场所路面不平、倾斜、光滑或无弹性
2. □	2. □	2. □	2. □	2. □	2. 工作活动或工作物料空间受限
3. □	3. □	3. □	3. □	3. □	3. 工人或工作活动使用的工具和设备设计不当
4. □				4. □	4. 工作高度被错误调整
5. □				5. □	5. 工作座椅设计不舒适或不正确调整
		6. □	6. □	6. □	6.（如果站立完成工作）不可能坐和没有支撑
		7. □	7. □		7. 易使人疲劳的脚踏工作
		8. a □ b □ c □	8. a □ b □ c □	8. a □ b □ c □	8. 完成易疲劳的腿部工作： a. 重复性攀梯、迈步工作 b. 重复性跳跃、持续蹲姿或跪姿工作 c. 经常性单腿支撑身体的工作
9. a □ c □ b □ d □				9. a □ c □ b □ d □	9. 完成重复性或持续性工作，背部： a. 轻微前屈　c. 侧弯或轻微扭转 b. 严重前屈　d. 严重扭转
10. a □ c □ b □ d □					10. 完成重复性或持续性工作，颈部： a. 前屈　c. 严重扭转 b. 侧屈或轻微扭转　d. 背屈（向后伸屈）
11. a □ e □ b □ f □ c □ g □ d □				11. a □ e □ b □ f □ c □ g □ d □	11. 腕 / 手部负荷提举，须注意的重要因素： a. 重复性持续提举　e. 超过前臂长度的提举 b. 负重　f. 膝高度以下的提举 c. 抓握困难的操作　g. 肩高度以上的提举 d. 提举开始或终止时处于困难的负荷位置

续表

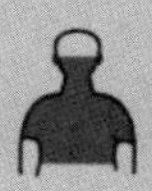	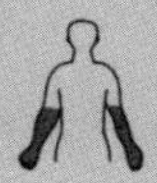	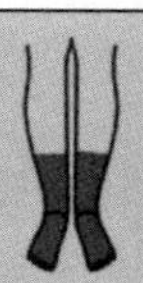	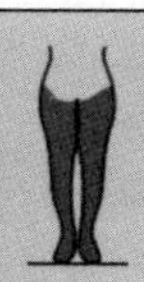	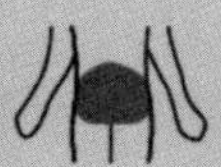	Kemmlert K，Kilbom A.（1986）National Board of Occupational Safety and Health，Research Department，Work Physiology Unit，17184 Solna，Sweden
颈、肩、上背	肘、前臂和手	足踝	膝和臀部	下背	
12. □	12. □			12. □	12. 完成重复、持续或不舒适的负荷搬运和推拉活动
13. □	13. □				13. 完成无支撑单臂前伸或侧伸的持续工作活动
14. a □ b □	14. a □ b □				14. 存在下列重复性活动： a. 相似工作活动 b. 舒适伸展距离的相似工作活动
15. a □ b □	15. a □ b □				15. 完成重复或持续性的手工活动，须注意的重要因素： a. 工作材料和工具的重量 b. 工作材料和工具的不舒适抓握
16. □					16. 对视觉能力有较高要求
	17. a □ c □ b □ d □				17. 用手和前臂完成重复性工作，存在： a. 扭转工作　c. 腕 / 手部不舒适姿势 b. 用力工作　d. 按键或敲键盘

注：1. 找出受伤害的身体部位，在空格中画“√”。2. 将白区与右侧问题相联系。3. 评估时需要考虑：a. 做出终止的可能性；b. 选择工作任务类型或空间类型和顺序的可能性；c. 是否在规定时间要求或心理紧张情况下完成；d. 工作是否存在异常或不期望情况；e. 存在冷、热、干燥、噪声或麻烦的工作条件；f. 存在急促、摇动或震动。

附录 3　全身快速评估表（REBA）

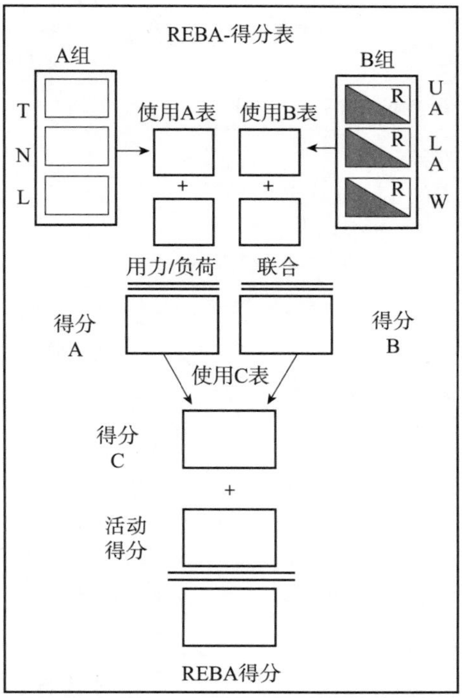

附图 3-1　REBA 计分示意图

附表 3-1 A 组赋分表

躯干

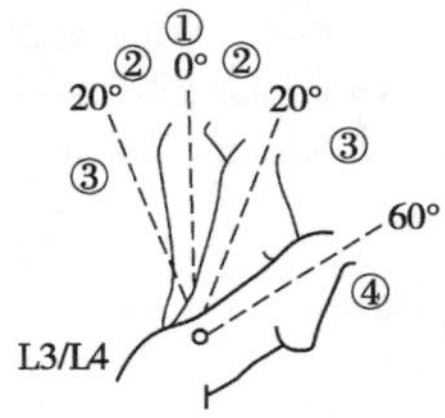

移动度	得分 / 分	加分项
直立	1	加分项 +1 分：扭转或侧弯
0° ～ 20° 前倾或后仰	2	
20° ～ 60° 前倾，＞ 20° 后仰	3	
＞ 60° 前倾	4	

颈部

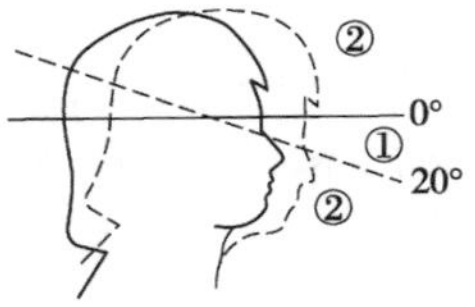

移动度	得分 / 分	加分项
0° ～ 20° 前倾	1	加分项 +1 分：扭转或侧弯
＞ 20° 前倾或后仰	2	

下肢

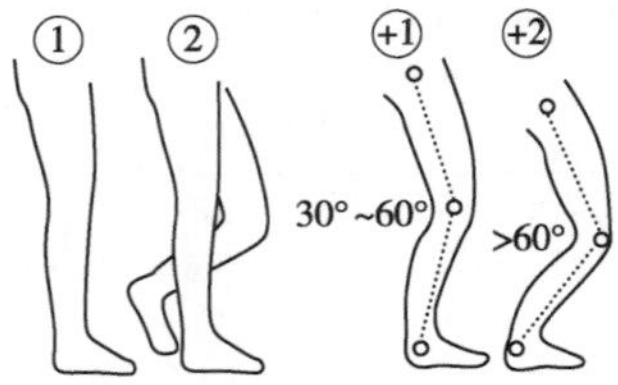

姿势	得分 / 分	加分项
双侧负重，走路或坐	1	加分项： +1 分：膝弯曲 30° ～ 60° +2 分：膝弯曲＞ 60°
单侧负重，轻微负重或不稳定姿势	2	

附表 3-2 B 组赋分表

上臂

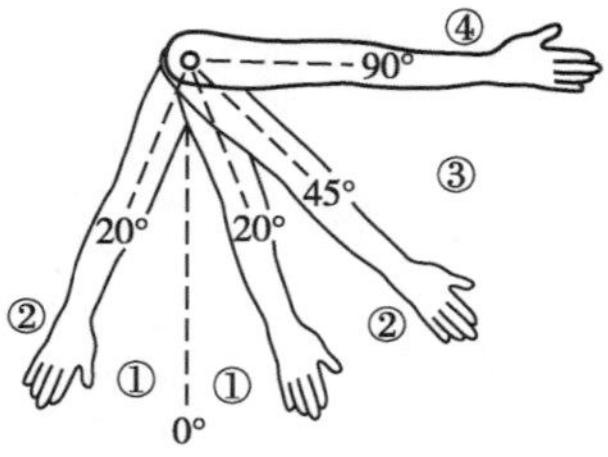

移动度	得分 / 分	加减分项
后伸 20° 至前屈 20°	1	加减分项 +1 分：手臂外展或旋转 +1 分：肩膀抬起 −1 分：手臂有依靠或支撑，或有辅助支持
后伸＞ 20° 或前屈 20° ～ 45°	2	
前屈 45° ～ 90°	3	
前屈＞ 90°	4	

下臂

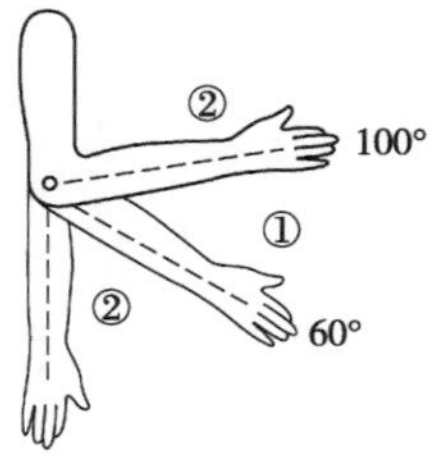

移动度	得分 / 分
前屈 60° ～ 100°	1
前屈＜ 60° 或＞ 100°	2

腕 / 手

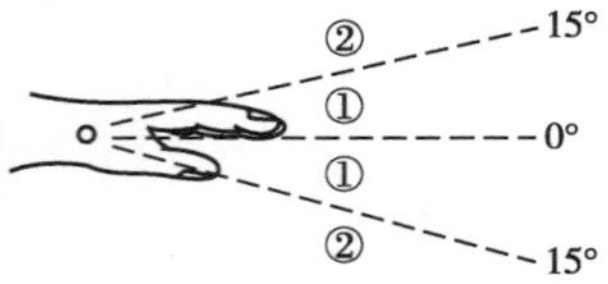

移动度	得分 / 分	加分项
前屈或后伸 0° ～ 15°	1	加分项 +1 分：如果腕 / 手有偏离或扭转
前屈或后伸＞ 15°	2	

附表 3-3　负荷 / 用力得分表

评分 / 分	0 分	1 分	2 分	+1 分
负荷	＜5kg	5 ～ 10kg	＞10kg	击打或快速用力

附表 3-4　抓握得分表

评分 / 分	0 分（好）	1 分（一般）	2 分（不好）	3 分（不可接受）
抓握情况	手工处理舒适或中等用力抓握	抓握可接受但不理想或通过身体其他部位辅助可接受	虽然有可能抓住，但不可接受	抓握困难或不安全；无把手或身体其他部位辅助仍不可接受

附表 3-5　活动得分表

得分	描述
+1 分	如果一个或多个身体部位是静止的，例如保持时间大于 1 分钟
+1 分	如果重复在小范围发生，例如每分钟重复 4 次以上（不包括走路）
+1 分	如果活动引起姿势的快速大幅改变或本身就不稳定

附表 3-6　A 组身体部位得分（躯干、颈、腿）查询表

单位：分

	颈											
	1				2				3			
腿	1	2	3	4	1	2	3	4	1	2	3	4
躯干												
1	1	2	3	4	1	2	3	4	3	3	5	6
2	2	3	4	5	3	4	5	6	4	5	6	7
3	2	4	5	6	4	5	6	7	5	6	7	8
4	3	5	6	7	5	6	7	8	6	7	8	9
5	4	6	7	8	6	7	8	9	7	8	9	9

附表 3-7　B 组身体部位得分（上臂、下臂、腕 / 手）查询表

单位：分

	下臂					
	1			2		
腕 / 手	1	2	3	1	2	3
上臂						
1	1	2	2	1	2	3
2	1	2	3	2	3	4
3	3	4	5	4	5	5
4	4	5	5	5	6	7
5	6	7	8	7	8	8
6	7	8	8	8	9	9

附表 3-7　总分值（C 分值）查询表

单位：分

		A 组得分											
		1	2	3	4	5	6	7	8	9	10	11	12
B 组得分	1	1	1	1	2	3	3	4	5	6	7	7	7
	2	1	2	2	3	4	4	5	6	6	7	7	8
	3	2	3	3	3	4	5	6	7	7	8	8	8
	4	3	4	4	4	5	6	7	8	8	9	9	9
	5	4	4	4	5	6	7	8	8	9	9	9	9
	6	6	6	6	7	8	8	9	9	10	10	10	10
	7	7	7	7	8	9	9	9	10	10	11	11	11
	8	8	8	8	9	10	10	10	10	10	11	11	11
	9	9	9	9	10	10	10	11	11	11	12	12	12
	10	10	10	10	11	11	11	11	12	12	12	12	12
	11	11	11	11	11	12	12	12	12	12	12	12	12
	12	12	12	12	12	12	12	12	12	12	12	12	12

附表 3-8　REBA 行动水平分级表

REBA 得分 / 分	风险等级	行动水平	行动（进一步评价）
1	可忽略	0 级	没有必要
2 ～ 3	低	1 级	可能是必要的
4 ～ 7	中等	2 级	必要
8 ～ 10	高	3 级	应尽早实施
11 ～ 15	很高	4 级	立即实施

注：REBA 总分值 =C 分值 + 活动分值。